U0249204

丛 书 主 编　丁见民
丛书副主编　付成双　赵学功

美洲史丛书

外来传染病与美国早期印第安人社会的变迁

丁见民　著

南開大學出版社
天　津

图书在版编目(CIP)数据

外来传染病与美国早期印第安人社会的变迁 / 丁见民著. —天津 ：南开大学出版社，2023.2
(美洲史丛书 / 丁见民主编)
ISBN 978-7-310-06365-9

Ⅰ. ①外… Ⅱ. ①丁… Ⅲ. ①传染病—医学史—美国 Ⅳ. ①R51—097.12

中国版本图书馆 CIP 数据核字(2022)第 236829 号

版权所有　侵权必究

外来传染病与美国早期印第安人社会的变迁
WAILAI CHUANRANBING YU MEIGUO ZAOQI
YINDI’ANREN SHEHUI DE BIANQIAN

南开大学出版社出版发行
出版人：陈　敬
地址：天津市南开区卫津路 94 号　　邮政编码：300071
营销部电话：(022)23508339　营销部传真：(022)23508542
https：//nkup.nankai.edu.cn

雅迪云印(天津)科技有限公司印刷　全国各地新华书店经销
2023 年 2 月第 1 版　　2023 年 2 月第 1 次印刷
238×170 毫米　16 开本　21.75 印张　4 插页　336 千字
定价：188.00 元

如遇图书印装质量问题，请与本社营销部联系调换，电话：(022)23508339

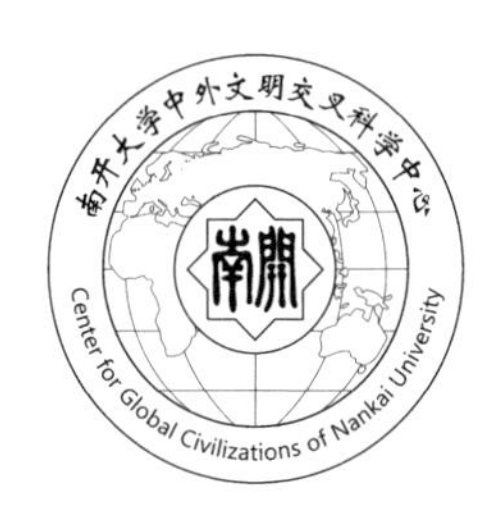

南开大学中外文明交叉科学中心
资助出版

本书既是教育部重点研究基地南开大学世界近现代史研究中心重大项目“传染病与美国早期防疫公共卫生体制的奠基”、南开大学文科发展基金项目“传染病与近代以来欧美社会变迁研究”的阶段性成果，也是教育部人文社科规划项目“疾病入侵、土著民族与殖民主义”的最终成果。

编者的话

自从 1492 年哥伦布发现“新大陆”，美洲开始进入全世界的视野之内。不过，哥伦布认为他所到达的是东方的印度，故误将所到之地称为印度群岛，将当地原住民称为“印地人”。意大利航海家阿美利哥在随葡萄牙船队到南美洲探险后，于 1507 年出版的《阿美利哥·维斯普西四次航行记》中宣布哥伦布所发现的土地并非东方印度，而是一个新大陆。稍后学者为了纪念新大陆的发现，将这一大陆命名为“亚美利加”，即美洲。此后很长时期内，欧洲人，无论是西班牙、葡萄牙还是英国、法国的探险家，都将这一大陆称为美洲。葡萄牙航海家费尔南多·麦哲伦，西班牙探险家赫尔南·科尔特斯、弗朗西斯科·皮萨罗，英国探险家弗朗西斯·德雷克、沃尔特·雷利无论在发给欧洲的报告、书信还是出版的行记中，都将新大陆称为美洲。甚至到 18 世纪后期，克雷夫科尔撰写的《一位美国农夫的来信》使用的依然是“America”，而法国人托克维尔在 19 世纪 30 年代出版的名著《论美国的民主》也是如此。可以说，在“新大陆”被发现后的数百年中，美洲在欧洲人的观念中都是一个整体。

1776 年，随着英属北美 13 个殖民地的独立，美洲各区域开始走上不同的发展道路。首先独立的美国逐渐发展壮大，西进运动势如破竹，领土扩张狂飙猛进，到 19 世纪中期已经俨然成为美洲大国。接着，原在西班牙、葡萄牙殖民统治之下的广大拉丁美洲地区，也在 19 世纪 20 年代纷纷独立，建立了众多国家。不过，新独立的拉美各国在资源禀赋极为有利的情况下，却未能实现经济快速发展，社会问题丛生，现代化之路崎岖缓慢。现代学者在谈及拉美问题时，屡屡提及“现代化的陷阱”。最后，加拿大在 19 世纪中期经过与英国谈判才获得半独立地位，但此后其“国家政策”不断推进，经济发展和国家建设稳步提升，于 20 世纪初跻身经济发达国家之列。

表面上看，似乎美洲各国因为国情不同、发展道路各异而无法被等同视之，但当历史进入 19 世纪末期以后，美洲一体化的趋势却日渐明显，似乎应了“分久必合”的老话。1890 年 4 月，美国同拉美 17 个国家在华盛顿举行第一次美洲会议，决定建立美洲共和国国际联盟及其常设机构——美洲共和国商务局。1948 年在波哥大举行的第九次美洲会议通过了《美洲国家组织宪章》，联盟遂改称为“美洲国家组织”。这一国际组织包括美国、加拿大与拉丁美洲大部分国家。

除了国际政治联合外，美洲经济一体化也在第二次世界大战后迅速发展。美洲区域经济一体化首先在拉丁美洲开启。拉美一体化协会（Latin American Integration Association）是拉美地区最大的经济合作组织，其前身是拉丁美洲自由贸易协会，主要成员国包括阿根廷、玻利维亚、巴西、智利、哥伦比亚、厄瓜多尔、墨西哥、巴拉圭、秘鲁、乌拉圭和委内瑞拉。此外，1969 年成立的安第斯条约组织（又称安第斯集团），由玻利维亚、智利、哥伦比亚、厄瓜多尔和秘鲁组成。1994 年，安第斯条约组织正式组建自由贸易区。1997 年，安第斯条约组织更名为安第斯共同体，开始正式运作。与此同时，加勒比共同体、中美洲共同市场、南方共同市场等区域经济一体化组织纷纷出现。其中，1995 年建立的南方共同市场是拉美地区发展最快、成效最显著的经济一体化组织。北美自由贸易区的建立，则是美洲一体化的里程碑。1992 年，美国、加拿大和墨西哥三国正式签署《北美自由贸易协定》。1994 年 1 月 1 日，协定正式生效，北美自由贸易区宣布成立。

时至今日，美洲各国在经济和政治上的联系日益紧密，美洲在政治、经济和文化等诸多方面依然是和欧洲、亚洲、非洲迥然不同的一个区域。无论是被视为一个整体的美洲，还是走上不同发展道路的美洲各国，抑或走向一体化的美洲，都值得学界从历史、文化、外交、经济等多维度、多视角进行深入研究。

南开大学美洲史研究有着悠久的历史和深厚的学术传统。20 世纪二三十年代，曾有世界史先贤从美国学成归来，在南开大学执教美国史，为后来美国史研究的发展开启先河。不过，南开美国史研究作为一个具有影响的学科则可以追溯到杨生茂先生。杨先生 1941 年远赴海外求学，师从美国著名外交史学家托马斯·贝利，1947 年回国开始执教南开大学，他培养的许多硕士生和博士生成为国内高校美国史教学和科研的骨干。1964 年，根据周恩来总理的指示，中国高等教育委员会在南开大学设立美国史研究室，杨生茂先生任主任。这是中国高校中最早的外国史专门研究机构。此后，历经杨生茂先生、张友伦先生和李剑鸣、赵学功教授三代学人的努力，南开大学美国史学科成为中国美国史研究一个颇具影响的学术点。2000 年，美国历史与文化研究中心成立，成为南开大学历史学院下属的“三系三所三中心”的机构之一。2017 年，以美国历史与文化研究中心为基础组建的南开大学美国研究中心，有幸入选教育部国别与区域研究（备案）基地，迎来新的发展机遇。不过，南开大学美国研究中心并非仅仅局限于历史学科。南开美国研究在薪火相传中一直都具有跨学科的多维视角特色，这可以追溯到冯承柏先生。冯先生出身于书香世家，数代都是南开学人。他一生博学多才，在美国研究、博物馆学与图书情报等数个领域都建树颇丰，在学界具有重要的影响，他为美国研究进一步开辟了交叉学科的宽广视野。在冯先生之后，南开美国研究的多学科合作传统也一直在延续，其中的领军者周恩来政府管理学院的韩召颖教授、美国研究中心的罗宣老师都是冯先生的杰出弟子。

南开大学拉丁美洲史是国家重点学科“世界史”主要分支学科之一，也是历史学院的特色学科之一。南开大学历史系拉丁美洲史研究室建立于 1964 年，梁卓生先生被任命为研究室主任。1966 年，研究室一度停办。1991 年，独立建制的拉丁美洲研究中心成立，洪国起教授为第一任主任，王晓德教授为第二任主任，董国辉教授为现任主任。2000 年南开大学实行学院制后，拉美研究中心并入历史学院。1999 年，中心成为中国拉丁美洲史研究会秘书处所在地。洪国起教授在 1991—1996 年任该研究会副理事长，1996—2007 年任理事长；2007—2016 年，王晓德教授担任研究会理事长，韩琦教授担任常务副理事长；2016 年后，韩琦教授担任理事长，王萍教授、董国辉教授担任副理事长。

此外，加拿大史研究也一直是南开大学世界史学科的重要组成部分。20 世纪 90 年代，张友伦先生带队编著并出版《加拿大通史简编》，开启研究先河。杨令侠、付成双教授分别担任中国加拿大研究会会长、副会长，先后担任南开大学加拿大研究中心主任。南开大学加拿大研究中心是中国加拿大研究的重镇之一，出版了众多加拿大研究成果，召开过数次大型学术研讨会。

深厚的学术传统结出丰硕的学术成果，而“美洲史丛书”就是前述研究成果的一个集中展现。这套丛书计划出版（或再版）18 部学术著作，包括杨生茂著《美国史学史论译》、张友伦主编《加拿大通史简编》、冯承柏著《美国社会文化与中美交流史》、洪国起著《拉丁美洲史若干问题研究》、陆镜生著《美国社会主义运动史》、韩铁著《美国历史中的法与经济》、王晓德著《拉丁美洲对外关系史论》、李剑鸣著《文化的边疆：美国印第安人与白人文化关系史论》、韩琦著《拉丁美洲的经济发展：理论与历史》、赵学功著《战后美国外交政策探微》、付成双著《多重视野下的北美西部开发研究》、董国辉著《拉美结构主义发展理论研究》、王萍著《智利农业与农村社会的变迁》、丁见民著《外来传染病与美国早期印第安人社会的变迁》、张聚国著《上下求索：美国黑人领袖杜波依斯的思想历程》、罗宣著《美国新闻媒体影响外交决策的机制研究》、王翠文著《体系变革与中拉发展合作：跨区域主义的新转向》与董瑜著《美国早期政治文化史散论》。

与其他高校和科研机构的相关成果相比，这套丛书呈现如下特点：第一，丛书作者囊括南开大学老中青三代学者，既包括德高望重的前辈大家如杨生茂、张友伦、冯承柏、洪国起，又包括年富力强的学术中坚如王晓德、李剑鸣、赵学功、韩琦等，还包括新生代后起之秀如付成双、董国辉和董瑜等；第二，丛书研究的地理区域涵盖范围宽广，涉及从最北端的加拿大到美国，再到拉丁美洲最南端的阿根廷；第三，涉猎主题丰富广泛，涉及政治、经济、文化、外交、社会和法律等众多方面。可以说，这套丛书从整体上展现了南开大学美洲史研究的学术传统特色和专业治学水平。

为保证丛书的编写质量，南开大学历史学院与南开大学出版社密切合作，联手打造学术精品。南开大学中外文明交叉科学中心负责人江沛教授在担任历史学院院长时启动了“美洲史丛书”的出版工作，并利用中外文明交叉科学中心这个学术平台，提供学术出版资助。余新忠教授继任历史学院院长后，十分关心丛书的后续进展，就丛书的编辑、出版提出了不少建设性意见。南开大学世界近现代史研究中心主任杨栋梁教授为丛书的出版出谋划策，鼎力支持。此外，美国研究中心、拉丁美洲研究中心的博士及硕士研究生出力尤多，在旧版书稿与扫描文稿间校对文字，核查注释，以免出现篇牍讹误。

南开大学出版社的陈敬书记、王康社长极为重视“美洲史丛书”的编辑出版工作，为此召开了专门的工作会议。项目组的编辑对丛书的审校加工倾情投入，付出了艰巨的劳动。在此向南开大学出版社表示衷心的感谢！

丁见民

2022 年 4 月

目 录

导 言

15 世纪哥伦布发现“新大陆”以后，欧洲、非洲和亚洲与“新世界”美洲之间长期隔绝孤立的状态被打破，从此世界历史开始一体化进程。这个过程不仅仅是人员的流动、技术的传播，而且也包括动植物与微生物（包括病菌）在新旧世界之间的交流。旧世界长期存在的各种急性传染性疾病，随着白人和黑人的到来迅速入侵包括北美在内的美洲大陆。从 16 世纪到 19 世纪中期，欧洲人将天花、麻疹、鼠疫、霍乱、伤寒、流感、肺炎、梅毒、胸膜炎、猩红热、腮腺炎、百日咳等各种传染病带到北美大陆，非洲黑人则带来了疟疾、痢疾、黄热病等传染病。根据人类学家亨利·多宾斯的研究，从 16 世纪初到 20 世纪初，北美印第安人经历了多达 93 次传染性疾病的爆发。换言之，“各种严重的传染性疾病，足以在土著美洲人中引发重大死亡。在 1520—1900 年间，它们平均每四年两个半月就爆发一次。”[①]

面对外来传染性疾病的巨大冲击，北美印第安人遭遇了史无前例的灾难。哥伦布之前，墨西哥以北美洲的印第安人口据估算在 100 万到 1200 万之间，3/4 的人口生活在当今美国境内，1/4 生活在当今加拿大境内。这些数字对于考虑外来传染性疾病对北美土著社会的影响具有重要意义。在美国，印第安人口在 1900 年达到最低点 237,000 人。从 750,000 人（学界对接触前美国境内土著人口水平的最低估算）降低到 237,000 人，下降幅度为 68%，颇具悲剧性。但是更为恐怖的是，如果土著人口是从 900 万（学界对接触前美国境内的土著人口的最高估计）下降到 237,000 人，下降幅度高达 97%。[②]随着土著人口的急剧减少，印第安人传统的生存经济解体，原有的政治权威瓦解，

---

① Henry F. Dobyns, *Their Number Become Thinned: Native American Population Dynamics in Eastern North America*, Knoxville: University of Tennessee Press, 1983, pp. 15-23.

② R. G. Robertson, *Rotting Face: Smallpox and the American Indians*, Caldwell, Idaho: Caxton Press, 2001, p. 131.

族群关系不断变化，美国印第安人也和白人一样进入到一个“新世界”。[①]

我对于外来传染病与印第安人课题的关注，已十年有余。从2003年到2010年间，我从事北美种族关系史的研究，发表了一些学术论文，并完成博士论文《自治与同化的悖论：美国印第安人新政研究（1933—1945）》。2010年以后的大约两年时间中，我一直在思考新的研究方向和课题。在此期间，我接触并阅读了一些关于疾病医疗史的文章和著作。我发现，国外学术界关于疾病医疗史的研究已经极为广泛和深入，涌现出大量的研究成果。可以说，疾病医疗史研究在国外学术界已经成为一个成熟的研究领域，甚至是新的学科方向。相比之下，国内学术界关于世界疾病医疗史的研究还极为薄弱，尤其是美国疾病医疗史几乎处于空白状态。鉴于这种状况，我开始选择这个领域作为自己未来的研究方向，广泛收集各种相关原始资料，阅读疾病医疗史研究的相关前期成果。2012年，我以《疾病入侵、土著民族与殖民主义》为题成功申请到教育部人文社科项目，正式开始美国疾病医疗史的研究。

一、选题意义

本书关注的一个核心概念是殖民主义。这里所说的殖民主义不仅仅包括军事、政治、经济和文化内容等传统殖民主义范畴，而且还包括其生态层面的内容即疾病入侵的巨大影响，也就是生态殖民主义。所谓生态殖民主义指的是欧洲殖民者主观上有意或无意地利用从欧洲传入的疾病来扩大和拓殖在北美的影响和势力。如果说殖民主义在北美早期的政治、经济、军事和文化征服是一种有形的手，那么生态殖民主义则是一种无形的手，它利用看不见的病菌作为媒体在历史上发挥了作用。尽管是看不见的手，但殖民者所造成的生态破坏是巨大的，生态殖民主义和军事殖民主义、政治殖民主义、经济殖民主义、文化殖民主义相互影响，在推动社会进步的同时，共同造成了人类历史上莫大的悲剧。鉴于此，本书将集中研究疾病入侵、殖民主义对土著民族乃至整个美国早期社会的重大影响，剖析疾病入侵与传统殖民主义之间的关系，将疾病与殖民主义结合起来的现象归纳为生态殖民主义，并对生态殖民主义做出一个恰当且实事求是的评价。

---

① James Merrell, *The Indians' New World: Catawbas and Their Neighbors from European Contact through the Era of Removal*, Chapel Hill: University of North Carolina Press, 1989.

《外来传染病与美国早期印第安人社会的变迁》涉及美国疾病医疗史、种族关系史以及殖民主义研究等多个领域，具有重要的理论价值和社会实际意义。第一，殖民主义是北美早期社会中无法回避的核心问题，也是当代社会科学借以研究、描述15世纪以来的世界历史的一种理论体系和参照系数。传统的殖民主义研究将注意力局限于殖民者的政治、军事、经济、文化等有形因素的作用及其影响上，本书将突破这一局限，扩大殖民主义的范畴，将殖民者所带来的疾病入侵归纳为生态殖民主义，并对其在北美历史上的扩张与影响，历史评价与定位进行阐述。第二，对北美早期历史上的生态殖民主义研究还将推进中国的世界生态史和疾病史的研究。疾病史研究是目前中国学界的热门课题，但学者们对于疾病史的关注主要集中于中国历史，对于世界历史上重大瘟疫的研究还很不充分，而对于欧洲传入的疾病在美国早期历史上的影响则鲜有涉及。本书将集中于研究欧洲传入的疾病对美国土著民族乃至整个早期社会的影响，起到抛砖引玉的作用。第三，本书的研究还将关注生态殖民主义对北美土著民族的影响以及土著民族的反应与应对，以争取推动国内对美国土著历史的研究。美国学界关于土著民族研究的新成果层出不穷，新的研究理论和方法不断涌现，相比之下中国学界除著名美国史学家李剑鸣教授曾对美国印白文化关系做出了颇有影响的研究外，关于美国土著民族的研究还有很大的空间，尤其是关于美国早期纷繁复杂的种族关系更是鲜有学者问津。本书关注的一个重要方面就是美国早期的种族关系，尤其是殖民主义和疾病入侵双重冲击之下土著民族的积极反应与应对。

二、国内外研究现状和趋势

疾病史研究在中国世界史研究领域起步很晚，成果相对来说较为分散。就历史研究而言，疾病史属于中国世界史研究中的“漏网之鱼”。[①]近20年来，包括疾病史在内的世界环境史成为中国世界史学界研究的热点问题之一，中国学者开始关注世界历史上的疾病及其相关问题。他们的眼光主要集中于两个方面，一方面是译介国外环境史与疾病史的著作，如中国台湾早在1998年就翻译了美国学者麦克尼尔的名著《瘟疫与人——传染病对人类历史的冲

① 王小军：《中国史学界疾病史研究的回顾与反思》，《史学月刊》2011年第8期，第100-108页。

击》。[①]近年来，大陆学界也致力于译介国外学术界关于环境与疾病史的名著，如中国环境科学出版社出版的“国际环境译丛”第一辑就包括艾尔弗雷德·克罗斯比的疾病史名著《哥伦布大交换——1492年以后的生物影响和文化冲击》、威廉·克罗农的名著《土地的变迁——新英格兰的印第安人、殖民者和生态》，并重新翻译了麦克尼尔的名著《瘟疫与人——传染病对人类历史的冲击》。[②]另一方面，中国学者也开始在世界疾病史领域发出自己的声音，发表了一系列著述。[③]不过，中国学界关于世界疾病史的研究主要集中于欧洲，而对其他区域关注不多。自从15世纪以来，世界历史开始了一体化进程。这个过程不仅仅是人员的流动、技术的传播，而且也包括动植物与微生物（包括病菌）在全世界范围内的传播。中国世界史学界更关注的是人员的流动与技术的传播，而对动植物与微生物的传播着墨不多。就笔者所知，仅有四川大学张箭教授撰写过欧洲与美洲农作物相互交流的文章。[④]对于包括病菌在内的微生物在新世界的传播，中国学界还关注甚少，相关成果不多。例如，南开大学潘芳博士撰文分析外来疫病在拉丁美洲传播的影响，武汉大学洪玲艳阐释欧洲流行病入侵与北美印第安人社会变迁之间的关系，尤其是流行病

---

① 威廉·麦克尼尔：《瘟疫与人——传染病对人类历史的冲击》，杨玉龄译，台北：天下远见出版股份有限公司，1998年。

② 艾尔弗雷德·W. 克罗斯比：《哥伦布大交换——1492年以后的生物影响和文化冲击》，郑明萱译，中国环境科学出版社2010年；威廉·克罗农：《土地的变迁——新英格兰的印第安人、殖民者和生态》，鲁奇、赵欣华译，中国环境科学出版社2012年版；威廉·麦克尼尔：《瘟疫与人》，余新忠、毕会成译，中国环境科学出版社2010年。

③ 张绪山：《14世纪欧洲的黑死病及其对社会的影响》，《东北师大学报》（哲学社会科学版）1992年第2期，第54-60页；陈志强：《“查士丁尼瘟疫”考辩》，《世界历史》2006年第1期，第120-124页；陈志强：《“查士丁尼瘟疫”影响初探》，《世界历史》2008年第2期，第77-85页；陈志强：《地中海世界首次鼠疫研究》，《历史研究》2008年第1期，第159-175页；陈志强、武鹏：《现代拜占廷史学家的“失忆”现象——以“查士丁尼瘟疫”研究为例》，《历史研究》2010年第3期，第24-33页；李化成：《论黑死病对英国人口发展之影响》，《史学月刊》2006年第9期，第85-91页；李化成：《黑死病期间的英国社会初揭（1348—1350年）》，《中国社会科学》2007年第3期，第189-200页；李化成：《论14世纪英国的聚落环境与黑死病传播》，《世界历史》2011年第4期，第79-88页；李化成：《黑死病期间西欧的鞭笞者运动（1348—1349）》，《历史研究》2013年第1期，第147-159页；毛利霞：《疾病、社会与水污染——在环境史视角下对19世纪英国霍乱的再探讨》，《学习与探索》2007年第6期，第223-227页；邹翔：《近代早期伦敦医疗界对鼠疫的应对》，《史学月刊》2010年第6期，第77-83页；邹翔：《近代早期伦敦的疫病隔离与宗教界的反应》，《齐鲁学刊》2010年第3期，第59-64页。

④ 张箭：《论美洲粮食作物的传播》，《中国农史》2001年第3期，第89-95页；张箭：《哥伦布第二次远航与旧大陆生物初传美洲》，《历史研究》2005年第3期，第145-157页。

对印第安人的心理、宗教、权力结构、社会组织的影响。[①]鉴于此，本书作者将国外学术界尤其是美国学界的相关研究进行介绍和梳理，希望起到抛砖引玉的作用，推动中国学界关于美国疾病史的研究。

（一）从内史到外史的转变

内史即医学界的医生与医史学家对各种疾病的研究，他们主要关注的是疾病病理与治疗技术的发展历程；外史则指医学界之外的学者包括历史学家、人类学家、考古学家、族裔史（ethnohistory）学家乃至包括基因学家在内的研究者对疾病的研究，主要关注的是疾病对人与社会的影响、疾病与社会变迁的关系。内史研究最早可以追溯到殖民地时期医生与学者对当时暴发的各种流行病的观察与研究。这些研究包括威廉·居里（William Curie）的《合众国气候与疾病的历史记事》、诺亚·韦伯斯特（Noah Webster）的《流行性与传染性疾病简史》，以及新英格兰著名医生本杰明·拉什（Benjamin Rush）的四卷本著作《医疗探究与观察》。[②]此后，关于早期疾病的医学史研究延续下来，到20世纪前半期再次出现一个高潮。这些研究包括赫伯特·威廉斯（Herbert U. Williams）的论文《1616—1620年印第安人中的流行病》、约翰·海格蒂（John J. Hegarty）两卷本的《四个世纪以来的加拿大医疗史》，以及欧内斯特·考菲尔德（Earnest Caufield）的《俗称喉病的可怕流行病的真正历史》等。[③]

内史研究的代表性成果是瓦格纳·斯蒂尔恩（E. Wagner Stearn）与艾伦·斯蒂尔恩（Allan E. Stearn）的著作《天花对美国印第安人命运的影响》。它详细记录了天花流行病的运作机制、传播速度和方式、民众的情感与现实

① 潘芳：《拉丁美洲疫病影响初探——对西属殖民地早期的考察》，《南开学报》（哲学社会科学版）2013年第3期，第109-116页；洪玲艳：《欧洲流行病入侵与北美印第安人社会变迁》，《史学月刊》2015年第3期，第70-80页。

② William Currie, *An Historical Account of the Climates and Diseases of the United States*, Philadelphia: Printed by T. Dobson, 1792. (Eighteenth Century Collections Online); Noah Webster, *A Brief History of Epidemic and Pestilential Diseases*, 2Vols, Hartford: Printed by Hudson & Goodwin, 1799. (Eighteenth Century Collections Online); Benjamin Rush, *Medical Inquires and Observations*, Philadelphia: Printed by Thomas Dobson, 1794. (*Eighteenth Century Collections Online*)

③ Herbert U. Williams, "Epidemics among Indians, 1616-1620," *Johns Hopkins Bulletin*, Vol.20. (1909) John J. Heagerty, *Four Centuries of Medical History in Canada*, Toronto: Macmillan,1928; Earnest Caufield, *A True History of the Terrible Epidemic Vulgarly called the Throat Distemper*, New Haven, Conn.: Yale Journal of Biology and Medicine, 1939.

反应、对这种瘟疫的最终成功控制，以及人类所付出的代价。这种代价不仅仅是生命的丧失，还包括外来疾病对整个土著社会和部落的重大冲击。[①]阿士伯恩（P. M. Ashburn）的《死亡行列》以天花为例，描述了欧洲人征服南北美洲的医疗史，也是医学史研究的上乘之作。[②]到20世纪中期，约翰·达菲（John Duffy）的文章《美洲殖民地的天花与印第安人》一文则论述了天花与美洲殖民地印第安人的关系。他得出结论说："印第安人的灭绝与其说是白人武器发挥作用的结果，还不如说是白人疾病的影响。"[③]医史学界从疾病暴发之初就开始观察与研究美国历史上的各种传染性疾病，对各种疾病的可能来源进行追踪和合理推测，对各种疾病的病理与现象进行描述，并关注各种传染病治疗方法的发展。这些研究是美国学界对传染病与美国印第安人这一课题研究的重要组成部分，也是我们当今学界继续进行研究的基础和出发点。

20世纪50—60年代以后，随着新史学的兴起，社会史大行其道，从下而上的历史成为史学研究的趋势之一。历史学家、人类学家、考古学家等各个领域的学者开始关注"外来传染病与美国印第安人"这一课题，疾病史经历了从内史研究向外史研究的转型。学者们开始更多地关注传染性疾病对美国印第安人的影响、疾病与土著社会变迁的关系。

外来传染病对美国印第安人的影响极为广泛。它首先是对土著人口的长期持续下降起到了极为重要的作用。在前述医学界的研究中，已经有很多学者开始关注这方面的内容。例如，有学者评论说："在哥伦布发现新大陆后，天花被引入到新大陆。在四个世纪的时间内不断削减土著人口，成为白人取代美国印第安人的最重要因素之一。"[④]到20世纪中期以后，对土著人口的关注更是"外来传染病与美国印第安人"这一研究课题最为显著的内容。人类学家亨利·多宾斯（Henry Dobyns）在1966年发表的一篇具有重要影响、

---

① E. Wagner Stearn and Allan E. Stearn, *The Effect of Smallpox on the Destiny of the Amerindian*, Boston: Bruce Humphers, Inc., 1945.

② P. M. Ashburn, ed., *The Rank of Death: A Medical History of the Conquest of America*, New York: Coward-McCann Inc., 1947.

③ John Duffy, "Smallpox and the Indians in the American Colonies," *Bulletin of the History of Medicine* 25 (1951), p. 324.

④ George K. Neumann, "Review: The Effect of Smallpox on the Destiny of the Amerindian," *Science*, Vol.104, No.2701 (October 4, 1946), p. 333.

也引发巨大争议的论文就是以估算新世界土著人口为研究对象的。[1]到 1984 年，他的专著《他们的数量在减少——北美东部土著美国人人口动因》通过描述相关例证，梳理历史上土著人口发展趋势的主要动因，分析北美土著人口在大多数历史时期急剧下降的部分因素，从而弥补某位学者所说的关于“土著美洲人最基本的人口历史”著述“缺乏”的问题。[2]1987 年人口史学家鲁塞尔·斯洛顿（Russell Thornton）则出版专著《美国印第安人屠杀与幸存：1492 年以来的人口史》，追踪北美印第安人作为人口群体的历史，考察他们 1492 年以后人口数量的变化，探讨土著人口减少的原因，以及印第安人面对人口崩溃所做出的反应。[3]希尔博恩·库克（Sherburne F. Cook）首开先河，量化分析基督教布道站对传染性疾病中印第安人的影响。近年来，这种研究方法被多位学者模仿。R.H.杰克逊（R.H.Jackson）就写道：“聚集于布道站的印第安人口的毁灭，而不是浪漫化的传教士的英雄形象，成为传教士体制最为显著的遗产。”[4]此后，在涉及“外来传染病与美国印第安人”这一课题的研究中，大多数学者都会或多或少地涉及疾病对土著人口的影响。这里就不一一赘述。

人口变动并非疾病对土著群体的唯一影响，传染性疾病还对土著群体的社会、经济、文化乃至部落存续都产生了重大影响。毫无疑问，它已经成为印第安人历史发展进程中不可忽视的重要因素。希尔伯恩·库克论述了疾病在新英格兰印第安人人口减少中的作用。他认为，新英格兰土著人口从两个方面遭到疾病的削减：一个是致命性流行病的突发式大屠杀；一个是诸如肺结核和痢疾等慢性疾病的渐进式损害。[5]卡尔·史莱西亚（Carl H. Schlesier）对流行病与印第安人中间人之间的关系进行探讨。他得出结论说，17 世纪中期的一系列因素导致从魁北克到威斯康星的土著部落毁灭，天花是其中最为

---

① Henry Dobyns, “Estimating Aboriginal American Population: An Appraisal of Techniques with a New Hemispheric Estimate,” *Current Anthropology*, 7 (1966).

② Henry Dobyns, *Their Number Become Thinned: Native American Population Dynamics in Eastern North America*, Knoxville: University of Tennessee Press, 1983, p. 4.

③ Russell Thornton, *American Indian Holocaust and Survival: A Population History since 1492*, Norman: University of Oklahoma Press, 1987.

④ R. H. Jackson, “The Dynamic of Indian Demographic Collapse in the San Francisco Bay Missions, Alta California, 1776-1840,” *American Indian Quarterly* 15(1992), p. 154.

⑤ Sherburne F. Cook, “The Significance of Disease in the Extinction of the New England Indians,” *Human Biology*, Vol.45, No.3 (September 1973), p. 485.

重要的因素之一。[①]克莱德·多拉(Clyde D. Dollar)则撰文分析了1837—1838年平原高地地区天花瘟疫的暴发及其对土著民族的影响。尤为值得称道的是，他在文章中不但意识到导致印第安人人口下降的如毛皮贸易、战争等其他因素的重要性，而且分析了疾病暴发与这些因素之间的互动关系。[②]有学者撰文分析传染性疾病对印第安人参与英法七年战争的影响。他发现，与法国人并肩作战的印第安人武士在天花暴发后人数骤减，但当天花消退后人数则会增加[③]。

外来疾病不仅改变了土著群体的人口、社会与文化，而且还推动或迫使土著社会在更大范围内转变。有学者评论说，19世纪30年代的天花大流行"永远改变了大平原北部地区的权力结构和历史进程，摧毁了土著部落的贸易网络，消灭了毛皮贸易中的土著中间人，最终使这些土著民族近乎灭绝。"[④]另有学者则探讨了疾病对土著群体的另外一种影响，即促使各个土著群体聚合为新的更大范围的群体如新的联盟或者部落。例如，詹姆斯·莫里尔(James Merrell)阐述了美国东南部皮德蒙特地区各个土著群体如何在白人拓殖、疾病等诸多外在因素的推动下逐步聚合，建构新的土著群体认同，形成一个新的土著群体即卡陶巴部落联盟。[⑤]丹尼尔·海科森（Daniel A. Hickerson）则梳理了得克萨斯东部哈西奈印第安人联盟形成的历史进程，分析了该联盟形成的四大因素，即传染性疾病、阿帕奇人的侵扰、土著领地环境的自卫型特征以及土著核心社区中贸易门户的形成。[⑥]拉蒙·鲍尔斯（Ramon Powers）与詹姆斯·雷克尔（James N. Leiker）则撰文阐述了霍乱对大平原印第安人

---

① Carl H. Schlesier, "Epidemics and Indian Middlemen: Rethinking the Wars of the Iroquois, 1609-1653," *Ethnohistory*, Vol.23, No.2 (Spring 1976).

② Clyde D. Dollar, "The High Plain Smallpox Epidemic of 1837-38," *The Western Historical Quarterly*, Vol.8, No.1 (January 1977).

③ D. Peter MacLeod, "Microbes and Muskets: Smallpox and the Participation of the Amerindian Allies of New France in the Seven Year's War," *Ethnohistory*, Vol.39, No.1 (Winter 1992).

④ William Y. Chalfant, "Review: Rotting Face: Smallpox and the American Indian by R. G. Robertson," *The Western Historical Quarterly*, Vol. 33, No.4 (Winter 2002), pp. 489-490.

⑤ James Merrell, *The Indians' New World: Catawbas and Their Neighbors from European Contact Through the Era of Removal*, Chapel Hill: University of North Carolina Press, 1989; James H. Merrell, "The Indians' New World: The Catawba Experience," *The William and Mary Quarterly*, Vol.41, No. 4 (October 1984).

⑥ Daniel A. Hickerson, "Historical Processes, Epidemic Disease, and the Formation of the Hasinai Confederacy," *Ethnohistory*, Vol.44, No.1 (Winter 1997).

群体的深远影响。与白人的接触、营养不良以及糟糕的卫生习惯共同作用，推动霍乱肆虐于印第安人社会。疾病导致部落人口锐减，也使权力转移到更为野心勃勃的部落派别手中，从而鼓励他们抵制外来侵蚀。[①]伊丽莎白·芬恩（Elizabeth A. Finn）描述了1775—1782年肆虐于北美大陆的天花瘟疫。她认为，天花“是一个病毒帝国。它制造胜利者与失败者，一度服务于征服者，决定他们会是谁”。她继续说，1775—1782年的流行病“重塑了整个大陆的政治与军事关系，甚至就像美国革命重塑了全世界的这种关系一样”[②]。

学界对疾病在土著社会中影响的研究涉及多个学科、多个领域，人类学、考古学、历史学、族裔史、流行病学等都卷入美国疾病史研究领域。更有甚者，有学者从基因学与进化理论的角度进行阐释。安·拉蒙诺夫斯基（Ann F. Ramenofsky）、艾丽西亚·威尔伯（Alicia K. Wilbur）与安妮·斯通（Anne C. Stone）呼吁将进化理论与分子基因学的进展纳入土著疾病史研究的模型和阐述中，讨论传染性疾病进化的模型，关注宿主、寄生物与环境之间的典型分类，以及宿主与病原体之间的互动。[③]

（二）美国早期印第安人的反应与调适

面对传播广泛、影响深远的传染性疾病，土著民族并没有坐以待毙，而是依据自身所处的自然与文化环境做出反应。这种反应既包括针对疾病治疗的具体治疗举措，也包括印第安人面对疾病带来的危机所做出的更为广泛的社会调适。如莱尼亚·桑斯多姆（Linea Sunstorm）就利用大平原北部地区印第安人的冬季记事资料对这一地区印第安人的疾病反应进行研究。他指出，土著群体对疾病的反应包括疏散人口、辨认有效药物、避免接触外来者、改变宗教信仰。该作者认为，冬季记事肯定了病因学的模式，从土著民族视角提供了接触时期瘟疫暴发的频率和严重性。[④]美国学者对此形成两种截然对立的观点。一种观点认为，土著文化传统与土著民族的应对不仅无助于缓和

① Ramon Powers and James N. Leiker, “Cholera among the Plains Indians: Perceptions, Causes, Consequences,” *The Western Historical Quarterly*, Vol.29, No.3 (Autumn 1998).

② Elizabeth A. Finn, *Pox Americana: The Great Smallpox Epidemic of 1775-82*, New York: Hill and Wang, 2001, p. 275.

③ Ann F. Ramenofsky, Alicia K. Wilbur, and Anne C. Stone, “Native American Disease History: Past, Present and Future Directions,” *World Archaeology*, Vol.35, No.2 (October 2003).

④ Linea Sunstorm, “Smallpox Used them Up: Reference to Epidemic Disease in Northern Plains Winter Counts, 1714-1920,” *Ethnohistory*, Vol.44, No.2 (Spring 1997).

疾病所带来的巨大负面影响，反而加速了印第安人的死亡与土著社会的瓦解；另外一种则提出，土著反应有助于缓和疾病影响，维护土著群体的幸存。

就疾病治疗而言，早在20世纪70—80年代，就有学者在研究中表明，印第安人治疗欧洲疾病的某些方法加速了印第安患者的死亡。[①]威廉·斯塔纳（William A. Starna）的研究也发现，北部易洛魁和阿尔冈钦人迫切地希望利用传统方式来治愈流行病患者。不过，许多传统治疗方式反倒是起到了致命性的副作用。例如，汗蒸屋（Sweat lodge）仪式，意味着要清洁人体和阻止疾病，却要求将人们集中于某个封闭的空间中，从而使通过空气传播的天花以及其他病毒更易于传播。另外，大量出汗则导致极为危险的脱水。[②]伊丽莎白·芬恩赞同上述看法，她引用1784年一位观察者的话说："他们治疗这种传染病的不明智方法，通常使得它更为致命。"芬恩明确提出，印第安人治疗各种疾病经常使用的出汗疗法不仅无助于治疗传染病，反而会导致患者白白丧命。[③]

关于印第安人对流行病的反应，凯尔文·马丁（Calvin Nartin）在其著作《动物的守护者——印第安人—动物关系与毛皮贸易》中提出一个颇有争议的假说。马丁认为，摧毁印第安民族的流行病通常先于欧洲人来到土著村落并不断肆虐，因此印第安人将流行病归咎于显然怀有恶意的动物神灵。一旦人类与动物神灵之间"相互尊重的誓约"被撕毁，印第安人就发动一场报复战争，肆意屠杀动物尤其是毛皮动物。随着他们拒绝传统的信仰价值，印第安人也日益接受基督教的信条，因为后者为印第安人提供免于流行病侵袭的保护，且很容易转换信仰。[④]马丁的假说在学界引起了巨大争议，很多学者并不赞同他的观点。詹姆斯·莫里尔在《印第安人的新世界——从与欧洲人接触到强制迁移时代卡陶巴人与邻居们》中也阐释了土著社会在流行病暴发时期的社会调适问题。他指出，在流行病暴发时期，健康的卡陶巴人照顾

① Alfred W. Crosby, "Virgin Soil Epidemics as a Factor in the Aboriginal Depopulation in America," *The William and Mary Quarterly*, Vol.33, No.2 (April 1976), pp. 295-299.

② William A. Starna, "The Biological Encounter: Disease and the Ideological Domain," *The American Indian Quarterly*, Vol.16, No.4 (Autumn 1992), p. 514.

③ Elizabeth A. Finn, *Pox Americana: The Great Smallpox Epidemic of 1775-82*, New York: Hill and Wang, 2001, pp. 24-25.

④ Calvin Martin, *Keepers of the Game: Indian-animal Relationships and the Fur Trade*, Berkeley: University of California Press, 1978.

和哀悼患者，而不去狩猎、贸易和种植农作物。这削弱了该部落成员的生存能力，导致更多的部落成员死于疾病。[①]丹尼尔·里克特（Daniel Richter）则表明易洛魁人如何应对灾难性的欧洲疾病。为了哀悼死者和获得俘虏，他们更为频繁地发动战争。[②]另外，在次极地中部地区的印第安人中，保罗·海克特（Paul Hackett）描述了克里人与奥吉布瓦人坚持的两种哀悼习俗——摧毁个人财物与在亲属死亡后停止狩猎一年。这些习俗导致印第安人幸存者更加贫困，甚至生活都难以为继，进而加速更多的土著人口死亡。[③]本杰明·迪克森（Benjamin Y. Dixon）研究了堪萨印第安人面对传染病巨变所遵循的文化行为与宗教习俗。他认为，美国印第安人的信仰、习俗及其对欧洲裔美国边疆的反应在美国印第安人口的灭绝中发挥了关键性作用。印第安人坚持土著观念与习俗，通常使他们对欧洲裔美国人所带来的生态毁灭反应在大多数情况下无效，在最糟糕情况下甚至是灾难性的。[④]

不过，也有学者坚持截然不同的观点。保罗·凯尔顿（Paul Kelton）在考察了北美东南部印第安人对疾病的反应后指出，当地土著民族能够成功地阻止死亡率的上升，减少传染病的传播。不仅如此，通过对疾病危机的积极应对，部落宗教领导人强化了他们的部落习俗及其领导地位。[⑤]凯瑟琳·赫尔（Kathleen L. Hull）分三个不同的阶段考察了殖民地时期约塞米蒂河谷的印第安人群体人口减少及其随之而来的文化变化。尽管他们的选择极为有限，但是土著群体极为灵活和积极地成功应对这种重大挑战，就像以前他们承受住了历次的攻击一样。土著历史发展的连续性由此展现出来，尤其是印第安人群体的内部领域表现更为明显。[⑥]

对于土著群体对传染疾病的反应，还有学者没有阐释其作用是否积极，

① James Merrell, *The Indians' New World: Catawbas and Their Neighbors from European Contact through the Era of Removal*, Chapel Hill: University of North Carolina Press, 1989, pp. 136-137.

② Daniel Richter, *The Ordeal of Longhouse: The Peoples of the Iroquois League in the Era of European Colonization*, Chapel Hill: University of North Carolina Press, 1992.

③ Paul Hackett, "Historical Mourning Practices Observed among the Cree and Ojibway Indians of the Central Subarctic," *Ethnohistory*, Vol.52, No.3 (2005), pp. 510-511.

④ Benjamin Y. Dixon, "Furthering their Own Demise: How Kansa Indian Death Customs Accelerated Their Depopulation," *Ethnohistory*, Vol. 54, No.3 (Summer 2007), p. 474.

⑤ Paul Kelton, "Avoiding Smallpox Spirits: Colonial Epidemics and Southeastern Indian Survival," *Ethnohistory*, Vol.51, No.1 (Winter 2004).

⑥ Kathleen L. Hull, *Pestilence and Persistence Yosemite Indian Demography and Culture in Colonial California*, Berkeley: University of California Press, 2009, p. 295.

而是与旧世界欧洲、亚洲与非洲进行比较研究。苏珊娜·阿尔钦就明确指出，人类所有人口对伴随着高发病率和高死亡率的致命传染性疾病最初反应，在很大程度上都是一样的；新世界土著民族中疾病的历史，无论是1492年以前还是以后，都与世界其他地区人类群体的经历类似。[①]

（三）关于殖民主义与传染性疾病作用的争论

美国学界关于传染性疾病与美国早期印第安人的研究极为深入、成果众多，展现了一派学术研究的繁荣景象。但是必须指出的是，美国学者们的研究并非无可挑剔，也不是毫无问题。事实上，他们在许多问题上都并未达成一致，反而是展开了激烈的争论。其中最为重要的一个问题就是，目前美国学界的研究对除了疾病之外的其他因素对美国印第安人影响的探讨尚不够深入。比如对于殖民主义在土著人口减少、土著社会衰落中到底起到了何种作用？殖民主义与疾病之间是一种什么关系？这些问题有待进一步探讨。

自从16世纪开始，许多学者就开始提出各种各样的理论，阐释土著人口迅速减少、欧洲迅速成功殖民美洲的原因。在过去的五百多年中，这些解释可以分为三个类型：一是强调欧洲人的军事技能、优良的武器以及敏锐性；二是将欧洲人对土著人的胜利归功于上帝旨意；三是强调欧洲人的暴力与残忍在征服和削减土著人口过程中的作用。直到近期，后一种论调被称为“黑色传奇”（Black Legend），得到了尤为广泛的认可。[②]不过，在20世纪60—70年代以来的数十年中，另外一种解释出现，即从旧世界引入的处女地传染病而不是欧洲人的暴力，解释了土著美洲人的迅速死亡和欧洲殖民主义后来的成功。“由于流行病能够说明16世纪土著人口几乎所有非比寻常的死亡率，奥卡姆剃须刀原则[③]表明，我们已经没有必要认为还有其他导致死亡的重要因素。因此，不需要再依赖‘黑色传奇’中西班牙人的杀戮和残忍来解释土著人口的瓦解。”[④]研究传染病对美国土著社会影响的学者库克明确提出：“显

---

① Suzanne Austin Alchon, *A Pest in the Land: New World Epidemics in A Global Perspective*, Albuquerque: University of New Mexico Press, 2003, pp. 2-3.

② Noble David Cook, *Born to Die: Disease and New World Conquest, 1492-1650*, Cambridge: Cambridge University Press, 1998, pp. 1-25.

③ 奥卡姆剃须刀原则（Occam's razor）指逻辑学与解决问题时的吝啬、节俭与明确原则。它宣称，在各种相互竞争的假设中，具有最少设想的假设将会选中。

④ Suzanne Austin Alchon, *A Pest in the Land: New World Epidemics in a Global Perspective*, 2003, p. 4.

而易见的是，流行病在土著美洲人口崩溃中起着主要作用。”[①]他的观点得到了多宾斯的认可。16 世纪对于土著美洲人的幸存变得至关重要，因为正是在这个世纪旧世界的许多疾病被人携带着跨越大洋，并在美洲土著人中引发了“处女地”流行病。[②]其中，天花作为一种急性外来传染病，引起了众多学者的瞩目。伊丽莎白·芬恩在分析了 1775—1782 年北美暴发的大瘟疫后指出，天花“是一个病毒帝国。它造就了成功者和失败者，一度服务于征服者并决定谁能成为征服者”，它“重新塑造了整个大陆的政治与军事关系，就像美国革命塑造了全世界的政治与军事关系一样”。她甚至认为：“尽管美国革命为历史界定了这个时代，天花流行病则为在当时生活和死亡的许多美国人界定了这个时代。”[③]另外一位学者持有类似的观点。他认为，美国印第安人是“被一种比白人的枪支更为有效的杀手杀死的。西半球的印第安人是被天花——一种他们许多人称之为麻子脸的疾病——征服的”。[④]

自从 20 世纪 80 年代以来，越来越多的学者开始对于这种过分强调疾病对土著社会影响的观点提出了批评。苏珊娜·阿尔钦说，学者们现在过于强调疾病的长期影响，轻视了欧洲殖民主义的其他方面的影响，使得其他因素诸如暴力、奴隶制以及迁移不再是土著美洲人口减少的主要因素。[⑤]在她看来，仅仅是流行病并不能说明这场人类悲剧的整个故事。任何对土著美洲人口长期下降的解释尝试，如果不考虑其他因素，将是不完整的甚至误导性的。因此，她得出结论说，尽管流行性疾病说明了大部分的土著人口减少，但其他因素具体来说就是欧洲殖民主义也起到了重要作用；正是欧洲殖民主义及其各种表现形式，使土著美洲的人口与旧世界的人口模式有了差异。欧洲殖民主义所带来的暴力与社会危机极大地提高了土著人口的死亡率，降低了土著人口的出生率，最终削弱土著社会、政治与经济体制。[⑥]鲁塞尔·斯洛顿

---

① Sherburne Cook, “Impact of Disease in the Sixteenth-Century Andean World,” in John W. Verano and Douglas H. Ubelaker, eds., *Disease and Demography in the Americas*, Washington, D. C.: Smithsonian Institution Press, 1992, p. 212.

② Henry F. Dobyns, “Disease Transfer at Contact,” *Annual Review of Anthropology*, Vol.22 (1993), p. 276.

③ R. G. Robertson, *Rotting Face: Smallpox and the American Indians*, Caldwell, Idaho: Caxton Press, 2001, p. 275.

④ R. G. Robertson, *Rotting Face: Smallpox and the American Indians*, p. 311.

⑤ Suzanne Austin Alchon, *A Pest in the Land: New World Epidemics in a Global Perspective*, p. 5.

⑥ Suzanne Austin Alchon, *A Pest in the Land: New World Epidemics in a Global Perspective*, p. 144.

等人更是明确提出，“美国印第安人口的减少不仅仅是疾病造成的，而且是欧洲殖民者对土著民族的灭绝、奴役、迁移，以及与欧洲人接触以来土著‘生活方式’毁灭的直接和间接结果”①。

学者保罗·凯尔顿同意上述学者的观点，并对一些学者的观点提出批评。他认为，贾雷德·戴蒙德（Jared Diamond）将传染性疾病看作是欧洲成功征服美洲的主要原因之一，并使读者相信，新的病菌仅仅因为它们的到来就削减了土著人口，因此模糊了如下事实，即欧洲入侵者如何将土著民族带到更大的殖民体制中，从而使疾病能够传播给印第安人并导致极高的死亡率。②另外，保罗还指出，威廉·克劳农（Willians Cronon）、理查德·怀特（Richard Wlite）与蒂莫西·希尔福（Timothy Silver）对欧洲殖民生态方面进行的特别研究，确实将疾病置于大西洋市场经济体系的宏大情景中，不过他们却没有明确将流行病与大西洋市场经济联系起来。③可以说，美国学界已经意识到，将欧洲殖民美洲成功完全归因于殖民者的技能与暴力或归咎于流行病，都是不可取的。但在实际研究中，美国学者们尚未突破原有“外来传染病是导致土著社会衰落的主要原因”的套路。既能阐释传染性疾病在美国早期历史上的作用，又能均衡地将多种因素考虑在内的研究尚待时日才能出现。

（四）关于印第安人口问题的争论

在外来疾病与美国印第安人研究中，历史学家、人类学家、人口学家以及其他学科的学者都参与到 1492 年前后新世界土著人口规模及其变动的争论中。这场关于接触前美洲居民人口数量的争论可以追溯到哥伦布到达美洲后不久。学者们的争论从此一直持续不断，变得日益激烈，尤其是在 20 世纪后半期变得日益尖锐。学界之所以对土著人口的规模争论不已，其原因在于 1492 年美洲土著人口的规模极其重要，因为正如人类学家亨利·多宾斯所评论的：“社会科学家关于美洲土著人口规模的观念，直接影响他们对新世界文明和文化的阐释。”通常情况下，土著人口的庞大表明美洲是一个更为复杂、

① Russell Thornton, Tim Miller, and Jonathan Warren, “American Indian Population Recovery Following Smallpox Epidemics,” *American Anthropologist*, New Series, Vol.93, No.1 (March 1991), pp. 38-39.

② Paul Kelton, *Epidemics and Enslavement: Biological Catastrophe in the Native Southeast, 1492-1715*, Lincoln: University of Nebraska Press, 2007, p. 249.

③ Paul Kelton, *Epidemics and Enslavement: Biological Catastrophe in the Native Southeast, 1492-1715*, p. 249.

更为发达的社会。[1]另一位观察者也是一语中的："我们理解欧洲征服——随之而来的全球性帝国的肇端——受到了如下观念的影响，即在与欧洲人接触的最初年代中土著人口如何被严重摧毁……如果美洲拥有稠密的土著人口，那么欧洲帝国的神话，即白人殖民者进入的是一个居民稀少、自然资源丰富的地域，就会轰然崩塌。"[2]正如所预期的那样，人口数量都是以推测为基础的，估算土著美洲拥有大量人口的学者（高估者，high counters）与那些估算较低数字的学者（低估者，low counters）之间出现了争论。

一方面，高估者坚持认为，在1500年前后，美洲土著人口已超过50,000,000人，最多高达1.2亿，尤其是加勒比、中美洲以及安第斯高地地区都拥有稠密的人口。为了计算具体地区的土著人口，高估者从早期殖民地文件，包括人口统计、纳贡记录以及接触时期关于土著定居地的描述和征服时期见证人对军事行动的描述等来获取证据。通过这种方法，这些学者们肯定了如下观念，即16—17世纪的欧洲人能够估算出土著人口的数量，因此这些文献证据通常是可靠的，对于历史学家以及其他学者具有重要意义。从这些资料出发，高估者认为，欧洲疾病的引入以及西班牙定居者的暴力与剥削在他们与土著社会经常性接触后的一个世纪时间内，大大减少了土著人口的数量。事实上，高估者提出，在安第斯与北美大部分地区，旧世界的流行疾病先于征服者和殖民者到达，在欧洲人看到土著人之前已经减少了后者的人口。如果确实如此，那么学者们在估计某些土著人口时，就要考虑这些最早的流行病对土著人口的影响。[3]

另一方面，低估者则认为，1492年以前的美洲并没有像高估者设想的那么人口稠密，即使是在墨西哥和秘鲁的高地地区，相比于高估算学者计算的人口来说，这里的土著居民数量也极为稀少。他们将当时西班牙人的许多资料看作是自我服务的政治文件，包含着夸大的数字。他们还质疑16世纪欧洲人对他们所接触的土著人口进行可靠估算的能力。低估者的代表、历史学家戴维·海内格认为，16世纪的西班牙人"清楚地计算自己的人数都有困难"，那么他们在与土著群体简短接触，通常还要经历战争的混乱状态后，如何能

---

① Henry Dobyns, "Estimating Aboriginal American Population: An Appraisal of Techniques with a New Hemispheric Estimate,"*Current Anthropology* 7 (1966), p. 395.

② Suzanne Austin Alchon, *A Pest in the Land: New World Epidemics in a Global Perspective*, p. 149.

③ Suzanne Austin Alchon, *A Pest in the Land: New World Epidemics in a Global Perspective*, pp. 149-151.

够提供土著人口的可靠估算数字？[①]另外，低估者还提出，尽管土著人口在欧洲人到来后有所下降，但是这种下降绝非如高估者所说的那么剧烈。在他们看来，由于接触时期土著人口本来就很少，流行疾病所带来的冲击也没有高估者所宣扬的那么大。显然，他们在千方百计地减少与欧洲人接触前后土著人口的数量，尽量缩小旧世界疾病的影响和作用。难怪海内格认为，由于我们不可能准确地计算出 1492 年新世界的土著人口数量，与其以错误的逻辑和间接证据为基础进行估算，还不如干脆放弃各种尝试。[②]

在目前这场关于土著人口规模的激烈争论中，很多学者在研究方法与结论上既批评高估者亨利·多宾斯的过高数字，也批评低估者的极低数字。结果是，其他一些学者提供了他们关于北美土著人口的估算数字。1976 年，道格拉斯·尤比雷克（Douglas Ubelaker）以逐个部落的估算为基础得出，1500 年前后北美土著人口为 2,000,000 人。与 20 世纪前半期人类学家詹姆斯·穆尼（James Mooney）、克罗伯（A. L. Kroeber）的低估数字相比较，尤比雷克的数字比克罗伯的总人数 900,000 人多出约 58%。这不仅是由于采用了新资料和新方法，而且还源于学者们日益愿意接受更高的人口估计数字。[③]1976 年，地理学家威廉·蒂尼万（Willian M. Denevan）公布了他关于北美土著人口的估算数字 4,400,000，这比尤比雷克的数字又增加了一倍多。他认为，尤比雷克的人口估计太低，未能考虑接触后第一个世纪所发生的大规模人口灭绝。[④]20 世纪 80 年代争论继续，学界又相继提出数个估计数字。历史学家唐纳德·休斯（J. Donald Hughes）以土地承载能力为基础得出土著人口估算数字在 5,000,000 到 10,000,000 之间。[⑤]1987 年，社会学家鲁塞尔·斯洛顿估计北美土著人口大约为 7,000,000 人，其中美国大陆有 5,000,000 人，加拿大另有 2,171,125 人。[⑥]面对这种情况，尤比雷克与蒂尼万却缩小了他们的估算数

① David Henige, *Numbers from Nowhere: The American Indian Contact Population Debate*, Norman: University of Oklahoma Press, 1998, pp. 88-112.

② Suzanne Austin Alchon, *A Pest in the Land: New World Epidemics in a Global Perspective*, pp. 149-150.

③ Douglas Ubelaker, “Prehistoric New World Population Size,”*American Journal of Physical Anthropology*, Vol.45 (1976).

④ William M. Denevan, ed., *The Native Population of the Americas in 1492*, Madison: The University of Wisconsin Press, 1976, p. 291.

⑤ J. Donald Hughes, *American Indian Ecology*, El Paso: Texas Western Press, 1983, pp. 95-104.

⑥ Russell Thornton, *American Indian Holocaust and Survival: A Population History since 1492*, Norman: University of Oklahoma Press, 1987, p. 32.

字。尤比雷克将他的估算数字从大约2,200,000降低为1,894,350人，蒂尼万也将其原来的估算数字4,400,000人调整为3,800,000人。即便如此，蒂尼万的估算数字仍然比尤比雷克的估算高了一倍。[①]

这场争论的焦点在于，如何评估新世界土著社会的发展水平并与旧世界相比较，豁免还是谴责欧洲殖民主义在新世界人口减少中所起到的作用。实际上，这反映了学者们的不同观念。历史学家伍德罗·博拉提出，学者们的两种观念决定着土著人口数字的估算。第一种是欧洲到来之前印第安人社会的特征。就像人口规模反映欧洲人到来之前的美洲印第安人社会的特征与复杂性一样，一个学者的人口估算反映了我们对所估算土著社会的看法。如果认为美洲土著社会是复杂而广泛的社会，学者们通常会坚持它们拥有较多的人口。第二种决定性的观念则是学者们的历史观。如果我们认为历史对西半球的土著民族尤为具有毁灭性，那么我们就会认为这些土著社会拥有大量的人口。那些认为历史比较“仁慈”的学者则会认为土著社会的人口较少。[②]对于博拉提出的两个决定性因素，我们还需要加上第三个因素，即“政治偏见”。尤比雷克通过观察北美土著人口估算发现：“从历史上看，土著人口估算从20世纪第一个十年的保守转到20世纪20年代的自由，在20世纪30—40年代再次转向保守，然后到20世纪60年代再次转向自由。”[③]另一位学者也发现：“评价相互竞争的估算数字需要牢记的最重要事情是，除了少数例外，大部分都公开或隐蔽性地受到……政治……偏见的影响。通常来说，对接触时期新世界土著总人口的最初估算是由‘亲欧洲人’的人进行的。……因此，欧洲人被看作是正在殖民一个不足1,000,000人口的广阔土地。此后，人口稀少的印第安人的死亡或削减并不被视为重大悲剧。……但是，由‘亲土著人’进行的人口估算则得出，仅北美的土著人口就超过15,000,000人。这就产生了一个问题，即如何解释如此众多的人口迅速消失？”[④]显然，高估者力图将众多土著人口的灭绝归因于白人殖民者及其携带的外来传染病，而低估者

① Suzanne Austin Alchon, *A Pest in the Land: New World Epidemics in a Global Perspective*, p. 160.

② Woodrow Borah, “The Historical Demography of Aboriginal and Colonial America,”in William M. Denevan, ed., *The Native Population of the Americas in 1492*, Madison: The University of Wisconsin Press, 1976, pp. 13-24.

③ Douglas Ubelaker, “Prehistoric New World Population Size,” *American Journal of Physical Anthropology*, Vol.45 (1976), p. 661.

④ Ryan Johansson, “The Demographic History of the Native Peoples of North America,” *Yearbook of Physical Anthropology* 25 (1982), p. 137.

则尽量削弱这种观点的影响。

（五）关于处女地流行病模式的争论

传染性疾病在旧世界的欧洲、亚洲与非洲都同时存在，也曾引发了大规模的瘟疫流行，但是为什么这些疾病却在美洲导致土著人口的大规模持续削减？1976年阿尔弗雷德·克罗斯比（Alfred W. Crosby）在美国重要学术期刊《威廉玛丽学刊》上发表了《处女地流行病作为美洲土著人口减少的一个因素》一文，提出处女地流行病的阐释模式。这种理论引发学界的广泛争论。处女地流行病指的是“那些面临危险的人口以前没有与这些疾病接触过，因此对之毫无免疫力的疾病”。由于受感染的人群毫无免疫力，几乎每一个人都会立即感染，处女地流行病尤为致命。一旦数种处女地疾病同时暴发，死亡率就会极其惊人。[①]

克罗斯比的理论不仅为美洲而且为全世界范围内欧洲人与土著群体相遇的结果提供了一种有力的解释。因此，它一经产生就得到广泛传播，无数学者引用他的定义，将美洲印第安人口的减少归咎于免疫力缺乏。正如贾雷德·戴蒙德在其获得普利策奖的著作《枪支、病菌与钢铁》中所说：“主要的杀手是印第安人从未感染过的旧世界的病菌，因为他们对此毫无免疫力可言。”这些断言，将物竞天择的本能倾向应用于美洲人口史研究，主导着学术界和民众对土著人口锐减的讨论。[②]鲁塞尔·斯洛顿引用克罗斯比的话明确指出，被引入的疾病在美洲印第安人发现了一片处女地，可以肆意感染、传播和杀死人口。它们制造了处女地流行病，“那些受到打击的人口以前从未接触过这些疾病，因此在免疫力上毫无抵抗”。不仅如此，“每一次天花流行病之间的时间间隔很长，这意味着新一代易感染群体历次疾病暴发时都会被感染，如此不断的打击增加了处女地流行病的致命性”。[③]罗伯特逊（R. G. Robertson）的著作也受到了克罗斯比的影响。他写道：“天花……引发了一场处女地流行病。……在每个处女地群体中，天花传播如此之快，以至于没

① Alfred W. Crosby, “Virgin Soil Epidemics as a Factor in the Aboriginal Depopulation in America,” *The William and Mary Quarterly*, Vol.33, No.2 (April 1976), pp. 289-295.

② Jared Diamond, *Guns, Germs, and Steel: The Fates of Human Societies*, New York: W. W. Norton, 1999, pp. 211-212.

③ Russell Thornton, *American Indian Holocaust and Survival: A Population History since 1492*, p. 46; Russell Thornton, Tim Miller and Jonathan Warren, “American Indian Population Recovery Following Smallpox Epidemics,” p. 41.

有人来看护患者、为他们提供食物，没有人收割庄稼或外出渔猎。”[①]伊丽莎白·芬恩则形象地描述道：“在可怕的天花处女地流行病中，感染率高达80%，死亡的警钟敲响了。”在她看来，数千年来隔绝于欧洲、非洲以及亚洲，意味着土著美洲人在基因上不能形成抵抗天花等疾病的抵抗力。[②]还有学者走得更远，他甚至提出：“由于流行病能够说明土著人口在16世纪的几乎所有额外死亡，奥卡姆剃须刀（Occam's razor）的准则表明，我们没有必要认为还有其他导致死亡的原因。因此，不依靠西班牙人杀戮与残忍的‘黑色传奇’就可以解释人们所观察到的土著人口崩溃。”[③]

简言之，学术界已经广为接受的观点是，自从哥伦布1492年航行开始，旧世界人口群体将传染性疾病带给了土著美国人。这种观点强调，在哥伦布之前宿主（人类）与病原体（病菌）都有着单独的进化历程。其结果是，土著美国人对旧世界的传染性疾病毫无免疫力；一旦接触，他们就会被感染、发病，并出现极高的死亡率。[④]

应当说，处女地流行病理论具有一定的合理性，但是其不足之处也很多，因此也遭到学界的批评。保罗·凯尔顿认为，处女地流行病理论存在三个方面的问题。第一，学者们过分强调流行病的作用，结果是他们将疾病从更为宏大的殖民主义情景中分离出来，将它视为土著人口减少、欧洲入侵成功的唯一元凶。第二，处女地模式被学者们应用于整个土著民族研究，模糊了诸如环境、定居模式、原有健康状况、土著生存方式以及交换行为等诸多活跃因素的影响。第三，尽管这种观念普遍存在于历史研究中，处女地的比喻通常被误解。对土著民族没有经历过相关疾病的最严重误读是，土著民族缺乏免疫基因，而欧洲人及其后代则被认为由于多年接触这些疾病而拥有这种基因免疫力。[⑤]

2003年戴维·琼斯（David S. Jones）在《威廉玛丽学刊》上发表《处女地再审视》一文，对克罗斯比产生广泛影响的处女地流行病理论提出全面批评。戴维首先指出，克罗斯比的理论遭到了严重误读。克罗斯比并没有过分

---

① R. G. Robertson, *Rotting Face: Smallpox and the American Indian*, p.99.

② Elizabeth A. Finn, *Pox Americana: The Great Smallpox Epidemic of 1775-82*, pp. 23-26.

③ Suzanne Austin Alchon, *A Pest in the Land: New World Epidemics in a Global Perspective*, p. 5.

④ Ann F. Ramenofsky, Alicia K. Wilbur, and Anne C. Stone, "Native American Disease History: Past, Present and Future Directions," *World Archaeology*, Vol.35, No.2 (October 2003), p. 49.

⑤ Paul Kelton, *Epidemics and Enslavement: Biological Catastrophe in the Native Southeast, 1492-1715*, p. 1.

强调“基因缺陷假说”，相反他强调了许多可能导致美洲印第安人易于感染旧世界疾病的环境因素，包括儿童时期没有感染、营养不良、欧洲殖民所带来的社会动荡等。不过，后世的历史学家通常将克罗斯比的模型简化为模糊的断言，即美洲印第安人对新的传染病“没有免疫力”。[①]然后，戴维还明确表示，尽管印第安人缺乏感染的机会可能会使他们在面对欧洲疾病时极为脆弱，但这种基因或者先天性因素的具体作用还不得而知。因此他的结论是，土著人口的命运取决于其外在的经济、社会与政治环境的诸因素。我们有理由相信，美洲印第安人中的瘟疫，尽管严重性非比寻常，但却是由贫困、社会压力以及环境脆弱性等因素引起的，这也同样是瘟疫在其他时期和地区暴发的诱因。最后，戴维告诫学者们说，这些对人口减少机制的新理解，要求历史学家在阐释美洲印第安人瘟疫时必须极为谨慎。如果将人口减少归因于基因或病菌等不可抗拒的力量，他们就是在冒险，可能被看作是支持历史发展的种族主义理论。相反，学者们必须承认，多种因素尤其是社会因素与人类能动性（agency）影响着疾病在美洲的传播和暴发。[②]苏珊娜·阿尔钦没有直接批评克罗斯比的处女地流行病理论，但是他却通过对新旧世界人类与疾病历史的比较研究得出结论说，四个在美洲拥有最为广泛殖民地的国家——西班牙、葡萄牙、法国与英国——所设想与实施的欧洲殖民主义，解释了土著美洲人口恢复缓慢甚至根本没有恢复的原因。在整个殖民地时期，战争以及其他形式的暴力夺走大量印第安人的性命；暴虐的劳动制度如奴隶制，大大加速了土著人口长期以来的死亡率；强制性与自愿性的迁移瓦解并最终摧毁了土著社会。[③]

与处女地流行病模式密切相连的一个观点，即哥伦布之前的新世界是没有疾病的伊甸园。阿士伯恩与约翰·达菲都引用 17 世纪初期的探险者与贸易商的话评论说，当地“民众身体完美，极为活跃、极为健康，也极为聪明”[④]。在欧洲人和非洲人到来之前，北美土著民族生活在一个严重疾病相对缺乏的社会中。鲁塞尔·斯洛顿引用新英格兰早期殖民者的话说：“印第安人拥有强壮、健康的身体，对其他国家暴发的损害健康的疾病如发烧、胸膜

① David S. Jones, “Virgin Soil Revisited,” *The William and Mary Quarterly*, Vol.60, No.4 (October 2003), pp. 703-704.

② David S. Jones, “Virgin Soil Revisited,” p. 705.

③ Suzanne Austin Alchon, *A Pest in the Land: New World Epidemics in a Global Perspective*, p. 4.

④ P. M. Ashburn, ed., *The Rank of Death: A Medical History of the Conquest of America*, New York, Coward-McCann Inc., 1947, p. 324.

炎、发寒、梗塞、结核病、痉挛、中风、浮肿、痛风、结石、牙痛、天花、麻疹等都一无所知，故而能够获得很长的寿命。”[①]还有很多学者解释了新世界是毫无疾病的伊甸园的原因：加勒比以及其他地区的印第安人口在1492年以后对各种疾病的抵抗力极为脆弱，其原因在于在很大程度上当时的美洲并没有任何严重的疾病，印第安人通常拥有很健康的身体，没有受到地方性与流行性疾病的困扰。[②]不过，自从1492年开始，土著民族的伊甸园由于旧世界征服者、殖民者以及病菌的到来而土崩瓦解。美洲从一个极端走向另一个极端，土著社会在欧洲殖民主义的压榨以及天花、麻疹与淋巴腺鼠疫等处女地疾病所导致的死亡中不断衰落。

由于15世纪以后旧世界传入的各种流行病所导致的苦难与死亡是如此巨大，人们很容易理解，土著民族会将过去看作是一个没有疾病的时代，一个人们寿命很长、生活很幸福的时代。尽管这种将1492年以前美洲的历史浪漫化的倾向可以被理解，但现实情况则更为复杂。在过去20年中，越来越多的学者开始挑战“接触前美洲是伊甸园”的形象。有学者指出，杆菌与变形虫痢疾、病毒性流感与肺炎、关节炎、里克次氏体属微生物引起的发热（Rickettsial fevers）、病毒性发烧、非性病的梅毒以及各种营养缺乏症等都已经存在于美洲。[③]约翰·瓦拉诺（John W. Verano）与道格拉斯·尤比雷克也对伊甸园说提出了批评，他们宣称：“新世界也并非是一个没有疾病的伊甸园。事实上，……美洲印第安人承受着各种疼痛和疾病之苦，这些疾病困扰着整个半球的土著人。”[④]苏珊娜·阿尔钦认为，伊甸园观点缺乏证据支持，事实上土著美洲人由于疾病、饥荒与暴力导致的死亡，其死亡率与旧世界的人类群体在经历这些疾病时的死亡率类似。另外，将美洲描述为美洲伊甸园不仅误解了现实，而且对土著美洲人的历史与现实造成了一种巨大的伤害。白人将土著美洲人的生活浪漫化，强化了傲慢的父权主义，助长了一种逆向种

---

① Russell Thornton, *American Indian Holocaust and Survival: A Population History since 1492*, p. 39.

② Henry Dobyns, *Their Number Become Thinned, Native American Population Dynamics in Eastern North America*, Knoxville: University of Tennessee Press, 1983, p. 34; Russell Thornton, *American Indian Holocaust and Survival: A Population History since 1492*, p. 39; Suzanne Austin Alchon, *Native Society and Disease in Colonial Ecuador*, Cambridge: Cambridge University Press, 1991, pp. 19-31; Linda A. Newson, *Life and Death in Early Colonial Ecuador*, Lincoln: University of Oklahoma Press, 1995, p. 144.

③ Russell Thornton, *American Indian Holocaust and Survival: A Population History since 1492*, pp. 39-40.

④ John W. Verano and Douglas H. Ubelaker, eds., *Disease and Demography in the Americas*, p. ix.

族主义。根据这种逆向种族主义，新世界的土著居民相互之间及其与环境之间和谐相处，而世界其他地区的民族，尤其是欧洲人，却在以惊人的速度相互杀戮，无情地破坏他们所居住的环境。这种关于土著人的原型限制了土著美洲人的能动性，因为事实上，它将他们与世界上其他人类群体隔绝开来。[①]

关于疾病入侵、土著民族与殖民主义的研究，中外学术界存在着两个领域学者的研究相互脱节的趋势。其一，美国学界关于疾病入侵的研究成果较为丰富。著名的疾病史学者克罗斯比在一篇产生广泛影响的论文中将1492年以来土著人口的急剧减少归咎于来自新世界的疾病，最大的杀手是处女地传染病。很多学者同意克罗斯比的观点。除了整体上对南美、中美或北美的疾病入侵进行研究外，还有学者对不同时间、不同区域的传染病的影响进行分析。上述成果对于我们了解疾病入侵对北美早期土著民族乃至整个北美社会的影响具有重要的启发意义，但遗憾的是，这些学者只是单纯强调疾病对美国早期历史的影响，而没有注意到传统殖民主义在北美早期的政治、经济、军事、经济与文化影响，更没有将在美国早期历史上都产生重要影响的重大因素疾病入侵与传统殖民主义有机结合起来。

其二，传统殖民主义的研究则强调殖民征服，主要表现在白人殖民者在军事、政治、经济和文化上对土著民族的影响。这种趋势突出殖民征服对土著民族的人口、社会、文化的巨大冲击，使土著民族成为“正在消失的美国人”。这种趋势实际上是第三世界国家的学者对传统殖民主义的控诉。研究传统殖民主义的学者也是单方面分析传统殖民主义在美国早期历史上的作用，而对由疾病入侵所带来的新型殖民主义——生态殖民主义的作用，尤其是疾病与传统殖民主义如何相互促进、相互影响最终共同铸造了美国早期历史的相互关系，缺乏深入而系统的研究。上述两种研究趋势，将疾病入侵与殖民主义割裂开来，单纯强调本是相互联系、共同起作用两大主要因素中的一种因素，在很大程度上失之偏颇，未能全面解释美国早期土著民族所遭受的重大变局，当然也未能全面展示美国早期历史更为宏大的画卷。

美国学术界的研究成果是本书得以进行的出发点和基础，但是这一领域尚有很多问题未能得到解决，如疾病入侵到底对土著民族产生了哪些影响？疾病入侵与传统殖民主义之间存在着什么关系，它们如何在美国早期历史上

① Suzanne Austin Alchon, *A Pest in the Land: New World Epidemics in a Global Perspective*, pp. 2-3.

展现出来的？生态殖民主义是否存在，如何定位和评价它？这些悬而未决的问题将是本书着力研究的问题。

三、基本研究思路、主要内容、研究重点

《外来传染病与美国早期印第安人社会的变迁》拟突破疾病史仅仅从疾病历史的角度探讨美国早期疾病入侵问题的局限，希望在殖民主义更为宏大的视野中探讨疾病入侵对土著民族在人口、文化与社会的影响和冲击，厘清对美国早期历史具有重大影响的两大因素，即生态殖民主义与其他类型的殖民主义之间的相互关系，在此基础上对生态殖民主义做出符合历史事实的评价和定位，并进一步对美国早期历史的发展进程进行宏观考察。本书就是通过上述研究思路试图从整体上对美国早期历史上的疾病入侵、土著民族与殖民主义进行历史考察，为美国早期的疾病史、种族关系史以及殖民主义研究提供一种新的视角。

本著作将以马克思主义理论为指导，最主要的研究方法首先是历史学的研究方法。第一，本课题是一项历史学研究，这是最基本的学科定位，因此历史学的研究方法是本课题首要的研究方法。第二，运用多学科交叉的研究方法。本书除了历史学的研究方法外，还将运用生态学、民族学以及文化人类学等研究方法。本课题在及时掌握国内外最新资料和研究成果的基础上，借鉴上述学科的理论与方法，力争使本课题的研究走在学科前沿。第三，吸收和借鉴殖民主义、新殖民主义的相关理论和研究方法。

首先，笔者要阐述疾病入侵对美国早期土著民族的灾难性影响，这主要表现在人口、文化以及社会等三个方面。新传入北美的传染性疾病在不同地区、不同时期对不同土著民族人口所产生的影响不一，但总体上看这种影响极为严重，通常使土著人口减少50%到95%；疾病入侵对美国早期土著民族的文化影响，主要表现在宗教领袖的丧失、部落传统的中断与文化传承的断裂等；对美国早期土著民族的社会影响，主要表现在新传入疾病对土著民族的政治体制、组织结构和社会心理等方面的冲击。其次，笔者要阐述疾病入侵与传统殖民主义之间的关系。一方面，传统殖民主义的主要表现形式包括探险、贸易和战争等，这些形式都促进了疾病传播，加剧了土著民族人口的

减少、土著文化之动摇和土著社会的崩溃。另一方面，疾病对土著民族造成了沉重打击，便利了传统殖民主义的推进，确立了殖民者在北美的优势地位。通过与传统殖民主义关系的阐述，将疾病入侵及其影响归纳为生态殖民主义。再次，本书将论述北美土著社会的应对与调适。面对疾病入侵和传统殖民主义扩张，土著民族并非只是坐以待毙，而是在他们的社会文化框架内积极认知并做出应对和调适。这又主要表现在三个方面：（1）土著民族对疾病的认知与治疗；（2）土著群体的迁移与整合；（3）土著民族接受文明开化和基督教。最后，本书尝试对生态殖民主义做出定位与评价，以及从整体上认识美国早期发展历程。疾病入侵与殖民主义在美国早期是携手并进，疾病传入虽然不是白人殖民者有意为之，但在客观上却成为殖民征服的一种重要推动力；早期美国历史的两条主线，即英格兰属性的发展与展现以及土著民族的应对与反应，在包括生态殖民主义在内的殖民主义的宏大视野中统一起来。

本书的研究重点与主要创新之处如下：

（1）疾病入侵对土著民族所产生的影响。疾病入侵是美国早期历史上的重大事件之一，美国学界研究成果较多。但如何既要具体把握疾病对众多土著民族的重大影响，了解其中的差异性，又要深入分析疾病对土著民族影响的共同特点，是一个需要突破的难点，也是本书的一个创新点。这就要求我们既要深刻理解美国学者的研究成果，又要依靠所掌握的原始资料批判吸收而不能全盘照搬。

（2）将突破传统殖民主义仅仅关注政治、经济、军事、文化等有形因素的作用及其影响的局限性，扩大殖民主义的理解范畴，将殖民者所带来的疾病入侵的影响归纳为生态殖民主义。另外，本书还将阐述生态殖民主义与传统殖民主义之间的关系，分析生态殖民主义在美国早期历史的扩张与影响，从而明确作为殖民主义重要组成部分的生态殖民主义的运作机制。最后，本课题还将对生态殖民主义进行恰当的实事求是的评价和定位。

（3）土著民族所做出的反应和调适。这种反应不仅仅是土著民族对疾病入侵或传统殖民主义某一个因素所做出的反应，而且是土著民族应对自身社会早期危机的表现，包含了对二者的共同应对。另外，土著民族的应对也不仅仅局限于他们对疾病的认知和治疗，还包括土著社会机构的分化与组合，以及土著文化传统的调整，甚至土著民族对白人基督教文明的接受。当然，接受白人文明并非是一种完全的文化转型，而是一种应对和保护的策略。这种情况在居住于白人社会甚至祷告城或土著信教村落的印第安人信仰基督教者身上尤为显著。

（4）如何通过殖民主义这一理论框架来理解和把握美国早期历史的整体脉络，把握历史发展的宏观进程，也是本书要着力解决的重要问题。白人殖民者如何从探险、定居到最终征服北美大陆，并确立李剑鸣教授所提出的“英格兰属性”，是北美历史发展的一条主线。当然，在殖民主义征服之下，土著美国人面对前所未有的大变局，积极做出回应，不断调适和整合土著社会，维护土著民族的权益，则是北美历史发展的另一个方面。本书力图通过对生态殖民主义的研究，在整体上将这两方面的历史有机结合在一起，从而建构美国早期历史的宏伟画卷。

需要说明的是，美国印第安人是哥伦布踏上美洲大陆后对当地土著民族的误称，此后美国社会尚用至今，并得到广泛认可。当然，也有一些印第安人批评这一称谓带有殖民主义色彩，故他们自称“土著美国人”。在中外学界的相关研究中，大多数学者将“美国印第安人”“土著美国人”“土著民族”通用。只有关于美国印第安人与土著美国人之辨的研究才会明确区分两者意涵。本书沿用学界惯例，交替使用这几个称谓，并无区别。

第一章　1492年以前新旧大陆的疾病生态

15世纪是旧世界各种传染性疾病入侵新大陆的分水岭。这个世纪之后，来自欧亚非大陆的各种传染性疾病，如天花、麻疹、疟疾、流感、伤寒、斑疹伤寒以及黄热病等，随着欧洲殖民者与非洲黑人传播到包括北美大陆在内的美洲，成为塑造北美早期历史与社会文化的主导型力量之一。我们要了解1500年以后外来疾病在新世界的历史，就有必要了解疾病入侵美洲前新旧大陆的疾病生态。一方面，各种疾病在旧大陆的生态状况，涉及疾病的病理特征、发病与死亡规律及其对人类个体与社会的影响，对我们分析它们在新大陆的传播、发展具有重要的启示和借鉴意义；另一方面，史前北美印第安人社会的疾病生态，是影响北美社会历史发展进程尤其是印第安人疾病健康状况的重要因素之一，也是构成1500年以后疾病入侵美洲的基础和出发点。

第一节　欧亚大陆与非洲的疾病状况

欧亚非大陆在长期的历史发展进程中，遭受着各种各样疾病的困扰。这些疾病的出现和传播对当地民众产生了巨大的影响。也正是各种疾病的长期肆虐，使得欧亚大陆的部分民众获得了免疫力。

一、农业发展与欧亚大陆疾病生态的演进

在从人类起源到农业定居之前的漫长历程中，早期人类刚刚起源，举步维艰，居无定所，游荡在非洲和欧亚大陆上。这种初始的生活方式使得他们可能携带一些病原体，如各种细菌、真菌、寄生虫乃至病毒，但是所携带疾病不是很多，尤其是缺乏对后世产生重大影响的急性传染性疾病。人类早期的祖先在大约距今200万年开始逐渐进化成人，他们的人口数量极少。这些

人类的早期祖先生活在小规模的氏族群体中，以他们所能采集、杀死或者找到的所有东西为食。他们的一些传染病可能来自其非人类的灵长类祖先，这些疾病可能与当时相同环境中的猿类相同。人类与其他灵长类动物共同拥有多种寄生虫病和传染病。例如，人类的肠道原生动物中至少有13种是与猿猴共有的；同样，猿猴所拥有的34种属的寄生性蛔虫中，人类拥有其中的20种，黑猩猩有13种，长臂猿有14种。早期人类还可能通过生食多种昆虫、鱼类、鸟类以及哺乳动物感染某种寄生虫病。最后，他们还可能感染今天所谓的动物性疾病，各种动物通过壁虱、小虫和蚊子以及其他节肢动物将疾病传染给人类。这些动物性疾病中极有可能传染给人类的是炭疽和肉毒杆菌中毒。[①]

按照现代人类起源的理论，人类的祖先直立人在大约40万年前从非洲起源地出发，游荡在欧亚大陆寻找合适的栖身之地。他们那个时代的气候和地理条件与今天大不相同；在大部分时间内，欧亚大陆的北部领地都覆盖着冰雪。在离开非洲时，人类一定携带着那些能够直接人传人的所有寄生物，留下了那些只有在非洲才能找到宿主的寄生虫。这些传病媒介包括丝虫、血吸虫、锥虫以及许多虫媒病毒、立克次氏体病毒、螺旋原虫与疟原虫等。[②]

不过，在人类祖先驯化多种多样的禽类和哺乳动物之前，狩猎-采集社会除了与犬类有些接触外，日常生活中频繁接触各种动物的机会很少。而且，狩猎-采集社会成员多逐水草而居，他们会选择在自然食物资源丰富的地区暂时居住。一旦这一地区资源减少，他们就会更换迁移居住地。这种生活上的流动性，也使各种病原体不易长久依附于人类身体，无法形成有效的疾病传播途径。再者，这种流动性也保证早期人类不会长期接触人类所遗留的各种生活和建筑垃圾，不会频繁与这些垃圾滋生的各种有害病原体为伍。因此，旧大陆的狩猎-采集者和早期农耕者，虽然拥有某些疾病，但人们一般认为他们没有流行病和现在被看作“文明病”的许多其他疾病。[③]正如有学者所明确指出的：“传染病诸如麻疹、天花以及腮腺炎等，不可能在当时（早期人类时期）出现。”[④]

在过去的15000年间，人类社会最重要的发明创造之一就是野生动植物

① T. Aidan Cockburn, “Infectious Diseases in Ancient Populations,” Current Anthropology, Vol.12, No.1 (February 1971), pp. 45-47.

② T. Aidan Cockburn, “Infectious Diseases in Ancient Populations,” p. 48.

③ 肯尼斯·F. 基普尔主编：《剑桥世界人类疾病史》，张大庆 主译，上海科技教育出版社，2007.

④ T. Aidan Cockburn, “Infectious Diseases in Ancient Populations,” pp. 46-47.

的驯化，它使农业和畜牧业成为世界经济的主要阵地。农业和畜牧业的发展对人类健康产生了深远影响。固然，这些人类活动赋予人们对食物生产的控制权，能够生产出更多的粮食和肉类产品，提高了人类吸收各种营养和热量的机会和水平，故而具有积极的意义。但是，或许更为引人注目的是，从疾病生态的角度看，农业和畜牧业的发展使人类群体面临着更为严重的病菌、寄生虫和病毒的威胁，各种新的疾病不断感染人类，人口群体的整体健康状况也在恶化。

首先，农业和畜牧业的兴起，将人类固定于田地和房屋中，从而大大增加了人类感染动物性疾病和寄生虫病的概率。农业和畜牧业的发展使大量的动物依靠人类提供食物，居住在人类旁边。这些动物不仅包括人类驯化的想要的各种动物，如牛、猪、马、羊、猫、狗等，而且还有人类不想要的诸多动物，如老鼠、英国麻雀、壁虱、跳蚤、蚊虫等。只要人类游荡不定，蚊虫就很少能够进化出喜食人血的倾向；但是现在蚊子有可能在人类家园附近甚至内部繁殖，并在需要时即可寻找人类饱餐一顿。通过这种方式，特殊的埃及伊蚊与冈比亚按蚊的特征得以进化，它们就成为诸如黄热病、登革热与疟疾等传染病的优良传播者。后来，人类驯化了一系列的鸟类如鸽子、原鸡、鸭子与鹅等，它们也加入以人类房屋为中心的社区中。这些动物中每一种都会被它们自身的病原体感染。它们参与其中的人类社会就会确保这些病原体能够在该社会的所有成员中传播。这些病原体包括肠胃细菌、原生动物、各种蠕虫与病毒，以及今天人类所拥有的大部分寄生虫。[①]难怪有学者明确指出，随着农业的兴起和人类驯化动物的开始，寄生虫和真菌成为人类面临的重要问题。[②]

其次，尽管农业耕作自身并不会制造新的传染性疾病，但是不可否认的是各种农业活动会成为对人体健康有害的事件。其中，用人类和动物的粪便施肥就是一个典型。对农作物施粪便肥料，对于人类来说是一件危险的事情。显然，处理这些肥料就有可能感染肥料中包含的各种病原微生物。更为严重的是，通过这种方式施肥生产粮食作物，为各种疾病的传播创造了各种机会。

① T. Aidan Cockburn, “Infectious Diseases in Ancient Populations,” pp. 48-49.

② Donald J. Ortner and Gretchen Theobald, “Diseases in Pre-Roman World,” in Kenneth F. Kipple, ed., *The Cambridge World History of Human Disease*, Cambridge: Cambridge University Press, 1993, p. 250. 译文参考肯尼斯·F.基普尔主编，张大庆 主译：《剑桥世界人类疾病史》，上海科技教育出版社 2007 年版的相关内容，下同。

有许多例证表明，斑疹伤寒流行病就起源于这种施肥方式，许多蠕虫与囊肿性细菌以同样的方式得以传播，而蛔虫与阿米巴痢疾尤其适合这种传播方式。人们赤脚走在施了粪便肥料的田地上，尤其容易大面积感染钩虫病。[①]

最后，农业的发展和动物的驯化、城市和城市化开始出现和启动，大大增加了人类感染各种疾病的机会。农业和畜牧业的不断进步，赋予了人们对食物生产的控制权，从而出现剩余粮食。剩余粮食为社会的分工创造了可能性，工匠、商人、统治阶层等城市社会的必要组成部分出现，构成另一项重要的社会变革。城市最早出现于红铜时代（前 4000—前 3200 年）的近东，直到青铜时代早期（大约前 32000 年—前 2000 年）才结出硕果。城市化导致人口数量和密度的增加，增加了人们经飞沫传播感染疾病的可能性。与城市化社会有关的贸易和商业的发展，增加了传染性微生物在各地区之间传播的机会。

农业的发展给人类带来巨大利益和积极影响的同时，也不可避免地造成各种疾病在人类社会中增多，对当时的欧亚大陆的民众健康带来严重威胁。考古和文献资料表明，中东与印度的疾病模式可能是最为古老的，因此也是古代四大文明区域中最为稳定的。在中东地区，考古证据表明，在公元前，人类遭受了一系列疾病，包括痢疾、伤寒、副伤寒、发热、结核病与脊髓灰质炎（小儿麻痹症），以及各种寄生虫感染病的侵袭。其中，一些疾病在当地极为严重。[②]9 世纪末 10 世纪初，巴格达医生拉齐斯（Rhazes）的《论天花和麻疹》，清楚地区分了这两种疾病，而且揭示了天花在当时是西南亚一代一种常见的儿童疾病。当时人口中心的密度向西延伸到地中海和大西洋，向东延伸到中国和太平洋，这有力地提示天花在第一个公元千年结束之际，至少是以流行病的形式，遍及发达的东半球文明地区。在同一时期，该病可能已经波及周围地区：撒哈拉以南非洲、欧洲北部和印度尼西亚群岛等。

在中国，流感、疟疾、肺炎、肺结核以及其他呼吸道疾病早在公元前 1000 年已经出现。匈奴人从中亚入侵中国，可能在大约公元前 250 年将天花引入中国北部，到基督诞生前后该疾病在中国北部已经成为一种地方性疾病。公元前 48 年天花到达中国南部，可能是与来自印度、中东以及中亚地区的商业贸易日益频繁密切相关。到公元 6 世纪，这种疾病已经在中国牢固扎根，对

---

① T. Aidan Cockburn, “Infectious Diseases in Ancient Populations,” p. 49.

② Donald J. Ortner and Gretchen Theobald, “Diseases in Pre-Roman World,” in Kenneth F. Kipple, ed., *The Cambridge World History of Human Disease*, pp. 247-261.

天花之神的崇拜至少在11世纪已经开始。[①]也就是在这一时期，中国已经拥有了应对传染病的足够经验，他们能够区分天花、水痘、麻疹与猩红热。天花接种（Inoculation）从11世纪甚至可能早在2世纪就已经开始实施，它可能是从印度传入的。当然，天花接种作为一种预防措施，在16世纪的中国已经得到广泛应用。[②]尽管与疾病的发源地印度和中东隔绝，但是中国从公元1世纪到16世纪之间有记录的天花流行病至少有130次之多。[③]

由于地理、宗教与文化联系，日本传染病的历史与中国类似。有证据表明，公元6世纪天花从中国传入日本，与佛教从中国传入印度同时发生。第一次天花流行病发生在735—737年，夺走了和泉（Izumi province）44%的成年人口。日本全国在这三年期间总计有25%～35%的人口死亡。812—814年发生的另外一场重大流行病，据说夺走了整个日本人口的半数。在上述两个案例中，人口锐减导致严重的政治、经济与社会危机。[④]日本官方报告表明，从8—10世纪，流行病平均3～4年就发生一次。有学者将700—1050年这一时期称之为“瘟疫时代”（age of plagues），也就毫不奇怪了。到13世纪，天花的暴发越来越少，这表明这种疾病已经变成地方性疾病。[⑤]

结核病是农业发展以后中东和亚洲地区所出现的一个典型疾病。有充足的证据表明，结核病是随着农业的发展而成为一个问题的。到目前为止，还没有农业时代之前的中石器时代清晰的脊柱毁坏性损伤个案的报告，但有很多脊柱损伤的描述是关于新石器时代的欧洲和王朝时代之前的埃及（公元前4800—公元前3100年）。这些描述可能得出一个诊断结论就是结核病。新石器时代的某些文化变迁可能会影响到脊柱疾病的发展。在近东地区，家畜的使用已经成为当地经济的一个重要部分，人与家畜的接触，特别是与牛科动物日益频繁的接近，很可能是结核病感染的重要因素。[⑥]其他古老文明社会也出现了关于结核病的记载。中国第一次提及此类疾病可以追溯到公元前

---

① Donald R. Hopkins, *Princes and Peasants: Smallpox in History*, Chicago: The University of Chicago Press, 1983, pp. 103-104.

② Donald R. Hopkins, *Princes and Peasants: Smallpox in History*, pp. 109-110.

③ Suzanne Austin Alchon, *A Pest in the Land: New World Epidemics in a Global Perspective*, p. 20.

④ Wayne Farris, “Diseases of the Premodern Period in Japan,” in Kenneth F. Kipple, ed., *The Cambridge World History of Human Disease*, pp. 378-381.

⑤ Donald R. Hopkins, *Princes and Peasants: Smallpox in History*, pp. 105-108.

⑥ Donald J. Ortner and Gretchen Theobald, “Diseases in Pre-Roman World,” in Kenneth F. Kipple, ed., *The Cambridge World History of Human Disease*, Cambridge: Cambridge University Press, 1993,p. 251.

2700年，而在公元前400年左右，医书中就清楚地描述了结核病的症状。公元前1200年甚至更早期的印度医书，以及公元前7世纪美索不达米亚医书，都清楚地记载了肺部结核和淋巴结核的治疗过程。此后结核病在上述区域经历了一个逐渐扩散和传播的过程。例如，在中国，一具西汉（前207—206年）早期女尸的肺部明显有被结核病侵袭过的瘢痕。随着贸易和移民的进行，在公元初的三个世纪中，这种慢性病从中国蔓延到整个东亚。

相比于东亚、南亚和西亚的早期文明社会，欧洲大规模传染性疾病暴发的历史已经属于较为晚期的事件了。在欧洲考古发掘的人类骨骼样本中，有近15%都显示有人体患上重大疾病的迹象，常见于考古发掘的疾病状态有创伤、感染、关节炎和牙科疾病。[①]其中，至少到公元前1000年，肺炎、肺结核、脊髓灰质炎（小儿麻痹症）、痢疾、白喉、疟疾以及其他疾病都已经在欧洲人口中扎根。到古典时期，包括传染性疾病、创伤和非传染性疾病在内的各种疾病，充斥于古希腊、罗马社会中。当时的各种资料，无论是其医学文本，还是非医学的文集，如诗歌、悲剧、喜剧、历史、年鉴乃至生物学、农业和药学的文本记载，都留下了疾病与健康、生命与死亡的颇具特色的主题。[②]腺鼠疫在古典时期之前的近东地区是一种地方病。从公元前6世纪起，希腊人、罗马人与近东人口的频繁接触，导致前者感染该病。另外，痢疾在古典时期的西方极为普遍。希腊名医希波克拉底的四卷箴言都提及，痢疾在夏季和秋季很普遍。在其他地区，为证实疾病发病模式以及与年龄相关的发病率，文献提到男性（30岁及以上的青壮年）一般受11种疾病困扰，其中两种是慢性腹泻和痢疾。与此相符合的是服兵役的适龄男子、拥挤的和缺乏适当卫生设施的环境促使了痢疾的局部暴发，即使还不到小型流行病的规模。大部分学者认为，疟疾在古典时期很普遍；并且似乎在地理上分布广泛，这一点被疟疾病发区和非疟疾病发区的资料所证实。在某些地区，疟疾实际上是地方病。这样，疟疾就会影响某些慢性病人的临床表现，并可以解释没有其他原因的婴儿死亡。[③]

---

① Donald J. Ortner and Gretchen Theobald, "Diseases in Pre-Roman World," in Kenneth F. Kipple, ed., *The Cambridge World History of Human Disease*, p. 248.

② Jerry Stannard, "Diseases of Western Antiquity," in Kenneth F. Kipple, ed., *The Cambridge World History of Human Disease*, pp. 262-270.

③ Jerry Stannard, "Diseases of Western Antiquity," in Kenneth F. Kipple, ed., *The Cambridge World History of Human Disease*, pp. 264-267.

古典时期欧洲就有传染性疾病的大范围流行。古典时期较早的传染性疾病大流行就是公元前 430 年的雅典瘟疫。根据希腊历史学家修昔底德的记载，这场瘟疫开始于伯罗奔尼撒战争期间。他描述说："在他们到达阿提卡（Attica）不久，瘟疫（the plague）开始在雅典人中首次出现。据说，以前它曾经在利姆诺斯岛（Lemnos）以及其他地方多次暴发；但是如此规模和死亡率的瘟疫还从未见过。医生也无法提供服务，因为他们也对如何治疗这种疾病一无所知，而且由于他们经常走访患者，因此他们自身也死亡频发。人类所采取的所有举措都毫无用处。在寺庙中祈祷和占卜等也同样是毫无益处。这次灾难直到摧毁一切后才完全停止。"[①]这场流行病到底是天花还是麻疹，目前学界尚有争论。不过，它对雅典的影响却不容置疑。这场流行病持续两三年，在此期间夺走雅典军队 1/4 的士兵以及无数平民的生命。[②]修昔底德及许多后世的古希腊历史学家都认为，这次流行病是雅典战败于斯巴达的原因；更有甚者得出结论说，雅典瘟疫是西方文明史上的"转折点"。[③]

另外一场疾病大流行暴发于公元前 395 年锡拉库扎（Syracuse）的克里克城（Creek City）。这场瘟疫据说是天花，起源地为利比亚。[④]下一次欧洲天花大流行发生于公元 164 或 165 年。这次安东尼瘟疫（The Plague of Antonius）首先出现在从叙利亚返回罗马的士兵中，并迅速传遍整个意大利。据说，罗马城每天死亡人数高达 2000 名。这场流行病从那里又传播到罗马帝国的其他地区，并先后肆虐 15 年。据估计，这场持续很长时间的天花流行病导致整个帝国人口死亡 350 万到 700 万。[⑤]到公元 6 世纪，天花在欧洲各个地区日益常见。580—581 年，这种疾病传播到法国南部和意大利北部，导致许多人死亡。

到中世纪以后，随着欧洲人口和社会经济的发展，古代原有的疾病如肺炎、结核病、天花，以及其他疾病如伤寒、白喉、霍乱、疟疾、斑疹伤寒、炭疽、猩红热、麻疹、癫痫、沙眼、淋病与阿米巴病都延续了下来。另外，尽管资料较少，但是我们可以肯定的是，中世纪存在诸如蛋白质、铁以及其

① Suzanne Austin Alchon, *A Pest in the Land: New World Epidemics in a Global Perspective*, p. 24.

② Suzanne Austin Alchon, *A Pest in the Land: New World Epidemics in a Global Perspective*, p. 24.

③ Ann G. Carmichael, "Plague of Athens," in Kenneth F. Kipple, ed., *The Cambridge World History of Human Disease*, pp. 934-935.

④ Donald R. Hopkins, *Princes and Peasants: Smallpox in History*, pp. 19-20.

⑤ Donald R. Hopkins, *Princes and Peasants: Smallpox in History*, pp. 22-23.

他多种物质的缺乏症。比如，自古就已知晓的佝偻病在没有充足的阳光和食物中缺乏大量的海产品或者奶制品的地区是存在的。每当有饥馑或在极度贫困的地方，由维生素 A 缺乏引起的沙眼就会出现。

更为引人注目的是，在中世纪最后几个世纪中，随着欧洲人口密度到达较为危险的密集程度，传染性疾病如天花、鼠疫、麻风等对其社会、文化、经济和人口都有深远而独特的影响。天花是一个例证。20 世纪关于天花病毒的研究证实，这种病毒与许多其他病毒一样，都在不断基因突变。因此，天花的病毒性在许多世纪以来不断增加或者削弱。当然，至少从 14 世纪开始，在旧世界的大部分地区，天花已经成为一种地方性的相对较为温和的儿童疾病。但根据医学史家安・卡迈克尔（Ann Carmichael）和阿瑟・西尔弗斯坦（Arthur Silverstein）的研究，到 16 世纪后半期，这种疾病重新呈现出一种更新的病毒性。这种疾病新的致命性特征首次出现在 1544 年的那不勒斯。30 年后，8 次主要的天花流行病出现在记录中，记录所描述的恶性脓疱以及极高的儿童死亡率，都与此后两个世纪的恶性天花（Varila Major）类似。[①]

在 6—16 世纪病毒性天花流行频率较低的时期，流感、麻风、肺结核、淋巴腺鼠疫等构成了欧洲人极为恐惧的感染性疾病。流感是一种传染性极强的呼吸道疾病。可能这种疾病在人类历史上出现得更早，但第一次有记录的流感于 1173 年出现在意大利、德国和英国，此后 1323 年又在意大利和法国再次暴发。流感的次数在 15 世纪大大增加，巴黎分别于 1411、1414 和 1427 年出现。臭名昭著的英国“汗热病（sweating sickness）”首次出现在 1485 年，此后分别于 1508、1517、1528 与 1551 年多次出现，它也可能是由流感病毒引起的。

麻风于 12—13 世纪在欧洲流行。一些学者认为，该病感染了欧洲约 1% 的人口。麻风病大约是在公元前 327 年—前 326 年由亚历山大东征的军队从印度带回西方的，并随着罗马帝国的扩张传遍整个欧洲。英国发掘的 5—7 世纪的人类骨骼表明，骨骼遗骸的颅骨和四肢有麻风结节型麻风，并有趾骨缺失。在盎格鲁-撒克逊时期，英国明显没有隔离麻风病人，因为当时的公共墓地中发现有麻风病人的遗骸。但是早在公元 11 世纪，英国已经建立数个麻风病院。麻风在 13 世纪上半期的英国达到最高峰，全国总计建立了 53 家麻风病院，以及 200 家类似的医疗机构。到 16 世纪，麻风病基本在英国消失。其

① Suzanne Austin Alchon, *A Pest in the Land: New World Epidemics in a Global Perspective*, p. 25.

他欧洲国家与英国类似。12—13 世纪时，几乎意大利的每个城市的城墙外都建有麻风病院；法国在 13 世纪拥有 2000 多家麻风病院；中世纪的丹麦有 31 家同样的机构，丹麦的奈斯特韦兹自治市圣乔根斯麻风病院的墓地在 1250—1550 年共埋葬了 650 名病人。[①]按照威廉·麦克尼尔的研究，麻风病在 14 世纪的欧洲仍然十分活跃。麻风病院在数以千计的中世纪城镇外建立起来，到 13 世纪时，据估计所有基督教国家中总计有 19,000 多个。[②]

在欧洲的历史上，没有疾病比鼠疫所造成的影响更为巨大了。腺鼠疫，又称为“黑死病”或者“黑瘟疫”，在很早就开始在欧洲大流行。541—542 年查士丁尼瘟疫，夺走东罗马帝国全部人口的 25%，被认为是欧洲第一次腺鼠疫暴发。此后，腺鼠疫不断袭击欧洲，分别于 544、664、682 年 3 次袭击不列颠群岛。这场瘟疫到中世纪后期在欧洲暴发更加频繁，它于 1167 和 1230 年袭击罗马，于 1244 年袭击佛罗伦萨，于 1320 年和 1333 年袭击西班牙和法国南部。[③]

到 14 世纪中期，一场规模空前的鼠疫流行病在欧洲肆虐。根据威廉·麦克尼尔的研究，鼠疫流行病于 1331 年出现在中国，起源于中国云南、缅甸一带的原始疫源地，或者中国东北地区、蒙古大草原的新疫源地。之后，鼠疫沿亚欧大陆之前的商路传播了 15 年，于 1346 年传到克里米亚。在这里，鼠疫杆菌登船沿着从海港向内地辐射的路径，继续渗透到近东乃至整个欧洲。[④]这场黑死病（当时鼠疫也被称为黑死病）首先传播到地中海的科西嘉岛、撒丁岛和意大利南部，然后奥地利、匈牙利、南斯拉夫和巴伐利亚也都受到侵袭。接着，鼠疫传入法国，并在 1348 年传遍整个法国和瑞士。不久，英国、德国、瑞典和波兰也被这场瘟疫感染。最后，俄国于 1351 年遭遇黑死病的打击。[⑤]这场大瘟疫对欧洲的人口与社会产生了难以估量的影响。1346—1351 年欧洲黑死病的死亡率最合理的估计约为总人口的 1/3。其中，英国在这一场

---

① Ynez Viole O'neil, "Diseases of the Middle Ages," in Kenneth F. Kipple, ed., *The Cambridge World History of Human Disease*, pp. 273-274.

② William McNeil, *Plagues and Peoples*, New York: Anchor Press/Doubleday, 1976, p. 155. 译文参考威廉·麦克尼尔著，余新忠、毕会成译：《瘟疫与人》，中国环境科学出版社 2010 年版，下同。

③ Ynez Viole O'neil, "Diseases of the Middle Ages," in Kenneth F. Kipple, ed., *The Cambridge World History of Human Disease*, p. 276.

④ William McNeil, *Plagues and Peoples*, Anchor, 1976, p. 145.

⑤ Katharine Park, "Black Death," in Kenneth F. Kipple, ed., *The Cambridge World History of Human Disease*, p. 612; Ynez Viole O'neil, "Diseases of the Middle Ages," in Kenneth F. Kipple, ed., *The Cambridge World History of Human Disease*, p. 276.

鼠疫中的人口损失在20%～45%，意大利北部和法国地中海沿岸的人口损失可能高些，在波西米亚和波兰则低得多，对俄国和巴尔干地区干脆无法估计。[①]

14世纪以后，鼠疫并没有永久性地在欧洲消失，而是又肆虐了相当长的时间。在17世纪以前，鼠疫在一年之内夺走一个城市1/3甚或2/3人口的生命是很普遍的事情。比如，到16世纪下半期，开始变得可靠的威尼斯的统计数字表明，在1575—1577年和1630—1631年两个时期，1/3或更多的城市人口死于鼠疫。在地中海以外的地区，鼠疫暴发次数虽然不多，却极具灾难性。16世纪末期到17世纪发生在西班牙北部的三场鼠疫就是很好的例证。有统计认为，1596—1602年这场瘟疫导致50万人死亡，而1648—1652年、1677—1685年间的鼠疫复发更致使超过100万西班牙人死亡。结果是，鼠疫杆菌，就像经济和政治力量一样，被视为导致西班牙走向衰落的重要因素。[②]不过，到17世纪下半期，这种就像噩梦般萦绕在欧洲人头顶长达三个世纪之久的疫病，却悄然在欧洲消失。[③]

除了上述的天花、麻风、流感与鼠疫等传染性疾病外，其他各种疾病，如痢疾、伤寒、白喉、结核病、猩红热、斑疹伤寒，都在15—17世纪的欧洲不断蔓延和传播，严重影响着欧洲人的健康。流行性斑疹伤寒就是一个例证。流行性斑疹伤寒可能已经存在数个世纪了，不过对该疾病的第一份记载出现在15世纪末期。1489—1490年，在格拉纳达内战时，西班牙的医生描述了一种类伤寒的疾病。它夺走了1.7万名西班牙士兵的生命，是与摩尔人作战伤亡人数的6倍。16世纪早期，在意大利也发生过类似的病例。1582年，在法国围攻那不勒斯期间，当法国人在打败意大利军队的关键时刻，突然暴发的斑疹伤寒夺走了3万名法国士兵的性命，迫使法国剩余军队撤退。这次斑疹伤寒大流行可能改变了欧洲历史随后的进程。[④]

总之，到15—18世纪，欧亚大陆不仅拥有人类祖先延续下来的各种古老的传染性和非传染性疾病，而且还拥有了不断出现的各种疾病。这些疾病随着欧亚大陆人口的增加、农业定居生活的开始、城市的出现以及长途商业贸

---

① William McNeil, *Plagues and Peoples*, p. 149.

② William McNeil, *Plagues and Peoples*, pp. 151-152.

③ William McNeil, *Plagues and Peoples*, p. 154.

④ Victoria A. Harden, "Epidemic Typhus," in Kenneth F. Kipple, ed., *The Cambridge World History of Human Disease*, p. 1082.

易的开展，不断地在各个区域传播，并不时暴发成为大规模的流行病。因此，这一时期的英国、法国、尼德兰、西班牙，尤其是各个城市，并非是适宜居住的健康之地。对于美洲土著人来说不幸的是，西欧的城市提供了前往北美的大多数殖民者。事实上，17 世纪以后早期英格兰东南部的海外移民主要（80%以上）都是城市中的工匠及其家庭成员。同样，这一时期法国移民的40%～60%都来自于城市地区。15—18 世纪欧洲城市居民普遍健康状态不佳，17 世纪以来北美殖民运动加速，新法兰、新英格兰与新尼德兰初期殖民者主要来自欧洲城市地区，这解释了北美土著民族不断被欧洲疾病削减的原因。

二、非洲大陆疾病状况的发展

非洲也存在着与欧亚大陆类似的疾病发展历程，但是在长期的历史发展进程中，它还形成了自己的较为独特的抵抗力，比如基因的改变等。当然，非洲民众也付出了沉重的代价。

与其他地区一样，非洲的疾病一直以来与人群的饮食方式关系密切，并将继续保持这种关系。在其进化的过程中，非洲大陆人大部分时候都是作为狩猎-采集者小规模地群居在一起，每处一般不足百人。这样，人们不停地迁徙，很少在一个地方停留较长时间，不会招致水源污染或者垃圾和排泄物的堆积，所以他们避免了成为水生寄生虫以及昆虫疾病媒介的宿主。因为狩猎-采集者不驯养牲畜，从而也就避免了数量惊人的由家畜传给养主的疾病。而且，他们人数太少，不足以支持一些由寄生性微生物直接传播的疾病，如天花、麻疹等。最后，有证据表明，狩猎-采集者基本上不患有今天普遍存在的非传染性疾病，如癌症、与心脏有关的疾病以及糖尿病等。[①]

但这并不能说明他们身体完全健康。他们饱受关节炎及在狩猎、战争中遭受的伤痛之苦。那些居住在降雨量少于 100 厘米地区的人们时常染上锥虫病。据说，这种锥虫是一种存在于野生动物体内的古老寄生虫。当其由舌蝇传给人类和大型动物时，常常引起致命的昏睡病。事实上，正如威廉·麦克尼尔所指出的，这种病有可能对早期人类能够采集、狩猎的区域做出了限制。那些居住在森林附近的人们有时会感染虫媒病毒病，如登革热、黄热病，而且在撒哈拉以南非洲地区人类发展进程的某个阶段，间日疟似乎普遍存在。

---

① Kenneth F. Kipple, “Diseases of Sub-Saharan Africa to 1860,” in Kenneth F. Kipple, ed., *The Cambridge World History of Human Disease*, p. 293; K. David Patterson, “Disease Ecologies of Sub-Saharan Africa,” in Kenneth F. Kipple, ed., *The Cambridge World History of Human Disease*, p. 448.

间日疟被认为是一种最古老的疟疾，可能是由人类的近亲（灵长类）传染给人类的，这一点有事实为证。大部分非洲黑人（95%以上）及分散于世界各地的非洲后裔的血液中缺少达菲抗原，这使他们在患上这种疟疾后极难治愈。事实上，间日疟已经在非洲灭绝，原因可能是缺乏宿主。①

木乃伊为寄生虫病的研究提供了信息。血吸虫病的报道见于埃及二十王朝（前 1100 年）的两具木乃伊。早在新石器时代就在近东实践的灌溉技术可能推进了这一疾病的传播。蛔虫见于公元前 170 年的埃及木乃伊，青铜时代的英国和铁器时代的欧洲的粪化石；肝吸虫见于十二王朝的两具木乃伊。在公元前 700 年的木乃伊中发现了绦虫。②血吸虫的演化可能发生在能够以人类自狩猎-采集经济转向固定农业社会时期。寄生虫病需要宿主与寄生虫之间关系稳定，例如，居住地靠近该病宿主——淡水螺存在于水流徐缓的水域。膀胱或尿道裂体吸虫病和埃及血吸虫可能存在于古代的米索不达米亚和埃及。巴比伦的碑铭和埃及的文稿提到血尿及其药物治疗。1910 年，马克·鲁菲尔（Marc Ruffer）在前 1200 年的埃及木乃伊中发现血吸虫的卵；金尼尔—威尔逊（J. V. Kinnear-Wilson）认为，在巴比伦泥砖墙中发现的最常见的宿主螺——截形小泡螺——的外壳证明巴比伦文档所描述的血尿是由埃及血吸虫引起的。除此之外，钩虫病是一种很古老的疾病。前 1550 年在埃及的埃伯斯纸莎草文稿中描述的一种慢性消化道疾病被认为是钩虫病。蛔虫病可以导致消化和营养紊乱。图像证据表明，蛔虫已经存在于古代的美索不达米亚，而埃伯斯纸莎草文稿中关于蛔虫的大量描述说明，古埃及人也受此病困扰。③

与亚欧大陆的疾病生态类似，非洲人类控制环境的各种重大活动——农业发展与驯化动物，一方面营造了一种适宜于各种细菌、病毒和寄生虫繁殖的疾病环境。撒哈拉以南非洲是一个相对较新的概念。大约 5 万年前，沙漠根本不存在，而是一片由地中海植被覆盖的地区，迟至距今 4000 年前，今天许多干旱、贫瘠的土地当时还居住着农民和牧人。干燥的沙漠将非洲大陆分为两个次大陆，切断了这两大地域之间的大部分交往，使南部次大陆相对隔

① Kenneth F. Kipple, “Diseases of Sub-Saharan Africa to 1860,” in Kenneth F. Kipple, ed., *The Cambridge World History of Human Disease*, p. 293.

② Donald J. Ortner and Gretchen Theobald, “Diseases in Pre-Roman World,” in Kenneth F. Kipple, ed., *The Cambridge World History of Human Disease*, p. 252.

③ LaVerne Kuhnke, “Disease Ecologies of the Middle East and North America,” in Kenneth F. Kipple, ed., *The Cambridge World History of Human Disease*, pp. 456-457.

绝于世界其余地区。自从石器时代开始，撒哈拉沙漠不断推进，非洲人类被迫缓慢南迁。起初，他们靠采集沙漠边缘野草的种子为生，随后逐渐学会如何播种这些种子。几经努力，他们最终培养出高粱和谷子。南部地区森林边缘居住着另外一些石器时代的人。这些人靠捕猎小动物、采集森林中的根茎和果实为生，也学会了驯化动物和移植植物。而东部地区仍然继续着狩猎、采集的生活。铁器时代前夕，即前1000年，南部地区有可能是在刚果盆地出现了以农耕为主的居民，这些人很快就散居于撒哈拉以南的大部分地区。他们是班图人，他们的语言——古班图语——不是猎人的语言而是农民的语言，他们的词汇中有所驯化动物和所移植植物的名称。

伴随着大多数撒哈拉以南非洲人转变为定居农业居民的是肆虐的寄生虫。它们源于北部地区的家畜，由穿越沙漠前来做生意的北部次大陆的商队带来，在人体内繁殖。炎热、多雨、潮湿的非洲地区窝藏了大量令人厌恶的传播疾病的昆虫，其中有世界上的60多种按蚊。农业开垦林地，砍伐、焚烧给其中许多昆虫创造了良好的滋生地，包括冈比亚按蚊——一种传播疟疾最强的媒介。以定居人群作为疾病的储存宿主，人-蚊-人的疟疾循环开始。间日疟在减少，取而代之的是新的更致命的恶性疟，迫使人们对其产生遗传防御，诸如（红细胞）镰状化，葡萄糖-6-磷酸脱氢酶缺乏症，珠蛋白生成障碍性贫血症。此外，不那么致命但使人虚弱的三日疟开始广泛流行，尽管有遗传防御，但这种因得了几次疟疾痊愈后获得免疫力无疑只是最初的防线。[①]另外，重要的疾病源自灌溉的需要：条件适宜导致昆虫载体及中间宿主的繁殖，引起寄生虫病广泛出现。在1944年的农业会议上，有报告指出，在埃及的一个地区，灌溉的增加导致该地区疟疾和血吸虫病的发病率从5%上升到45%，甚至高达75%。[②]

另一方面，无论是基于渔业、集约采集还是农耕而形成的乡村生活模式，都使得大量的人群在固定的区域开始密切、持续的接触。群居所产生的疾病，例如很多由普通细菌和病毒感染引起的呼吸道传播的疾病，都很容易传播。粪便的处理和水污染成为问题，这些问题没有得到妥善解决，引起了胃肠道传染病，例如蛔虫、鞭毛虫和其他寄生虫引起的痢疾和腹泻。由排泄物污染

① Kenneth F. Kipple, “Diseases of Sub-Saharan Africa to 1860,” in Kenneth F. Kipple, ed., *The Cambridge World History of Human Disease*, p. 294.

② LaVerne Kuhnke, “Disease Ecologies of the Middle East and North America,” in Kenneth F. Kipple, ed., *The Cambridge World History of Human Disease*, p. 454.

土壤所传播的钩虫在很多地方也普遍。村庄和已开垦的耕地为蚊子提供了繁殖的场所，使得它们成为疟疾、黄热病和丝虫病的传播媒介。动物饲养业也增加了牛肉绦虫、猪肉绦虫、炭疽热以及其他疾病的传播机会。动物的粪便吸引了携带病菌的苍蝇。在非洲，像其他地方一样，乡村定居生活为人们带来更加可靠、丰富的食物来源是有代价的，那就是传染病种类和暴发频率的急剧增加。[①]

在森林及周边地区的定居村落堆积着人类丢弃的垃圾，如破碎的陶器，促进了另一传播媒介——埃及伊蚊的繁殖。后者靠吸食聚居人群的血液为食，开始在人群中传播黄热病。各个村落所处的位置不同，遭受的寄生虫危害也不同，分别是龙线虫病、血吸虫病、丝虫病包括盘尾丝虫病（也可称为河盲、科罗病）和罗阿丝虫病（眼绦虫病）。大批人群密集地居住在一起，相互传染雅司病和麻风病。被污染的水源导致伤寒、阿米巴痢疾、杆菌痢疾的无休止暴发。另外，与主人亲密接触的驯养动物的血液吸引了舌蝇，然后它使人们染上昏睡病。他们的粪便又招来了带病昆虫，传播给像绦虫、蛔虫以及鞭虫这样的寄生虫。这些及其他寄生虫如钩虫遍及市镇和村庄。[②]

随着非洲农业、畜牧业的发展，各种疾病也随之而来。在早期的非洲历史中，天花是最重要的也是史料中记载最详尽的疾病之一。天花在古埃及人中早已广为传播。死于前1157年的法老拉美西斯（Ramses）五世，其木乃伊的面部、颈部和肩部被酷似天花的脓包皮疹所损毁，但是研究人员尚不能完全确定这是由天花感染所致。[③]到7世纪，天花已在北非广泛传播，并且极有可能在1000年左右，作为穿越撒哈拉大沙漠的大篷车商队的副产品传播到苏丹西部，但是这种疾病直到17世纪才在西海岸或者非洲南半部地区本土化。[④]有证据显示，至少在17世纪时，东部非洲的所有人口群体，包括成年人与儿童，仍然在屈从于天花，这表明天花在当地还不是一种地方性疾病："（英国）卡弗拉里亚（Kaffraria）地区的第四种病痛与麻烦就是天花的严重

---

① K. David Patterson, "Disease Ecologies of Sub-Saharan Africa," in Kenneth F. Kipple, ed., *The Cambridge World History of Human Disease*, p. 448.

② Kenneth F. Kipple, "Diseases of Sub-Saharan Africa to 1860," in Kenneth F. Kipple, ed., *The Cambridge World History of Human Disease*, p. 295.

③ Alfred W. Crosby, "Smallpox," in Kenneth F. Kipple, ed., *The Cambridge World History of Human Disease*, p. 1009.

④ K. David Patterson, "Disease Ecologies of Sub-Saharan Africa," in Kenneth F. Kipple, ed., *The Cambridge World History of Human Disease*, p. 449.

暴发，导致大量人口死亡。在沿海的所有地区，这种疾病就像一种微妙的瘟疫，一旦出现就会杀死房屋中所有人。无论是男性、妇女还是儿童，鲜有人能逃脱，因为他们不知道如何治疗这种疾病……这种天花并不会传染给葡萄牙人，除了脆弱年龄的孩童外，尽管他们与感染天花的卡菲尔人（Kaffirs）交往密切。”①

现在人们已经广泛接受，黄热病的摇篮就是西部非洲。黄热病起源于被哥伦布发现之前的美洲的观点，无论是从免疫学还是昆虫学的证据上看都是站不住脚的。从免疫学上看，西部非洲的人类与非人类的灵长类动物在历史上已经形成了对黄热病的抵抗力，这表明这种疾病和人类已经存在长期的密切关系。相比之下，在新世界，这种疾病既杀死白人，也杀死印第安人，甚至是当地的猴子。昆虫学的证据表明，黄热病最为有效的宿主埃及伊蚊并没有出现在被哥伦布发现之前的美洲。在现在的非洲，很多蚊虫都或多或少地与埃及伊蚊有着关系，然而史前美洲却没有类似的蚊虫存在。②

除沙漠地区之外，疟疾无处不在，并且更容易在森林地区传播，因为已开垦的耕地为传病媒介按蚊创造了更好的滋生场所。恶性疟的悠久历史可以由红细胞镰状化——一种高代价但是很有效的基因防御的广泛流行而得到证实。大多数非洲人群缺少达菲免疫抗原，这可能是另外一种古老的基因调节，可以保护人们免受间日疟的侵害。黄热病存在于森林地区，但主要侵害儿童，并可能造成相对很小的伤害。雅司病和麻风病在气候潮湿的地区特别流行。沙眼在干旱地区更加普遍。至少是在苏丹西部的一些城镇，淋病也许早在公元 1 世纪的时候就已经出现了，但是梅毒却是在后哥伦布时期通过欧洲和北非传播过来的。③

随着粮食种类缩减成定居农民所耕种的单一谷物，而不再是狩猎-采集所享用的多种多样的食物，营养缺乏症必定会加入非洲新兴疾病的行列。饮食基本上为素食，而且仅限于几种营养成分的饮食，缺乏铁、维生素及必要的氨基酸等。在这种情况下，孩子尤其是那些刚断奶的孩子，从高质量蛋白质母乳改吃半流食素食的婴儿，受到蛋白质-能量营养不良症的影响最大，症状

① Donald R. Hopkins, *Princes and Peasants: Smallpox in History*, p. 169.

② Steadman Upham, “Population and Spanish Contact in the Southwest.” in John W. Verano and Douglas H. Ubelaker, eds., *Disease and Demography in the Americas*, p. 239.

③ K. David Patterson, “Disease Ecologies of Sub-Saharan Africa,” in Kenneth F. Kipple, ed., *The Cambridge World History of Human Disease*, p. 448.

主要表现为蛋白质缺乏病及瘦弱。大多数西非人只养有限的几种家畜，如山羊、鸡、狗或者一两头猪。但是因为这些家畜只在节日的时候才宰杀，以及当地习俗禁止喝山羊奶、吃鸡蛋，动物蛋白在饮食中的含量极少。而且热带非洲的土地酸度很高，缺氮，雨水又过滤去了土地中的矿物质，尤其是钙和磷。因此，这些土地上生长的庄稼和喂养的牲口都缺乏蛋白质和矿物质。[①]

随着人类在非洲起源、定居和迁徙，非洲热带地区成为名副其实的多种疾病的滋生地。难怪有不少学者赞同如下论断："非洲是一个病态的大陆，人民饱受疾病和饥饿的折磨"[②]。不仅如此，在后哥伦布时期的疾病相互传播的过程中，非洲在很大程度上是一个输出者而不是接受者。非洲的疾病传播到美洲的影响更加重大，主要是奴隶买卖的副产品。在美洲较为暖和的地区，即从美国南部到巴西南部，恶性疟和黄热病使白人受尽了病痛的苦难，同时这些疾病也是美洲印第安人死亡的主要原因，特别是在加勒比低洼地带。非洲的钩虫，曾被误命名为"美洲板口线虫"，正是由大量的非洲奴隶携带而来的，这种钩虫导致的疾病，一直到 20 世纪都是美国南部地区、西印度群岛和巴西大部分地区重要的致病和致死原因。其他的非洲疾病，包括盘尾丝虫病、丝虫病、曼氏血吸虫病和雅司病，也在美洲人的聚居地扎下了根。可以说，从非洲输入的各种疾病，都或多或少地参与了对印第安人的屠杀。不过，非洲的疾病杀死白人，却不伤害黑人，似乎黑人对这两种疾病都有免疫力。这种易感性上的差异使欧洲人想到，在西半球较为温暖的地区，印第安人和白人无法都在艰辛的劳作中幸存下来。这造成奴隶贸易的加速，当然也加速了非洲的病原体向新大陆的流动。实际上，直到 19 世纪末，美洲大部分热带和亚热带地区与其说是欧洲疾病环境的延伸，还不如说是非洲疾病环境的延伸。甚至保留下来的是从非洲传入的天花，而不是欧洲的天花。

三、1500 年前后欧亚非大陆疾病生态的趋势

在长期的历史发展进程中，欧亚非大陆确实出现了各种疾病，其中既有由病毒引起的疾病，也有由细菌引起的疾病，还有由寄生虫引起的疾病。伴

① Kenneth F. Kipple, "Diseases of Sub-Saharan Africa to 1860," in Kenneth F. Kipple, ed., *The Cambridge World History of Human Disease*, p. 295.

② Gwyn Prins, "But What Was the Disease? The Present State of Health and Healing in African Studies," *Past and Present* 124 (1989), pp. 159-179.

随着疾病种类的增多，它们不断侵袭人类群体，对人类的生产生活都造成了或多或少的影响。与此同时，人类对于各种疾病的抵抗力也逐渐形成，作为宿主的人类与疾病病原体之间逐渐出现某种微妙的平衡。各种疾病会不时暴发，但多呈现出地方病的特征，大规模流行病在 15 世纪后逐渐减少。可以说，旧世界的疾病生态呈现出一种均衡化和同质化的趋势，流行病对整个人类生存的严重威胁逐渐消失。

在 1500 年以前，流行病经常在旧世界发生。在罗马帝国，公元前 490 到前 165 年间，传染性疾病平均每 5～8 年就暴发一次。在日本，8—10 世纪，流行病每 3～4 年暴发一次。在 1430—1480 年间的英格兰，记录显示的传染性疾病的暴发几乎每年都有。无论何时何地发生，处女地流行病通常都会制造极高的发病率和死亡率。伯罗奔尼撒战争期间雅典暴发的天花流行病，以及意大利暴发的安东尼瘟疫造成的死亡率据说达到了 25%，甚至更高。[①]即使是这些疾病初发于人类时凶险异常，但是随着时间的推移，它们逐渐变成了进化的人类社会里令人烦扰但却不那么致命的儿童疾病。实际上，这些疾病与动物一样被驯化了。当然，这些疾病只是被那些经历了漫长免疫化过程的特定人群所驯化。[②]

历史学家威廉·麦克尼尔在其名著《瘟疫与人》和后来的作品中指出，理解人类社会进化的一个有用的方法是考察微寄生形态和巨寄生形态之间及内部的复杂的相互作用。这里，微寄生生物指的是依靠人体组织为生的微生物，它们有时带来疾病和死亡，有时激起宿主摧毁它们的免疫反应，有时发展出一种交互的关系使宿主和寄生物能在一种相对平衡的状态下共同生活。最末一种情况下，宿主可能成为传染病的携带者，虽然自身不表现出症状，却能把传染病散播给其他人。巨寄生按照传统的意义是指狮和狼群之类的猎食动物依靠吃其他动物的肉而存活——但是麦克尼尔的意思是，在一个更富有比喻意味的意义上，攫取他们财物或者强迫他人提供服务的人也是巨寄生生物。这种类型的巨寄生生物像微寄生生物一样，有时会在即时的袭杀中杀死宿主；但是更常见的情况是，他们发展出一种长期的剥削关系，达到一种

① Suzanne Austin Alchon, *A Pest in the Land: New World Epidemics in a Global Perspective*, pp. 30-31.

② David E. Stannard, "Disease, Human Migration, and History," in Kenneth F. Kipple, ed., *The Cambridge World History of Human Disease*, p. 36.

相对平衡状态，尽管寄生者在这种关系里得到的好处比宿主多得多。[①]于是，人类与寄生的微生物之间出现了新型的寄生关系。这种关系更为稳定，对于人类宿主来说，更少面对生命威胁；对寄生者来说也相对安全，因为易被它们感染的儿童在人数上相对稳定，比起烈性传染病时而提供盛宴、时而又断炊的情形，它们的生存状态要更为良好。[②]

中世纪早期是北欧疾病暴发相对频繁的时期之一，但造成重大流行的并不多。诚如麦克尼尔（1976）所说："传染病暴发频繁，但严重性降低成为一种模式，恰恰说明宿主和寄生物之间逐渐相互适应，并趋于形成较为稳定的慢性病形态，人们也逐渐学会带着一种新的传染病生活下去。"总之，寄生物-宿主之间出现平衡。诚然，流行病的死亡率按照现代标准看是很高的，而且如果不依靠乡村人口的大量迁入，城市仍然没有能力维持自身的人口增长，但是总体看来，欧洲人口在 800—1300 年的 500 年中增加到以前的 3 倍。[③]

随着人类宿主与疾病病原体之间平衡关系的出现，亚欧非大陆的各种疾病逐渐呈现出均质化趋势，大规模传染病开始让位于地方性传染病。当船只开始出没于地球的各个大洋，并把所有的海岸线连接为一个国家交流网络时，传染病分布的均质化过程就意味着疾病将被传播到更多更新的地区，并以越来越快的速度在这些地方制造具有地区毁灭性的流行病。伦敦和里斯本作为欧洲传染病之源而臭名昭著——事实上也名副其实。不过，到了 1700 年左右，帆船已最大限度地把新疫病扩散到新地区。从此以后，传染病对人口的影响开始降低，在没有其他因素参与的地方，最终为拥有传染病经历的现代人口的持续增长铺平了道路。[④]

在欧洲，被熟悉的传染病所感染，的确变得更经常了，至少在主要港口和其他交通中心是这样的。值得注意的是，岁数较大的成年人经历数次感染后，获得了越来越强的免疫力；复发频繁的传染病势必变成儿童病。由此出现了一个明显的悖论：一个社会的传染病越多，其破坏性就越小，即使相当高的儿童死亡率也相对容易承受。结果，不难看出，欧洲各地与世界其他地

① David E. Stannard, "Disease, Human Migration, and History," in Kenneth F. Kipple, ed., *The Cambridge World History of Human Disease*, p. 37.

②William McNeil, *Plagues and Peoples*, p. 199.

③ David E. Stannard, "Disease, Human Migration, and History," in Kenneth F. Kipple, ed., *The Cambridge World History of Human Disease*, p. 38.

④ William McNeil, *Plagues and Peoples*, pp. 191-192.

区的交流越紧密，遭遇毁灭性疫病打击的可能性越小。在交通运输日益紧密的时代里，交流足以保证所有人类传染病在全球人口中循环往复。只有病原体的基因突变，或非人类宿主的寄生物向人类宿主的转移，才有可能暴发毁灭性的疫病，这就是发生在1500—1700年的事情。从1346年到17世纪中期，曾经在欧洲城市中表现得爆裂非凡的毁灭性传染病，或者逐渐缓和成为儿童病，或者像鼠疫和疟疾那样，明显缩小了感染流行的地理范围。[①]至少对于本项研究来说最为关键的一点是，到15世纪末期，欧洲人已经"积攒"下来并彼此"赠送"了偌大一批当时已经演化成慢性传染病的疾病，包括麻疹、腮腺炎、流感、水痘、天花、猩红热、淋病、结核病。尽管这些疾病偶尔也有暴发流行，但是它们主要还是慢性杀手，其中多种疾病主要攻击儿童，受袭的儿童近半数活不到自己的10周岁生日。另外，老人也是它们的猎物。

在这种趋势之下，后来引发美洲人口巨大损失的天花就是一个典型例证。恶性天花在欧洲文艺复兴时期似乎只出现在16世纪中期。在此之前，麻疹和天花被描述为相对温和的儿童疾病，这是基于9—10世纪穆斯林名医拉齐斯和阿维森纳（Avicenna）的说法。14和15世纪很多次鼠疫的流行事实上是鼠疫和天花的混合流行，但是人们对鼠疫的恐惧掩盖了天花的流行。[②]到15—16世纪，天花已经成为人们所熟知的一种儿童疾病。一名英国威尔士的医生托马斯·菲尔（Thomas Phaire）于1545年发表的儿科学课本是第一本英文儿科学课本。他在天花和麻疹那一章的开始是这样写的："这是一种常见并熟悉的疾病……它分为两种，即天花疹和麻疹。两者的性质相同，病程发展相同，只是麻疹是由血液的炎症引起的，而天花是由血液和胆汁（黄胆汁）的混合炎症引起的。"[③]其他经飞沫传播的感染性疾病的历史在欧洲文艺复兴时期都是微不足道的。白喉当属描述完整的恶性咽喉痛流行病；此外还有百日咳，最早的描述来自16世纪的流行病学家纪尧姆·德·巴尤（Guillaume de Baillou）。在西班牙，白喉流行病的最早记述出现在17世纪早期，它被认为

① William McNeil, *Plagues and Peoples*, p. 197.

② Ann G. Carmichael, "Diseases of the Renaissance and Early Modern Europe," in Kenneth F. Kipple, ed., *The Cambridge World History of Human Disease*, p. 282.

③ Elizabeth Lomax, "Diseases of Infancy and Early Childhood," in Kenneth F. Kipple, ed., *The Cambridge World History of Human Disease*, p. 148.

是对儿童威胁极大的一种疾病。[①]

总之，在 16—17 世纪，当美洲印第安人的疫病死亡率处于巅峰时，文明传染病的全球均质化也达到了一个新的高度。也就是说，在地球上因长期与传染的多样化接触而使所有人（除了婴儿）都获得免疫力的那些地方，很难再突然暴发一个季节就杀死一个社会过半人口的古老形式的瘟疫。

第二节　1492 年以前北美印第安人社会的疾病生态

外来传染病，包括天花、麻疹、疟疾、流感等，在 15 世纪末期随着哥伦布的到来入侵北美大陆。尽管外来疾病影响和打击印第安人社会的程度目前尚有争议，但是疾病作为 16 世纪以后冲击土著社会的重要力量，已经得到了学术界的广泛认可。史学界对于哥伦布到来前北美印第安人社会的疾病生态问题关注不够，现有相关成果多讨论这一时期土著社会毫无疾病的伊甸园说，也有成果利用相关历史文献提出质疑，关于这一问题的研究尚有很大争议。不过，现代科学研究提供了可资利用的新材料，让我们能够借鉴人类学、考古学以及古生物病理学的新成果，重新考察这一问题。鉴于此，本书将充分利用相关历史资料，借鉴相关科学研究的成果，对哥伦布到来前北美印第安人社会的疾病生态及其意义做一进步的阐释。

一、伊甸园说的提出与形成

与欧亚大陆各种疾病肆虐与蔓延形成鲜明对比的是，在白人到来之前，北美似乎没有受到各种疾病的侵扰，当地印第安人都身体健康，寿命很长。在白人到来之后，新世界被当时的印第安人、白人旅行家视为“伊甸园”。伊甸园论后来广为美国学界所接受，成为他们强调地理大发现后外来传染病严重性的依据之一。

美国早期历史上确实有很多文献资料证实，哥伦布地理大发现之前，包括北美在内的整个美洲大陆的原住民群体都很少患有疾病，身体健康状况良好。1524 年乔瓦尼 • 韦拉查诺（Giovannia da Verrazano）根据从法国出发的

---

① Ann G. Carmichael, “Diseases of the Renaissance and Early Modern Europe,” in Kenneth F. Kipple, ed., *The Cambridge World History of Human Disease*, pp. 247-248.

数次航行，提供了对新英格兰地区的最初的第一手描述。韦拉查诺描述了罗德岛印第安人良好的健康状态："他们是我们此次航行中所发现的最为高大的民族，身体极为强健……他们在体型上比我们还要高大。"①1602 年，在新英格兰沿海探险的高斯诺德船长也发现，当地"民众身体完美，极为活跃、极为健康，也极为聪明"②。17 世纪初法国人尚普兰在纽芬兰和圣劳伦斯河流域探险，他也观察到印第安人身体健康、毫无疾病的现象。1603 年，他在萨格奈河（Saguenay Rivert）河口写道："这些人身材比例很好，没有任何残疾……"③另一名探险家马克·莱斯卡波特（Marc Lescarbot）在 1609 年描述了芬迪湾（Fundy Bay）的印第安人用汗蒸（Sweatbath）方法来抵御疾病，且寿命很长。另外，他还指出："这些地区常见疾病极少。"④

17 世纪 30 年代，英国人威廉·伍德在著作中大肆宣扬印第安人健康长寿的观点："印第安人拥有强壮、健康的身体，对其他国家暴发的损害健康的疾病如发烧、胸膜炎、发寒、梗塞、结核病、痉挛、中风、浮肿、痛风、结石、牙痛、天花、麻疹等都一无所知，故而能够获得很长的寿命。在上天召唤他们进入坟墓之前其年龄能达到 60～80 岁，有些甚至活到 100 岁。"⑤到 17 世纪后半期，这种观点仍然在白人探险家、殖民者和传教士中流传。1672 年，一位殖民者在描述米克马克人（Micmac）时提及印第安人的长寿。他指出："他们中并没有各种疾病，对各种热病一无所知……他们了解各种草药，能够直接利用它维持身体健康。他们中也没有痛风、结石、各种热病或者风湿病等。他们的常见治疗方法就是使他们自己出汗。"难怪，他认为："过去印第安人口比目前要多得多。"⑥另外一位基督教传教士也赞同这位殖民者的看法。他说："印第安人在达到很老年纪之前一直拥有健康的身体，因为他们并

---

① Samuel E. Morison, *European Discovery of America, The Northern Voyages, A. D. 500-1600*, New York: Oxford University Press, 1971, p. 305.

② P. M. Ashburn, *The Rank of Death: A Medical History of the Conquest of America*, New York: Coward-McCann Inc., 1947, p. 16.

③ Samuel de Champlain, *The Works of Samuel de Champlain* [1604-1607], Toronto: The Champlain Society, 1922, Vol.1, p. 118.

④ Marc Lescarbot, *The History of New France* [1609], Toronto: The Champlain Society, 1907, Vol.3, pp. 185, 188-189.

⑤ William Wood, *New England's Prospect*, London: Printed by Thomas Cotes, 1634, pp. 92-93. (*Early English Book Online*)

⑥ Nicholas Denys, *The Description and Natural History of the Coasts of North America (Acadia)[1672]*, William F. Ganong, ed. and trans., Toronto: The Champlain Society, 1908, Vol.2, pp. 403, 415-416.

没有感染过在法国困扰着我们的数种疾病，如痛风、结石、结核病与疥疮等。”[①]在上述作者看来，在16世纪之前，土著人口中没有严重疾病肆虐，人们饮食均衡，其结果是许多人过着长寿健康的生活。其他新世界人也回忆了殖民地时代之前的美好时代，当时民众的寿命更长，生活更幸福。[②]

北美早期民众所提出的伊甸园论，也为后世的学者们接受。正如汤森医生（Jas G. Townsend）所说：“当时的骨骼遗骸，除了少数例外，都没有患有疾病。显然，他们中没有脊柱炎，没有肺结核，没有天花、麻疹或颗粒性结膜炎；癌症几乎没有，甚至骨折也不常见。”[③]难怪史密森学会的赫尔德利奇卡医生（Hrdlicka）说，在哥伦布发现美洲大陆之前，美洲即使不是最为健康的大陆，也是当时最为健康的大陆之一。[④]不仅如此，还有学者解释了新世界是毫无疾病的伊甸园的原因所在：“加勒比以及其他地区的印第安人口，在1492年以后对各种疾病如此脆弱，其原因在于，在很大程度上当时的美洲并没有任何严重的疾病。数万年前最初的印第安人群体越过了白令海峡，这冻死了大部分人类疾病的携带者，除了少数肠道疾病外，显然没有疾病在这个大陆上扎根，因此印第安人通常拥有很健康的身体，没有那些地方性与流行性疾病的困扰。”[⑤]

伊甸园论成为彰显1492年以后土著民族丧命于“处女地流行病”的前提和基础。处女地流行病指的是“那些面临危险的人口以前没有与这些疾病接触过，因此对之毫无免疫力的疾病”。由于受感染的人群毫无免疫力，几乎每一个人都会立即感染，处女地流行病尤为致命。一旦数种处女地疾病同时暴发，死亡率就会极其惊人[⑥]。它暴发的前提就是北美大陆存在以前从未感染过各种流行病、故而毫无免疫力的易感人群。伊甸园论恰恰说明，包括北美

① Chretien LeClercq, New Relations of Gaspesia, with the Customs and Religion of the Gaspesian Indians [1691], William F. Ganong, ed. and trans. Toronto: The Champlain Society, 1910, p. 296.

② Peter Nabokov, ed., *Native American Testimony: A Chronicle of Indian-White Relations from Prophecy to the Present, 1492-1992*, New York: Penguin Books, 1991, p. 25.

③ Jas. G. Townsend, “Disease and the Indian,” *The Scientific Monthly*, Vol. 47, No. 6 (December 1938), p. 482.

④ Jas. G. Townsend, “Disease and the Indian,” p. 482.

⑤ Austin Alchon, *Native Society and Disease in Colonial Ecuador*, Cambridge: Cambridge University Press, pp. 19-31; Linda A. Newson, *Life and Death in Early Colonial Ecuador*, Lincoln: University of Oklahoma Press, 1995, p. 144.

⑥ Alfred W. Crosby, “Virgin Soil Epidemics as a Factor in the Aboriginal Depopulation in America,” pp. 289-295.

地区在内的整个美洲大陆对于外来传染病来说，都是处女地。于是，自从哥伦布发现美洲后开始，土著民族的伊甸园由于旧世界征服者、殖民者以及病菌的到来而土崩瓦解。美洲从一个极端走向另一个极端，土著社会在欧洲殖民主义的压榨以及天花、麻疹与淋巴腺鼠疫等处女地疾病所导致的死亡中不断衰落。由于15世纪以后旧世界传入的各种流行病所导致的苦难与死亡是如此巨大，人们很容易理解，土著民族会将过去看作是一个没有疾病的时代，一个人们寿命很长、生活很幸福的时代。

二、史前北美疾病生态的历史考察

伊甸园论未能摆脱关于印第安人社会的传统观点，即印第安人社会是一个停滞不前的落后社会。土著社会的停滞，不仅表现在人口、文化与社会发展上，而且还表现在自然环境与疾病生态上。印第安人从大约20000年前陆续迁移到美洲大陆，疾病就较少，然后它又长时期与旧世界隔绝，故而没有什么疾病，土著人口身体很健康。只有与欧洲人的接触被视为引起这个毫无变化的世界改变的一种破坏性的“非自然的”渊源。也是随着欧洲人的到来，外来传染病入侵接踵而至，于是印第安人的疾病生态才开始急剧转变。正如一位权威学者所表述的：“北美的土著时代在1520—1524年间结束，土著美洲人的行为自此以后再也无法恢复到美洲第一次大规模的天花流行病之前。”[①]实际上，就北美史前的疾病状况而言，土著社会也经历了一个发展变化的进程，即从原来的疾病较少、土著人身体较为健康到疾病逐渐增多、土著人身体健康状况恶化的过程。

作为北美大陆最早外来移民的印第安人，在迁移到新大陆初期，确实健康状况良好，很少感染各种疾病尤其是传染性疾病。按照考古学家们的普遍解释，北美印第安人是在大约35000年前，经过亚洲与美洲大陆连接区域白令海峡来到了北美大陆。他们的迁移在当时极为分散，规模也很小，还要穿越环境恶劣的地带。每次组建迁移队伍的人数可能在300—500人之间。美洲印第安人、纳迪人和阿留申群岛的土著群体可能先后经历了三次迁移运动，都在公元前15000年之后。在漫长的迁移美洲的过程中，早期印第安人经历了所谓的“寒冷过滤器”的洗礼。难怪有学者认为，新大陆印第安人之所以

---

① Henry Dobyns, *Their Number Become Thinned: Native American Population Dynamics in Eastern North America*, p. 25.

能够摆脱旧大陆病原体的侵扰，是因为“亚洲和北美北部地区的寒冷气候就像一个过滤器，曾经阻断许多病原生物入侵其人类宿主”。各种文献普遍接受了这一观点。[①]故而，克罗斯比认为：“源于亚洲各地的移民（即印第安人，笔者注），只有少数成功渡过了大洋。而且，他们也一定身体健康，否则就可能由于携带各种病原体而命丧中途。”[②]因此，我们可以肯定的是，在印第安人迁移到北美大陆初期，他们所患有的各种疾病应该是较少的，身体健康水平应该较高。

此后在印第安人迁居美洲之后的相当长的时期内，印第安人的疾病健康状况没有太大变化，他们患上各种疾病的概率也很小。在这段漫长的进程中，印第安人仍然在不断地向南逐水草而居，寻找适宜于各个群体生存的区域，故而他们的生活方式也多以狩猎-采集为主。在这种社会中，印第安人口流动性大，人口密度较小，各种疾病的中间媒介或者中间宿主不易于固着在人类身体表面和内部，各种流行病也缺乏大规模的条件。不过，这些早期印第安人的健康状况，我们目前已经无法提供证据，只能从近代以狩猎-采集为生的民族相似经历中加以推断。如同旧大陆的狩猎-采集者一样，印第安人也未能幸免于各种疾病。他们的寄生虫感染，即以昆虫和其他动物为传播媒介或者中间宿主的传染病，以及身体损伤是这些群体得病的主要原因。

印第安人中疾病较少、身体健康的状况，随着农业、畜牧业的发展以及向人类定居模式的转型逐渐开始改变，北美土著民族中各种疾病日益增多，印第安人健康状况日益恶化。公元前7000年前后，玉米种植从拉丁美洲的墨西哥开始向北传播，土著定居村落开始逐渐出现，伊利诺伊的科霍基亚部落（Cohokia）可能多达40000名成员。更有甚者，美洲印第安人形成了很复杂和高水平的人类文明。拉丁美洲的玛雅人、阿兹特克人、印加人是其中的典型。即使是在北美大陆，印第安人中也出现了早期的城市。例如，考古学家发现，北美东部的密西西比人是较小规模的农作物种植者，但也出现了几千人口定居的城市。

---

① Saul Jarcho, “Some Observations on Disease in Prehistoric North America,” *Bulletin of the History of Medicine*, Vol.38, No.1 (Jan., 1964), pp. 1-19; C. Martin, Keepers of Game: Indian-Animal Relationships and the Fur Trade, Berkeley, 1978; Alfred W. Crosby Jr., *The Columbian Exchange: Biological and Cultural Consequences of 1492*, Westport: Greenwood Press, 1972; Alfred W. Crosby, Jr., *Ecological Imperialism: The Biological Expansion of Europe, 900-1900*, Cambridge: Cambridge University Press, 1986.

② 艾尔弗雷德·W. 克罗斯比著，许友民、徐学征译：《生态扩张主义：欧洲900—1900年的生态扩张》，辽宁教育出版社2001年，第272页。

印第安人农业、畜牧业的发展以及定居村落和城市的出现，为各种疾病在土著群体中的暴发提供了生态条件。这主要表现在如下几个方面。

第一，畜牧业的发展与各种非家养动物入侵土著定居地，导致印第安人染上相关的动物性疾病。尽管畜牧业没有像旧大陆显得那么重要，但是狗却成了几种在新大陆被驯养的动物之一，另外还有火鸡、美洲家鸭、天竺鼠、羊驼和美洲驼。这些动物与人类住在一起，充当了传播疾病的媒介和中间宿主。除此之外，不请自来的啮齿类动物和昆虫比如老鼠、跳蚤和蚊子，也开始困扰印第安人社会。它们是多种疾病的中间媒介或者动物宿主。

第二，印第安人定居村落的形成，土著人口密度的增加，也大大便利了各种传染性疾病和寄生虫疾病在人—人之间的传播。接触前安大略易洛魁人的“典型”村落，在大约 1450 年的德拉帕遗址（Draper）得到很好的揭示。该遗址中的土著村落居民居住在长屋（longhouses），长屋一般是大约 7 米宽，长度则在大约 9～90 米不等。对这一地区一个五口之家的保守估算可知，平均下来他们的生活区域为 3 平方米。像德拉帕接触前的土著村落，不仅居住人口极为密集，而且长屋也是紧密相邻，事实上，长屋之间的距离很少超过 3 米。另外，1450—1580 年间拜尔萨姆（Balsam）地区休伦人口的规模、密度和拥挤程度也大大增加。在这 130 年间，休伦人口从大约 500 人增加到 2500 人。其结果是，各个村落内的人口密度从大约 35 人/公顷增加到极高的 86 人/公顷。拜尔萨姆土著人口模式并非特例，相反它代表了 16 世纪早期安大略南部土著群体共有的一种现象。这已经为一系列的考古发掘所证实。[①]难怪有学者得出结论说，严重的呼吸道疾病是构成土著美洲人生活的最为严重威胁，肺结核出现的频繁也日益增加。来自北美的骨骼遗骸表明，这种疾病极为普遍，“这些史前后期的土著社会的几乎所有成员都感染过肺结核”。类似情况存在于米索亚美利加（Mesoamerica）高地以及安第斯地区。结核病对于儿童以及成年年轻人尤为致命，但与其他疾病、营养不良、拥挤不卫生等生活条件伴随的话，所有被感染群体的死亡率都会上升。[②]

第三，土著村落人口密集，卫生健康条件远非理想。主要由有机垃圾构成的垃圾场，遍布村落、村落周围及房屋之间。一位土著居民从来不需要走

---

① Shelley R. Sauders, Peter G. Ramsden, and D. Ann Herring, “Transformation and Disease: Precontact Ontario Iroquoians,” in John W. Verano and Douglas H. Ubelaker, eds., *Disease and Demography in the Americas*, pp. 119-120.

② Suzanne Austin Alchon, *A Pest in the Land: New World Epidemics in a Global Perspective*, p. 54.

出房屋 8 米以外倾倒垃圾。按照流行病理学的理论，一旦出现遏制宿主有效的免疫反应，或者便利病菌在人与人之间或者经过动物宿主的传播的各种条件，原本以地方病存在的治病微生物就能够引发流行病。人口密集的土著定居村落就在接触前存在促使人们感染疾病的这些条件。无处不在的垃圾吸引了诸如蚊子、壁虱等吸血昆虫，而这些蚊虫恰恰是虫媒病毒传染病的已知宿主。以腐肉为食的狗和啮齿动物也会增加诸如狂犬病等动物性传染病与诸如斑疹伤寒等的里克次氏体传染病的感染概率。大量人口之间密切而频繁的接触，再加上糟糕的卫生条件，有利于地方性的细菌性感染病如痢疾的传播，以及诸如肺炎与结核病等空气传播疾病的暴发。相比于单个房屋来说，长屋生活增加了感染传染性疾病的风险。

伊甸园论的传统观点认为，印第安人社会是一个文化和人口方面停滞的社会，故而他们一直拥有一个稳定的毫无疾病的自然环境。只有 1492 年以来与欧洲人的接触才被视为引起这个毫无变化的世界改变的一种破坏性的、“非自然的”力量。正如一位权威学者所表述的：“北美的土著时代在 1520—1524 年间结束，土著美洲人的行为自此以后再也无法恢复到美洲第一次大规模的天花流行病之前。”[①]事实上，随着农业、畜牧业的发展，印第安人定居模式的改变，与人类共享环境的动物种类逐渐增加，人与人之间的接触更加频繁，哥伦布之前土著村落中的卫生条件恶化。所有这些因素都创造了有利于疾病暴发的种种条件，也会大大加剧疾病对土著民族的影响。也正是在这些因素的影响下，史前末期的北美印第安人社会中出现了更多疾病、感染和创伤。哥伦布之前北美土著社会的疾病生态不容乐观。

三、史前末期北美印第安人社会的疾病生态分析

伊甸园说还否认印第安人长期的发展结果是最终形成了一系列的北美土生疾病。事实上，这些疾病的确存在，并在哥伦布之前严重影响着土著群体的健康和营养水平。尽管关于史前北美土著群体较为健康、支持伊甸园说的资料也确实存在，但是也有不少文献资料证明，史前北美土著群体中广泛存在着各种疾病，这些疾病损害着印第安人的身体健康。例如，在整个美洲，玉米都在印第安人的饮食结构中处于重要地位，而严重依赖玉米会导致营养

---

① Henry Dobyns, *Their Number Become Thinned: Native American Population Dynamics in Eastern North America*, p. 25.

缺乏症。16 世纪秘鲁的一位作者就指出，“玉米疾病”是印加人每年春天举行宗教仪式以避免的多种疾病之一。[①]由饮食结构变化所导致的疾病不仅出现在拉丁美洲，也同样出现在北美大陆。18 世纪的英国旅行家约翰·劳森（John Lawson）在南卡罗来纳游历时也发现：“美洲土著人长期以来（他们自己承认）都遭到一种类似于梅毒（Lues Venerea）的疾病困扰，这种疾病拥有疹状疾病（pox）的所有病症，唯一的不同在于，这种乡村疾病或者雅司病，开始于或者继续以一种淋病（Gonorrhea）存在；不过，它会导致四肢在夜间疼痛，这种疼痛让人难以忍受，以至于患者会想要排出部分物质，身体内的一些溃疡物质，死亡通常接踵而至。就我所知，水银膏剂是其治疗方法，就像疹状疾病的疗法一样。”[②]1792 年，一位年长的混血印第安人托马斯·库珀（Thomas Cooper）在回忆起其祖母讲述的故事后宣称，“在英国人来到印第安人中间之前”，“他们通常患有两种疾病即肺病和黄热病，这些疾病会导致死亡”。[③]

后世也有不少学者接受了史前北美大陆并非伊甸园的说法。正如布鲁斯·特里杰（Bruce Trigger）给出的恰当提醒：“学者们不应该轻易相信史前没有疾病流行，也不应该认为是在与欧洲人接触后，原住民才厄运降临，疾病的死亡率明显升高，改变了之前他们一直拥有的身体健康、经济繁荣、社会和谐的美好时代。”[④]人类学家马歇尔·纽曼（Marshall Newman）认同特里杰的观点并进一步提出，土著新世界的疾病中有许多可以追踪到所有人类的最初祖先，或者是随着第一批殖民人口越过白令海峡而来，或者是此后在美洲产生的。[⑤]有证据表明，在接触之前，新世界的土著人口也遭受各种外伤性寄生虫，包括蛔虫、绦虫、吸虫、蛲虫、发虫、钩虫以及可能的旋毛虫的侵扰。这些疾病的传播媒介是食物链，例如鱼类、海洋以及哺乳动物、昆虫

① Jane E. Buikstra, “Diet and Disease in Late Prehistory,” in John W. Verano and Douglas H. Ubelaker, eds., *Disease and Demography in the Americas*, p. 88.

② John Lawson, *A New Voyage to Carolina*, London, 1709, p. 18. (Eighteenth Century Collections Online)

③ “Fabulous Traditions and Customs of the Indians of Martha’s Vineyard,” in *Collections of Massachusetts Historical Society for the Year 1792*, Boston: Reprinted by Monroe & Francis, 1806, Vol.1, pp. 139-140.

④ 转引自肯尼斯·F.基普尔主编：《剑桥世界人类疾病史》，张大庆 主译，上海科技教育出版社，2007 年，第 454 页。

⑤ William A. Starna, “The Biological Encounter: Disease and the Ideological Domain,” *The American Indian Quarterly*, Vol.16, No.4 (Autumn 1992), pp. 511-512.

以及其他，与生存选择联系在一起。另外，他们中还存在杆菌性和变形虫痢疾、沙门氏菌病、食物中毒、病毒性感冒、肺炎以及其他的呼吸道紊乱。最后，源于感染、创伤、代谢性和神经性的疾病如贫血症和牙科疾病等，以及一系列关节炎，在美洲印第安人中十分普遍。[①]

不过，有些学者却对历史上遗留下来的文献资料持怀疑态度。有微生物学家认为，文献证据“充其量是各种推测的堆积，因为大多数记录对症状或者流行病类型的细节描述都不够完整，以至于我们都将它们归于病原体”[②]。这些考古学家、古生物病理学家应用现代科学技术研究人类遗骨，以考察史前北美印第安人社会的疾病情况。这为我们打开了一扇研究这一问题的新大门。北美早期人类的遗骨可以用来分析一个族群的年龄—性别结构，进而从人口统计学的角度揭示该土著群体是否经历了某种流行病侵袭。另外，骨骼的发病频率和病例类型也可以提供某种急性传染性疾病是否存在的证据，或者揭示流行病的类型。我们通过对北美早期印第安人骨骼的考古学和病理学分析，可以阐释这一时期土著民族中的疾病状况，检验它到底是否符合文献资料所说的伊甸园论。

传染性疾病是否存在于哥伦布之前的美洲，它们是否为 1492 年以后外来传染病的到来提供了部分免疫力？这是学界所关注的重要问题。在关于印第安人骨骼的考古学和古生物病理学研究中，学者们关注最多的是两种疾病，即密螺旋体疾病和结核病。就密螺旋体疾病而言，这种疾病主要可以分为三种类型：性病性梅毒、地方性梅毒和雅司病（yaws）。目前大多数学者已经同意，史前美洲广泛存在着密螺旋体疾病，只是这种疾病到底是属于性病性梅毒还是地方性梅毒尚有争论。早在公元前 3300 年，佛罗里达州古代勾岛（Archaic Tick Island）遗址中就发现了密螺旋体疾病的印记，而在 1000 年以后佛罗里达沿海地区也发现当地印第安人患有这种疾病的证据。[③]此后这种疾病一直延续到史前晚期东南部的很多地区。学者雷斯（Reihs）详细描述了北卡罗来纳史前晚期的哈丁（Hardin）遗址（135—1250）的一个受到广泛影响的梅毒病例。罗斯·斯托林斯（Ross-Stallings）（1989）在密西西比的奥斯

---

① William A. Starna, “The Biological Encounter: Disease and the Ideological Domain,” p. 512.

② Ann Ramenofsky, “Diseases of the Americas, 1492-1700,” in Kenneth F. Kipple, ed., *The Cambridge World History of Human Disease*, p. 321.

③ A. K. Bullen, “Paleoepidemiology and Distribution of Prehistoric Treponemamiasis (syphilis) in Florida,” *The Florida Anthropologist* 25 (1972).

汀遗址（800—1200）发现数个患有该疾病的案例，而在该州乔治湖（lake George）遗址（500—1500），两名印第安人的遗骸中发现了“与雅司病已知病例相似的”器官损伤。这种疾病在肯塔基史前晚期的古堡（Fort Ancient Peoples）以及相邻的俄亥俄都曾出现过，在阿肯色 的摩德纳（Nodena）遗址（1400—1700 ）中得以确认，在阿拉巴马的蒙德维尔（Moundville）遗址中有无数表明印第安人患有这种疾病的案例。大量证据表明，新世界的密螺旋体病不一定是通过性途径传播的疾病。不过，奥特纳（Ortner）在弗吉尼亚史前晚期的费舍尔(Fisher)遗址发现了哥伦布之前就有一例先天性的梅毒疾病患者。[①]

在北美西南部地区，由密螺旋体疾病引起的骨骼感染至少出现在 11 处印第安人遗址中。不过，感染这种疾病的案例都较少，一般在 1～2 人。具体情况见表 1-1。另外，根据美国学者的研究，新世界存在地方性的非性病的密螺旋体病，但是接触前的美洲并不存在性病性梅毒。[②]

表 1-1　接触前北美地区密螺旋体感染病例[③]

遗址	时期	人数	脑颅	颅后
亚利桑那编篮者（Arizona Basketmaker）	200—700	1 名成年人	X	X
汪达尔洞穴（Vandal Cave）	400—700 或 1100—1300	1 名成年人		X
切利峡谷（Canyon de Chelly）	900—1100	1 名成年人	X	
洛莫托斯（Los Muertos）	1100—1450	数人		X
合尼希巴（Kinishaba）	1100—1300	1 名成年人	X	X
斯莫莱比尔（Smokey Bear Ruin）	1250—1350	1 名成年人		X
图斯古特（Tuzigoot Ruin）	1000—1525	1 名成年人	X	
蒂赫拉斯（Tijeras Pueblo）	1300—1600	1 名成年人	X	X
佩科斯普韦布罗（Pescos Pueblo）	1100—历史时期	3 名成年人	X	X
圣克里斯巴尔（San Cristobal）	1300—历史时期	2 名成年人		X
哈维库（Hawikuh）	1300—历史时期	2 名成年人		X

① Mary Lucas Powell, “Health and Disease in the Late Prehistoric Southeast,” in John W. Verano and Douglas H. Ubelaker, eds., *Disease and Demography in the Americas*, pp. 46-48.

② Brenda J. Baker, and George J. Armelagos, “The Origin and Antiquity of Syphilis,” *Current Anthropology*, Vol.29, No.5 (December 1988).

③ Ann L. W. Stodder and Debra L. Martin, “Health and Disease in the Southwest before and after Spanish Contact,” in John W. Verano and Douglas H. Ubelaker, eds., *Disease and Demography in the Americas*, p. 64.

除了东南部和西南部外，美国东北部和中西部的印第安人遗址中也发现了史前印第安人患有密螺旋体病的情况，尽管这种情况没有东南部和西南部普遍。例如，在东北部罗德岛一个接触前的17世纪遗址中，一位17～18岁的女性在鼻部犁骨、下鼻甲、上鼻甲、鼻骨、前额表骨被发现有莫名炎症，故认定她患有梅毒。[①]在中西部地区史前伊利诺伊州伍德兰人的一个坟墓中，学者们发现了一个软骨发育不全的侏儒。这可能是一个通过母婴传播的性病性梅毒的个案。[②]

尽管目前学界关于史前北美密螺旋体疾病是否是性病性梅毒还有争论，但是密螺旋体疾病广泛存在于史前北美大陆，已是毫无争议的事实。难怪有学者早在1964年就明确提出，梅毒在哥伦布之前的时代就存在于新世界，并在美国东南部、中西部和西南部所发掘的印第安人遗骸都找到了梅毒存在的确切证据。[③]另外两位学者贝克尔与阿米拉格斯（Baker and Armelagos）（1988）广泛回顾哥伦布之前美洲密螺旋体病的古生物病理学研究。他们发现，这种疾病的案例来自阿拉巴马、阿肯色、佐治亚、佛罗里达、伊利诺伊、北卡罗来纳、田纳西、肯塔基、艾奥瓦、弗吉尼亚、纽约、俄亥俄、密苏里、俄克拉荷马、加利福尼亚、科罗拉多、新墨西哥、亚利桑那，以及来自加拿大（萨斯卡切温）、墨西哥、中美洲（圭地马拉）、南美洲（秘鲁、阿根廷与哥伦比亚）等地的印第安人遗址中。另外，尽管哥伦布之前美洲印第安人骨骼中出现通过性途径传播的密螺旋体疾病（即性病性梅毒）的案例可能很少，但是必须要强调的是，史前美洲曾出现了一种影响相当一部分人的慢性密螺旋体病。这种疾病从孩童时代开始一直影响印第安人一生，并给史前北美印第安人的健康带来了极大的负面影响。

结核病也是哥伦布到来前美洲广泛存在的疾病。北美大陆史前的考古发掘中，已经有很多印第安人的骨骼遗骸被证实曾经感染过结核病。史前晚期的东南部以及中西部就存在广泛和令人信服的古生物病理学证据。在阿拉巴马，来自蒙德维尔大型密西西比人遗址中有10人表现出肋骨损伤，有学者认

① Catherine C. Carlson, George J. Armelagos, and Ann L. Magennis, "Impact of Disease on the Precontact and Early Historic Populations of New England and the Maritimes," in John W. Verano and Douglas H. Ubelaker, eds., *Disease and Demography in the Americas*, p. 145.

② Jane E. Buikstra, "Diseases of the Pre-Columbian Americas," in Kenneth F. Kipple, ed., *The Cambridge World History of Human Disease*, p. 310.

③ Saul Jarcho, "Some Observations on Disease in Prehistoric North America," p. 11.

为这是慢性肺结核的特征。佐治亚沿海北部地区萨凡纳河附近的艾琳丘（Irene Mound）中也发现有10例结核病患者。该遗址明确为接触前土著社会的背景，其时间应该在1200—1450年间。在田纳西中部地区的安瓦尔布（Averbuch），考古学家发现了1275—1400年间属于密西西比人的文化遗址，该遗址的土著遗骸中也有感染结核病的案例。在东南部传统界限之外的中西部，时间在1200年以后但是显然在哥伦布登陆之前的四个遗址中也都发现了结核病的存在：密苏里的凯恩丘（Kane Mounds）、伊利诺伊的圣路易东部石林遗址（East Saint Louis Stone Quarry Site）以及伊利诺伊河谷的希尔德与约克姆遗址（Schild and Yokem Sites）。①

结核病在印白接触前的北美西南部已经是地方性疾病了。在西南部的11处考古遗址中，考古学家发现了患有结核病的印第安人病例。其中，圣克里斯托瓦尔（San Cristobal）人口中可能暴发了一场结核病的流行病，一个墓葬区就出现5位患有结核病的成年人。具体情况如表1-2②。在史前北美东北部地区，结核病在印第安人骨骼遗址中发现不多，但是这并不代表这一地区印第安人的结核病不严重。在罗德岛与白人接触前的17世纪印第安人遗址中，我们发现56具遗骸中17具有骨骼创伤，推测17世纪印第安人可能患有骨骼结核病，结核病对这个土著人口群体的死亡率产生了很大影响。

表1-2 史前北美西南部土著遗址中出现的结核病病例③

遗址	时期	人数	年龄	影响到的身体部位
黑山（Black Mesa）	875—975	1	16	腰椎、脊椎
普韦布罗博尼托（Pueblo Bonito）	900—1100	1	8—10	胸部、腰椎
查韦斯关口（Chavez Pass）	900—1100	4	成年人	胸部、腰椎、肋骨
派恩德贝4（Pinedale 4）	900—1100	1	成年人	胸部、脊椎
塔罗斯 Talus Unit（Chaco）	900—1300	1	4	胸部、脊椎

① Mary Lucas Powell, “Health and Disease in the Late Prehistoric Southeast,” in John W. Verano and Douglas H. Ubelaker, eds., *Disease and Demography in the Americas*, pp. 45-46.

② Ann L. W. Stodder and Debra L. Martin, “Health and Disease in the Southwest Before and After Spanish Contact,” in John W. Verano and Douglas H. Ubelaker, eds., *Disease and Demography in the Americas*, p. 63.

③ Catherine C. Carlson, George J. Armelagos, and Ann L. Magennis, “Impact of Disease on the Precontact and Early Historic Populations of New England and the Maritimes,” in John W. Verano and Douglas H. Ubelaker, eds., *Disease and Demography in the Americas*, p. 144.

续表

遗址	时期	人数	年龄	影响到的身体部位
蒂匹科托（Tpcoto Sites）	900—1300	1	4—5	胸部、脊椎
派恩斯角（Point of Pines）	1285—1450	1	成年人	骶骨区
格兰基维拉（Gran Quivira）	1315—1400	1	成年人	胸部、脊椎
圣克里斯托巴尔（San Cristobal）	1300—历史时期	5	成年人	脊椎、肋骨、臀部、骶骨、足部
哈维库（Hawikuh）	1300—历史时期	1	成年人	脊椎、肋骨、骶骨
佩科斯·普韦布罗（Pescos Pueblo）	1550—1700	2	成年人	脊椎

除了上述两种最主要的传染性疾病之外，史前北美大陆还存在不少其他类型的传染病。西南部遗骨样本的研究表明了史前土著人口感染病的发病率。这些传染病包括骨膜炎、骨炎、乳突炎、耳炎等无法确定具体传染媒介的疾病。数个类型的病毒被认为已经存在于史前的西南部地区，它们包括葡萄球菌与链状球菌病毒、某种形态的疱疹、肝炎、脊髓骨质炎、百日咳与鼻病毒等。蜱传播热病、狂犬病、森林瘟疫、野兔病、贾第鞭毛虫病、变形虫痢疾也可能存在。①具体情况如表1-3所示。

表1-3 史前北美西南部印第安人骨骼疾病的感染发病率②

遗址	时期	人数	感染比例（%）
纳瓦霍水库（Navajo Reservior）	400—1100	82	2
多洛雷斯（Dolores）	400—1100	64	11
黑山（Black Mesa）	700—1100	173	23
查科峡谷（Chaco Canyon）	700—1300	135	17
萨尔蒙遗址（Salmon Ruin）	900—1100	97	6
火鸡溪（Turkey Creek）	1000—1285	245	5
格拉斯肖珀（Grasshopper）	1275—1450	442	12
派恩斯角（Point of Pines）	1000—1450	117	13
平迪普韦布罗（Pindi Pueblo）	900—1100, 1300—1600	86	14

① Ann L. W. Stodder and Debra L. Martin, "Health and Disease in the Southwest Before and After Spanish Contact," in John W. Verano and Douglas H. Ubelaker, eds., *Disease and Demography in the Americas*, p. 62.

② Ann L. W. Stodder and Debra L. Martin, "Health and Disease in the Southwest Before and After Spanish Contact," in John W. Verano and Douglas H. Ubelaker, eds., *Disease and Demography in the Americas*, p. 62.

续表

遗址	时期	人数	感染比例（%）
帕克奥（Paako）	1100—1600	57	4
蒂赫拉斯普韦布罗（Tijeras Pueblo）	1300-1600	64	3
阿罗约翁多（Arroyo Hondo）	1300—1600	101	13
圣克里斯巴尔（San Cristobal）	1300—历史时期	210	23
哈维库（Hawikuh）	1300—历史时期	143	36
佩科斯（Pecos）	1300—1600	295	3

不仅如此，西南部印第安人在史前饲养的动物，如火鸡或者狗，也可能传播某些寄生虫感染性疾病，野牛与其他野生动物也会传播动物性疾病。来自阿纳萨兹定居地（Anasazi）的粪便化石表明，当时至少存在 8 种肠虫寄生虫。①寄生虫感染不仅出现在西南部，而且出现在史前的犹他州。根据考古发现，蛲虫卵已经在美国犹他州据今 10,000 年的洞穴中被辨别出来。另外，棘头门 8 种寄生虫卵也在上述人口的粪便中被发现。这种寄生虫被发现寄生于野生物种身上，但偶然也能感染人类。②另外，哥伦布之前的美洲可能也存在着病毒性流感。尽管目前没有文献资料证明史前美洲存在着流感，但是环境证据表明，这种疾病可能也已经出现在史前晚期。病毒性流感能够感染多种生物，如人类、猪以及家禽等。近期的科学研究表明，流感病毒起源于驯养的鸭群，是人类群体多次致命疾病暴发的原因，而鸭子恰恰是土著美洲人在史前已经驯养的动物之一。③故而，克罗斯比推断说，流感可能出现在农业开发以及驯养动物的许多地区。④

难怪美国学者已经达成共识，即接触前美洲人与各种传染性疾病共存的观念并非新颖。分枝杆菌引发的结核病，显而易见存在于美洲。其他各种非典型的分枝杆菌以动物病原体或者环境中的腐生物也可能已经在美洲出现。⑤纽

① Ann L. W. Stodder and Debra L. Martin, "Health and Disease in the Southwest Before and After Spanish Contact." in John W. Verano and Douglas H. Ubelaker, eds., *Disease and Demography in the Americas*, pp. 62-63.

② T. Aidan Cockburn, "Infectious Diseases in Ancient Populations," p. 59.

③ Suzanne Austin Alchon, *A Pest in the Land: New World Epidemics in a Global Perspective*, p. 56.

④ Alfred W. Crosby, "Influenza," in Kenneth F. Kipple, ed., *The Cambridge World History of Human Disease*, p. 808.

⑤ George A Cluvl, et al., M. Grange, "The Evolution of Mycobacterial Disease in Human Populations: A Reevaluation," *Current Anthropology*, Vol.28, No.1 (February 1987), pp. 45-62.

曼进一步指出，杆菌性与变形虫性的痢疾，通过空气传播的传染病如流感、肺炎、肝炎，立克次氏体与病毒性热病，各种原生动物性疾病如美洲利什曼病与锥虫病、蛔虫病与体内寄生虫，细菌性病原体如链球菌与葡萄球菌、沙门氏菌，以及其他食物传播与水生病原体，都是接触前美洲微生物环境的构成部分。[①]

除了传染性疾病之外，史前北美还存在着各种非传染性疾病。这些疾病同样困扰着当地的原住民，损害着他们的身体健康。牙科疾病尤其是龋齿，在北美印第安人中也属于一种常见的疾病，它们在各个地区可能存在程度上的差异。在西南部地区，印第安人的饮食以玉米为基础，辅以其他的植物资源和狩猎所获取的肉类。这种饮食结构上对谷物的依赖性导致当地印第安人牙科疾病的高发。考古遗址发现的人类样本中患有龋齿的比例在9%～85%，牙龈脓肿的发病率在11%～66%之间。具体情况如表1-4所示。

表1-4 北美西南部印第安人恒牙中龋齿和脓肿的患病比例[②]

遗址	时期	龋齿的数量	患病比例（%）	脓肿的数量（%）	患病比例（%）
纳瓦霍水库（Navajo Reservior）	400—1100	47	15	48	23
多洛雷斯（Dolores）	700—1100	24	71	25	32
黑山（Black Mesa）	700—1100	64	26	64	21
斯瓦茨遗址（Swarts Ruin）	600—1000	62	26	62	11
火鸡溪（Turkey Creek）	1000—1280	91	9	105	32
派恩斯角（Point of Pines）	1000—1450	76	29	91	35
查科峡谷（Chaco Canyon）	700—1300	27	85	46	63

① Shelley R. Sauders, Peter G. Ramsden, and D. Ann Herring, “Transformation and Disease: Precontact Ontario Iroquoians,” in John W. Verano and Douglas H. Ubelaker, eds., *Disease and Demography in the Americas*, p. 118.

② Ann L. W. Stodder and Debra L. Martin, “Health and Disease in the Southwest Before and After Spanish Contact,” in John W. Verano and Douglas H. Ubelaker, eds., *Disease and Demography in the Americas*, p. 57.

续表

遗址	时期	龋齿的数量	患病比例（%）	脓肿的数量（%）	患病比例（%）
萨尔蒙遗址（Salmon Ruin）	900—1100	20	20	23	35
平迪普韦布罗（Pindi Pueblo）	900—1100，1300—1600	52	13	52	19
格拉斯肖珀（Grassshopper）	1275—1400	168	52	203	28
帕克/蒂赫拉斯（Paak，Tijeras）	1100—1600	149	23	149	13
圣克里斯巴尔（San Cristobal）	1300—历史时期	136	57	136	46
哈维库（Hawikuh）	1300—历史时期	98	53	95	58
格兰基维拉（Gran Quivira）	1315—1550	51	69	——	——
	1550—1672	41	85	——	——
	1315—1672	97	81	111	66
佩科斯普韦布罗（Pecos Pueblo）	接触前	126	48	126	41
	1550—1600	59	61	68	44
	1600—1800	68	43	68	46

另外，西南部考古发掘的遗骨还表明了印第安人儿童中还出现了很大比例的牙齿发育不全的现象。来自布莱克·梅萨（Black Mesa）遗址的儿童中23%患有脱落性釉质发育不全症（deciduous enamel hypoplasias），格拉斯肖珀遗址的土著儿童患此种疾病的占10%，圣克里斯托巴尔的土著儿童患者占6%，哈维库的儿童患者则占30%。这些数据表明，育龄妇女中存在子宫疾病以及重大健康问题的很多。①

当然，史前西南部印第安人的牙科疾病是最为普遍的，其他地区的印第安人也在哥伦布之前患上不少牙科疾病尤其是龋齿，不过情况却存在程度上的差异。在东北部地区，有些史前遗址显示印第安人的牙科疾病并不严重，而有些遗址则表明当地印第安人牙科疾病极为严重。例如，在新英格兰的奥

① Ann L. W. Stodder and Debra L. Martin, "Health and Disease in the Southwest Before and After Spanish Contact," in John W. Verano and Douglas H. Ubelaker, eds., *Disease and Demography in the Americas*, p. 59.

奇奥克斯港（Port Au Choix）遗址（前2340—前1280）的印第安人骨骼样本中，龋齿发病率也极低，863个牙齿中只有4个出现龋齿损害。有美国学者报告了新英格兰的印第安奈克（Indian Neck）遗址（1100年）54名印第安人的牙齿与骨骼的病理学，印第安人的龋齿的发病率极低，在378个牙齿中只有18个显示曾患有龋齿。与上述两个遗址形成鲜明对比的是17世纪印白接触前罗德岛的一个印第安人遗址。在该遗址的总计56个骨骼样本中，半数的未成年人、100%的成年男性与92%的成年女性都有龋齿创伤。再以单个牙齿为基础，所有男性牙齿中23.4%、所有女性牙齿的40.1%都患有龋齿。所有这些都表明，当地印第安人中龋齿极为盛行和严重。[①]

与饮食结构密切相关的营养缺乏症也曾不同程度地存在于史前北美大陆的各个地区。营养缺乏症在西南部地区的土著群体中较为普遍和严重。这通常归因于以玉米为主的饮食结构引发的铁物质缺乏，以及寄生虫感染，故而营养不良可能是这种病症出现的病因学因素。在西南部发掘的0—10岁土著儿童遗骨中，由颅内病变（Cranial Lesions）引发的贫血症占到15%～88%。尽管其中某些差异可以归因于观察者自身的差异，但是这些资料的确表明，在史前（prehistoric）和原始（protohistoric）时期贫血症是当地的一个地方性疾病。具体情况如表1-5所示。

表1-5 北美西南部0—10岁儿童贫血症的发病率[②]

遗址	时期	数量	患病比例（%）
切利峡谷（Canyon de Chelly）	前300—公元700	50	72
黑山（Black Mesa）	700—1100	55	85
纳瓦霍水库（Navajo Reservior）	700—1100	44	16
查科峡谷（Chaco Canyon）	700—1100	31	68
普韦布罗博尼托（Pueblo Bonito）	900—1100	20	45
梅萨维德（Mesa Verde Region）	700—1300	80	79
切利峡谷（Canyon de Chelly）	900—1300	15	88

① Catherine C. Carlson, George J. Armelagos, and Ann L. Magennis, "Impact of Disease on the Precontact and Early Historic Populations of New England and the Maritimes," in John W. Verano and Douglas H. Ubelaker, eds., *Disease and Demography in the Americas*, pp. 143-144.

② Ann L. W. Stodder and Debra L. Martin, "Health and Disease in the Southwest Before and After Spanish Contact," in John W. Verano and Douglas H. Ubelaker, eds., *Disease and Demography in the Americas*, p. 58.

续表

遗址	时期	数量	患病比例（%）
格拉斯肖珀（Grasshopper）	1275—1400	367	15
阿罗约翁多（Arroyo Hondo）	1300—1600	54	22
格兰基维（Gran Quivira）	1300—历史	66	18
圣克斯里巴尔（San Cristobal）	1300—历史时期	64	87
哈维库（Hawikuh）	1300—历史时期	31	74

营养缺乏症在其他地区也都存在，不过在程度上没有西南部那么严重和普遍。根据1976年安德森（Anderson）对公元前2340—公元前1280年的奥奇奥克斯港遗址101名印第安人骨骼样本的研究，只有1人出现了损伤。这表明，贫血症在当地并不是一种盛行的疾病。另外在中西部伊利诺伊的诺里斯农场（Norris Farm）遗址，印第安人的遗骨样本也有缺铁性贫血症所带来的人体损害病症。这表明当地印第安人也存在着缺铁性贫血症。[①]另外，由于营养不良引发的其他营养缺乏症也是存在的。1988年，有学者考察了内尔文遗址（Nelvin series，前2295—前710）的9名成年人和9名未成年人的骨骼样本。该项研究的结果表明，骨质疏松肥大（Porotic hyperostosis）极为普遍。18人中有5人表现出温和的损害，另外还有11个人表现出发育不全。[②]

除了上述各种疾病外，哥伦布之前北美的各个区域还出现了其他多种疾病。相关骨科疾病是过去人类社会中最为常见的疾病之一，它们也出现在史前北美大陆的不同区域。有学者提出，骨关节炎出现在史前美洲印第安人的骨骼遗骸上。在前期的报告中，它被看作是史前人类群体最为常见的病痛；或许由于其无所不在的特征，它通常被视而不见。[③]其他的骨骼疾病如骨膜炎、骨髓炎、关节炎等，都在不同程度上表现在印第安人遗骨上。1986年在印第安奈克遗址，15个印第安未成年人的胫骨中有6人被发现患有温和的骨膜炎，而在20个未成年人的股骨中有5人被证实患有骨膜损伤。在与白人接

---

① Goerge R. Milner, “Disease and Sociopolitical Systems in Late Prehistoric Illinois,” in John W. Verano and Douglas H. Ubelaker, eds., *Disease and Demography in the Americas*, p. 106.

② Catherine C. Carlson, George J. Armelagos, and Ann L. Magennis, “Impact of Disease on the Precontact and Early Historic Populations of New England and the Maritimes,” in John W. Verano and Douglas H. Ubelaker, eds., *Disease and Demography in the Americas*, p. 144.

③ Patricia S. Bridges, “Prehistoric Arthritis in the Americas,” *Annual Review of Anthropology*, Vol.21 (1992), p. 69.

触前的一个 17 世纪罗德岛遗址中，我们发现 2 名成年男性和 2 名成年女性（占整个遗址 12.5%的成年人）患有骨髓炎或者骨膜炎创伤。[①]科学家罗斯柴尔德（Rothschild）及其同事通过对北美史前两大族群骨骼展开的调查发现，风湿性关节炎是“新大陆的一种疾病，随后传入了东半球”。[②]更有甚者，史前北美印第安人中还存在着某些职业病，这些疾病主要与开采煤炭、绿松石、食盐、铜矿与火石等有关。在一些情况下，地下通道坍塌，会囚禁史前的采矿者。正如所预期的，西南部印第安人的肺部组织遗骸证明土著民族患有炭肺病和硅肺病等疾病。[③]一些印第安人会出现重金属中毒的现象。正如有学者指出的：“矿工身体内被发现有他们生前开采的金属。”[④]

简言之，与将北美大陆看作是毫无疾病的伊甸园的浪漫主义描述相反，哥伦布之前的北美印第安人中充斥着各种各样的疾病，既有细菌、真菌、寄生虫等引起的多种传染性疾病，也有非病菌性的各种非传染性疾病。它们大规模暴发的可能性不大，最为常见的情况可能是各种疾病小规模的地方性暴发。因此，所谓史前北美是毫无疾病的伊甸园的观点是站不住脚的。难怪约翰·瓦拉诺与道格拉斯·尤比雷克对伊甸园说提出了批评，他们宣称：“新世界也并非是一个没有疾病的伊甸园。事实上……美洲印第安人承受着各种疼痛和疾病之苦，这些疾病困扰着整个半球的土著人。”[⑤]这些疾病导致的结果就是，印第安人的身体健康状况遭到严重削弱，他们的生活质量逐渐下降。更为糟糕的是，土著美洲人寿命极短，男性寿命在 16—22 岁之间，女性则为 14—18 岁之间。这意味着很少有人寿命足够长以患上与年龄有关的慢性病。其中，婴儿死亡率极高——至少 40%的儿童在 5 岁之前死亡，另外难产是土著妇女死亡的一个主要原因。[⑥]

---

① Catherine C. Carlson, George J. Armelagos, and Ann L. Magennis, “Impact of Disease on the Precontact and Early Historic Populations of New England and the Maritimes,” in John W. Verano and Douglas H. Ubelaker, eds., *Disease and Demography in the Americas*, pp. 144-145.

② B. M. Rothschild, K. R. Turner, and M. A. Deluca, “Symmetircal Erosive Peripheral Polyarthritis in the Late Archaic Period of Albama,” *Science*, Vol. 241 (1988), pp. 1498-1501.

③ H. H. Wilder, “The Restoration of Dried Tissues, with Special Reference to Human Remains,” *American Anthrologist* Vol.6 (1904), pp. 1-17.

④ Saul Jarcho, “Some Observations on Disease in Prehistoric North America,” p. 18.

⑤ John W. Verano and Douglas H. Ubelaker, eds., *Disease and Demography in the Americas*, p. IX.

⑥ Suzanne Austin Alchon, *A Pest in the Land: New World Epidemics in a Global Perspective*, p. 42.

四、史前北美大陆的疾病生态与1492年以后外来传染病入侵

哥伦布之前北美大陆的确存在着各种疾病，这些疾病危害了原住民印第安人的健康水平。很多学者之所以有意无意地忽视上述事实而接受伊甸园说，部分原因固然在于有很多文献资料提及印第安人身体健康、毫无疾病，更为重要的原因则在于他们想要强调1492年印白接触后来自旧世界的各种传染性疾病对美洲印第安人造成的巨大影响。在他们看来，史前北美大陆是一块毫无疾病的伊甸园，白人、黑人携带来的各种传染性疾病导致印第安人人口急剧减少，土著社会走向衰落乃至灭绝。然而，哥伦布之前的北美大陆并非没有疾病，我们也不用刻意美化史前以衬托哥伦布到来之后外来疾病的严重性，更不能将之视为能够为外来疾病的到来提供广大易感人群的一片处女地。事实上，史前北美大陆存在的各种疾病对于研究接触后的土著人口削减具有重要意义，因为史前晚期印第安人的这种日益恶化的健康状况，成为导致哥伦布到达之后土著人口削减、社会衰落的重要因素之一。

一方面，史前北美印第安人中的各种疾病，导致土著民族健康状况恶化，增加了哥伦布之后印第安人的疾病负荷，使得外来传染病更为严重，外来疾病的发病率和死亡率上升。学者乔治·R.米尔纳（Goerge R. Milner）阐释了人类原有疾病负荷与他们应对新疾病挑战之间的关系。人类群体原有的健康水平会影响到他们对新疾病所提出的生死挑战而做出的反应。总体上，那些已经受到传染性或者营养不良严重影响的人，对各种新疾病会具有较为低下的抵抗力，会伴随更多的并发症，比那些更为健康的人口幸存的机会也就更小。新引入的各种疾病，一定给那些原来已经患有严重疾病的群体带来更大的风险。过高的发病率和死亡率也会进一步产生破坏性影响，以至于该群体持续生存所必需的各种活动都难以为继。因此，他得出结论说，营养不良症与各种土生传染病在土著群体中的盛行，使得他们在与旧世界诸民族和各种新疾病的接触中面临更大的压力，进而导致各个群体之间幸存的概率也各不相同。[①]米尔纳的话不无道理，其他学者也表示赞同。三位学者雪莱·桑德斯（Shelley R. Sauders）、彼得·拉姆斯登（Peter G. Ramsden）与安·海利英（D. Ann Herring）在其合作研究中就明确指出："各种疾病存在于接触前的美洲；有利于暴发重大地方性和流行病疾病的社会条件已经存在；接触前土著

① Goerge R. Milner, "Disease and Sociopolitical Systems in Late Prehistoric Illinois," in John W. Verano and Douglas H. Ubelaker, eds., *Disease and Demography in the Americas*, p. 112.

社会组织已经允许许多传染性疾病出现在美洲，与欧洲人的接触增加了美洲原有的疾病负荷。”[①]

史前印第安人的沉重疾病负荷影响到了1492年以后印第安人的健康水平。帕特森（Patterson）（1984）考察了时间在3—7世纪的三个遗址样本中印第安人的牙齿健康状况。在一个前种植业群体中牙病发病率极高，而两个从事农业种植的土著群体显示牙齿磨损减少，但是到1600年牙齿脱落的比例日益增多，龋齿也很普遍。许多骨骼样本证实，随着时间的推移，龋齿发病率日益增加。龋齿的高发病率在接触前晚期以及历史时期的样本中极为显著。疾病压力的证据并不仅仅局限于牙齿。两个来自白人到来前的藏尸罐样本（1490、1580—1600）显示，当地土著人脑部骨骼变薄。尽管一个关于脑部骨骼容量的研究并没有显示安大略南部土著人类遗骨样本有明显的变化，但是另外一份对遗骨密度的研究表明，随着时间的推移，易洛魁成年人的骨骼密度显著下降，到15世纪末期已经低于正常值。[②]因此，当已经身体虚弱、健康日益恶化的印第安人，面临外来传染病侵袭时，其发病率、死亡率飙升，也就毫不奇怪了。

不仅如此，史前印第安人的这种疾病负荷大大增加了接触后传染病的感染率和死亡率。本来，史前北美大陆存在的很多疾病，包括密螺旋体病与肺结核等传染性疾病在内，多属于地方性疾病。正如有学者所指出的，广泛传播和有限发病率是史前新世界地方性疾病尤其是非性病性梅毒的特征。[③]但是印白接触后，印第安人感染这些疾病的几率越来越大。营养不良以及人口结构和规模的变化，导致印第安人宿主抵抗力的降低，进而打破了地方性疾病与宿主人口之间原有的平衡。数个世纪以来存在于土著人口中的各种地方性疾病，在16—17世纪演变成为流行病。密螺旋体疾病在接触前后的演变就是一个例证。在不同气候和社会文化变量的选择性压力之下，密螺旋体疾病的特征也在不断变化。1500年初期，源于新世界的非性病性梅毒传入欧洲，

① Shelley R. Sauders, Peter G. Ramsden, and D. Ann Herring, “Transformation and Disease: Precontact Ontario Iroquoians,” in John W. Verano and Douglas H. Ubelaker, eds., *Disease and Demography in the Americas*, p. 118.

② Shelley R. Sauders, Peter G. Ramsden, and D. Ann Herring, “Transformation and Disease: Precontact Ontario Iroquoians,” in John W. Verano and Douglas H. Ubelaker, eds., *Disease and Demography in the Americas*, p. 122.

③ Mary Lucas Powell, “Health and Diease in the Late Prehistoric Southeast,” in John W. Verano and Douglas H. Ubelaker, eds., *Disease and Demography in the Americas*, p. 43.

演化成为性病性梅毒，并蔓延到整个欧洲大陆。随后，性病性梅毒又随着白人、黑人移民入侵北美大陆，对印第安人社会产生了巨大的冲击。

另一方面，北美土著群体长期与旧世界隔绝，他们已经适应的是本地的疾病病原体如病菌、病毒和寄生虫，对这些疾病具有一定的抵抗力。但是美洲原住民却没有经历过欧洲和非洲的各种急性传染病如天花、麻疹、疟疾、流感等，因此也没有形成对这些疾病的免疫力。

尽管史前美洲与旧世界的欧洲、亚洲和非洲一样，都存在着各种各样的疾病，对当地的人口群体构成健康威胁，但是不可否认的是，哥伦布之前的美洲与世界其他区域在疾病生态上具有巨大的差异。比如，史前北美缺乏诸如牛、马、猪、山羊和绵羊等大型动物，美洲土著人驯养的动物更是远远超于其他大陆，故而旧世界的许多急性传染性疾病，包括天花、麻疹、鼠疫等通过动物传播的疾病，都没有在美洲大陆出现。[①]另外，在非洲广为流传的疟疾，也没有出现在哥伦布之前的北美印第安人中间。美国学者索尔·贾乔（Saul Jarcho）提出，哥伦布之前的北美大陆确实存在着各种蚊子，按蚊也可能存在，但是疟疾的出现则没有多大可能性。因此，他得出结论说，没有充分的证据表明，在哥伦布到达之前疟疾已经存在于西半球的任何一部分。[②]

尽管美洲土著社会中拥有不少疾病，印第安人也面临着各种各样的疾病困扰，并非是伊甸园的天堂，但是，需要注意的是，美洲土著社会中确实不存在诸如天花、麻疹、鼠疫、黄热病以及后来的霍乱等致命的急性传染性疾病。印第安人在哥伦布到来之前已经形成了对本土的地方性疾病的免疫力，比如对地方性肺结核、非性病性梅毒等的抵抗力，但是却缺乏应对旧世界外来的传染性疾病如天花、麻疹、鼠疫、霍乱等的免疫力，故而未能为北美印第安人群体应对外来疾病入侵做好准备。因此，在某种程度上，美洲土著社会确实是一块外来传染病的“处女地”。

① Suzanne Austin Alchon, *A Pest in the Land: New World Epidemics in A Global Perspective*, p. 38.

② Saul Jarcho, “Some Observations on Disease in Prehistoric North America,” p. 9.

第二章　外来传染病的传播

自从15世纪以来，哥伦布“发现”新大陆，欧洲各国相继走上了在美洲大陆扩张和殖民的殖民主义时代。包括欧洲、亚洲在内的旧大陆与美洲、非洲等新大陆之间开始了相互交流，这就是美国学者所说的“哥伦布大交换”。这个过程不仅仅是人员的流动、技术的传播，而且也是动植物与微生物（包括各种病菌和病毒）在全世界范围内的传播。本章关注的是，从旧世界而来的能够引发传染性疾病的各种病菌和病毒如何在哥伦布大交换中传播到美洲，如何进一步在北美大陆范围内广泛蔓延。

第一节　跨大西洋航行、北美探查与外来传染病的传播

1492年哥伦布“发现”新大陆，开启了包括欧洲、非洲在内的旧大陆与新大陆美洲之间的跨大西洋航行，随之而来的欧洲殖民者包括西班牙人、葡萄牙人、英国人、法国人等纷沓而至，开始在包括北美在内的美洲大陆进行探险和拓殖。欧洲人的跨大西洋航行和北美探查，成为旧世界传染性疾病入侵美洲的开端。

一、西班牙人探查与远征传播传染性疾病

西班牙人率先开始在北美大陆的探查和远征，外来传染病随之而来。不过，对于西班牙人在北美的生物影响，学术界还存在争议。保罗·凯尔顿（Paul Kelton）认为，从16世纪中叶开始到北美大陆定居之前的原始时期

（Protohistoric，1492—1565），哥伦布交换所带来的各种外来传染病对北美大陆的东南部地区所产生的影响极为有限，西班牙人早期的殖民活动如探查、远征等，未能将大西洋世界最为致命的疾病如天花、鼠疫、麻疹与流感等引入到美洲；只有英国在北美大陆开始探查和殖民，尤其是英国人开启大规模的土著奴隶抓捕和贸易之后，致命的传染性疾病如天花、鼠疫等才在北美大陆尤其是南部地区如野火之势蔓延。凯尔顿提出，天花、麻疹、鼠疫等严重传染性疾病生命周期相对较短，土著人口群体之间又存在着巨大的缓冲区，土著民族之间相互对立和敌视，因此它们在北美大陆的传播面临着极大的地理与社会障碍。[①]另外，西班牙人在北美大陆东南部的探查中的四种因素也降低了外来传染病通过这种方式传播到当地土著群体中的可能性：第一，这些访问只是涉及很少的外来者群体。第二，可以肯定地说，由成年男性组成的探险队，不可能会携带诸如天花等儿童疾病。第三，这些小规模的群体主要在沿海地区停留，如果有也是很少深入到内地来走访大型的土著农业社会。第四，这些访问者停留时间都不长。[②]不过，凯尔顿也不得不承认，从 16 世纪早期开始，在英国人尚未到达东南部和西南部之前，这一地区的土著民族可能已经经历了哥伦布交换疾病。有记录的疾病暴发确实出现在传教士建立的社区，极有可能的是未记录在案的流行病也发生于欧洲人的视野之外。[③]

凯尔顿在考察外来传染病的传播时，突破就疾病论疾病的束缚，将疾病传播与更为宏大的北美大陆的社会经济条件结合起来考虑，无疑具有积极意义。但是，他过于强调英国殖民主义的经济方面，将它视为传染性疾病传播的首要条件，而有意无意地忽视西班牙殖民主义的政治与军事方面对疾病传播的影响。这就导致凯尔顿未能全面考察西班牙人在北美大陆的殖民与探查时，外来传染病在北美大陆传播过程中的作用与影响。故而，笔者将在这里就西班牙人在北美的活动与外来传染病的传播做一些探讨。

首先，1492 年哥伦布开启的欧洲与美洲之间的跨大西洋航行以及随之而来的在美洲的探查和殖民，确实将疾病带到了包括北美大陆在内的美洲，并

① Paul Kelton, *Epidemics and Enslavement: Biological Catastrophe in the Native Southeast, 1492-1715*, pp. xix, 50, 222.

② Paul Kelton, *Epidemics and Enslavement: Biological Catastrophe in the Native Southeast, 1492-1715*, p. 50.

③ Paul Kelton, *Epidemics and Enslavement: Biological Catastrophe in the Native Southeast, 1492-1715*, pp. xviii-xix.

将各种传染性疾病传染给当地的印第安人。外来传染病何时经过欧洲人传染给土著美洲人，确切时间已经无从知晓，但极有可能的是，它发生在1518年伊斯帕尼奥拉岛（Hispaniola）暴发第一次有记录的天花流行病之前。有证据表明，一些严重的疾病已经于1493年伴随着哥伦布第二次远征的1500名殖民者到达美洲。另外，哥伦布报告说，在此次航行中，包括他自己在内的许多欧洲人都患上了一种未知的疾病。到1494年底，疾病与饥荒已经夺去2/3西班牙定居者的生命。1494年，哥伦布抓获550名美洲印第安人奴隶，并将他们运回西班牙，其中200人死于航行中，许多人也因为登陆欧洲而患病。学者们锁定猪流感（Swine Flu）或斑疹伤寒（Typhus）为西班牙人死亡的主要病因，它应该也很容易传染给岛屿上的土著人口。[①]哥伦布此后数次远征，1498年与1502年的记述中也经常提及西班牙人与土著、群体中的饥荒与疾病。

哥伦布之后的西班牙探险者，自身携带着旧世界的传染性疾病或者病毒、致病菌，也将各种旧世界的传染性疾病引入美洲。在16世纪的最初十年，超过200艘船只跨越了大西洋，船上运载了数千名欧洲人及其携带的微生物。到1510年，大约10,000欧洲人居住在伊斯帕尼奥拉岛上，大大增加了传染病传播的机会。在同一时期，流行疾病在西班牙南部肆虐，而这里恰恰是大部分定居者的发源地，据估计，在1507年这里至少有100,000人死于瘟疫。有医生报告说，1502—1507年间，整个西班牙都在盛行一种疾病，他们称之为“昏睡症”（Modorra）。[②]1514年，一种被确认是昏睡症的疾病在佩德罗·阿里亚斯·德·艾维拉（Pedro Arias de Avila）到达中美洲不久就暴发了，1500名西班牙定居者中有超过半数在很短时间内死于疾病和饥荒。[③]由于关于昏睡症的描述都很模糊，对这种疾病的诊断也困难，但一位学者认为，斑疹伤寒或严重的流感伴随着肺炎可能就是这场流行病的主要原因。上述任何一种疾病都很容易传播给土著人口。[④]16世纪初胡安·庞塞·德·莱昂（Juan Ponce de Leon）在北美大陆东南部的两次探查是西班牙人在北美最早的活动。尽管1513、1521年德·莱昂的两次探险均以失败而告终，但更为重要的是，许多

① Sherburne F. Cook, “Disease and Depopulation of Hispaniola,” *Colonial Latin American Review* 2 (1993), pp. 220-228.

② Sherburne F. Cook, “Disease and Depopulation of Hispaniola,” pp. 232-233.

③ Sherburne F. Cook, “Disease and Depopulation of Hispaniola,” pp. 233-235.

④ Sherburne F. Cook, “Disease and Depopulation of Hispaniola,” pp. 232-236.

白人死于疾病，并可能将它传播给了印第安人。[①]对于这两次探险在传染病传播过程中的作用，凯尔顿认为，它们“没有可能将诸如天花等致命性传染病”传播到佛罗里达。不过，他也承认，“疟疾可能有机会从古巴被传播到佛罗里达”。[②]

此后的西班牙探险者更是源源不断地将旧世界的各种传染性疾病传播到北美大陆。1519—1520年征服者潘凡罗·德·纳维兹（Panfilo de Narvaez）率领的探险队将天花首次传播到北美大陆。当年，纳维兹率领士兵从天花正在肆虐的古巴出发，在墨西哥的坎波拉（Cempoala）登陆。有学者提出，跟随纳维兹军队的一名非洲黑人成为导致当地土著群体阿兹特克人几乎灭绝的工具。探险队中的这名奴隶感染了天花，并在接触时感染了数名印第安人。[③]不过，还有资料则认为传播疾病的元凶另有其人。后来的西班牙官员卢卡斯·巴斯科斯·德·艾伦（Lucas Vazquez de Ayllon）写道，伴随着纳维兹远征队的古巴土著人将疾病传播给了韦拉·克鲁斯（Vera Curz）沿海的土著人口。尽管德·艾伦在墨西哥停留的时间不够长，未能看到天花传播到内地，但他还是指出，天花在沿海地区“造成了巨大伤害”[④]。9月初，天花像草原野火一样在蔓延。到1521年8月13日阿兹特克帝国投降之时，特诺奇蒂特兰城（Tenochtitlan）的街头充斥着腐烂的尸体，他们中大部分人都死于天花。甚至，征服者科迪斯也感染了疾病。[⑤]这场天花流行病对当地土著民族产生了灾难性后果。据估计，这场流行病最终导致整个墨西哥的200万—1500万土著人死亡。[⑥]甚至到1535年，阿尔法·努涅斯·卡韦萨·德·巴卡（Alvar Nunez Cabeza de Vaca）率领的一支探险队中的幸存者到达得克萨斯西部山脉

---

① Martin T. Smith, “Aboriginal Depopulation in the Postcontact Southeast,” In Charles Hudson and Carmen Chaves Tesser, eds., *The Forgotten Century: Indians and Europeans in the American South, 1521-1704*, Athens: The University of Georgia Press, 1994, p. 258.

② Paul Kelton, *Epidemics and Enslavement: Biological Catastrophe in the Native Southeast, 1492-1715*, pp. 51-52.

③ P. M. Ashburn, ed., *The Rank of Death: A Medical History of the Conquest of America*, p. 85; Donald R. Hopkins, *Princes and Peasants: Smallpox in History*, p. 205; Robert McCaa, “Spanish and Nahuatl Views on Smallpox and Demographic Catastrophe in Mexico,” *Journal of Interdisciplinary History*, Vol. 25, No. 3 (Winter 1995), p. 404.

④ Robert McCaa, “Spanish and Nahuatl Views on Smallpox and Demographic Catastrophe in Mexico,” *Journal of Interdisciplinary History*, Vol. 25, No. 3 (Winter 1995), pp. 402-404.

⑤ Alfred W. Crosby, Jr., *The Columbian Exchange: Biological and Cultural Consequences of 1492*, p. 49-50.

⑥ Donald R. Hopkins, *Princes and Peasants: Smallpox in History*, p. 207.

时，他们还发现了1520—1524年天花大流行的证据，一个定居地中很多居民都一只眼或双眼失明。[①]

1526年德·艾伦探险队再次将天花传播到北美。1526年7月中旬，德·艾伦率领6艘船只装载的600多人从伊斯帕尼奥拉岛来到南卡罗来纳，这600多人主要是成年男性，但也有妇女、儿童和黑人奴隶。在温亚湾（Winyah Bay）登陆后，探险队成员就患上了严重疾病。在3个月时间内，风餐露宿、饥荒以及疾病夺走了很多人的生命。最终在11月，探险队中的150名幸存者离开，抛弃了包括德·艾伦在内的死者。[②]德·艾伦探险队及其成员患有何种疾病？是否是天花？如果是天花，它是否在土著民族中传播并导致广泛的灾难？目前的证据对这两个问题的回答是肯定的。1540年，赫尔南多·德·索托（Hernando de Soto）探险队进入卡罗来纳皮德蒙特地区，距离德·艾伦企图建立的殖民地沿海地区不远。在科菲塔奇奎（Cofitachequi）土著社区，德·索托及其成员发现金属匕首、珍珠项链、铁制斧头等，表明西班牙人此前曾在附近出现过。德·索托还了解到，一场灾难近期曾袭击这一地区。关于德·索托的一位编年史作者报告说："在科菲塔奇奎村落附近1个半里格有一个大型的无人居住的村落，到处荒草丛生，看起来已经有一段时间无人居住。"土著民族告诉西班牙人："两年前，当地发生了一场瘟疫，他们迁移到其他村落中去了。"后来据德·索托探险不太可靠的一份资料将这场灾难称之为"瘟疫"和"疫病"，提及4个房屋中都堆满了尸体。[③]

1528年纳维兹探险队更是携带着严重疾病，并将疾病在佛罗里达土著群体中传播。1528年2月20日，他率领400名由男性、一些妇女和奴隶组成的探险队离开古巴，驶向佛罗里达。在离开古巴数月后的夏季，探险队遭遇了一种严重疾病。后世的学者保罗·凯尔顿认为，"疟疾可能是导致西班牙人生病的元凶"。由于"各种疾病与糟糕的卫生条件联系"，"伤寒、痢疾以及其他疾病也可能在这400多名西班牙人的队伍中出现"。[④]无论是何种传染性疾

① Ad. F. Bandelier, *The Journey of Alvar Nunez Cabeza de Vaca and His Companions from Florida to the Pacific, 1528-1536*, New York: Alerton Book Co., 1922, p. 133.

② David B. Quinn, ed., *New American World: A Documentary History of North America to 1612*, Vol.1, New York: Arno Press, 1979, pp. 360-263.

③ Paul Kelton, *Epidemics and Enslavement: Biological Catastrophe in the Native Southeast, 1492-1715*, p. 53.

④ Paul Kelton, *Epidemics and Enslavement: Biological Catastrophe in the Native Southeast, 1492-1715*, p. 58.

病，它们都对当时的纳维兹探险队构成了严重威胁。阿尔法·努涅斯·卡韦萨·德·巴卡作为探险队成员之一后来写道:“我们没有足够的马匹运载患病者，患者人数在日益增多，无药可救……人们已经不能移动，更多人患病。”[①]不过，疾病和饥饿的死亡人数并没有德·艾伦探险队那么严重。纳维兹探险队有40人死亡。在疾病暴发前，探险队有足够的食物，但是随着每个人都患病不起，很少有人能够寻找到食物。没有食物的探险队开始从土著村落偷盗，入侵牡蛎捕渔场，招致土著人的报复，许多人死亡。最终西班牙人决定造船，放弃患病者和伤者，返回墨西哥。1528年9月22日，纳维兹队员离开佛罗里达，在航行30天后他们中的大多数人迷失方向，在得克萨斯沿海地区的某处消失。一行80人最终登陆，居住在当地土著人中，并在次年春天从陆路返回。最终只有4人幸存，阿尔法·努涅斯·卡韦萨·德·巴卡以及其他3人在今天的得克萨斯、新墨西哥和亚利桑那游荡了6年后进入西班牙人的一个定居地。[②]有资料表明，探险队中西班牙人所患有的疾病也传播给了当地印第安人，因为当地的土著人也在西班牙人出现后遭遇疾病的折磨。阿尔法·努涅斯·卡韦萨·德·巴卡报告说:“此后，土著人中暴发了一种肠道疾病，半数人口死亡。”土著民族认为，西班牙人可能使用了巫术，应该为他们的死亡负责。阿尔法·努涅斯·卡韦萨·德·巴卡说服印第安人，如果他们有能力让其他人生病，他们自己的人就不会死亡。毕竟，到达得克萨斯的80名西班牙人此时只剩下15人幸存。[③]

1538年西班牙人在原始时期最为成功的德·索托探险开始启动。当年4月，德·索托带领600～650人的探险队离开伊比利亚半岛。数名妇女和奴隶随行，探险队总人口估计为1000人。为了探险和征服顺利，德·索托征集了200匹马，携带了更多数量的猪。在跨越大西洋和在古巴准备的一年多时间内，没有资料提及探险队成员患病。但是一位编年史作者报告说，德·索托的队伍在加勒比群岛“尤其是沼泽地带遭遇了蚊子的困扰”。当然，在1538年，

---

① Alvan Nunez Cabeza de Vaca, “The Relation of Alvar Nunez Cabeza de Veca,” David B. Quinn, ed., *New American World: A Documentary History of North America to 1612*, Vol.2, p. 24.

② Alvan Nunez Cabeza de Vaca, “The Relation of Alvar Nunez Cabeza de Veca,” David B. Quinn, ed., *New American World: A Documentary History of North America to 1612*, Vol.2, p. 25; Hereras, “Herera’s Account of the Breakup of the Narvaez’s Expedition,” David B. Quinn, ed., *New American World: A Documentary History of North America to 1612*, Vol.2, pp. 11-13.

③ Alvan Nunez Cabeza de Vaca, “The Relation of Alvar Nunez Cabeza de Veca,” David B. Quinn, ed., *New American World: A Documentary History of North America to 1612*, Vol.2, pp. 30-31.

疟疾在古巴已经成为一种地方病，这使德·索托探险队可能将这种疾病传播到北美东南部。[①]德·索托探险队的各种编年都记载，到 1540 年 5 月，西班牙人开始患病。在一个名叫雪拉（Xualla）的土著村落附近，据报告许多人都患病并跛脚。后来德·索托的一位骑兵在雪拉和圭叙尔（Xualla and Guaxule）之间的土著村落游历，“由于发烧而生病”。随着探险队的西进，患病的人数逐渐增加。在越过阿巴拉契亚顶峰后，一些人病得极为严重无法继续探险。探险队成员可能遭遇了发热、脱水和营养不良；另外疟疾可能也在流行。死亡接踵而至。从 1540 年 5 月到 9 月，德·索托从田纳西通过库萨（Coosa）河谷来到了阿拉巴马河。到 1540 年秋天，德·索托人员由于疾病和暴力死亡了 102 人。德·索托探险队总人数为 1000 人，此时因为暴力与疾病死亡的人数比例大概在 10%。更为糟糕的是，探险队的首脑德·索托也患病而亡。当探险队回到密西西比河，德·索托自己病得极为严重，在“经历高烧”后，这位著名探险家于 1542 年 5 月死亡。一位编年史作者描述这位著名探险家的死亡起源于“一种低度发烧”，“第一天温度很低，第三天变得极为严重”。发烧温度持续上升，到第 7 天德·索托死亡。[②]尽管有学者推测德·索托探险队患上的可能是疟疾，但是没有充分的资料证明。因此，这些西班牙人所患到底是何种疾病，已经不得而知。

不过，西班牙人还是将所患有的疾病传播给了当地印第安人。有资料证实，德·索托探险队把欧洲流行的梅毒传染给了土著妇女。德·索托探险队每入侵一个土著村落，就会要求土著妇女作为奴隶和姘头服务于探险队。根据一位编年史作者，西班牙人“想要土著妇女……利用她们，满足西班牙人的邪恶和淫欲；他们为她们洗礼更多地是为了与她们性交往，而不是向后者灌输信仰”[③]。也就是在与印第安人妇女同居的过程中，西班牙人将欧洲长期流行的梅毒传播给了当地的土著妇女。还有学者指出，在德·索托及其队伍沿着密西西比河南下并达到墨西哥湾与新西班牙后，东南部这些酋长国的人口与社会结构都土崩瓦解。他们瓦解的部分原因在于德·索托探险所引发

① Paul Kelton, *Epidemics and Enslavement: Biological Catastrophe in the Native Southeast, 1492-1715*, pp. 59-60.

② Paul Kelton, *Epidemics and Enslavement: Biological Catastrophe in the Native Southeast, 1492-1715*, pp. 60-61.

③ Paul Kelton, *Epidemics and Enslavement: Biological Catastrophe in the Native Southeast, 1492-1715*, p. 64

的经济与社会影响，但更多的是由印第安人毫无抵抗力的细菌和病毒的引入导致的。[①]1559—1561年，特里斯坦·德·鲁纳（Tristan de Luna）探险队走访了德·索托当年经过的位于阿拉巴马和佐治亚的土著村镇，1566—1568年，胡安·帕尔多（Juan Pardo）则走访了德·索托当年访问的位于南卡罗来纳、北卡罗来纳以及田纳西的土著村镇。这些西班牙探险者发现，这里的印第安人数量大减，社会复杂性也变得简单化。这两次探险的100年后，欧洲人再次走访了德·索托当年访问的地方。他们发现，这里印第安人已经很少，几乎没有德·索托所描述的人口众多、富有敌意的酋长国。[②]

继德·索托之后，其他的西班牙人探险队也都将这种或者那种传染性疾病传播到了北美大陆的印第安人中。特里斯坦·德·鲁纳于1559年6月率领由500名成年男性、1000名服务人员以及240匹马组成的庞大探险队到北美大陆探查。9月初，探险队开始有人生病。1560年5月，探险队经历了极端饥饿。1561年4月，探险队只剩下60～70名士兵，后来这些士兵也在记录中消失。一种观点认为，德·鲁纳探险队不可避免地带有流感，因为当探险队出发时，流感正在拉丁美洲暴发。[③]1686年8月28日，马科斯·德尔加多（Marcos Delgado）率领20名士兵，以及20名阿巴拉契（Apalachee）辅助人员从阿巴拉契出发。他走访克里克人村镇，希望到达莫比尔（Mobile）。9月中旬，这位探险队领导人向殖民地总督报告说，他以及半数士兵和阿巴拉契人“都因为发烧而患病”。德尔加多写道，他自己曾两次发烧。[④]

上述说明了外来传染病通过西班牙人的探险而逐渐渗透到北美大陆东南部地区，其实疾病不仅仅局限于东南部，而且也通过西班牙人在西南部和西北部传播。有学者指出，各种疾病对东南部土著的破坏力远远大于对西南部土著群体的影响。他认为，寄生虫在毒性上的差异是气候与接触频率差异的

① Martin T. Smith, “Aboriginal Depopulation in the Postcontact Southeast,” in Charles Hudson and Carmen Chaves Tesser, eds., *The Forgotten Century: Indians and Europeans in the American South, 1521-1704*, p. 257.

② Martin T. Smith, “Aboriginal Depopulation in the Postcontact Southeast,” in Charles Hudson and Carmen Chaves Tesser, eds., *The Forgotten Century: Indians and Europeans in the American South, 1521-1704*, p. 257.

③ Paul Kelton, *Epidemics and Enslavement: Biological Catastrophe in the Native Southeast, 1492-1715*, p. 67.

④ Mark F. Boyd, trans., “The Expedition of Marcos Delgado from Apalachee to the Upper Creeek Country in 1686,” *The Florida Historical Quarterly*, Vol.16, No.1 (July 1937), pp. 5-6, 14-16.

结果。他宣称："东南部土著气候潮湿，土著人口稠密，接触频率较干旱而人口稀少的西南部要高，因此，传染性疾病在后一地区传播也较为缓慢。"[①]尽管如此，西班牙人最终还是将传染性疾病带到西南部。欧洲人与北美西南部土著社会的接触开始于阿尔法·努涅斯·卡韦萨·德·巴卡。他以及1529年前往佛罗里达探险的三位幸存者跨越大陆，从坦帕湾（Tampa Bay）进入得克萨斯与新墨西哥，向南通过锡那罗亚（Sinoloa）和索诺拉（Sonora），最终于1536年进入墨西哥城。三年后的1539年，圣方济各会神父马克斯·德·尼萨（Marcos de Niza）率领一支探险队进入亚利桑那南部以及新墨西哥的祖尼人领地。弗朗西斯科·瓦兹奎兹·德·科罗纳多（Francisco Vazquez de Coronado）的探险于1540年接踵而至。经常性接触直到16世纪90年代耶稣会布道站的建立才开始。[②]文献资料证实，从1530年开始，旧世界的流行病已经经常到达这一遥远地区。尽管北部土著人可能逃过了1520—1524年间袭击墨西哥中部的第一次天花流行病的打击，1530年努诺·德·古兹曼（Nuno de Guzman）率领的西班牙人队伍将痢疾、伤寒以及可能的疟疾等引入锡那罗亚和索诺拉，对欧洲人与印第安人都产生了灾难性后果。在努亚里特（Nayarit）和锡那罗亚，1530—1534年间一场麻疹流行病肆虐。[③]由于感染这种疾病，仅库利亚坎（Culiacan）就有130,000名美洲印第安人死亡，幸存者则只有20,000人。[④]在新墨西哥，在1540到1680年普韦布洛大起义之间，文献记录只有两次疾病事件。但是人类学家安·拉蒙诺夫斯基（Ann F. Ramenofsky）通过研究得出结论说："在1680年以前，一些旧世界传染性疾病可能困扰着普韦布洛人。"[⑤]

更有甚者，西班牙人甚至将疾病远播到北美大陆的西北部地区。有资料显示，天花是通过1774—1786年接触西北部沿海地区的欧洲船只到达的。数种资料谴责乘船而来的访问者，尤其是西班牙人。纳撒尼尔·波特洛克

① Ann F. Ramenofsky, "The Problem of Introduced Infectious Diseases in New Mexico 1540-1680," *Journal of Anthropological Research*, Vol.52, No.2 (Summer 1996), pp. 161-162.

② Suzanne Austin Alchon, *A Pest in the Land: New World Epidemics in A Global Perspective*, p. 94.

③ Daniel T. Reff, *Disease, Depopulation, and Culture Change in Northwestern New Spain, 1518-1764*, Salt Lake City: University of Utah Press, 1991, pp. 99-114.

④ Daniel T. Reff, *Disease, Depopulation, and Culture Change in Northwestern New Spain, 1518-1764*, pp. 250-251.

⑤ Ann F. Ramenofsky, "The Problem of Introduced Infectious Diseases in New Mexico 1540-1680," p. 162.

（Nathaniel Portlock）在阿拉斯加东南部写道："由于1775年西班牙人在这一沿海地区活动，他们极有可能将这种致命传染病（天花——笔者注）带给了这些可怜的东西（印第安人——笔者注）。"1791年，在胡安·德·富卡（Juan De Fuca）海峡见到带有天花印记的印第安人后，船员约翰·博伊特（John Boit）重申这一谴责："土著人看到的西班牙人将它带到他们中间。"欧洲船只传播天花疾病的可能性确实存在。因为从18世纪70年代到80年代，大量外来者在这一地区探查。[①]

综上所述，西班牙人通过跨大西洋航行和在北美大陆的探查、远征等活动，将欧洲原有的很多疾病传播到了北美大陆。根据人类学家亨利·多宾斯的研究，在1512—1562年间，外来疾病导致佛罗里达的殖民人口中暴发了8次严重的流行病，这些疾病也很容易从新西班牙和古巴传播到克鲁萨（Calusa）和蒂姆夸（Timucua）。更为重要的是，在古巴或新西班牙出现的疾病中至少有6种不同疾病通过大陆陆地、海洋船只或独木舟传播到了佛罗里达。这些疾病包括1559年的天花、1528年的伤寒或1528—1531年的麻疹、1545—1548年间的淋巴腺鼠疫、1549年的斑疹伤寒、1550年的腮腺炎、1559年的流感。只有1513—1514年的疾病——尽管极有可能是疟疾，以及1535—1539年的瘟疫尚未确定。[②]在与西班牙接触之初，与西班牙人及其奴隶的接触，会导致印第安人中暴发流行病。这种状态使得一位德国传教士印象深刻，他在1699年评论说："印第安人极易死亡，仅仅是一位西班牙人的观望和气味就促使他们一命呜呼。"[③]

二、英法跨大西洋航行、接触与传染性疾病在北美的传播

与西班牙人在15世纪末期以来的航行和探险一样，16世纪末期英国早期的跨大西洋航行与在北美的殖民活动可能是原始时期英国人将致命疾病传

① Nathaniel Portlock, *A Voyage Round the World*, London: Printed for John Stockdale, 1789. p. 271; John Boit, "John Boit's log of the Second Voyage of the 'Columbia'," in Frederic W. Howay, ed., *Voyages of the 'Columvbia' to the Northwest Coast, 1787-1790 and 1790-1793*, Boston: Massachusetts Historical Society,1941, p. 371.

② Henry F. Dobyns, *Their Number Become Thinned: Native American Population Dynamics in Eastern North America*, pp. 270-271.

③ E. Wagner Stearn, *The Effect of Smallpox on the Destiny of the Amerindian*, Boston: Bruce Humphers, Inc., Publishers, 1945, p. 17.

播到新世界的元凶。从 17 世纪开始，将欧洲疾病引入新英格兰殖民地或加拿大的障碍已经不复存在。其结果是，外来传染病便开始在北美大陆蔓延。

有资料表明，1585—1586 年英国走私商弗朗西斯·德雷克（Francis Drake）的舰队在西属美洲帝国各个区域劫掠，在哥伦布大交换中发挥了极其重要的作用。1585 年 9 月，德雷克舰队由 2300 多人乘坐着 25 艘船只，离开了英国。到 11 月中旬，舰队中就开始暴发严重疾病。德雷克的编年史作者之一报告说："在驶向西印度群岛的途中，我们在海上航行时间并不长，但是我们中有人暴发了疾病，在数日内大约 200～300 人死亡。直到离开圣拉格（Saint Iago）大约七八天后，舰队中的所有人才没有死亡。这种疾病会传染他人，以至于很多人患病。然后我们中患病的人高烧持续不退，只有极少数人能幸免于难，不过大多数人也都竭尽全力与疾病斗争很长时间。"[①]

此后，远航舰队的成员中甚至有人暴发了流行病。有资料证明，德雷克的舰队于 11 月 29 日离开佛得角群岛（Cape Verde）的圣地亚哥（Santiago）再次开始航行，两天后流行病在船上人员中暴发。[②]对此后世的学者也是认可的。英国学者在 19 世纪末的专著中描述德雷克舰队说："我在海上航行仅仅数日后，我们的人员中就有人暴发了一场严重疾病，数日内有二三百人死亡。"[③]也就是在舰队成员中疾病流行之时，舰队在新世界的多米尼亚登陆，并与当地的土著美洲人进行贸易。他们中的传染病可能传播给了当地土著人。德雷克的队伍并没有在那里停留足够长的时间，用以观察到土著民族是否遭遇了英国人病菌的袭击，但是在离开后不久，德雷克的舰队在圣克里斯托弗（St Chrostopher）未占领的一个岛屿上登陆，他们在那里度过了圣诞节，"让他们的病人休息"[④]。此后，致病微生物继续削弱英国人。在 1586 年新年之初，德雷克的舰队在卡塔赫纳（Cartagena）停留 6 天，疾病继续困扰他们。一位英国人后来回忆说："我们的病人还未来得及康复就死亡了，尽管没有以前那么迅速了，一旦接触这种疾病，有些人即使是逃过一死，也难以恢复自

① Paul Kelton, *Epidemics and Enslavement: Biological Catastrophe in the Native Southeast, 1492-1715*, p. 79.

② David B. Quinn, ed., *The Roanoke Voyages, 1584-1590*, London: Quaritch for the Hakluyt Society, 1955, Vol.1, p. 12.

③ Charles Creighton, *A History of Epidemics in Britain, from AD 664 to the Extintion of Plague*, Vol.1, Cambridge: Cambridge University Press, 1891, p. 586.

④ Charles Creighton, *A History of Epidemics in Britain, from AD 664 to the Extintion of Plague*, Vol.1, pp. 587-588.

己的力量，他们中许多人记忆遭到严重损伤。”这位编年史作者描述这种痛苦为“极强的灼烧感，瘟疫性疟疾”，他从西班牙人那里了解到，一旦新到者呼吸到“第一个晚上的空气”，这种疾病就开始袭击他们。[①]

可以说，德雷克的远征舰队在整个航行中一直是疾病不断，甚至有时还会演变成死亡率极高的流行病。因此，有学者提出，德雷克的船员在开始跨大洋航行时已经携带着一种极为致命的病菌，它可能是殖民主义所能带来的最为严重的一种。黄热病可能是舰队患病的元凶，而德雷克将这种疾病首次引入美洲。[②]这种可能是黄热病的外来传染病不仅在德雷克的舰队中传播，而且还乘与土著民族接触之际传播给当地印第安人，并引发他们中有人患流行病。1586 年 5 月 28 日到 6 月 2 日，德雷克的一位编年史作者提及处女地流行病的证据。这位英国人报告说，“首次来到我们中间的野蛮民族迅速死亡，他们自己说，这是英国人的上帝使他们死亡如此迅速”[③]。这在德雷克舰队一艘船只的日志中也得到证实：“最初接触我们的野蛮人迅速死亡，正是英国人的上帝使得他们死亡如此迅速。”[④]

1585—1587 年英国人沃尔特·雷利（Walter Raleigh）在卡罗来纳沿海地区罗阿诺克岛建立殖民地的活动，也对外来传染病在北美大陆的传播起到了推波助澜的作用。罗阿诺克岛殖民地是英国人发起的在北美大陆最早的殖民活动，为此雷利先后两次组织移民迁移到罗阿诺克岛。此次殖民活动最终以失败而告终，但是其生物影响则不容忽视。当时参与移民的幸存者托马斯·哈利奥特（Thomas Harriot）在其著述中清楚表明，英国人雷利以及在罗阿诺克岛的 100 名英国人至少将两场流行性疾病传播给了与他们接触的土著美洲人。在一段极为显著的文字中，哈利奥特写到，英国人在造访了敌对的数个土著定居地数日后，有的定居地死亡 20 名土著人，其他定居地死亡 40 人，有的死亡 60 人，还有一个定居地死亡 120 人，“相对于他们的人口而言，这已经是很多人死亡了”。这种疾病对土著人来说极为陌生，结果是他们不知道

① Paul Kelton, *Epidemics and Enslavement: Biological Catastrophe in the Native Southeast, 1492-1715*, p. 80.

② John Duffy, *Epidemics in Colonial America*, Baton Rouge: Louisiana State University Press, 1953, p. 139.

③ David B. Quinn, ed., *New American World: A Documentary History of North America to 1612*, Vol.3, p. 307.

④ David B. Quinn, ed., *The Roanoke Voyages, 1584-1590*, Vol.1, p. 306.

如何治疗，甚至不知道它是什么疾病。[①]

此后英国人的跨大西洋航行和在北美的探查，也都起到了传播疾病的作用。17 世纪初期，另外一位英国人马丁·普林（Martin Pring）访问了缅因与马萨诸塞，1605 年乔治·韦茅斯（George Waymouth）接踵而至，他从佩诺布斯科特的阿布纳基人（Abnakis）部落购买毛皮。次年，乔治·波帕姆（George Popham）也踏上北美的土地。这些航海者的到来带来了致命的天花病毒。1616—1619 年新英格兰地区暴发的一场极为严重的流行病，其起源可能是当时欧洲人对新英格兰一个土著群体的访问。这是属于更为典型的印第安人与外来传染病之间的处女地相遇。一名印第安人翻译阿瑟考米特（Assecomet），在 1605 年服务于乔治·韦茅斯的船队，并跟随船队走访英国，于 1614 年回到新英格兰，据说他随后死于一场流行病。约翰·史密斯（Captain John Smith）及其法国竞争者于 1614 年也访问过马萨诸塞。另外，科德角（Cape Cod）有口述资料说，1614 年至少有两艘法国船只在那里沉没或者被印第安人俘获。1619 年托马斯·德默船长（Captain Thomas Demer）在新英格兰沿岸行驶时，“拯救了一名法国人，随后在马斯特触塞特（Mastachusit）又救起另外一人，三年前的 1616 年这位幸存者在科德角东北部的一次船只失事中逃脱”。1616 年流行病是从外部引入的证据最具有说服力。费尔南多·乔治斯爵士（Sir Ferdinando Gorges）派遣理查德·瓦因斯（Richard Vines）以及一小队贸易商来到缅因，在 1616—1617 年冬季与印第安人居住在一起。瓦因斯的描述，可能是这场大规模瘟疫的亲历者所做的唯一描述。因此极有可能的是，瓦因斯的队伍将流行病引入印第安人中。[②]

天花是外来传染病中对美洲印第安人影响最大、也是暴发频率最高的严重疾病之一，但是它在 1630 年以前却没有在北美东北部出现。令人奇怪的是，墨西哥和加勒比地区的西班牙殖民地在长达一个世纪的时期内都是这种灾难性流行病的重灾区，而且它们之间与北部沿海之间也有某些船只往来，甚至是来自英格兰的船只也携带着病毒。不过，到 17 世纪 30 年代，随着跨大西洋航行的时间日益缩短，天花病毒也开始跨越大西洋来到北美东北部地区。早期编年史作者威廉·哈伯德（William Hubbard）写到，1630 年，一艘名叫

---

① Thomas Harriot, *A Briefe and True Report of the New Found Land of Virginia*, London: Bernard Quaritch, 1893, pp. 41-42.

② Timothy L. Bratton, “The Identity of the New England Indian Pandemic of 1616-19,” *Bulletin of the History of Medicine*, Vol.62, No.3 (Fall 1988), p. 353.

塔波特的船只从英格兰来到波士顿。她“在旅途中就被剧烈的天花造访，从而在途中导致14人死亡”[①]。1638年乘坐新供应号（New Supply）船只来到北美殖民地的约翰·乔斯林（John Josselyn）提供了最为详细的描述。该船只有48名船员和164名乘客，总计212人。在此次航行的第8天，一个乘客的仆人患上天花；到旅程的第19天，天花成为一种流行病。到第69天该船只到达波士顿时，船只上的最后一位天花患者去世。[②]

法国人在北美大陆的航行和探查要早于英国人，因此他们也较早地把旧世界的各种传染性疾病传播到北美大陆。早在1535年卡蒂埃第二次航行北美之时，他在魁北克城附近斯塔达科纳（Stadacona）村落宿营，并在1535年12月观察到，50多名斯塔达科纳人（大约占该村落人口的10%）死于一种未知疾病。死亡率、流行病行为以及疾病暴发的时间都表明这是一种欧洲传染病。[③]流感与感冒病毒可能是这场疾病的元凶，另外这场流行病也可能是细菌性肺炎。[④]1564年4月22日，法国人率领三只船只越过大西洋，在三个月后到达佛罗里达，并在圣约翰河建立了卡洛琳堡（Fort Caroline）。在这个过程中，法国人患上一种以发烧为特征的未明疾病。根据法国人的记载，一场大火和干旱使许多鱼类死亡，欧洲人用意大利语对发寒与发热交替现象进行解释。次年8月，法国人报告说，新一轮的发烧袭击这个羽翼未丰的殖民地。[⑤]另外，1616—1619年在新英格兰蔓延的流行病，据说可以归咎于一群法国水手。他们的船只在马萨诸塞湾遇到事故，故而被当地的印第安人俘虏，这些印第安人宣称他们人口众多，故而难以被征服。此后，根据托马斯·莫顿（Thomas Morton）的记载，“在此后的很短时间内，上帝之手重重地落在他们身上，死亡接踵而至，死亡率骤升……”[⑥]无论元凶是否是法国人，这场瘟疫开始于马萨诸塞湾。这个区域成为中心，然后疾病从这里向南蔓延到科德

---

① William Hubbard, *A General History of New England*, Boston: Charles C. Little and James Borwn, 1848, p. 131.

② John Josselyn, *An Account of Two Voyages to New-England, Made during the Years 1638, 1663*, Boston: William Veazie, 1865, pp. 213-320.

③ Bruce Trigger, *The Children of Aataentic: A History of the Huron People to 1660*, Vol.1, Montreal: McGill-Queen's University Press, 1976, pp. 193-194.

④ Gary Warrick, "European Infectious Disease and Depopulation of the Wendat-Tionontate (Huron-Petun)," *World Archaeology*, Vol.35, No.2, (October 2003), p. 263.

⑤ David B. Quinn, ed., *New American World: A Documentary History of North America to 1612*, Vol.2, pp. 332, 336.

⑥ Thomas Morton, *New English Canaan*, London: Printed by Charles Green, 1632, pp. 18-19. (*Early English Books Online*)

角，向北到达缅因。

1704 年法国人在美洲的一次运输活动点燃了一场致命的流行病。当年 7 月，一艘法国供应船到达路易斯安那，运来了在中美洲殖民地哈瓦那已经感染一种“瘟疫”的士兵和定居者。其中 23 名水手死于途中，另有 20 名男性和 2 名女性在到达后死亡。起初，这种疾病在法国驻军哨所内蔓延，导致 2/3 的成员患病。此时，恰逢一些土著人口在哨所内访问和贸易。法国人比安维尔（Bienville）明确提及托和莫斯人（Tohomes）的患病情况，然后回忆说，1704 年瘟疫“几乎灭绝了”整个部落。路易斯安那的土著盟友损失最为惨重，比安维尔估计了托和莫斯人的人口损失。他宣称，他们的武士数量从 1699 年的 800 人减少为 1720 年的 90 人，人口削减比例为惊人的 89%。莫比尔人（Mobiles）的人口也骤降，到 1720 年他们只能召集 60 名武士。除了已知的悲惨情况外，数百名阿巴拉契避难者来到莫比尔地区。比安维尔宣称，莫比尔附近的阿巴拉契避难者一度能召集 500 名武士，但“疾病在他们中间肆虐，将其武士数量削减为 100 人”[①]。这场瘟疫还波及一度强大的贝亚古拉（Bayagoulas）部落。1722 年一位走访该部落的耶稣会传教士皮埃尔·富朗索瓦·沙维尔·德·沙勒沃伊（Pierre Francois Xavier de Charlevoix）评论说：“大约 20 年前者是一个人口众多的群体。天花摧毁了它的部分居民，其余的居民都逃走并消失了。数年来他们都没有得到关于这些幸存者的任何消息，有人怀疑这个群体是否还有一个家庭仍然存在。”[②]比安维尔则将这个幸存群体包括在法国的附属民族中，其武士数量只有 40 人，比 1699 年的（250 名）少了 84%，也难怪沙勒沃伊认为他们已经消失。[③]

第二节 贸易与外来传染病在北美大陆的传播

自从 1492 年哥伦布踏上美洲大陆开始，殖民者与印第安人群体之间以及

① Paul Kelton, *Epidemics and Enslavement: Biological Catastrophe in the Native Southeast, 1492-1715*, pp. 190-192.

② Pierre Francois Xavier de Charlevoix, “Historical Journal,” in B. F. French, ed., *Historical Collections of Louisiana*, part 3, New York: D. Appleton & Company, 1851, p. 176.

③ Paul Kelton, *Epidemics and Enslavement: Biological Catastrophe in the Native Southeast, 1492-1715*, p. 194.

印第安人各个群体之间贸易往来日益频繁，土著民族以北美大陆的毛皮、土地乃至土著奴隶来交换欧洲输入的酒类、日用品、生产工具等制成品。贸易形成了一个庞大而密集的网络，将北美大陆上的几乎所有群体，包括白人、黑人与各个土著群体都卷入这个网络中。北美大陆的印第安人被动或者主动地参与到大西洋贸易体系中，成为整个世界市场的组成部分。随着贸易的开展，贸易交换中的接触日益频繁，各种餐饮与聚会也逐渐增多。白人不断将包括天花、麻疹、鼠疫、流感、痢疾以及黄热病等各种外来传染病传播到北美各地。

印白贸易早于西班牙在北美开始探险和拓殖的时期就已经开始。西班牙人与印第安人在北美大陆的贸易往来由于规模没有后来的英法与印第安人之间的贸易那么大，常常为学者们所忽视。我们必须承认，西班牙人所发起的贸易体制，无论是在数量上还是质量上都无法与17世纪后半期英国人所创造的体制相比。但是，这种贸易关系确实促使部落经济开始依附于外来商品。钉子、金属用具、纺织品、牲畜、玻璃饰品以及其他物品从圣•奥古斯丁（St Augustine）传入土著社会，作为回报土著民族输出玉米和动物毛皮。另外，土著人也不得不负担沉重的劳役，成为运送货物的劳动力。或许更为重要的是，印白之间的这种贸易关系逐渐消除了印白接触前将蒂姆夸人（Timucuas）、瓜尔人（Guales）、阿巴拉契人分割开来的缓冲区。西属北美贸易关系在1565年西班牙人建立第一个永久性殖民地圣奥古斯丁之后得到进一步的发展。圣奥古斯丁成为西班牙人与土著群体进行贸易的中心，将土著民族与古巴的哈瓦那、西班牙的塞维利亚以及大西洋沿岸的其他充满疾病的港口联系起来。在整个17世纪，该殖民地与墨西哥的人口中心交通联系不断，西属北美也开始与外部进行直接经常性接触，船只携带着人员、货物与病菌在圣奥古斯丁进出。西班牙人与墨西哥之间的非法的土著制品贸易也在进行。至少一位殖民地总督利用普韦布洛劳动力清洗、鞣（革）、加工来自牲畜的毛皮，然后将这些毛皮运送到墨西哥出售。[①]

另外，此时不甚发达的印白贸易网络还得到原有的乃至新建的土著贸易网络的重要补充。1778年当库克船长注意到努特卡湾（Nootka Sound）的瓦卡希人（Wakashans）拥有铁制的工具和刀具时，他将这归因于与欧洲人有着

① Ann F. Ramenofsky, “The Problem of Introduced Infectious Diseases in New Mexico 1540-1680,” p. 173.

遥远联系的土著贸易体系。他写道：“事实上，我们不应该对美洲所有土著部落中使用铁器感到大惊小怪，因为他们多年来都被已经使用铁器的欧洲人与其他民族包围，他们也知道这些印第安民族之间有着极为广泛的交往。”库克的船员和他观点类似。西班牙探险队的指挥官埃斯特班·乔斯·马里内兹（Esteban Jose Marinez）详细描述了土著贸易网络：“我的观点是，他们所使用的铁器是通过各个土著村落之间的交换得来的。”这个贸易并不局限于沿海地区。马里内兹认为，“沿海居民与内地村落”之间的内陆贸易也很发达。他推测说，沿海地区的土著人除向内地输送鱼类与毛皮外，还得到了金属制品，这些制品可能来自于远至“如果说不是哈德逊湾或者拉布拉多（地名，Labrado），也至少是密西西比”。1793年，与温哥华一道的船员曼比（Manby）也认为，沿海地区的土著人参与了一直可以延伸到哈德逊湾的贸易网络。他说：“无论是土地，还是水痘都无法阻碍早期的贸易，我敢说，我们的许多物品此时已经接近大陆的另一端，因为部落与部落之间存在着持续不断的交易链，通过这条交易之路，毫无疑问他们最终能够找到我们在加拿大的工厂或哈德逊湾的定居地。”[1]

随着印白贸易关系的扩大，随着土著贸易网络的不断延伸，西班牙人在北美大陆已经建立了巨大的贸易网络，并将当时的白人、黑人、印第安人都卷入其中。当西班牙人、英国人、法国人在经过跨大西洋航行并把外来传染病带到北美大陆后，传染性疾病就会沿着西班牙人、印第安人所共同建立的贸易网络不断向北美大陆内地蔓延。这就是为什么北美大陆不少印第安人群体在尚未见到白人之前就已经莫名地遭到外来传染病的打击。

自从16世纪西班牙人、法国人以及英国人开始探查北美大陆开始，白人已经陆陆续续开始与各个土著民族在西属美洲的北部区域进行着各种贸易。到17世纪第二个十年，这一地区的印第安人群体已经融入日益扩张的大西洋运输网络中，此时新英格兰沿海地区的土著社会已经成为法国人、英国人与荷兰人活跃的贸易伙伴，后者的船只经常运载着各种货物来与土著人交换海狸皮以及其他毛皮。贸易往来作为外来传染病在北美大陆传播的主要渠道，早在印白接触和贸易之初就已经如此。从1616年开始，从缅因到罗德岛的沿海土著社区发生了多次疾病暴发，到1620年清教徒在普利茅斯石登陆后发现

① Elizabeth A. Finn, *Pox Americana: The Great Smallpox Epidemic of 1775-82*, pp. 251-252.

了这片土地已经是寡妇地。[①]

1633年，在康涅狄格河流域一个英国人的贸易站点暴发天花疾病，天花很快传播到莫霍克（Mohawk）以及其他五大部落的村落中。[②]根据有关学者的研究，这种疾病可能是通过莫西干（Mohigan）贸易商传入的，后者在康涅狄格河与哈德逊河谷都与荷兰人、英国人开展着利润丰厚的贸易。[③]1634—1635年冬，一个荷兰人团队从奥伦治堡（Fort Orange）来到莫霍克、奥内达（Oneida）和奥内达加（Onondaga）人群体中。荷兰人发现，至少莫霍克人已经历一次流行病，“这里莫霍克人村落中的许多野蛮人都死于了天花”。[④]印第安人告诉荷兰人，流行病显然是由1634年8月来到莫霍克村落的6名法国贸易团成员带给易洛魁人的。[⑤]

印第安人对于贸易传播疾病的情况也有一定了解。根据耶稣会士比亚尔（Biard）讲述，1616年一场流行病打击了缅因土著民族，印第安人以前从未有过这种经历：“他们极为震惊，通常抱怨说，自从法国人与他们混居并贸易，他们正在迅速死亡，人口逐渐减少。”[⑥]1701年在卡罗来纳游历时，约翰·本森（John Lawson）见证了天花导致的灾难性后果，它摧毁了“数千名土著人口”，甚至“将整个土著村镇一扫而光”。他评论说，“就我所知，与英国人贸易的野蛮人无不成为这种疾病的严重受害者”。[⑦]尽管历次流行病给予诸部落的教训都意味着隔绝是免受白人疾病打击的最好保护，但是很不幸的是，鲜有群体能够享有这种完全独立的特权。市场体系所释放的各种力量注定将更多的人和群体纳入其影响范围内。定居与移民部落日益依赖于政府配给维持生活，甚至是游牧群体也需要通过贸易来获取捍卫领地的武器。贸易往来中

① Paul Kelton, *Epidemics and Enslavement: Biological Catastrophe in the Native Southeast, 1492-1715*, p. 238, note.101.

② Dean R. Snow, “Disease and Population Decline in the Northeast,” in John W. Verano and Douglas H. Ubelaker, eds., *Disease and Demography in the Americas*, pp. 177-186.

③ Gary Warrick, “European Infectious Disease and Depopulation of the Wendat-Tionontate (Huron-Petun),” p. 264.

④ J. Franklin Jameson, ed., *Narratives of New Netherland, 1609-1664*, New York: Charles Scribner’s Sons, 1909, p. 141.

⑤ J. Franklin Jameson, ed., *Narratives of New Netherland, 1609-1664*, p. 149.

⑥ Reuben G. Thwaites, ed., *Jesuit Relations and Allied Documents*, Cleveland: The Burrows Brothers Company, 1896, Vol.3, p. 105.

⑦ John Lawson, *A New Voyage to Carolina*, London, 1709, pp. 18, 28. (*Eighteenth Century Collections Online*)

土著民族对白人制成品的需求依赖性日益增加，这使得印第安人无法割舍与白人的贸易往来，自然也就无法切断旧世界传染性疾病在北美大陆的这种主要传播途径。

保罗·凯尔顿对北美东南部贸易尤其是土著奴隶贸易在传播外来传染病途径中的作用颇有研究。他提出，自 1650 年弗吉尼亚贸易商冒险进入卡罗来纳的皮德蒙特，到 1659 年他们的商业联系已经拓展到南部的萨凡纳河。1670 年以后，卡罗来纳人将英国人的影响扩张到更远，从其新建的殖民地派遣贸易商到内地腹地。到 1696 年，一个繁荣的交换网络已经将从詹姆斯敦到萨凡纳、从大西洋到密西西比河的英国殖民地与土著社区联系起来。在这个贸易网络中，许多土著民族用鹿皮以及从敌人那里获得的土著俘虏，通过欧洲殖民主义换取各种新的有用而神秘的制成品。其他土著人则成为上述新形势的牺牲品，成为那些富有侵略性、持有枪支的奴隶袭击者的潜在奴隶，因此逃到更远更安全的地方避难。随着英国商业在 17 世纪后半期的扩张，大西洋市场经济首次成为整个东南部土著社会中不可忽视的因素。[①]

在英国人的贸易网络形成后，英国商业用史无前例的数量的商品涌入东南部，将以前自给自足的土著社区与更大的大西洋市场经济联系起来。贸易商联系着从大西洋沿岸到密西西比河之间的各个土著群体。英国商业甚至影响到生活在遥远的阿巴拉契亚山脉南部以及阿肯色河口的土著民族。大量的人口——贸易商、土著中间商、奴隶袭击者、俘虏与逃奴，都在这个广泛的贸易网络中流动。多种人口运动与合并不断发生，新的土著联盟形成。一旦引入正在运动中的民众环境中，天花病毒就开始在整个地区范围内肆虐。因此，英国殖民主义经济尤其是土著奴隶贸易，将东南部纳入更宏大的大西洋世界之中，打破了土著民族原有的疾病生态，导致他们对各种传染性疾病的感染率大大增加。在凯尔顿看来，天花之所以传播如此广泛，是因为大量的贸易商、土著中间商、奴隶袭击者、土著俘虏在整个地区不断流动，甚至征服了以前相互隔离的缓冲区。对毛皮的需要，导致英国贸易商冒险远离殖民定居地，但是没有什么比他们购买土著俘虏的愿望更大地增加了土著人对新引入疾病的脆弱性。[②]另外，土著奴隶贸易还影响到外来传染病的死亡率。

① Paul Kelton, *Epidemics and Enslavement: Biological Catastrophe in the Native Southeast, 1492-1715*, pp. 101-102.

② Paul Kelton, *Epidemics and Enslavement: Biological Catastrophe in the Native Southeast, 1492-1715*, pp. 143, 157-158.

面对经常性的土著奴隶袭击与贸易，土著人出于对持枪的奴隶袭击者的畏惧，通常不能维系正常的生存方式，面临营养不良。他们还不得不聚居生活并巩固定居地防御工事，典型的病菌都会与糟糕的卫生状况一道使本已营养不良的身体处于更为虚弱的境地。事实上，在土著奴隶贸易的高峰时期，土著民族遭受了殖民主义最为糟糕的生态影响，哥伦布大交换中疾病、土著病菌以及营养不良综合作用，导致了印第安人的大量死亡。[①]

总之，一旦天花病毒进入英国人所建立的贸易网络中，它很快就在土著民族中演变成为一种大规模的流行病。一位卡罗来纳人对这种可怕的场景评论说："天花……对所有居民尤其是印第安人极为致命，据说天花已经横扫周围的整个部落，所有人中大概5～6名幸存者已经逃跑，任由死者暴尸荒野，让野兽吞噬。"[②]切罗基人的口述史也提供了材料支持。在讲述其与克里克人的冲突中，查尔斯·希克斯（Charles Hicks）提及在1715年雅玛西人（Yamasee）战争爆发之前切罗基人中暴发的一次天花病毒。他宣称："在这场战争之前，一些到沿海访问的切罗基人将天花引入部落中。"这些访问的切罗基人可能是在1711年5月至1712年3月间到查尔斯顿从事贸易的，当时查尔斯顿正在天花肆虐。或许天花在土著人口或新来人口中一直持续到1713年。结果是，天花袭击了切罗基部落中除了两个村镇之外的所有村落，并对河谷中定居地毁灭性最大，几乎摧毁了整个村落，"一些家庭几乎全部感染"[③]。

19世纪以前最大的跨大洋迁移可能也是最远距离的陆海路迁移，非洲奴隶跨过大西洋来到新世界。从16世纪最初数十年当西班牙国王授权从非洲船运奴隶到安第斯地区开始至1870年美洲最后一个奴隶市场关门，1000万黑人活着到达美洲港口，他们中大多数人都在满足欧洲市场的美洲种植园中劳动，种植蔗糖、烟草、大米、靛蓝、棉花以及咖啡。90%以上的黑人补充了现在已经灭绝的土著人口所留下的空间。单巴西就占有其中38%的奴隶，加勒比群岛40%，圣多米哥接受的奴隶数量是英属13个殖民地也就是后来的美国所接受奴隶数量的2倍。就奴隶的绝对数量而言，跨大西洋奴隶贸易的

① Paul Kelton, *Epidemics and Enslavement: Biological Catastrophe in the Native Southeast, 1492-1715*, p. xx.

② Edward McCrady, *The History of South Carolina under the Proprietary Government, 1670-1719*, New York: The Macmillan Company, 1897, Vol.1, p. 308.

③ Paul Kelton, *Epidemics and Enslavement: Biological Catastrophe in the Native Southeast, 1492-1715*, p. 175.

顶峰是 18 世纪，当时有 600 万黑人从非洲来到美洲。在此后的一个世纪，奴隶制在一个接一个的跨大西洋帝国中被废除，最终也在美国和巴西被废除，在另外 200 万黑人到达美洲后，奴隶贸易最终被中止。[①]

跨大西洋的黑人奴隶贸易很快就成为旧世界传染性疾病传播到美洲大陆的重要途径。在早期的非洲，天花肆虐，早在 17 世纪初期我们就发现天花已经在利比里亚扎根。黑人奴隶，被西班牙人聚集在沿海地区等待着运走，或者装在船只上，一旦被天花攻击，很快就会死亡。因此，当奴隶在运送过程中只有接触疾病并处于疾病潜伏期时，疾病才会最终传播到目的地。这些被传染的奴隶能够与土著人混合在一起。[②]还有研究表明，1518 年天花流行病肇端于中美洲诸岛屿，并于 1519 年传播到美洲大陆。格拉（Guerra）宣称，葡萄牙奴隶贸易商将感染天花的黑人于 1517 年直接带到伊斯帕尼奥拉岛。持怀疑态度的海内格（Henige）得出结论说，1518 年天花流行病在泰诺人（Taino）之外终止。[③]另外，16 世纪末期—17 世纪，英国人一直将利比里亚的黑人变成奴隶，并从尼罗河流域、刚果河流域输出黑人奴隶，以取代正在死亡的印第安人。这些黑人奴隶起初是在矿山中劳作，后来被用于种植园。1671 年卡罗来纳输入第一批黑人奴隶。1738 年天花瘟疫，实际上是由于一船输入到南卡罗来纳的黑人奴隶引入的。[④]天花也可能通过运送非洲奴隶的船只传播到弗吉尼亚。这些运送黑人奴隶的船只将数百名来自非洲的年轻俘虏挤压在一起，然后运输到大西洋世界的奴隶贸易市场，故而它们以传播疾病而臭名昭著。[⑤]可以说，跨大西洋的奴隶贸易成为外来传染病传播的重要动力。正如有学者明确提出的，从事非洲奴隶贸易的船只在疾病网络中编织了结实的绳索，不断地把天花传播到美洲人口中。[⑥]当然，黑人奴隶在到达美洲大陆后，也通常会成为传播疾病的载体。1836 年，天花暴发于居住在毛

---

① Alfred W. Crosby, “Infectious Disease and the Demography of the Atlantic Peoples,” *Journal of World History*, Vol.2, No.2 (Fall 1991), pp. 127-128.

② E. Wagner Stearn, *The Effect of Smallpox on the Destiny of the Amerindian*, pp. 16-17.

③ Henry F. Dobyns, “Disease Transfer at Contact,” *Annual Review of Anthropology*, Vol.22 (1993), p. 277.

④ E. Wagner Stearn, *The Effect of Smallpox on the Destiny of the Amerindian*, p. 17.

⑤ Philip D. Curtin, “Epidemiology and the Slave Trade,” *Political Science Quarterly*, Vol. 83, No. 2 (June 1968), pp. 191-216.

⑥ Henry F. Dobyns, “Disease Transfer at Contact,” *Annual Review of Anthropology*, Vol.22 (1993), p. 276; Henry F. Dobyns, “Native American Trade Centers as Contagious Disease Foci,” in J. W. Verano and D. H. Ubelaker, eds., *Disease and Demography in the Americas*, pp. 215-222.

皮贸易站点如温哥华堡（Fort Vancouver）以及西北部诸河流附近的印第安人群体中。有资料说，一个名叫贝克沃斯（Beckwourth）的黑人将一些被天花病毒感染的商品从圣路易带到黑脚部落，这些印第安人在分发这些物品时也被感染。[①]

黄热病在美洲的传播能够更加清晰地阐释跨大西洋奴隶贸易在传染性疾病传播中的作用。尽管学界关于黄热病的起源还存在争议，但是更为盛行的观点认为，它来源于非洲西海岸地区，并在这一地区流行，16世纪非洲西海岸前后暴发过5次黄热病。另外，非洲黑人拥有对黄热病的免疫力也是这种疾病在这一地区长期存在的证据。[②]黄热病是一种急性传染病，主要是通过长途运输过程中木桶盛装的水所滋生的埃及伊蚊传播。其病症主要是黄疸、发烧、吐血和尿血，对肝脏和肾脏造成损害。如不加治疗，该疾病死亡率高达40%。[③]直到1647年黄热病才在美洲首次出现，因为此时大规模的非洲奴隶贸易提供了足够的人口数量，使短命的黄热病病毒能够越过大西洋，并暴发成为一次大的流行病。[④]作为一种致命的急性传染病，黄热病随着欧洲日益升级的奴隶贸易而不断传播到美洲。欧洲船只不仅运送被抓捕的黑人，还运送着黄热病病毒和传播该病毒的伊蚊，一旦二者在沿海温带地区汇集，致命流行病就会暴发。

此外，在印白贸易关系中，毛皮贸易占据重要地位。无论是西班牙人、法国人还是荷兰人和英国人，在踏上北美大陆之后都或多或少地从事着毛皮贸易，用欧洲输入美洲的日用品、器具乃至枪支弹药交换美洲印第安人猎取的动物毛皮。随着毛皮贸易的进行，越来越多的白人毛皮贸易商不惜深入北美大陆腹地，在陌生的地理和社会环境中以身犯险进行着贸易，故而成为白人在北美拓殖的先锋。也恰恰由于上述原因，毛皮贸易成为包括天花在内的外来传染病传播到内地印第安人群体中的主要媒介。正如学者R.G.罗伯逊（R.G. Robertson）所说，"天花与毛皮贸易几乎无法分开"，他们是"人类历史上最具悲剧色彩的一对：毛皮贸易传播天花，天花消除印第安人之间的竞

---

① E. Wagner Stearn, *The Effect of Smallpox on the Destiny of the Amerindian*, p. 80.

② John Duffy, *Epidemics in Colonial America*, p. 139.

③ Donald B. Cooper and Kenneth F. Kipple, "Yellow Fever," in Kenneth F. Kipple, ed., *The Cambridge World History of Human Disease*, pp. 1100-1108.

④ Kenneth F. Kiple, "Yellow Fever and the Africanization of the Caribean," in J. W. Verano and D. H. Ubelaker, eds., *Disease and Demography in the Americas*, pp. 237-248.

争，使得毛皮贸易进一步传播”[①]。

在毛皮贸易过程中，贸易站成为印第安人感染疾病的来源中心，因为这些地方恰恰是部落民众经常与最初的欧洲移民以及后来的美国人接触的地方。[②]17—18世纪，毛皮贸易商深入北美大陆腹地，频繁往来于各个印第安人部落、北美白人定居地乃至欧洲大陆，无疑将各种旧世界的传染性疾病带给了身处内地的印第安人。1775—1782年天花瘟疫在北美大陆范围内蔓延，其传播在很多时候就是沿着毛皮贸易的线路推进的，毛皮商在其中起着重要作用。这种疾病沿着东部海岸的波士顿和约克南下，一直到新奥尔良，从新奥尔良又向西北部传播到大平原中部，与贸易商、传教士和印第安人如影随形。1782年7月贸易商汤米逊（Tomison）发现，与公司进行贸易的一些印第安人“袭击肖肖尼印第安人的帐篷，而这些肖肖尼人都感染了天花”，结果是，这些印第安人在杀死并剥下肖肖尼人的头皮时也感染了天花，并将疾病传染给了自己的族人。汤米逊说，肖肖尼人感染的天花“被认为是来自于他们与之贸易的西班牙人”[③]。当这场天花来到北美大陆北部时，它也是通过加拿大和太平洋西北部的毛皮贸易不断传播的。难怪伊丽莎白·芬恩（Elizabeth Fenn）得出结论说，毛皮贸易提供了“一种复杂的联系网络，它把毛皮运载到更远、更广范围的同时，也携带了天花”[④]。此话可谓一语中的。

1817年新的交通工具汽船的发明，也直接影响到毛皮贸易，影响到传染性疾病的传播。随着汽船的发明，美国毛皮贸易公司从堪萨斯河口一直到黄石（Yellowstone）的广大区域建立了一系列贸易站点。更为重要的是，从事贸易的汽船成为携带疾病的载体，源源不断地将传染病传播到从事贸易的土著群体中。1837年圣彼得号汽船所携带的天花病毒就引燃了密苏里河、哥伦比亚河流域的一场大规模的流行病。1837年6月，美国毛皮贸易公司的汽船圣彼得号满载商品、给养以及乘客离开圣路易，驶向密苏里河的各个要塞和贸易站点。在途中，一名混血黑人出现天花病症。包括三名阿里卡拉妇女及其孩子在内的一些乘客感染天花。这些印第安人在感染后不断发烧，伴随着

① R. G. Robertson, *Rotting Face: Smallpox and the American Indians*, pp. xi-xii.

② Benjamin Y. Dixon, “Furthering their Own Demise: How Kansa Indian Death Customs Accelerated Their Depopulation,” *Ethnohistory*, No.54, No.3 (Summer 2007), p. 488.

③ Elizabeth A. Finn, *Pox Americana: The Great Smallpox Epidemic of 1775-82*, p. 222.

④ Elizabeth A. Finn, *Pox Americana: The Great Smallpox Epidemic of 1775-82*, p. 173.

头痛和背痛。官员们提醒沿途的印第安人注意，并竭尽全力阻止印第安人与船员的交往。但是所有的一切都是徒劳的，因为印第安人知道礼物与交易商品都已经运来，除非诉诸武力否则他们就不会离开要塞。①其结果是，伴随着圣彼得号汽船来到的密苏里上游的天花病毒在北美西部点燃了一场流行病，杀死从加拿大次极地地区到新墨西哥的印第安人。在美国的南部平原以及西南部，天花最终感染奥塞奇人（Osages）、乔克托人（Choctaws）、科曼奇人（Comanches）、阿帕奇人（Apaches）和普韦布洛人（Puebloes）。基奥瓦部落（Kiowas），将 1839 年 12 月到 1840 年 2 月这段时期看作是天花之冬。②另外，还有资料提及，当圣彼得号到达克拉克要塞时，曼丹（Mandan）部落的一名酋长从船上仍然在患病的人那里偷盗了一张毛毯。贸易商查丹（Chardon）企图要回毛毯，他允诺原谅这位酋长，并用新的毛毯交换被偷的东西，但是最终未能成功。③这种行为被看作是天花传播到曼丹人中间的源头。根据贸易商查丹日志，格罗斯文特人（Gros Ventres）说，“他们中许多人死于天花，他们发誓要对所有白人复仇，因为天花是由圣彼得号船只带到这里的”。查丹指出，他们的这种观念是正确的，汽船“圣彼得号”在从尤宁堡（Fort Union）返回途中的 6 月 28 日到达卡拉克堡（Fort Clark），并将流行病带给了土著人。④

19 世纪中期，霍乱作为一种外来传染病也会通过运载货物的贸易汽船传播，并在北美大陆肆虐。1851—1852 年，被霍乱感染的汽船运载着货物将病毒带到了密苏里地区，致使霍乱在该地区阿里卡拉人、曼丹人和海达塔萨人（Hidatsas）的村落中肆虐四个月，密苏里河上游地区的 4000～6000 名印第安人死亡。⑤

---

① Prince of Wied, Maximillian, “Travels in the Interior of North America, 1832-1834,” In Reuben Gold Thwaites, ed., *Early Western Travels, 1748-1846*, Cleveland: Arthur H. Clark, 1906, Vol.22, pp. 33-36; Annie Heloise Abel, ed., *Chardon’s Journal of Fort Clark, 1834-1839*, Lincoln: University of Nebraska Press, 1997, pp. 118-119; Henry Schoolcraft, *Personal Memoirs of A Residence of Thirty Years with the Indian Tribes of American Frontiers*, Philadelphia: Lippincott, Grambo and Co., 1851, Vol.1, p. 577.

② Donald R. Hopkins, *Princes and Peasants: Smallpox in History*, pp. 271-272.

③ W. F. Wagner, *Leonard's Narrative: Adventure of Zenas Leonard, Fur Trader and Trapper, 1831-1836*, Cleveland: The Burrows Brothers, 1904, p. 41.

④ M. M. Quaife, ed., “The Smallpox Epidemic on the Upper Missouri,” *The Mississippi Valley Historical Review*, Vol.17, No.2 (September 1930), p. 284.

⑤ Ramon Powers and James N. Leiker, “Cholera among the Plains Indians: Perceptions, Causes, Consequences,” *The Western Historical Quarterly*, Vol.29, No.3 (Autumn 1998), pp. 323-324.

第三节　战争与外来传染病的传播

在20世纪以前，战争与瘟疫携手并进，战火导致的悲剧恰恰是微生物捕猎人类的绝佳机会，而北美大陆就是战争与疾病携手并进的主战场之一。一旦战争爆发，就会有比以前更多的人口在北美腹地频繁流动。每年春天成千上万名印第安人离开他们的家园，参与到交战双方的队伍中。白人士兵则多来自传染性疾病频发以至于疾病已经转变成为一种地方性疾病的欧洲。他们可能感染过的某种疾病，会无意中被传播给了更为脆弱的殖民者和美洲印第安人。[①]在殖民地时期，北美大陆的英属北美、法属北美与西属美洲诸殖民地之间并没有固定的界限。英国人、法国人、荷兰人、西班牙人乃至各个群体的印第安人在战争中不断迁移、作战、谈判，士兵、平民、官员将各种病菌或病毒带到了各个区域，结果是加速了外来传染病在北美的传播和流动。另外，传染性疾病一般是从白人殖民者传播给印第安人，导致瘟疫在土著部落中蔓延，但是在有些情况下，疾病在传播给印第安人后毒性骤增，反过来又传染给白人。这种情况在战争时期尤为明显。可以说，传染性疾病的相互传播，已经成为印白关系中的经常性因素。

1688—1691年的威廉王之战传播天花的案例当属一个典型。当时天花广泛流行于印第安人、白人、英国人和法国人中间。这种疾病到底起源于英国人的定居地还是法国人的定居地还不清楚，很可能是这两个地区各自被感染了。威廉王之战则将天花病毒传播得更远，范围更广。事实上，计划周密的军事行动却由于这种看不见的敌人而流产。1690年，英国人与莫西干人（Mohegans）和易洛魁人（Iroquois）结盟，计划攻击魁北克，但由于天花的暴发而失败。当英国人和莫西干部落代表，仍然带着这种疾病的标志，被派遣到易洛魁部落时，易洛魁人谴责他们带来了这种瘟疫。易洛魁人随后就被传染，大约300人死亡，剩余人口拒绝参加此次远征。[②]对于流行病传播的情况，法国传教士也有记载。1690年，米歇尔·德·库维尔（Michel de Couvert）

---

① D. Peter MacLeod, “Microbes and Muskets Smallpox and the Participation of the Amerindian Allies of New France in the Seven Year's War,” *Ethnohistory*, Vol.39, No.1 (Winter 1992), p. 46.

② “Count de Frontenac to the Minister, Dec., 12, 1690,” in E. B. O’Callaghan, ed., *Documents Relative to the Colonial History of the State of New York*, Vol.9, Albany: Weed, Parsons and Company, 1855, pp. 460-461.

神父对总督弗兰特纳克（Frontenac）报告说："一种疾病正在英国人中流行，英国人又将它传染给了娄普人（Loups），一些娄普人死亡，因此他们将这些死亡归咎于英国人。"结果是，英国人放弃了军事行动。次年，梅里特（Millet）神父也提及，英国人计划派遣两支军队进攻魁北克，"天花完全制止了第一支军队的行动，也瓦解了第二支军队的行动"[①]。英国人的报告也基本上确认了法国人的描述。罗伯特·派克（Robert Pike）1690年9月写信给马萨诸塞总督西蒙·布拉德斯特里特（Simon Bradstreet）报告说："天花已经导致他们中一些人死亡，还有更多的人患病在身。"11月，这位总督将这次远征的失败归因于"上帝的愤怒"，他宣称，上帝"通过传播天花、热病以及其他致命的疾病，让我们的朋友损失惨重……看起来是针对我们的。"[②]

除了威廉王之战外，1711年的塔斯卡罗拉人战争（Tuscaroras War）也在不断传播疾病。参与作战的塔斯卡罗拉人与阿尔冈钦人在交战中俘获一些被感染疾病的定居地民众，然后被这些俘虏传染了天花。4月份当北卡罗来纳巴恩韦尔（Barnwell）指挥的军队在进入到汉考克堡（Fort Hancock）时，他们发现了悲惨的一幕。他控诉说："很多人都患病和受伤，很多人死亡。随着腐烂程度增加，这些尸体发出阵阵恶臭。"[③]约翰·布里克尔（John Brickell）在1737年出版的《北卡罗来纳自然史》中宣称，天花在塔斯卡罗拉人战争期间肆虐于土著民族中，当时这种疾病也在南卡罗来纳传播。[④]天花作为一种急性传染病，在此次战争频繁的人员流动和接触中，找到了足够多的传播渠道和机会，肆虐于交战双方。

1756—1763年英法战争时间之长、规模之大，导致传染性疾病以各种方式在更大的地理范围内传播。天花在南卡罗来纳和佐治亚大规模暴发的同时，也分散地出现在加拿大。英国人与法国人之间的战争将天花病毒广泛传播，因为这种疾病在军队几乎是一种地方性疾病。战场上士兵的日记与日志经常谈及天花的无所不在的威胁。印第安人无论是作为盟友还是敌人，都比殖民

① "Father Michel de Couvert to Count de Frontenac, Quebec, 1690," in Reuben G. Thwaites, ed., *Jesuit Relations and Allied Documents*, Vol.64, pp. 7, 97-97.

② John Duffy, *Epidemics in Colonial America*, p. 73.

③ "The Tuscaroras Expdedition: Letters of Colonel John Barnwell," *South Carolina Historical and Genealogical Magazine*, Vol.9, No.1 (January 1908), p. 53.

④ John Brickell, *The Natural History of North Carolina with an Account of the Trade, Manners and the Customs of the Christian and Indian Inhabitants*, Dublin: Printed by James Carson, 1737, p. 397. (*Eighteenth Century Collections Online*)

地更易于感染这种疾病。[①]1757 年，在眼睁睁看着英国士兵死于法国人的大炮以及天花之下后，包围威廉·亨利要塞（Fort William Henry）的英军司令官向法国指挥官投降。在英国人离开后，被法国支持的印第安人挖出因天花感染而死亡的英国人尸体，剥掉他们的头皮，无意中呼吸和感染了天花病毒。天花很快在支持法国总督蒙特卡姆（Montcalm）的印第安人军团中肆虐。[②]惩罚极为迅速和严厉，因为潘多拉之盒一旦打开，带给他们的是比他们施诸于白人还要多的痛苦和死亡。在印第安人与殖民者之间的长期斗争中，印第安人尽管取得了胜利，却付出了过于惨重的代价。

在北美大陆殖民地时期发生的历次战争中，白人经常会将传染性疾病传播给印第安人，后者成为传染性疾病的主要牺牲品。但是也有例外。1759 年南卡罗来纳总督亨利·利特尔顿（Henry Lyttleton）率领军队发动对切罗基人的作战，其结果是双方于当年秋天签订圣乔治堡（Fort St. George）条约。条约签订之时，附近印第安人村落中肆虐的天花也在总督的军营中暴发。这种在殖民地远征军中暴发的可怕瘟疫产生了很大影响，当代历史学家亚历山大·休沃特（Alexander Hewatt）做了形象描述："他的这支小规模军队中几乎没有人能幸免于难，医生对这一事件又毫无准备，他的士兵中弥漫着恐惧气氛。军队很快就退回到定居地，小心地避免相互接触，因而遭受着饥饿与疲劳的痛苦。"[③]尽管采取了所有预防措施，返回的军队还是将天花病毒带到查尔斯顿和其他城镇。天花在印第安人部落中传播后，其毒性会大大增加。然后，这种更新后的天花病毒又在 1759 年由印第安人传染给白人士兵。在此后的一个冬天，查尔斯顿大约 75%的居民都感染了天花病毒，随后导致的死亡人数达到 700 多人。[④]

由于具有难以估量的毁灭性影响，传染性疾病成为战争中白人对付印第安人的武器，他们甚至刻意传播疾病给敌对的土著群体，企图通过生物战的

---

① Francis Parkman, *History of the Conspiracy of Pontiac and the War of the North American Tribes against the English Colonies after the Conquest of Canada*, Boston: Little, Brown and Company, 1855, p. 318.

② "M. de Montcalm to M. de Paulmy, Montreal, April 18, 1758," E. B. O'Callaghan, ed., *Documents Relative to the Colonial History of the State of New York*, Albany: Weed, Parsons and Company, 1855, Vol.10, pp. 698-700.

③ Alexander Hewatt, "The History of the Rise and Progress of the Colony of South Carolina," in Bartholomew R. Carroll, ed., *Historical Collections of South Carolina*, New York: Harper & Brothers, 1836, Vol.1, p. 452.

④ *Pennsylvania Gazette*, April 10, 1760; *South Carolina Gazette*, April 19, 1760.

方式打击敌人。1763 年，在渥太华酋长庞蒂亚克起义期间，一个特拉华人群体包围了英国人占有的皮特堡（Fort Pitt）。西蒙・埃屈耶（Simeon Ecuyer）上尉给了特拉华人两条毛毯和一条手绢，最终拯救了要塞。印第安人很高兴地接受了白人的礼物。但是他们不知道，这些毛毯和手绢甚至比英国人的一营快枪手还要致命。埃屈耶有意将要塞医院中已经感染天花的礼物给了印第安人。到 7 月中旬，特拉华人开始死亡。[①]另外一例也是发生在 1763 年的庞蒂亚克阴谋期间。英国司令官杰弗里・阿姆赫斯特爵士（Sir Jeffrey Amherst）在写给亨利・布奎特上校（Henry Bouquet）的信件附言中说："能否将天花送到这些冷漠的印第安人部落之中？此时我们竭尽所能采用各种战略来削减他们。"布奎特在 1763 年 7 月 13 日答复说："我将会注射天花——在某些可能落入他们之手的毛毯上，并避免我自己患上这种疾病。"[②]到底布奎特的实验是否成功，就不得而知了。

虽然 1776—1783 年的美国革命作为北美大陆重大历史事件被载入史册，但是它作为一场大规模的战争对传染性疾病尤其是天花的传播也起到推波助澜的作用。1776 年在战争爆发之初，白德尔上校（colonel Bedel）到六大部落之一的莫霍克人中游说。他刚刚接受天花接种，甚至在会见印第安人时他仍然在患病。他后来回忆说："我当时就是一个病人。"他说，职责所在"促使我按照野蛮人酋长们的要求与他们在考夫纳瓦加（Coughnawaga）会晤，甚至当时我还患着天花"。白德尔是否将天花传染给印第安人的"具体证据很少，但是 1775—1776 年该群体坟墓日益增加，尤其是最易于感染天花的儿童的死亡人数增多"。1776 年 5 月，主要由印第安人组成的英国军队，很快征服了舍伯恩（Sherburne）的军队。获胜的印第安人对丧失数名酋长感到愤怒，于是他们夺走了白人的所有东西，"将那些人身上的衣服脱得一干二净"。这是一个极为致命的举动。这些衣服，就像穿着这些衣服的士兵一样，都携带着天花病毒。约翰・亚当斯（John Adams），对天花在加拿大的破坏忧心忡忡，却对印第安人感染天花感到欣慰。他在写给妻子艾比盖尔・亚当斯（Abigail Adams）的信中说："稍微值得我们安慰的是，残酷的野蛮人已经服下一剂大

① Donald R. Hopkins, *Princes and Peasants: Smallpox in History*, p.86; Alfred W. Crosby, Jr., *Ecological Imperialism: The Biological Expansion of Europe, 900-1900*, Cambridge: Cambridge University Press, 1986, p. 345, note38.

② John J. Heagerty, *Four Centuries of Medical History in Canada*, Toronto: Macmillan, 1928, Vol.1, p. 43.

大的苦药，他们劫掠我们士兵的物品，脱光我们已感染天花的士兵的衣服，结果罪有应得。”[①]除了与白人俘虏接触传播感染疾病外，英国人的土著盟友还在回家途中一路传播疾病。渥太华部落武士在返回西部时沿途一直传播天花到米奇里麦克纳克（Michilimackinac），这是位于今天密歇根北部的著名的军事要塞和贸易站点。在大湖区的森林地带，天花在土著人口中传播。到1777年2月，那些天花肆虐之下的土著幸存者成为更为珍贵的盟友，因为他们已经获得了对天花的免疫力。就是在同一年冬天，一场未明的流行病，几乎可以肯定就是来自加拿大冲突中的天花，在纽约中部奥内达加易洛魁人的村落中肆虐，杀死了包括3名“主要酋长”在内的90名印第安人。奥内达加人告诉其奥内达盟友说：“我们的部落之火（council fire）已经熄灭，再也不能燃烧。”[②]

第四节 移民拓殖与疾病传播

随着哥伦布“发现”新大陆，越来越多的白人开始选择移民北美大陆并定居和拓殖。白人在北美的定居和拓殖大致上是一个从东部沿海向大陆腹地逐渐扩展的过程。无论是从旧世界迁移到北美的白人，还是先在东部定居后来又移民的拓殖者，中间都不乏传染性疾病的携带者。这些疾病携带者在北美的定居过程中又会不断与当地的印第安人群体接触，最终将疾病传播给后者。

白人在弗吉尼亚定居的过程就是一例。在18世纪初期东南部天花大流行之后，弗吉尼亚人开始越来越多地定居在帕姆利科湾（Pamlico sound）附近，在阿尔冈钦与塔斯卡罗拉人的狩猎、采集与捕鱼领地定居。这些新定居者及其牲畜不仅对环境造成极大的破坏，而且带来了疟疾、伤寒以及其他地方性疾病，使土著人在卡罗来纳沿海地区的游历变得极为危险。1706年袭击南卡罗来纳和弗吉尼亚的黄热病可能对北卡罗来纳沿海也造成了影响。可以确定的是，这种致命疾病在1708年袭击弗吉尼亚，并传播到卡罗来纳沿海地区。

---

① Elizabeth A. Finn, *Pox Americana: The Great Smallpox Epidemic of 1775-82*, pp. 73-74.

② “Ottawa Indians, Carlton to de Peyster, Montreal, June 25, 1776”; “Carlton to Hamilton, Montreal ,July 19, 1776”[Two Letters], Extracts from Letters from Upper Posts, de Peyster [to Carlton], Michilimackinac, Feb. 1777, *Michigan Pioneer and Historical Collections*, Vol.10, 1888, pp. 261-263, 271; William L. Stone, *Life of Joseph Brant*, New York: A. V. Blake, 1838, Vol.1, pp. 175-177.

塔斯卡罗拉人肯定屈服于这种疾病，其阿尔冈钦盟友同样也极为脆弱。

白人在卡罗来纳沿海地区的定居和拓殖，也将疾病传播到土著群体中。18世纪初期在卡罗来纳游历的英国人约翰·劳森（John Lawson）在桑蒂（Santee）河口发现了一个西维人（Sewees）群体，正在竭力维系生存。他评论说，他们“过去曾经是一个很大的民族，但自从英国人定居在他们的土地上到现在，他们的人口已经大大减少。”劳森认为，他们人口的死亡在很大程度上归因于天花暴发，但是也补充道，在欧洲人定居之处，土著民族“很容易就感染前者所带来的任何疾病”[①]。西维印第安人并非个案。到1700年，卡罗来纳沿海的土著人口已经大大削减，皮迪人（Pee Dees）、恐怖角人（Cape Fears）、桑蒂人（Santees）、康加里人（Congarees）、温亚人（Winyaws）、库萨博人（Cusabos）、伊迪万人（Etiwans），以及其他一系列剩余土著群体都面临着成为“定居地印第安人”，或者被更多非土著人口包围的命运。

18世纪末期，移民在迁移和拓殖过程中更为频繁地将传染性疾病传播到各地。1780年春，一群最早在纳什维尔定居的移民进一步向西迁移。他们在通过田纳西河流域的切罗基人村落奇卡莫加（Chickamauga）时，遭到切罗基人的袭击。切罗基人俘获了一艘装载28人的船只，船中叫斯图亚特的一家人都感染了天花。像是在报复，天花很快在奇卡莫加村落中暴发，导致许多人死亡。[②]另有资料显示，移民将天花带到加利福尼亚湾。1781年，弗雷·路易斯·塞尔斯（Fray Luis Sales）回忆说：“一艘船只进入洛雷托（Loreto）港，带来了来自索诺拉的家庭，他们都感染了天花。”由于“缺乏预防措施”，旅行者们“一旦进入村落，天花就像闪电一样在各个布道站传播。甚至最为遥远的布道站都不能幸免，它所带来的灾难只有那些亲眼所见的人才会信以为真”。从洛雷托出发，这些定居者沿着沿海线在布道站之间穿梭，所到之处传播着天花。在圣·路易斯·贡萨加湾（San Luis Gnzaga），他们登陆后前行，最终于8月18日到达加利福尼亚的圣·加布里埃尔（San Gabriel）。在那里，总督费利佩·德·尼伍（Felip de Neve）立即实行了隔离。他解释道：“招募人员、殖民者、家庭成员以及一些小孩，都是刚刚从天花感染地区出来。”当然，隔离的效果不甚清楚。[③]

---

① John Lawson, *A New Voyage to Carolina*, London, 1709, p. 17. (*Eighteenth Century Collections Online*)

② James Mooney, *Myths of the Cherokee*, Washington D. C.: Government Printing Office, 1902, p. 56.

③ Sherburne F. Cook, “Smallpox in Spanish and Mexiccan California., 1770-1845,” *Bulletin of the History of Medicine*, Vol.7, No.2 (February 1939), pp. 153-194.

到19世纪初期，西进运动成为北美大陆上最为壮观的场景，移民从世界各地蜂拥而至。来自世界各地的移民不仅带来了美国急需的劳动力，也带来了对于印第安人来说颇具灾难性的传染性疾病。例如，1845年首批美国定居者在到达普吉特湾（Puget Sound）时，带来了一系列微弱的传染性疾病。这些疾病首先影响到的是俄勒冈小道以及哥伦比亚河下游地区的土著群体。一位观察者指出，“每个秋季，印第安人都在担心何种新疾病会到来”，因为“每年他们（移民）都会带来新的疾病”，比如“百日咳、麻疹、伤寒等”。“这片土地以前从未出现过这些疾病，一旦被引入，它们就显得极为严重……所有这些现在我们看来都微不足道的东西，当时对可怜的印第安人造成了严重的破坏”。随着移民源源不断的涌入，这一地区已经成为更为宏大欧洲裔美国人疾病海洋的一部分。百日咳、痢疾、伤寒和麻疹都出现在印第安人和白人中间。[1]

1830年，霍乱首次在北美大陆暴发，其受害者就是与白人有密切接触的居住在密苏里和堪萨斯东部的土著群体。遭受这种疾病之苦的第一批部落就是基卡普人（Kickapoos）、萨克与福克斯人（Sacs and Foxes），因为这些部落已经习惯于经常走访传教士和印第安人机构官员。商业扩张也为霍乱渗透到这些定居村落尤其是那些居住在阿肯色河的土著群体创造了机会。1849—1852年霍乱导致死亡的高峰期，就发生在定居与移民部落的贸易扩张过程中。当前往加利福尼亚和俄勒冈的白人贸易商经过游牧土著民族的狩猎场时，大平原地区水源日益缺乏，迫使动物、牧民以及移民都不得不依赖于河流用水。由于病菌携带者很容易污染日益减少的水源，霍乱迅速在大平原地区传播。那些居住在道路附近的部落受到的影响最大，也就绝非偶然了。一旦居住在俄勒冈小道附近的波尼人（Pawnees）和奥格拉拉苏族人（Oglala Sioux）在走访白人营地时患病，他们随后回到土著村落中，很快就将这些疾病传播给其族人。[2]

1848年开始的淘金热，则将这种严重的急性传染病霍乱传播到加利福尼亚。淘金热的兴起吸引全世界各地的移民来到美国的远西部尤其是加利福尼亚，通往西部的移民道路人来人往，极为繁忙。熙熙攘攘西去的移民将移民

① George M. Guilmet Robert T. Boyd, David L. Whited, and Nile Thompson, “The Legacy of Untroduced Disease: The Southern Coast Salish,” *American Indian Culture and Research Journal*, Vol.15, No.4 (1991), p. 15.

② Ramon Powers and James N. Leiker, “Cholera among the Plains Indians: Perceptions, Causes, and Consequences,” p. 331.

病毒带给了大平原地区的土著游牧群体。T.J.斯劳特尔（Shaughter）于7月7日离开圣菲，8月6日到达密苏里的独立城（Independence）。他写道，“霍乱正在大规模肆虐”，在基奥瓦人（Kiowas）、夏延人（Cheyennes）和阿拉帕霍人（Arapahoes）中尤甚。他还报告说：“阿肯色河流域的4000名印第安人，都很友好，但却在承受着霍乱肆虐的痛苦。”[①]

颇具讽刺意味的是，印白关系的恶化，印白接触的减少，会减少土著群体感染外来传染性疾病的机会。到1866—1867年最后一次流行病暴发之时，美国政府与土著狩猎者之间的外交关系已经恶化，频临战争边缘。这恰恰将大平原地区的游牧部落与可能携带致命病菌的白人移民隔离开来，减少了他们感染霍乱的机会。相比之下，定居部落如威奇托人（Wichitas）继续与白人互动，最后显然是被护送他们到印第安人领地的白人士兵所感染。

第五节　传教活动与疾病传播

除了欧洲殖民者的跨大西洋航行与在北美的探查远征、各种形式的贸易、军事征服和暴力冲突，以及移民的定居与拓殖等诸多传播方式，外来传染病在北美大陆的传播还能够通过西班牙人、英国人、法国人的传教活动得以实现。其中，西班牙人在北美东南部和西南部的天主教布道站在传播疾病方面作用突出。当然，法国人和英国人的传教活动对于印第安人来说也绝非福音，同样为后者带来了各种灾难性的传染性疾病。因此，有学者明确提出，“布道站成为欧洲疾病在土著人口中引入和传播的中心。”[②]

西班牙人的天主教布道站最为典型。从16世纪开始，西班牙人在佛罗里达以及加利福尼亚建立了一系列的天主教传教站，力图利用这些传教站作为传播天主教和征服北美大陆的据点。很不幸的是，这些布道站成为外来传染病传播的主要途径之一。西班牙传教士多来自欧洲大陆，可能自身已经携带致病菌，只是他们在儿童时代已经感染过很多传染性疾病，故而具有了对这些疾病的免疫力。但是，当这些传教士穿梭于土著民族之间传播基督教义，

① Ramon Powers and James N. Leiker, “Cholera among the Plains Indians: Perceptions, Causes, and Consequences,” p. 321.

② Kathleen L. Hull, *Pestilence and Persistence: Yosemite Indian Demography and Culture in Colonial California*, Berkeley: University of California Press, 2009, p. 18.

或者为土著群体提供最为基本的医疗服务时，这些对传教士毫无影响的病菌会在不知不觉中传播给印第安人，从而给这些几乎毫无抵抗力的土著民族带来灾难。我们从传教士鲁茨的经历中就可见一斑。“最初我在要塞感觉很好，但是我自己以及麦克奈尔（McNair）先生不得不在第三天以后与发寒和发烧做斗争，（在此期间）我为患病婴儿举行了洗礼，并安慰患者”。由于欧洲裔美国妇女并没有居住在像里弗沃斯营地（Camp Leaveworth）那样的边缘地区，鲁茨在抚慰患病士兵后接触的一定是印第安人。尽管他在当年 11 月末离开堪萨斯领地，此后再也没有回去，但其他传教士也来到这里，正如鲁茨所表明的，成为疾病的携带者，并在政府机构、要塞以及堪萨人村落中来回穿梭。[①]

西班牙传教士首先把性疾病传播给了土著基督教徒，然后这些疾病又通过土著基督教徒传播到非信教的土著部落中。从此，印第安人中患有梅毒等性病的人数不断增加，性病成为土著社会中最为常见的一种疾病。甚至天花、麻疹、痢疾等各种致命传染病导致很高的人口死亡率之时，梅毒仍然是西属北美土著群体中的最大杀手。它导致很多印第安人不育，使 3/4 的土著婴儿在出生后两年内死亡。更有极端者，在加利福尼亚三个布道站的丘马什印第安人（Chumash）中，有大约 36%不到两岁的儿童在出生 12 月内死亡；大约 2/3 在达到 5 岁之前死亡。在索诺拉的一个布道站，1773—1825 年间出生的儿童中有 93%在 10 岁之前死亡。[②]

其他疾病也接踵而至。随着布道站的不断建立，哥伦布大交换中最为致命的疾病也不断传播到佛罗里达的土著民族中。西班牙人在文献记录中提及数次疾病暴发事件。1617 年，方济各会士报告说：“大瘟疫和传染性疾病‘在过去四年中袭击他们的布道站社区，杀死蒂姆夸人（Timucua）和瓜尔人（Guales）信教者的半数人口。”到 1657 年，一位西班牙官员的记录显示，瓜尔人、蒂姆夸人和阿巴拉契人的布道站“只剩下很少印第安人”，因为“过去数年中，他们已经被鼠疫与天花疾病感染，并一扫而光”[③]。总之，具有悲剧意味的是，以传播基督教福音为旗号的天主教布道站，导致印第安人在教堂中感染新的传染性疾病，不断削减着其服务对象的人口。难怪有学者得出

① Benjamin Y. Dixon, “Furthering their Own Demise: How Kansa Indian Death Customs Accelerated Their Depopulation,” p. 490.

② Henry F. Dobyns, “Disease Transfer at Contact,” p. 284.

③ Paul Kelton, *Epidemics and Enslavement: Biological Catastrophe in the Native Southeast, 1492-1715*, p. 83.

结论说："聚集于布道站的印第安人口的毁灭，而不是浪漫化的传教士的英雄形象，成为传教士体制的最为显著的遗产。"[①]

在西属北美以北的广大区域，英法传教士所进行的传教活动也与西班牙人一样，不断地将疾病传播到土著民族中。1640年，新法兰西印第安人中的耶稣会传教士都不得不承认："自从传教士来到这些群体中居住后，死亡之神在这些地区如影随形。"[②]痢疾成为通过传教士传播的传染性疾病之一。在《马萨诸塞历史学会文献集》（第三系列，第四卷）收录的《以色列民族的忏悔》的文件中，我们发现："1652年初的那个春天，上帝将血痢这种严重疾病施诸于我们信教的印第安人身上，其中一些人因肠道受损严重死亡……"然后，他描述了一名母亲和两个孩子的死亡，他们的死亡高度体现了宗教含义。[③]痢疾并不仅仅限于信奉基督教的印第安人。纳拉甘塞特人（Narragansetts）在他们的语言中已经产生了描述这个疾病的一个词语，罗杰·威廉斯（Roger Williams）在其著作中提出其英语含义是"我患上了血痢"[④]。其他的非呼吸道疾病也偶尔提及。德农维尔（M. de Denonville）在1687年写到，一艘最近到达加拿大的船只带来了麻疹和斑疹。其结果是，信教印第安人村落中出现了数百例患者。一种斑疹伤寒的流行病可能存在，尽管作者并没有提及麻疹或伤寒是否导致死亡的发生。[⑤]1720—1773年，圣约瑟河布道站（St Joseph River Mission）的洗礼记录揭示了传教士到来后外来传染病在印第安人中传播的情况。该机构1760年的记录显示："自从我来到这里，我未能将我所洗礼的所有印第安人儿童都记录在登记簿中，这些接受洗礼的人以及其他年龄较长的印第安人也都死亡，除了老年的梅纳德（Maynard）以及巴赤鲍斯特（Patchi Paost）之子外。"[⑥]

---

① Robert H. Jackson, "The Dynamic of Indian Demographic Collopse in the San Francisco Bay Missions, Alta California, 1776-1840," *The American Indian Quarterly*, Vol.16, No.2 (Spring 1992), p. 154.

② Reuben G. Thwaites, ed., *Jesuit Relations and Allied Documents*, Cleveland: The Burrows Brothers Company, 1898, Vol.32, p. 253.

③ "Confession of Ephraim,"in *Collections of the Massachusetts Historical Society*, Vol.4 of Series iii, Cambridge: Charles Folson, 1834, p. 259.

④ Roger Williams, "A Key into the Language of America; or a Help to the Language of the Natives in that Part of America, called New England, 1643," in *Collections of Rhode Island Historical Society*, Providence: Printed by John Miller, 1827, Vol.1, p. 158.

⑤ E. B. O'Callaghan, ed., *Documents Relative to the Colonial History of the State of New York*, Albany: Weed, Parsons and Company, 1855, Vol.9, p. 354.

⑥ Joseph L. Peyser, ed., *Letters from New France: The Upper Country, 1686-1783*, Urbana: University of Illinois Press, 1992, p. 94.

不过，西班牙人与英国人在对待印第安人死亡的态度上差异很大。接受基督教对土著人来说常常意味着拿到了死亡判决书，疾病与死亡通常称为传教士活动的结果。这令有些西班牙传教士感到担忧。一些传教士如费尔曼·弗朗西斯·德·拉苏恩（Fermin Franciscan de Lasuen）出于宣扬基督教的目的，选择强调宗教进步而忽视极高的死亡率。1790 年夏季，拉苏恩报告说，到当年底各个布道站中拥有新入教者 8,528 人，但其中 4,789 人在此前 12 个月内死亡。有些神父报告说，疾病在印第安人中间极为普遍，布道站中死亡的印第安人比出生的土著人要多。这些神父也对土著患者进行了一些治疗，但是很少有疗效。[①]但与他们形成鲜明对比的是，17 世纪在北美的英国人却公开欢呼雀跃，因为上帝派遣它的“复仇天使”在摧毁异教徒。新英格兰牧师英克里斯·马瑟（Increase Mather）写到，当殖民者祈求上帝摧毁印第安人时，上帝的答案很快就应验了：“因为众所周知的是，印第安人为饥荒所困扰，他们中许多人因为缺乏面包而消失；上帝将疾病送到他们中间，旅行者已经看到许多印第安人由于疾病和饥荒死亡于丛林中，最终导致了这种结局。印第安人自己已经证明，通过上帝之手而死亡的印第安人远远比死亡于英国人刀剑的印第安人多。”[②]

原来存在于旧世界的传染性疾病在到达美洲后，就进入一种与欧洲、非洲以前宿主所生活的环境完全不同的环境。这些外来疾病不会仅仅因为北美土著民族对于这些疾病来说是处女地，就在进入一个新的环境后自动传播，就像野火一样自发蔓延。相反，外来传染病的传播取决于新的病菌能否存储于不同的环境条件，取决于欧洲殖民主义的诸多方面如何导致土著民族原有的疾病生态失衡。因此，我们不能想当然地认为，欧洲人对土著民族的访问就一定会将病菌传播到该地区；流行病的暴发是西班牙人在加勒比和墨西哥殖民无可避免的结果，或者说它是欧洲人踏上东南部土地的自动影响。换言之，外来传染病之所以能够跨越大西洋，并在北美大陆广泛传播，有着其特定的社会历史条件和外部环境，而这个条件和环境就是 15 世纪以来西班牙、英国和法国等欧洲国家通过殖民主义在北美地区创造出来的。

---

① Albert L. Hurtado, “California Indian Demography, Sherburne Cook, and the Revision of Amerrcan History,” *Pacific Historical Review*, Vol.58, No.3 (August 1989), pp. 326-327.

② Increase Mather, “A Historical Discourse Concerning the Prevalency of Prayer,” in *A Relation of the Troubles which Have Happened in New-England by Reason of the Indians there, from the Year 1614 to the Year 1675, ect.*, Boston: John Foster, 1677, p. 6. (*Early English Books Online*)

第三章 殖民活动与北美“疾病环境”的形成

致病微生物到处都是，但是并非所有病菌都会以同样的方式进入人体，存在各种各样的传递宿主。第一，外在环境——人们饮用的水以及种植粮食的土壤，隐藏着自由生活的病菌，以及那些被逐出的被感染者或者动物所携带的病菌。这种水生或土生的病菌对于卫生条件较差的社区造成了很大困扰。第二，动物会将某些疾病传染给人，称之为动物性疾病。当人们与某种野生动物或驯养牲畜共居一地时，他们被感染的机会就大大增加了。动物的粪便含有各种致病微生物从而污染水和土壤，当然，人们通常也知道食用被污染的肉类的危险性。人类还必须警惕动物的撕咬，因为它们可能将数种疾病传递给人类。第三，人类自身也会成为传染疾病的宿主。通过打喷嚏、咳嗽、腹泻或血液、精液以及其他体液的交换，微生物可以直接从一个受害者传播到另外一个受害者。这种人与人之间的接触会由于人口规模、密度、定居模式而发生重大变化。因此，一旦一种传染性疾病被引入宿主社区，它能否在多个受害者之间传播并引发流行病，外在环境、动物与人都在发挥着作用。[①]另外，一旦被感染传染性疾病，个体死亡于这种疾病的机会，在很大程度上取决于外部环境条件。

在北美大陆，导致外来传染病暴发和人口死亡的外部条件主要是由欧洲殖民主义活动创造出来的。尽管殖民主义定义各不相同，但是毫无疑问战争与种族屠杀、贸易、传教活动、拓殖等因素都属于它的范畴之内。殖民主义范畴之内的这些因素，都直接对北美大陆的人口、政治、经济、文化等诸方面产生巨大的冲击，导致印第安人口不断死亡，当地传统的政治、经济、文化体制瓦解。可以说，白人殖民主义，使北美大陆的土著群体处于经常性的压力之下，导致其生存状态极为脆弱。因此，殖民主义自身就是影响美国早

---

① Paul Kelton, *Epidemics and Enslavement: Biological Catastrophe in the Native Southeast, 1492-1715*, p. 2.

期土著社会变迁的决定性因素之一，当然也是引发疾病迅速传播、感染和大规模暴发的社会环境。另外，白人殖民者在北美定居，入侵印第安人领地，夺去他们的土地，使他们丧失其赖以为生的资源。最后，白人的动物践踏和破坏土地带来的环境破坏，便利了疾病的传播和暴发。所有这些因素都极大地影响土著社会的正常发展，改变土著社会的环境和生态，为疾病的引入、传播和暴发提供了一种“疾病环境”，也削弱了印第安人应对疾病的能力。结果是，传染性疾病所到之处，死亡接踵而至，印第安社会在疾病的沉重打击下处于风雨飘摇之中。

第一节　战争、种族屠杀与北美土著社会

战争与种族屠杀，是殖民主义对美国早期土著社会尤其是土著人口削减产生影响的重要内容之一。在欧洲人到来之前，土著民族之间也会暴发冲突和战争。不过，这种战争由于缺乏杀伤力大的武器和土著人有限的复仇目的，规模和伤亡都极为有限。但是，白人的到来极大地改变了战争的多个方面。火器和马匹的引入，使得战争的杀伤力大大增加。战争的目标也不再是杀死一两个敌人，而是最大限度地破坏和杀死敌人。更为糟糕的是，白人的到来使印第安人卷入各种冲突之中。四种激烈的战争日益频繁：欧洲人对欧洲人；印第安人对印第安人、欧洲人与印第安人对其他盟友，以及少量的欧洲人对印第安人。[①]应该指出的是，在这些战争中，对印第安人最具毁灭性的是发生在弗吉尼亚和新英格兰南部的战争，卡罗来纳定居者及其野蛮人盟友对佛罗里达布道站的袭击，纳切兹人（Natchez）、福克斯人（Foxes）与法国人的战争，克里克人战争、易洛魁人发动的针对周围部落的长达30年的战争。上述的各种战争都大大削减了土著人口，加速了土著社会的解体，并使土著人处于营养不良的状态，社会则动荡不安。难怪有美国人在19世纪就明确提出：“战争通常是对印第安人人口课以的重税。战争与劳役、饥荒与疾病，不时消耗他们，使他们的人口在和平时期的自然增长永远难以恢复。”[②]

① Francis Jennings, *The Invasion of America: Indians, Colonialism, and the Cant of America*, New York: Norton, 1975, p. 168.

② William D. Williamson, *The History of the State of Maine from its First Discovery, A. D. 1602 to the Seperation, A. D. 1820, Inclusive*, Hallowell: Glazier, Masters & Co., 1832, Vol.2, p. 343.

战争首先导致土著人口严重削减。由于资料的局限性，我们无法对所有战争进行一一统计，但是我们能够从现有的资料和美国学者的已有研究中窥见一斑。早在西班牙人探查和征服北美南部的16世纪，西班牙人就开始利用战争屠杀当地印第安人。1540年，征服者德·索托为了占据马比拉(Mabila)的土著村落，对当地土著居民发起攻击。凭借武器上的优势，西班牙人杀死2500名印第安人。这个数字或许有所夸张，但是也反映了土著民族的损失惨重。更为糟糕的是，马比拉被付之一炬，其周围的土地和家园成为劫掠食物的地方。罗德里格·兰赫尔（Rodrigo Rangel）提出，土著死亡人数为3000人，西班牙人则只有22人死亡。在探险队进入阿肯色失败后，德·索托又回到密西西比河谷。西班牙人与一个土著群体结盟，攻击阿尼洛（Anilo）村落。这位西班牙人指挥官命令说，所有男性都应该被处死，结果导致100人死亡，幸存的80名妇女和儿童被奴役。[①]这种情况同样发生在西班牙统治下的加利福尼亚。主要是由于屠杀，加利福尼亚印第安人——有些学者曾说至少有310,000人，或许高达700,000人，在十年多的时间内减少了几乎2/3：从1849年的100,000人削减为1860年的35,000人。[②]

根据美国学者舍伯恩·库克（Sherburne Cook）的研究，我们能够对17世纪新英格兰印第安人在跨种族战争中的人口损失做出大致的评估。这一时期新英格兰地区爆发了三次剧烈的军事冲突，即1634年的皮阔特人战争（Pequot War）、1643年的荷兰人战争（Dutch War）以及1675—1676年的菲利普王之战（King Philip's war）。第一次战争中印第安人的直接死亡为950人，第二次为750人，第三次为1250人。因此，这三次战争导致的土著人口直接损失为2950人，占整个损失人口的8.7%。如果再加上那些死于负伤的人口，死亡总数则为3745人，占人口下降总数的11%。间接死亡主要是通过被俘与奴役、战争期间的风餐露宿以及避难者的永久性迁移等因素导致的。这些因素导致仅在菲利普王之战期间就有6000人死亡，由此三次战争所导致的土著人口死亡总数则增加到9745人。这个数字是穆尼（1928年）所提供的在新英格兰与纽约东南部居住的36,000名印第安人的大致1/4。[③]

---

① Paul Kelton, *Epidemics and Enslavement: Biological Catastrophe in the Native Southeast, 1492-1715*, p. 66.

② Russell Thornton, *American Indian Holocaust and Survival: A Population History since 1492*, p. 109.

③ Sherburne Cook, "Interracial Warfare and Population Decline among the New England Indians," *Ethnohistory*, Vol.20, No.1 (Winter 1973), pp. 1, 22.

18 世纪涉及印第安人的战争日益增多。正如以前数个世纪一样，越来越多的非印第安人，包括英国人、法国人和后来的美国人都在北美寻求他们的土地。东部和南部的战争大多数都发生在这个世纪，主要有 1711 年的塔斯卡罗拉人战争、1715—1716 年的雅玛西人（yamasee）战争和 1731 年第一次纳切兹人（Natchez）战争。印第安人与非印第安人之间的战争也同样发生于佛罗里达。1703 年，北部沿海地区的阿巴拉契人的村镇被摧毁，许多印第安人被杀，更多的印第安人被出售为奴。另外，在欧洲人的战争中美洲印第安人也无法置身事外，这些冲突让印第安人付出惨重代价。例如，1754 年莫霍克人“亨德里克王（King Hendrich）”观察道：“弗吉尼亚总督和加拿大总督正在就本属于我们的土地争吵，他们的争吵可能会以我们的毁灭而告终。”[①]

19 世纪的大部分印第安人战争都发生于密西西比河以西地区，大部分印第安人都定居于这一区域。但是密西西比河以东区域的土著民族也并非和平，尤其是对于东南部的土著群体来说。在 1813—1814 年间，1600 多名克里克人在数月之内被屠杀。另外还有 1835—1842 年的塞米诺尔人战争，以及塞米诺尔人与美国人的其他不是那么重要的冲突，也都大大削减了塞米诺尔人口。19 世纪最后十年，在密西西比河以西地区发生了一些重要的甚至是激烈的与土著部落的冲突。其中之一就是 1862 年所谓的苏族人起义，无数达科塔苏族人被杀，包括其领导人利特尔・克劳（Little Crow），以及 1862 年 12 月 26 日在明尼苏达的曼卡托（Mankato）被处死的 38 名苏族人。在西南部，自从大约 1835 年开始，阿帕奇人（Apache）与墨西哥、美国进行了长达 50 年的交战。“在其中大部分时期，墨西哥都会悬赏获取阿帕奇人的头皮，结果导致至少 2,000 人被杀”。除了印白战争外，白人的战争也将印第安人卷入其中，使土著人口大大削减。例如，詹姆斯・穆尼在讨论印第安人领地切罗基人的内战遭遇时断言，战争的结果是他们的人口减少 7,000 人，从 21,000 人降为 14,000 人，战争使“他们的整个土地都淹没在灰烬中”[②]。

除了上述跨族裔战争外，印第安人群体之间的战争也日益升级，导致土著印第安人口不断死亡。在白人来到美洲之前，土著群体之间也爆发战争。有时，土著群体之间的战争也很激烈。印第安人群体在纽约、普利茅斯以及

① Annette Rosenstiel, *Red and White: Indian Views of the White Man, 1492-1982*, New York: Universe Books, 1983, p. 88.

② Russell Thornton, *American Indian Holocaust and Survival: A Population History since 1492*, pp. 104-105,107.

马萨诸塞湾定居开始之时，有资料已经记录了两场土著战争。其中一次涉及长岛（Long Island）的印第安人部落。伍德（Wood）与汤姆逊（Thompson）在关于当地的历史中都评论说，印第安人人口最近已经大大削减。两位作者都将这种人口削减归因于战争。汤姆逊将这归因于地方性的跨部落斗争。伍德则提及莫霍克人（Mohawks），“他们摧毁了整个部落（Canarse），除了少数离家在外的人。”[①]第二次严重冲突涉及缅因中部的土著居民，一个名为阿尔冈钦语族的土著群体。费尔南多·乔治斯（Sir Ferdinando Gorges）将这场战争看作是1616—1618年以前爆发的重大事件：“这场战争消耗了巴萨巴人（Bashaba）及其多数酋长（sagamores）……那些幸存者又感染了瘟疫（1617年），结果是这个国度变得荒无人烟。”[②]莱斯卡波特（Lescarbot）则更为直接。他在1606年沿着海岸航行，经过佩诺布斯科特河（Penobscott）、肯纳贝克河（Kennebec）、萨克河（Saco）。后者是奥尔切米恩（Olchemin）酋长的家园，“次年（1607年）战争在索瑞库伊人（Souriquois）与艾迪切米恩人（Etechemins）之间进行”。他后来报告说，奥尔切米恩与玛尔钦酋长（Marchin）在战争中被杀。族人后来选出“某位比萨比人（Bessabes）”为酋长，后者又被英国人所杀。[③]整个事件近期又被霍夫曼（Hoffman）重新进行研究。他认为，艾迪切米恩人几乎被战争以及瘟疫灭绝。他解释说：“在约翰·史密斯的时代，米克马克人与新英格兰诸部落之间由艾迪切米恩人分割开来；1617年以后，这种障碍或者缓冲不复存在，新英格兰诸部落遭到米克马克部落的频繁袭击。”[④]两位作者都没有提供任何证据说明人口损失的情况。不过，在与欧洲人接触之前战争在北美是偶然现象；北美诸部落很少有战争的动机，战争伤亡也很少。

在与欧洲人接触后，印第安人之间的战争变得更为普遍和严重，这在很大程度上是因为非印第安人对他们的影响。穆尼就北美东南部的土著战争评论说：“佛罗里达的土著部落在西班牙人的统治下迅速减少，他们在18世纪

① Sherburne F. Cook, “Interracial Warfare and Population Decline among the New England Indians,” *Ethnohistory*, Vol.20, No.1 (Winter 1973), p. 2.

② Fernando Gorges, “A Brief Narration of the Original Undertakings of the Advancement of Planations into the parts of America,”in *Collections of Massachusetts Historical Society*, Boston: American Stationers’ Company, 1837, Vol.6 of Ser.3, pp. 45-93.

③ Marc Lescarbot, *The History of New France* [1609], Vol.3, p. 325.

④ Bernard G. Hoffman, “Souriquois, Etechmin and Kwedech-a lost Chapter in American Ethnography,” *Ethnohistory*, Vol.2, No.1 (Winter 1955), pp. 65-87.

完全被克里克人摧毁，克里克人有英国人提供的枪支弹药，而西班牙政府则拒绝给其土著依附者提供武器。”[①]北美其他区域土著群体之间的战争大多也受到了白人殖民者的影响，欧洲人和印第安人结盟发动针对其他欧洲人和印第安人的战争增加了这种冲突的新视角。在整个 17 世纪，北美东北部的易洛魁联盟给俄亥俄河谷与大湖区的土著社区带来难以置信的巨大压力。易洛魁人希望扩张他们的狩猎领地，以便为荷兰人以及后来的英国人提供海里毛皮；他们还需要俘虏以取代死于战争和疾病的亲人。自从 1630 年开始，东北部内地的土著群体遭到了天花以及其他疾病的打击。随着他们日益卷入涉及荷兰人、法国人与英国人的毛皮贸易网络，易洛魁人相信，如果没有俘虏取代他们的位置，其丧命的亲人的灵魂注定会在大地上游荡而无法进入来世。这些“复仇战争（Mourning Wars）”在整个阿巴拉契亚山西部掀起了惊天浪潮，迫使数千名阿尔冈钦人与苏族群体逃离拥有火枪的易洛魁人。[②]

持续不断的袭击中最为臭名昭著的例子是易洛魁人尤其是莫霍克人。英国人最初在新英格兰南部开始定居时，莫霍克人已经组成小股武士群体进入到康涅狄格河和梅里麦克（Merrimac）河谷，杀死当地土著人，将土著村落付之一炬。他们所引发的恐惧不仅存在其受害者身上，而且遍及整个北美东北部。1650 年，易洛魁武士群体为了控制领地发动了一场名为“海狸之战（Beaver Wars）”的战争，导致许多村落的毁灭。根据历史学家威廉・耐斯特（William Nester）的说法，“易洛魁人到 1649 年几乎灭绝了休伦人，到 1650 年又灭绝了皮吞人（Petun），到 1651 年纽特拉尔人（Neutrals）、1657 年伊利人、1660 年萨斯奎哈诺克人（Susquehannock）也遭遇易洛魁人灭绝。”

种族灭绝（Genocide）与战争一样，也是导致土著人口削减的重要因素。不过，由于种族灭绝没有留下详细的记录，我们只能猜测被种族屠杀的印第安人人数。斯坦纳德（Stannard）直接将其 1494—1600 年间西班牙殖民主义的章节命名为“瘟疫与种族屠杀”，他估计这一时期有大约 6000 万—8000 万土著人口死亡。另一名学者塞尔（Sale）也指出，西班牙人对土著群体的奴

① Russell Thornton, *American Indian Holocaust and Survival: A Population History since 1492*, p. 86.

② Daniel Richter, *The Ordeal of Longhouse: The Peoples of the Iroquois League in the Era of European Colonization*, Chapel Hill: University of North Carolina Press, 1992, pp. 60, 145; Richard White, *The Middle Ground: Indians, Empires, and Republics in the Great Lakes Region, 1650-1815*, New York: Cambridge University Press, 1991, p. 1.

役和屠杀导致土著人口锐减。[①]例如在得克萨斯和加利福尼亚，尤其是加利福尼亚北部地区，在某些历史时期非印第安人对印第安人进行了赤裸裸的种族屠杀。在得克萨斯，“历史事实极为清楚：西班牙人、墨西哥人、得克萨斯人以及美国人灭绝或几乎灭绝了大多数得克萨斯印第安人，他们对印第安人的生命毫不尊重，就像对待一条狗一样，有时甚至更糟糕”[②]。加利福尼亚也是如此。“北美地区非印第安人对印第安人最为赤裸裸的杀戮，肯定是发生在加利福尼亚，尤其是1800年的加利福尼亚北部”。[③]其结果，正如美国学者穆尼在讲述19世纪加利福尼亚印第安人的人口削减时所说:“在加利福尼亚，土著人口从250,000人大幅度削减为不到20,000人，这主要是由于矿工和早期定居者的残酷对待和大规模屠杀造成的。”[④]

踏上北美大陆的英国人对待印第安人群体的差异，仅仅是规模大小而不是严重程度的问题。在殖民地建立初期，不仅欧洲疾病杀死罗阿诺克印第安人，殖民者也在杀死印第安人。1588年参与建立罗阿诺克殖民地的英国人托马斯·哈利奥特（Thomas Hariot）报告说：“到年底时，我们的一些同伴在一些土著村落中极其残忍地杀死一些人，其原因就我们而言则是微不足道的。”[⑤]1623年英国人与波托马克河地区反叛的诸部落谈判签约事宜。在象征永久性友谊的祝贺饮酒之后，乔斯盖阿科（chiskiack）酋长及其儿子、顾问和追随者总计200人，突然中毒死亡，白人士兵将剩余印第安人也全部杀掉。[⑥]1624年，在新建立的普利茅斯殖民地，60名“全副武装的”英国人屠杀了“800名毫无抵抗力的印第安男性、妇女和儿童。”[⑦]

总之，尽管欧洲人到来之后战争所导致的印第安人口减少难以估算，但是可以肯定的是，印第安人的人口损失很大，甚至比非印第安人要大。美国国情统计局在1894年断言：“据估计，从1775年以来，超过5000名白人男性、妇女和儿童在与印第安人的单独冲突中被杀，这个过程中死亡的印第安

---

① Henry F. Dobyns, “Disease Transfer at Contact,” p. 287.

② Russell Thornton, *American Indian Holocaust and Survival: A Population History since 1492*, p. 49.

③ Henry F. Dobyns, “Disease Transfer at Contact,” p. 287.

④ James Mooney, “Population,” in Frederick W. Hodge, ed., *Handbook of American Indians: North of Mexico*, Part 2, Washington, D. C.: Government Printing Office, 1910, p. 286.

⑤ Thomas Harriot, *A Briefe and True Report of the New Found Land of Virginia*, p. 43.

⑥ J. Leitch Wright, Jr., *The Only Land They Knew: The Tragic Story of the American Indians in the old South*, New York: The Free Press, 1981, p. 78.

⑦ Henry F. Dobyns, “Disease Transfer at Contact,” p. 287.

人数则超过8500人。历史描述通常只是记录了少数冲突。”“美国政府发动的印第安人战争有超过40次之多。它们导致大约19000名白人男性、妇女和儿童死亡，其中包括在个人冲突死亡的人数，印第安人死亡人数则大约为30000人。”[1]实际被杀或受伤的印第安人的人数一定比给出的数字要多，因为他们会尽可能地隐瞒在战争中死亡的实际人数，将其死亡和受伤的同伴带走并隐藏起来。故而，白人提供的上述数字再加上50%可能是一个比较可靠的数字。假设这些数字是正确的，并在原有30,000人死亡数字的基础上增加50%，1775—1890年间在与欧洲人和美国人的战争中总计有45,000名印第安人死亡。再加上这一时期在与白人的个人冲突中死亡的大约8500人，美国政府自己承认的印第安人的死亡数字为53,500人。1775年前的战争中死亡的印第安人可能使这个数字翻倍，即总数为107,000人。另外，由于欧洲人卷入部落关系而引起的跨部落战争也导致了许多印第安人死亡。如果将这些死亡数字也加上，那么由于战争而死亡的土著人口就更为众多，150,000人，350,000人或者500,000？我们无从知晓。但是我们可以肯定地说，欧洲人的到来与殖民引发了战争，战争导致了印第安人的大量死亡。[2]

当然，白人到来之后的各种战争带给印第安人的不仅仅是人口的减少，尽管这是它最为显著的影响。事实上，战争还给美国早期的土著民族带来了其他各种问题、压力和灾难。其中之一便是战争导致土著民族的背井离乡与流离失所。例如，在1675—1676年菲利普王之战期间，康涅狄格河谷的无数纳拉甘塞特（Narragansett）印第安人背井离乡。其中，大约300人穿过马萨诸塞西部，来到胡萨托尼克（Housatonic）河流域，他们在那里遭到英国人的攻击，幸存者逃到哈德逊河；另有一些人则避难于莫西干人甚至易洛魁人中；还有一些人如瓦纳兰塞特人（Wannalancet）以及一些皮纳库克人（Pennacooks）迁移到魁北克的法国人布道站中。对于土著避难者的估算没有具体数字，但是2000人可能不算太多。[3]

18世纪40年代后半期的乔治王之战也迫使北美东北部地区的土著群体不断迁移。1745年8月，随着马萨诸塞对阿贝内基人（Abenaki）宣战，阿

① U. S. Bureau of the Census, *Report on Indians Taxed and Indians Not Taxed in the United States at the Eleventh Census: 1890*, Washington D. C.: Government Printing Office, 1894, pp. 637-638.

② Russell Thornton, *American Indian Holocaust and Survival: A Population History since 1492*, pp. 48-49.

③ Sherburne Cook, “Interracial Warfare and Population Decline among the New England Indians,” pp. 20-21.

贝内基人与马利希特人（Maliseets）开始了新的迁移。1745 年 9 月，300～400 名皮纳库克人、马利希特人等印第安人迁移到魁北克地区，到 1747 年秋季，魁北克当地的三个避难者村落已经拥有 900 人。随着乔治王之战的持续，新英格兰北部许多阿贝内基人由于食物和供应不足被迫迁移到加拿大。法国文件表明，1747—1748 年，幸存的佩诺布斯科特人（Penobscot）和马利希特人都迁移到魁北克地区。同样，土著人还从缅因西部迁移到圣弗朗西斯，并导致当地人口稠密。事实上，在 1749 年末期，新法兰西总督沃德勒伊（Vaudreuil）报告说圣弗朗西斯有 200 名武士，比坎考尔（Becancour）有 30 名武士，密西阔伊（Missisquoi）有 20 户家庭（大约 54 名武士）。一位英国民兵上尉在当年初确认说，他的印第安人侦探估计圣弗朗西斯有 200 名武士。[①]

战争对土著村落和社会的破坏也极为严重。18 世纪末期，白人殖民者摧毁努特卡人（Nootka）村落的行为就是一例。当时的白人殖民者写道："我很抱歉地说，今天（1792 年 3 月 27 日），我率领三艘满载人员和武器的船只去摧毁这个印第安人村落。这个村落有大约半英里长，包括 200 多所房屋，这些房屋印第安人修筑得很好……这个很好的村落，数代人的结晶，很快就被完全摧毁。"[②]著名的切罗基部落在美国早期历史上的经历也是一个典型。从 1760 年到 1780 年，切罗基人也经常为保护其土地而与殖民者爆发战争。他们在美国革命中支持英国人，到 1782 年，"他们已经落入悲惨的深渊，事实上几乎被灭绝。他们的村镇一次又一次地化为灰烬，他们的土地被荒废。他们最好的武士被杀害，其妇女和儿童在大山中生病和挨饿"。到美国内战时期，切罗基人更是处境维艰，部落几乎遭到毁灭性打击。查尔斯·罗伊斯（Charles C. Royce）描述了内战对切罗基人的影响："他们的土地不仅被北部联邦和南部邦联军队，而且被部落内部各个相互仇恨的派别交替袭击和劫掠，已经变成了一片焦土和废墟。切罗基人被逐出舒适的家园，遭受着饥寒交迫，他们像羊群在暴风雪中一样消失。他们的房屋、篱笆以及其他设施，都被付之一炬，他们的果园被摧毁，他们的牧群被屠杀或者赶走，他们的学校被迫关闭，校舍被纵火焚烧，他们的教堂和公共设施也面临着类似的命运。"[③]

战争也为白人夺走土著土地提供了可乘之机。例如，在培根起义时期，

---

① David L. Ghere, "Myths and Methods in Abenaki Demography Abenaki Population Recovery, 1725-1750," *Ethnohistory*, Vol.44, No.3 (Summer 1997), pp. 522-523.

② Russell Thornton, *American Indian Holocaust and Survival:A Population History since 1492*, p. 49.

③ Russell Thornton, *American Indian Holocaust and Survival:A Population History since 1492*, pp. 106-107,114-115.

弗吉尼亚的英国定居者发动了对苏斯奎汉诺克（Susquehannock）村落的攻击，在战斗中300名殖民者以及数百名印第安人被杀。最终，总督伯克利（Berkeley）的军队击败了培根以及土著人口，其结果就是“印第安人幸存者转让了弗吉尼亚的大部分土地，同意定居在保留地中”[①]。美国革命时期切罗基部落的情况更是一个典型。美国革命引发切罗基部落一系列的强制性土地转让。1775年，理查德·亨德森（Richard Henderson）说服一些切罗基酋长，同意出售27,000平方英里（1平方英里约等于2.59平方公里）的土地。1777年，切罗基部落被迫与新生的合众国签订条约，转让了8000平方英里的土地。这样一来，切罗基人完全被排斥在弗吉尼亚之外，在南卡罗来纳只保留了很小一部分土地，而在北卡罗来纳和田纳西的土地也被削减了一半。1783年，佐治亚又迫使切罗基人转让了查特胡奇河（Chattahoochee River）附近与克里克部落接壤的1650平方英里土地。1783年，当英王与殖民者议和时，他们所签订的和平条约并没有拯救印第安人以及在边疆的效忠派，任由他们遭受边疆殖民者的报复。在与英国议和后，美国边疆殖民者开始掉转枪口全力对付切罗基人、克里克人和肖尼人。在田纳西和肯塔基，美国民兵洗劫了切罗基部落的西部村落，迫使他们在1783—1784年转让更多的土地。[②]到美国革命结束时的1783年，切罗基人的领地已经减少将近60%（70,000平方英里）。[③]

总之，印白之间的战争是致命性的。在印白接触前，美国早期的印第安人拥有广阔的领地，用耕地种植谷物，用森林猎取动物，用海洋湖泊捕鱼和收集。这种不固定的土地利用方式要求他们在广大地区自由迁移。英国人和荷兰人是定居式的，他们要求一小块永久性的土地来种植农作物，饲养牲畜和修建村镇。印白两种体制无法共存，战争成为他们的选择。因此一旦白人的至高无上性通过战争确立，红种人就沦落到社会最底层，无法为自身提供足够的食物、住宿和衣物。其结果是，他们面对袭来的传染病时很快就屈服了。[④]

---

① Suzanne Austin Alchon, *A Pest in the Land: New World Epidemics in A Global Perspective*, p. 135.

② William G. McLoughlin, *Cherokee Renascence in the New Republic*, Princeton, N.J.: Princeton University Press, 1986, pp. 19-21.

③ William L. Anderson, ed., *Cherokee Removal: Before and after*, Athens: University of Georgia Press, 1991, pp. vii-viii.

④ Sherburne F. Cook, “The Significance of Disease in the Extinction of the New England Indians,” *Human Biology*, Vol.45, No.3 (September 1973), p. 505.

第二节 土著奴隶制、奴隶贸易及其对印第安人社会的影响

对印第安人的奴役以及相伴随的土著奴隶贸易也是欧洲人在北美殖民的重要内容。克里斯托弗·哥伦布（Christopher Columbus）首开奴役美洲土著民族的先例，在首次发现新大陆后就绑架25名印第安人，并作为奴隶带回西班牙。后来为了从航行中牟利，他开始将加勒比海地区的印第安人带回西班牙出售。1495年，哥伦布进行了一次大规模掠夺印第安人奴隶的袭击，总计俘获1600名印第安人奴隶，他带走550名奴隶，剩余奴隶在留守岛屿的西班牙探险者中分配。在哥伦布到达北美大陆的十年内，西班牙人已经向塞维利亚（Seville）运送3000～6000名印第安人奴隶。除将数千名印第安人奴隶向欧洲出售外，哥伦布还奴役数倍于上述数量的印第安人奴隶，迫使他们在加勒比地区的矿山和种植园劳动。[①]此后，西班牙、葡萄牙殖民者不断抓捕印第安人为奴，土著奴隶制渐成规模。1560年，仅巴伊亚（Bahia）就有大约40,000名印第安人奴隶在甘蔗园劳作，另外抓捕2000～3000名奴隶对外出售。西班牙人在1572年的一次探险，深入塞古鲁港（Porto Seguro），最终以奴役大约7000名印第安人结束。在一些情况下，以抓捕奴隶为目的的探险能持续数年。在1590年的圣保罗（Sao Paulo），奴隶袭击摧毁了300个印第安人村落，杀死或者奴役了大约30,000人。在整个17—18世纪，奴隶袭击极为广泛，甚至在1748年印第安人奴隶制被正式禁止后仍然如此。[②]

在北美地区进行殖民活动的法国人与英国人也纷纷效法西班牙人、葡萄牙人的做法，奴役当地印第安人。1497年，当约翰·卡伯特（John Cabot）为英国国王首次发现北美时，他也抓捕了一些印第安人并将他们带回英国。一些印第安人奴隶可以在加勒比地区出售，所获利润为探险船只提供食物和其他供应，一些奴隶则带回欧洲出售，以便于支付探险的部分费用。一次探

① Jack Forbes, *Africans and Native Americans: The Language of Race and the Evolution of Red-Black People*, Urbana: University of Illinios Press, 1993, p. 24.

② Suzanne Austin Alchon, *A Pest in the Land: New World Epidemics in A Global Perspective*, p. 138.

险俘获的奴隶在欧洲出售后可以资助下一次的探险活动。[①]英国人如此，法国人也不例外。1524 年，胡安·韦拉札诺（Juan Verrazano）在法国国王的授权下在北美大陆探险，也在航行中抓捕了一些印第安人奴隶；雅克·卡蒂埃（Jacques Cartier）继续了胡安的探险事业，同时也在 1535 年就开始奴役印第安人。17 世纪，法国人与休伦印第安人结盟，但未能与易洛魁部落达成协议，因此法国人就联合休伦人抓捕易洛魁人做奴隶。[②]

为了抓捕土著奴隶，英法殖民者不惜发动战争。根据殖民地法律，英国殖民者不仅可以奴役在战争获得的俘虏，而且还可以奴役任何敌对印第安人部落的妇女和儿童。因此，在 1675—1676 年间的菲利普王之战后，新英格兰联盟甚至将菲利普王的遗孀和儿子以每人 30 先令的价格出售到西印度群岛。[③]1680 年在与斯托诺（Stono）印第安人作战期间，被俘印第安人被带到查尔斯顿，然后出售给殖民地贸易商输送到西印度群岛为奴。[④]1702—1708 年南卡罗来纳发动了对佛罗里达北部的雅玛西人（Yamasee）、阿帕拉契人（Apalachee）、蒂姆夸人（Timucua）战争，殖民者将 7 个土著村落中几乎全部人口——大约 1400 名印第安人俘获，携带到查尔斯顿出售为奴。[⑤]1711—1713 年间的塔斯卡罗拉人战争（Tuscarora War）期间，北卡罗来纳殖民者将所俘虏的印第安人保留或出售为奴。1711 年，在攻克一座印第安人要塞后，39 名土著妇女和儿童被俘成为定居地的奴隶。[⑥]长期以来，卡罗来纳殖民者则利用印第安人对抗印第安人，然后奴役战败者以资助下一次对土著部落的战争。这种战略在 1754 年 4 月 9 日印第安人贸易商马修·图尔（Matthew Toole）呈递南卡罗来纳总督詹姆斯·盖伦（James Galen）的信中暴露无遗。

---

① Jack WeatherFord, *Native Roots: How the Indians Enriched America*, New York: Fawcett Columbine Book, 1991, p. 137.

② Jack Forbes, *Africans and Native Americans: The Language of Race and the Evolution of Red-Black People*, Urbana: University of Illinios Press, 1993, p. 53.

③ Jack WeatherFord, *Native Roots: How the Indians Enriched America*, p. 140.

④ Alexander Hewatt, *An Historical Account of the Rise and Progress of the Colonies of South Carolina and Georgia*, London, 1779, Vol.1, p. 78. (*Eighteenth Century Collections Online*)

⑤ Frederick W. Hodge, ed., *Handbook of American Indians: North of Mexico*, Part 1, Washington, D. C.: Government Printing Office, 1910, p. 875; Frederick W. Hodge, ed., *Handbook of American Indians: North of Mexico*, Part 2, p. 600.

⑥ Almon Wheeler Lauber, “Indian Slavery in Colonial Times within the Present Limits of the United States,” *Studies in History, Economics and Public Law*, Vol.54, No.3, New York: Columbia University, 1913, p. 122.

图尔在信中要求利用一个印第安人群体对抗另一个土著部落。他写道："我们不要任何报酬，只是希望能够乘胜打劫，从中获得印第安人奴隶。"[①]法国殖民者也是如法炮制。1730年，纳切兹人发起起义反对法国殖民者，屠杀了200多人。殖民总督杜·查珀（M. du Chapart）组织了殖民者对该部落进行讨伐，整个部落包括酋长在内的大约450人都被俘虏，并带到新奥尔良。大约400人被出售到海地的弗朗索瓦角（Cape Francois），其中大部分印第安人都被出售为奴。[②]

在加拿大，许多被出售给法国殖民者的奴隶，都是土著群体之间相互袭击的结果。不过，由于大规模农业生产尚未占据主导，奴隶劳动也就没有什么地位。因此在法属北美，除了路易斯安那以及加勒比群岛外，大多数奴隶都是作为一种地位象征，而不是宝贵的经济财富的制造者。[③]不过，在英属北美就不一样了。南北卡罗来纳是英国殖民地中广泛使用土著奴隶的殖民地。1708年9月17日，总督纳撒尼尔·约翰逊（Nathaniel Johnson）以及议事会在向殖民地业主递交的殖民地情况报告中指出，印第安人男性奴隶600人，印第安人女性奴隶500人，印第安人儿童奴隶300人，他们总计1400名。同一时期，殖民地黑人奴隶有4100人，契约仆120名，自由白人3960名。总督将近五年来印第安人奴隶数量的不断增加归因于"我们不断地征服法国人和西班牙人，还有我们军队成功地抗击阿帕拉斯基人（Appalaskys）以及其他的印第安人部落"[④]。由此可以看出，到1708年，印第安人奴隶人口占南卡罗来纳全部奴隶数量的1/4。1723年，一份报告提到，南卡罗来纳和佐治亚的奴隶数量在16,000～20,000名之间，"主要是黑人和一些印第安人"[⑤]。

尽管卡罗来纳是印第安人奴隶制最为盛行的地区，但对土著人口的奴役发生在从北部的新英格兰到大西洋中部地区再到南部的整个区域。马萨诸塞

---

① Wilcomb E. Washburn, ed., *The Indian and the White Man*, Garden City, New York: Anchor Books, 1964, p. 245.

② Almon Wheeler Lauber, "Indian Slavery in Colonial Times within the Present Limits of the United States," *Studies in History, Economics and Public Law*, Vol.54, No.3, p. 68.

③ J. R. Miller, *Skyscrapers Hide the Heavens: A History of Indian-White Relations in Canada*, Toronto: University of Toronto Press, 1989, p. 54.

④ William James Rivers, *A Sketch of the History of South Carolina to the Close of the Proprietary Government, etc.*, Charleston: McCarter & Co., 1856, p. 232.

⑤ Alexander Hewatt, *An Historical Account of the Rise and Progress of the Colonies of South Carolina and Georgia*, London, 1779, Vol.1, p. 309. (*Eighteenth Century Collections Online*)

的印第安人奴隶制也很早就开始了。1637 年在皮阔特战争（Pequot War）之后，48 名土著俘虏就在该殖民地成为奴隶。[①]马萨诸塞人口统计显示，1720 年该殖民地拥有 2,000 名奴隶，其中包括一些印第安人。[②]在 1637 年皮阔特战争期间，大约有 80 名土著妇女和儿童，作为俘虏在殖民者中进行分配。一些俘虏作为奖赏或薪水给了士兵，30 名俘虏给予盟友纳拉甘塞特（Narraganset）印第安人，48 名俘虏给了马萨诸塞，剩余俘虏给了康涅狄格。[③]1675—1676 年的菲利普王之战期间，殖民者已经习惯于将印第安人俘虏送到外地为奴或者用于家政服务。战争所得俘虏要么在欧洲或西印度群岛奴隶市场上出售为奴，要么在各个殖民地保留为奴。在战争之初，莫斯利上尉（Captain Mosely）俘虏了 80 名印第安人，保留在普利茅斯。1676 年 9 月，斯普雷格上尉（Captain Sprague）将 178 名土著俘虏从普利茅斯船运到西班牙出售。[④]从 1675 年 6 月 25 日到 1676 年 9 月 23 日，普利茅斯记录显示，殖民当局出售 188 名土著奴隶，所得资金为 397 英镑 13 先令。[⑤]

1660 年，弗吉尼亚殖民地的法律中首次提及印第安人奴隶制。根据该法令的规定，如果法院对印第安人所造成的损坏做出了评估，但印第安人却拒绝进行赔偿，这些印第安人将被抓捕起来，公开拍卖，并被送到西印度群岛或其他地方为奴。不论是 1676 年培根起义期间，还是 1682 年以及后来的法令都明确规定，正义战争中获取的战俘可以被奴役。根据 1669 年的一项法令，外来的——意即非弗吉尼亚的——印第安人，无论是战争中的俘虏或经过海路运到殖民地并被出售的印第安人，都将终生为奴。除了弗吉尼亚殖民地的法令外，其他资料也表明了印第安人奴隶制的存在。伯克利总督在其前两个任期内就拥有土著奴隶。他于 1645 年以 600 磅烟草的价格购买两个土著儿童；1677 年，他以 2000 磅烟草的价格出售了一名身体健康的印第安男性。

---

① James Kendall Hosmer, ed., *Winthrop's Journal "History of New England," 1630-1649*, New York: Charles Cribner's Sons, 1908, Vol.1, p. 225.

② Almon Wheeler Lauber, "Indian Slavery in Colonial Times within the Present Limits of the United States," *Studies in History, Economics and Public Law*, Vol.54, No.3, p. 109.

③ James Kendall Hosmer, ed., *Winthrop's Journal "History of New England," 1630-1649*, New York: Charles Cribner's Sons, 1908, Vol.1, p. 225.

④ William D. Williamson, *The History of the State of Maine from its First Discovery, A. D. 1602 to the Seperation, A. D. 1820, Inclusive*, Ballowell: Glazier, Masters & Co., 1832, Vol.1, p. 531.

⑤ Almon Wheeler Lauber, "Indian Slavery in Colonial Times within the Present Limits of the United States," *Studies in History, Economics and Public Law*, Vol.54, No.3, pp. 125-127.

1666年在计划发动对印第安人的远征时，他提出，俘虏土著妇女和儿童的前景足以保证拥有足够的志愿民兵参加。[①]纽约也有印第安人为奴的相关法律规定。1678年，纽约通过法令规定，所有来到或者被带到该殖民地的印第安人，如果居住时间超过6个月，应该被出售为奴，所得资金上缴国库。[②]

在英属各个殖民地，印第安人奴隶都被看作是财产。和黑人奴隶以及其他财产一样，印第安人奴隶可以公开进行公共或私人买卖。殖民地报纸上关于土著奴隶的广告也随处可见。和其他个人财产和不动产一样，印第安人奴隶也可以通过口头或"遗嘱"传承给后代。其中最早的相关遗嘱是马萨诸塞总督约翰·温斯罗普（John Winthrop）的遗嘱。1639年温斯罗普制定遗嘱，总督岛（Governor's Island）以及"岛上我的印第安人"传给他的儿子亚当。[③]

不仅英国殖民者保留土著奴隶自己使用，他们还形成了获利丰厚的奴隶贸易，导致许多土著奴隶被运送到加勒比群岛以及其他对劳动力需求更强的地区。关于印第安人奴隶贸易，历史遗留下来的资料十分稀少，英国官员和殖民地官员没有理由记录印第安人劳动力在各个殖民地之间的流动。不过，个案的考察告诉我们，印第安人奴隶贸易极为盛行，通过现有资料我们还是能够窥见一斑。《普罗维登斯市镇编年史》（*Annals of the Town of Providence*）的作者写道："在大多数情况下，那些被英国人俘虏的印第安人，都被送到本土之外，买为终身奴隶。这通常也是其他殖民地所采取的措施。"[④]新英格兰殖民地还跨过大西洋在欧洲甚至非洲出售印第安人奴隶。1683年，一船印第安人奴隶被遗弃在阿尔及尔（Algiers）奴隶市场，因为当地穆斯林拒绝购买这些印第安人奴隶。[⑤]还有报告说，欧洲殖民者还在摩洛哥、非洲西海岸以及加那利群岛（Canaries）、阿祖尔以及佛得角群岛（the Azore and Cape Verde

① J. Leitch Wright, Jr., *The Only Land They Knew: The Tragic Story of the American Indians in the Old South*, New York: The Free Press, 1981, pp. 133-134.

② Almon Wheeler Lauber, "Indian Slavery in Colonial Times within the Present Limits of the United States," *Studies in History, Economics and Public Law*, Vol.54, No.3, p. 213.

③ Robert C. Winthrop, *Life and Letters of John Winthrop*, Vol.2, Boston: Little, Brown and Company, 1869, p. 252.

④ William R. Staples, *Annals of the Town of Providence from its First Settlement to the Organization of the City Government in June 1832*, in *Collections of Rhode-Island Historical Society*, Vol.5, Providence: Printed by Knowles and Vose, 1843, pp. 170-171.

⑤ Almon Wheeler Lauber, "Indian Slavery in Colonial Times within the Present Limits of the United States," *Studies in History, Economics and Public Law*, Vol.54, No.3, p. 127.

Islands）等地出售印第安人奴隶。[①]在殖民地时期，波士顿成为北方印第安人奴隶的主要市场，而南卡罗来纳的查尔斯顿则成为南部奴隶市场的中心。甚至在查尔斯顿建立之前，奴隶袭击者早在1663年就开始沿着卡罗来纳沿岸地区捕猎印第安人奴隶，并将他们出售到加勒比地区的种植园中。1670年，随着查尔斯顿的建立，该港口就成为南部印第安人奴隶尤其是切罗基人、克里克人和巧克托人奴隶的主要销售地。[②]

1675—1676年间的菲利普王之战则成为新英格兰殖民者抓捕和出售土著奴隶的绝佳机会。20世纪初期的阿尔蒙·惠勒·劳伯（Almon Wheeler Lauber）博士提及，1675年9月，178名印第安人被送往西班牙。在1675—1676年间，普利茅斯6次总计出售印第安人133名。劳伯说，从1675年6月到1676年9月，“记录显示，普利茅斯殖民当局出售了188名印第安人”。他后来提及，在马萨诸塞湾，“又一次运走和出售了大约200名”。[③]乔治·埃利斯（George Ellis）与约翰·莫里斯（John Morris）指出：“有记录表明，仅仅普利茅斯殖就有超过500名印第安人被出售为奴。”[④]弗朗西斯·德里克说，1676年9月沃尔德伦少校（Major Waldron）在多弗（Dover）俘虏400名印第安人，其中大约200人被卖为奴。[⑤]对各种资料的考察使得我们接受了现代学者关于菲利普王之战的研究结论，即卖身为奴的印第安人超乎人们的想象。不过，已知的被卖身为奴的土著人总数已经极为巨大。如果劳伯的数字没有重复的话，在普利茅斯就有511名印第安人被卖身为奴。另外从波士顿和多弗来的船只又各运送了200名。因此此时卖身为奴的土著人总数超过900人。因此，总计1000名印第安人奴隶的估算可能还是低估了。[⑥]

其他殖民地也不失时机地获取和出售土著奴隶。在1704—1706年间，大约有4000名佛罗里达印第安人被俘和被奴役。此后，更多的印第安人成为奴隶。1708年，殖民总督弗朗西斯·德·科克莱斯·马丁内斯（Francis de Corcoles Martinez）估计，捕猎者抓获的印第安人“数目可能会在10,000～

① Jack WeatherFord, *Native Roots: How the Indians Enriched America*, p. 140.

② Jack WeatherFord, *Native Roots: How the Indians Enriched America*, p. 141.

③ Almon Wheeler Lauber, “Indian Slavery in Colonial Times within the Present Limits of the United States,” *Studies in History, Economics and Public Law*, Vol.54, No.3, pp. 125-126.

④ George W. Ellis and John E. Morris, *King Philip's War*, New York: The Grafton Press, 1906, p. 287.

⑤ Samuel G. Drake, ed., *The Old Indian Chronicle*, Boston: Samuel A. Drake, 1867, p. 275; Herbert M. Sylvester, *Indian Wars of New England*, Vol.2, Boston: W. B. Clarke Company, 1910, p. 339.

⑥ Sherburne Cook, “Interracial Warfare and Population Decline among the New England Indians,” p. 20.

12,000之间”。这些在佛罗里达抓捕的印第安人都会被运回到英属殖民地主要是南北卡罗来纳、弗吉尼亚等，然后再转卖到西印度群岛。各个殖民地之间都存在着规模不一的印第安人奴隶贸易。1708年，卡罗来纳的一份人口统计报告陈述了该殖民地输出印第安人奴隶进行贸易的情况：“我们还给波士顿、罗得岛、宾西法尼亚、纽约以及弗吉尼亚等地区出口印第安人奴隶。”[①]例如，一些印第安人奴隶——数量不大但比人们通常所认为的还是要多——通过海路从其他大陆殖民地输送到了弗吉尼亚。例如，1710年弗吉尼亚的海关记录显示，一艘船只从其他地区运来了166名黑人和66名印第安人，这些印第安人是从卡罗来纳上船的。[②]卡罗来纳是英属北美殖民地中印第安人奴隶贸易最为活跃的一个，其他英属北美殖民地输入或输出的印第安人奴隶数量并不是很大。但是，卷入奴隶贸易的印第安人奴隶数量仍然极为可观。根据美国学者艾伦·加莱（Allan Gallay）的研究，在1670—1700年间，北美南部印第安人奴隶贸易极为盛行。在1715年以前，仅这一地区卷入奴隶贸易的印第安人奴隶数量就在30,000～50,000之间。[③]

印第安人奴隶制和奴隶贸易在北美早期的历史上曾广泛存在，它的存在对土著人口产生了灾难性的影响。

首先，奴隶抓捕和贸易导致土著人口流失。在16—17世纪，成千上万的印第安人被奴役，正如一位权威专家所说：“估计到底有多少万名土著奴隶过于冒险。”[④]1702年，奇科索人通过例证说：“在12年时间内，他们为奴隶贸易商抓捕了2300名乔克托人，而自身也付出了丧失800人的代价。”[⑤]学者们已经无法确切知道到底有多少土著人口被卖身为奴，但是历史学家艾伦·加莱做了一些很好的估算。他计算得出，从1670—1715年间仅南卡罗来纳人就获得了30,000～50,000名土著俘虏。[⑥]以他的数字为基础，每年夺去

---

① Alan Gallay, *The Indian Slave Trade: The Rise of the English Empire in the American South, 1670-1717*, New Haven: Yale University Press, 2002, pp. 295, 200-201.

② J. Leitch Wright, Jr., *The Only Land They Knew: The Tragic Story of the American Indians in the Old South*, p. 134.

③ Alan Gallay, *The Indian Slave Trade: The Rise of the English Empire in the American South*, 1670-1717, p. 299.

④ J. Leitch Wright Jr., *The Only Land They Knew: American Indians in the Old South*, p. 148.

⑤ Russell Thornton, *American Indian Holocaust and Survival: A Population History since 1492*, p. 70.

⑥ Alan Gallay, *The Indian Slave Trade: The Rise of the English Empire in the American South, 1670-1717*, pp. 294-299.

的土著奴隶数量为 667～1111 之间，天花暴发前土著奴隶的总数应为 17,342～28,886 人。[①]被白人奴役和买卖，使大量印第安人奴隶被迫离开自己的家园，在北美殖民地乃至全世界的各个地区生活，隔绝与土著社会的联系，造成了土著人口的严重流失。除了奴隶贸易导致人口流失外，处于奴役地位的土著奴隶也常常死于非命。这在西班牙人对土著人口的奴役中可见一斑。1540 年初，德·索托探险队在踏上北美大陆后，“抓捕许多印第安人，无论男女，并给他们带上锁链”。每一个西班牙男性“都会将带上锁链的土著人带走，而不允许他们回到自己的土地上”。[②]这些被奴役的印第安人赤身裸体，带着锁链，饱受风餐露宿、脱水、营养不良，以及士气低落等影响。他们还居住在德·索托数量众多的人、马匹和猪中间，也患上了由卫生条件糟糕所导致的各种疾病。结果可想而知，患上严重疾病的土著奴隶，大多数在 1539—1540 年间死亡。

其次，土著奴隶抓捕和贸易给许多印第安人群体带来了巨大的压力，人口流动成为印第安人自愿或者非自愿的选择。法国人曾提及肖尼人拥有 38 个村落。法国人从 1600 年开始与肖尼人结盟，企图灭绝易洛魁人，肖尼人被称之为“无辜的人”，任由他们“像羔羊一样被抓捕和带走”。面对被抓捕成为易洛魁人奴隶的压力，肖尼人逃离其东部故土，分散于东部森林地带的诸土著群体中。伊利诺伊人也面临着难以置信的压力，不过他们是通过不断升级自己的袭击活动而维持自己的势力。马凯特（Marquette）的编年史作者报告说：“他们极为好战，对南部和西部的遥远民族来说都极为恐惧，他们会从后者那里带走土著人为奴，并将这些俘虏以更高的价钱卖给其他民族。”[③]土著奴隶抓捕和贸易，引发了一系列的土著人口运动。白人及其得到枪支弹药的土著盟友，积极扩大奴隶袭击的范围。各个群体的奴隶抓捕者，在本部族之外的其他土著群体中寻找可以抓捕的俘虏，其足迹遍布整个北美大陆尤其是北美南部地区。北美东南部地区的奴隶抓捕者，甚至长途奔袭，到西班牙布道站的土著群体中夺取土著俘虏。面对奴隶抓捕者，成千上万的印第安人逃

---

① Paul Kelton, *Epidemics and Enslavement: Biological Catastrophe in the Native Southeast, 1492-1715*, p. 141.

② Paul Kelton, *Epidemics and Enslavement: Biological Catastrophe in the Native Southeast, 1492-1715*, pp. 65-66.

③ Paul Kelton, *Epidemics and Enslavement: Biological Catastrophe in the Native Southeast, 1492-1715*, p. 92.

离家园，背井离乡以躲避暴力。奴隶贸易中各种人员的高度流动改变了土著群体的社会图景，使新引入的疾病能够在更为广大的范围内传播，天花以及其他外来传染病循着土著贸易的足迹接踵而来，结果是一系列土著社区开始经历灾难性的处女地流行病。

最后，面对危险重重的土著奴隶抓捕和贸易，印第安人为了自保还会选择生活在密集的筑有防御工事的村落中。这种依靠村落和防御工事的自卫模式在一定程度上确实起到了作用，奴隶抓捕者很难进入这些村落中抓捕俘虏。但是集中居住在土著村落中，对于处于防守地位的印第安人来说也并非福音。土著人口密集居住在这些村落中，带来了卫生健康问题。大量的生活垃圾与污水无法得到有效处理，人与人之间的接触又极为频繁，社区卫生条件和印第安人的健康状况极为糟糕。另外，奴隶袭击的受害者也遭到食物匮乏的威胁。土著民族传统的生活方式如农业种植和外出狩猎也变得极为危险，因为奴隶袭击者就藏匿在村落附近的谷物田地中，随时抓捕土著妇女和儿童。男性武士在狩猎领地也并不安全，不得不放弃狩猎而在家园守护着自己的亲人。结果是，集中于土著村落中的印第安人长期处于糟糕的卫生健康状况之中，一旦面对疾病的侵袭，他们很快就会患病，死亡也会接踵而至。奴隶贸易引发了大规模流行病暴发，其典型案例就是 17 世纪末期东南部天花大流行以及此后的一系列流行病。美国学者评论说："疾病与俘虏袭击综合作用，东南部土著社会带来了史无前例、无与伦比的人口锐减。"[①]她的话不无道理。

第三节 贸易对北美印第安人社会的负面影响

除了土著奴隶制与奴隶贸易外，白人到来之后还开展了白人以酒类、枪支以及制成品换取印第安人的鹿皮、海狸皮、土地等的印白贸易。其中最主要的有酒类贸易、枪支贸易、毛皮贸易等。这些贸易形式尽管没有战争、奴隶袭击与贸易那么充斥着暴力和死亡，但是也在潜移默化中改变着北美印第安人社会。在某种程度上看，印白贸易作为一种较为温和的殖民活动，却对土著社会的影响更为深远。

---

① Paul Kelton, *Epidemics and Enslavement: Biological Catastrophe in the Native Southeast, 1492-1715*, p. xv.

一、贸易与土著社会秩序的失控

在印白贸易之初，北美土著民族都或多或少从中受益。从欧洲运来的新商品取代了原来的各种较为笨重的器具，便利了印第安人的生产和生活。难怪 1670 年当尼古拉斯·卡特里特（Nichols Carteret）及其定居者首次出现在南卡罗来纳时，他们发现土著民族对他们极为欢迎。当船队行驶到罗亚尔港（Port Royal）附近时，卡特里特报告说，印第安人“跑到泥泽和海水中将我们带到岸边……带来珍贵的毛皮与我们交换，一些毛皮是未经加工的，一些是已经加工的，我们则给予在他们中很有市场的刀具、项链、烟草和玻璃等”[①]。就在同一时期，北美东部皮德蒙特地区已经充斥着各种欧洲商品，而印第安人最为迫切地希望交换枪支和弹药。欧洲人带来的枪支弹药在土著社会中更是具有重要作用。枪支使狩猎更为高效和便利。根据 1680 年就居住在南卡罗来纳的苏格兰贸易商约翰·斯图亚特（John Stewart）回忆，印第安人“在一个月所能猎取得毛皮要比以前用弓箭时 12 个月时间猎取得还要多”。更为重要的是，土著民族迫切接受枪支还有深层次的心理原因。火器作为一种新式武器，能发出极大的声音，发出浓烟，用几乎看不见的东西杀死目标，它使土著人感到恐惧，尤其是枪支掌握在可怕的敌人手中时更是如此。例如，拉萨尔探险队的一个成员报告说，当法国人用枪支恐吓密西西比河下游从来没有见过这种武器的部落时，它“震慑住了”他们。“他们将它称之为打雷，却不理解一个木棍如何能射出火焰，能够在很远的距离不接触对方而杀死他”。[②]因此，一旦真正了解了枪支的长处和威力，印第安人就千方百计地要得到它。

不过，印白贸易对印第安人的益处很快消失，各种负面影响逐渐呈现出来。酒类贸易是一个典型。酒类在最初无意中被引入北美土著社会中，却迅速为印第安人接受。梅诺米尼人初赴法国人之约，不敢碰酒。他们让几个老人先尝，结果这几个平时沉默寡言的老人，在饮酒后竟能口若悬河，十分激动和兴奋。这几位老人对他们的首领说：“酒是个好东西，我们感到很快活，你必须也尝一点。”[③]后来，越来越多的印第安人接触到酒，饮酒之风迅速在

---

① Nichols Carteret, “Nichols Carteret’s Relation of Their Planting at Ashley River [1670],”in Alexander S. Sally, Jr., ed., *Narratives of Early Carolina, 1650-1708*, New York: Charles Scribner’s Sons, 1911, p. 117.

② Paul Kelton, *Epidemics and Enslavement: Biological Catastrophe in the Native Southeast, 1492-1715*, p.106.

③ Peter Nabokov, ed., *Native American Testimony: A Chronicle of Indian-White Relations from Prophecy to the Present, 1492-1992*, pp.43-44.

土著社会蔓延，几乎遍及所有与白人有接触的部落。于是，酒就成为印白贸易中一种重要的货物，成了印第安人生活中不可缺少的物品。乔克托人通过生物角度解释了印第安人对酒类的嗜好。如奥玛酋长（Captain Ouma）所说，朗姆酒就像一位妇女："当一位男性想要她——并看到她时——他一定要拥有她。"[①]

印第安人嗜酒如命，土著群体都酗酒成风，酒类成为危害土著民族的毒药。

首先，酒类成为白人剥削和压迫印第安人的有利工具。这在印白贸易中表现最为显著。贸易商意识到，一个醉酒的印第安人比一个清醒的印第安人更易于剥削。"事实上，朗姆酒成为贸易商能在印第安人中获得成功的主要原因"[②]。酒类在乔克托部落的盛行就是一个典型。1770 年查尔斯·斯图亚特（Charles Sturat）估计说，酒类构成了白人与乔克托贸易商品的 80%；他也没有理由修正此后 10 年的估算数字。1776 年，约翰·斯图亚特（John Sturat）谴责"这种毁灭性贸易"，他断言："如果印第安人用一张毛皮换取制成品，那么他们就会用 5 张毛皮换取酒类；其结果是，印第安人处境悲惨，他们衣不蔽体、心怀不满。"他宣称，在 3 个月内，30,000 加仑的朗姆酒已经在彭萨科拉（Pensacola）交换。乔克托部落诸村镇看起来嗜好朗姆酒。伯纳德·罗曼斯（Bernard Romans）认为，印第安人饮用的朗姆酒数量惊人。当查尔斯·斯图亚特在 1778 年 3 月访问乔克托部落时，他发现，那些狩猎归来的人"由于经常酗酒，已经不能说话"。这种现象在狩猎归来的猎手那里已经不是个例。1778 年 4 月，查尔斯·斯图亚特走访希克斯市（Sixtowns）并在那里召开一次印第安人大会。这次聚会不得不多次推迟，因为许多乔克托人都在酗酒。[③]乔克托人狩猎就是为了换取酒类，酗酒成为他们狩猎的最终产品。有时狩猎者是有意饮用朗姆酒的；更多的时候，正如奥玛酋长所解释的，一旦贸易商为印第安人提供朗姆酒，乔克托人就会屈服迫不及待地要求饮用。那些本意是要换取衣服和工具的乔克托人，最终却以酗酒结束。例如，在 1770 年初的纳切兹，乔克托猎手将他们在冬季狩猎中所获取的毛皮都用来交换朗姆酒，

---

① Richard White, *The Roots of Dependency: Subsistence, Environment, and Social Change among the Choctaws, Pawnees, and Navajos*, Lincoln: University of Nebraska Press, 1983, p.84.

② Wilber R. Jacobs, *Dispossessing the American Indians: Indians and Whites on the Colonial Frontier*, New York: Charles Scribner's Sons, 1972, p.33.

③ Bernard Romans, *A Concise Natural History of East and West Florida; Containing an Account of the Natural Produce of All the Southern Part of British America*, New York, 1775, p. 77. (Archives of Americana)

酒醒之后他们发现，数月辛苦劳作最终换来一场空。在这种情况下，武士的绝望与愤怒导致暴力频现。[①]另外，酒类也成为白人操纵印第安人政治，迫使他们签订有利于白人的条约的催化剂。不少部落首领在与白人谈判时，通常烂醉如泥，轻率地在白人拟定的条约上签字，酿成丧失土地和主权的惨祸。难怪有学者指出，“酒类也使印第安人放松了对土地的控制。许多条约都是‘受到其影响’而签订的，这种酒类滥用导致整个殖民地时期乃至以后的印白冲突不断”[②]。

其次，酒类的广泛传播还扰乱印第安人的社会秩序，导致社会问题层出不穷。在白人到来之前，土著民族村落内的暴力问题很少见，因为对巫术的恐惧和受害者群体的复仇是当时有效的制约。不过，随着酒类进入土著社会，所有一切都改变了。贸易商查尔斯·斯图亚特（Charles Stuart）在信件中描述了酒类对印第安人的影响，“当我穿过他们的村落时，我看到酗酒到处存在，看到妇女携带着其由于酗酒而死亡的亲属的尸体”。次年，斯图亚特再次强调酒类带来的混乱，他断言它是“他们之间每天相互残杀的原因，它是部落中所有动乱的原因……是这个村落（莫比尔，Mobile）一直动荡的原因”。1777年，一位酋长宣称，酒类贸易在18个月内导致1000名乔克托人丧生。酒类能够彻底消除维系部落和平的约束，使得那些酗酒或者找寻酒类的人相互杀戮，从而使得他们自己或者自己的亲属被受害者的近亲处以死刑。[③]

白人很快就认识到酒类给印第安人社会所带来的恶果。1705年纽约的一位传教士在信件中说，印第安人“就像阳光下的冰雪一样”在不断消失，“此后大约40年中我们的美洲已经几乎看不到一个印第安人了”。他把印第安人的灭亡归咎于朗姆酒的作用：“如果他们不饮用朗姆酒，他们的减少就无法清楚解释。”[④]1750年，容基耶尔侯爵（Marquis de La Jonquiere）在继任新法兰西总督后警告西部诸部落：“我的孩子们，如果你们忠于我的话，你们就不会再饮用英国人的白兰地。它是一种毒药，能在你们毫不知情的情况下夺走你

① Richard White, *The Roots of Dependency: Subsistence, Environment, and Social Change among the Choctaws, Pawnees, and Navajos*, p. 85.

② James Axtell, *The Invasion Within: The Contest of Cultures in Colonial North America*, Oxford: Oxford University Press, 1981, p. 259.

③ Richard White, *The Roots of Dependency: Subsistence, Environment, and Social Change among the Choctaws, Pawnees, and Navajos*, pp. 85-86.

④ Kenneth F. Kiple and Stephen V. Beck, eds., *Biological Consequences of European Expansion, 1450-1800*, Routledge, 1997, p. 235.

们的性命。”[①]后来曾任美国总统的托马斯·杰斐逊也发现，酒“已经使他们身体虚弱，精神萎靡，使他们陷入挨饿受冻、衣不蔽体、贫困潦倒的境地，使他们不停地争吵斗殴，使他们人口减少”[②]。富兰克林也深有同感，他感叹说：“如果真是上帝有心让这些野蛮人灭绝，以便于给耕作的人腾出土地的话，看起来朗姆酒很可能就是指定的工具。它已经消灭了所有那些从前居住在海岸地区的部落。”[③]

稍微清醒的部落酋长也看到了印第安人酗酒的严重后果，他们呼吁白人当局禁止贸易商在部落出售酒类。1677 年，特拉华首领奥卡尼科恩在英国人谈判时，因醉意朦胧而受到英方申斥。他回答说，最早卖酒给他们的是荷兰人；然后酒就接连不断地给他们带来不幸，“它使我们失去控制；我们不知道自己在干什么；我们相互斗殴；我们相互把对方扔进火里……由于喝酒，我们已有 140 人送了性命”；所以“必须把酒桶封起来”。[④]长岛的印第安人对白人说：“你们不应该把白兰地卖给印第安人，这种酒使他们发疯，因为他们不习惯饮用这酒。为了防止所有弊病，我们希望你们不要把那种火水（firewater，印第安人对酒的称呼）卖给我们的武士”。[⑤]1748 年，有位克里克人提醒他的同胞，“酒是黑暗邪恶原则的秘密使者”，如果继续饮酒，整个族群都会毁灭。[⑥]一些部落首领还向殖民当局呼吁，请求禁止酒类在部落内的传播，“他们的论点有两个：他们的民众正在大量死于与饮酒相关的谋杀以及戒酒问题”[⑦]。

二、印白贸易与印第安人依赖性的形成

印白贸易带来的不仅仅是土著社会秩序的失控和混乱，而且还导致更为深远的负面影响，即土著社会对白人社会的高度依赖性。自从欧洲殖民者踏

---

① Joseph L. Peyser, ed., *Letters from New France: The Upper Country, 1686-1783*, p. 144.

② Bernard W. Sheehan, *Seeds of Extinction: Jeffersonian Philanthropy and the American Indian*, Chapel Hill: The University of North Carolina Press, p. 239. 译文参见李剑鸣：《文化的边疆：美国印白文化关系史论》，天津人民出版社，1994 年，第 43 页。

③ Bernard W. Sheehan, *Seeds of Extinction: Jeffersonian Philanthropy and the American Indian*, p.237. 译文参见李剑鸣：《文化的边疆：美国印白文化关系史论》，天津人民出版社，1994 年，第 43 页。

④ Virginia Irving Armstrong, *I Have Spoken: American History Through the Voices of the Indians*, Chicago: Swallow Press, 1971, pp.5-6. 译文参见李剑鸣：《文化的边疆：美国印白文化关系史论》，天津人民出版社，1994 年，第 44 页。

⑤ Clark Wissler, *Indians of the Untied States*, New York: Doubleday, 1966, p. 295.

⑥ Paul Jacobs and Saul Landau, *To Serve the Devil*, New York: Random House, 1971, p. 23.

⑦ James Axtell, *The Invasion Within: The Contest of Cultures in Colonial North America*, p. 259.

上北美大陆开始，他们就试图将印第安人的资源、土地和劳动力融入市场之中，尽管这种尝试并不一定成功或者一以贯之。这一目标若与其他的帝国的宗教或者文化目标纠结在一起，有时会相互冲突。但是在印第安人自身内部，市场关系是一种极具威胁性和摧毁力的动力因素，它与文化、政治、环境等因素的相互影响和变化，其最终结果是土著民族依附[①]地位的产生。[②]尽管印第安人一度能够通过贸易满足自身的衣食和居住需要，但是他们逐渐地开始求助于白人获取衣食之需。弗朗西斯·詹宁斯（Francis Jennings）在描述土著美国人与欧洲人之间的贸易关系的著作中说，他们已经从“生存型狩猎”转变到“商业化狩猎”，他们“狩猎之强度和频率是以前从未有过的”。随着他们在许多方面日益依赖于这种新型经济模式，詹宁斯进一步指出：“新的商品取代了原来的商品，钢铁制品使铜器和石器逐渐被抛弃。”[③]技术和工具的使用产生了深远影响：“原来只是更为便利的东西，随着需要的增加，而逐渐成为一种绝对的必需，这也就加强和巩固了土著民族与欧洲人之间的联系。”[④]最初他们通过各种交换（首先是货物与军事服役，后来是劳动力与土地）获取衣服与其他制成品，而交换的条件和方法都在他们的控制范围内。不过，交换的条件逐渐由白人主导。最终，白人决定什么可以用来交换，如何交换；印第安人能够得到什么，他们如何使用它们等。在其最为极端的情况下，这个过程使得印第安人完全变成一个对资源毫无控制权的人口群体，通过被主流社会控制的债务关系长期陷入贫困之中，承受着丧失其群体身份并最终灭绝的日益增大的压力。[⑤]

---

① 依附理论的主要观点就是，边缘地区被纳入全球资本主义体系，及其所导致的这些社会——政治、经济与社会的——“结构性失衡”。在这种体系内，资本主义核心地区会在国际交换中获取巨大利益，而边缘地区则发展受阻。依附理论倾向于将民族国家自身看作是社会冲突的场景，而不是单一的角色，他们并不倾向于说资本主义国家，而说资本主义体系。这种世界体系的发展，影响到了本研究所关注的北美印第安人社会。其生存型经济体系的瓦解，及其融入世界市场体系中，都使得他们日益依赖于资本主义的核心地区，使得他们缺乏经济上的选择，最终导致这些土著社会产生深远的政治与社会变化。参见 Richard White, *The Roots of Dependency: Subsistence, Environment, and Social Change among the Choctaws, Pawnees, and Navajos*, pp. xvi-xix.

② Richard White, *The Roots of Dependency: Subsistence, Environment, and Social Change among the Choctaws, Pawnees, and Navajos*, p. xv.

③ Francis Jennings, *The Invasion of America: Indians, Colonialism, and the Cant of America*, p. 87.

④ Alexander Hewatt, *An Historical Account of the Rise and Progress of the Colonies of South Carolina and Georgia*, Vol.1, pp. 64-65.

⑤ Gary C. Anders, “Theories of Underdevelopment and the American Indians,” *Journal of Economic Issues*, Vol.14, No.3 (September 1980), pp. 693-696.

毛皮贸易导致土著社会陷入依附地位，这种情况在乔克托人中极为明显。在与白人接触之初，商业交换对于该群体来说在很大程度上是陌生的。欧洲人到来后开始利用制成品交换鹿皮，乔克托人并没有主动冲到森林中猎杀野鹿。商业交换从一种在乔克托人生活中相对无足轻重的副产品，逐渐转变成为该部落中最重要、最具有摧毁性的力量。这个过程相当复杂，用了半个世纪才完成。到19世纪初期，乔克托人的依附地位已经显而易见，其具体表现就是他们对欧洲人与后来的美国人所欠下的巨额债务。18世纪90年代轻而易举获得的借贷使得乔克托人在1796年已经欠下16,091美元的债务。到18世纪末期，这个数字迅速上升到48,000美元。这仅仅是乔克托部落欠下的部分债务。1803年美国政府接手与印第安人的贸易，并在乔克托部落开设一家政府贸易站。乔克托部落的债务更加沉重，1806年印第安人债务——大部分都是乔克托人欠下的，总计达到4000美元，到1822年，这个数字攀升到12,000美元。巨额的债务带来的是土著土地的丧失。1800年就任总统的托马斯·杰斐逊主张鼓励印第安人借贷，然后利用印第安人的债务来迫使他们转让部落土地。于是，美国人利用乔克托人欠下的贸易债务于1805年要求该部落转让大片土地。转让土地所得资金并没有给与乔克托人，而是移交给贸易商以偿还印第安人所欠下的债务。到19世纪，日益清楚的是，维持狩猎的代价就是债务不断；而这些欠债的最终结果则是乔克托人不得不放弃其故土。[①]总之，对于整个乔克托人来说，贸易和市场并不意味着财富而是贫困，不是福祉而是依附地位，不是进步而是驱逐和剥夺。他们从未与美国人作战，从来没有被征服。相反，在市场作用下他们处于依附地位并被剥夺。

毛皮贸易对切罗基部落的影响也极为明显。自从17世纪末与白人接触开始后，贸易尤其是毛皮贸易也极为重要。随着枪支的使用，切罗基人能够轻易杀死很多猎物，得到大量毛皮，因此他们能够与东部的英国人、南部的西班牙人和西南部的法国人维持经常性的贸易关系。随着得到更多的枪支弹药、钢制陷阱、锋利的匕首以及斧头，切罗基人进一步卷入毛皮贸易中。到1725年，毛皮贸易已经成为切罗基人生活的中心。18世纪50年代，切罗基人每年从北卡罗来纳、佐治亚和田纳西的山林中获取25,000张毛皮，2,000名武士平均每人12张。在1739—1759年的20年间，仅切罗基人在北美东南部捕

① Richard White, *The Roots of Dependency: Subsistence, Environment, and Social Change among the Choctaws, Pawnees, and Navajos*, pp. 95-96.

杀鹿的数量高达 125 万只。[①]到 18 世纪中期，英国人与切罗基人之间的贸易达到了顶峰。英国人在克里克和切罗基部落建立了数个贸易站点，用枪支、纺织品、各种用具以及其他欧洲商品来交换毛皮。于是，切罗基形成了所谓的狩猎贸易经济。过去，他们狩猎是为了获得食物和衣服，到 18 世纪以后，他们逐渐开始为集聚更多的用于贸易的毛皮而狩猎。切罗基人日益依赖于英国在卡罗来纳殖民地的贸易。

对于这种经济上的依赖性，无论是印第安人还是白人都心知肚明。1745 年，切罗基部落的一位头人斯吉阿甘斯特（Skiagunsta）说：“没有了英国人，我的人民就不能独立生活。我们红种人民族是怎么啦？我们穿的衣服我们不能制造，需要他们为我们提供；我们猎杀野鹿的枪支弹药我们不能制造，他们为我们提供。我们的生活必需品都是来自于白人。”[②]白人也认识到，在放弃了生存型生活方式后，切罗基人就不得不依赖于贸易商，而处于白人的支配之下。阿代尔报告说，印第安人的手工艺早就弃之不用。“由于我们提供了各种物美价廉的商品，印第安人已经忘记他们古老的技艺，离开了我们他们就无法独立生活”[③]。而且，印第安人对欧洲工业制成品的依赖，也使得白人在应对印第安人时可能利用经济强制措施，成功达到自己的目的。例如，1717 年，阔瑟（Quanssse）、迪里克（Tellico）与塔尼西（Tunesee）等村落的印第安人，停止向生活于部落中的白人贸易商提供生活必需品，也不再帮助他们修建贸易站点。这些切罗基人拒绝沿河流而下，到撒凡纳出售毛皮并换取生活用品。为杜绝此类行为的发生，也为了迫使印第安人采取更为合作的态度，南卡罗来纳贸易委员会威胁“召回贸易商，拒绝向印第安人提供货物和弹药，这当然会使印第安人变得极为贫穷，处境悲惨”。为避免成为敌人的猎物，那些反叛的土著村镇不得不妥协，答应在印第安人中培养对英国人的友善之情。[④]

一些部落首领意识到这种依赖性所引起的消极后果，倡导恢复传统生活方式以摆脱这一局面。据一个流传甚广的传说，特拉华族神灵“生命之王”

---

① James Axtell, *Beyond 1492: Encounters in Colonial North America*, Oxford: Oxford University Press, 1992, p. 131.

② Vicki Rozema, ed., *Cherokee Voices: Early Accounts of Cherokee Life in the East*, Salem, N. C.: John F. Blair, 2002, p. 15.

③ James Adair, *The History of the American Indians*, London, 1775, p. 456. (*Eighteenth Century Online*)

④ Theda Perdue, *Slavery and the Evolution of Cherokee Society, 1540-1866*, Konxville: The University of Tennessee Press, 1979, pp. 22-23.

开导该族首领，“你们为什么让白人生活在你们中间而受罪？我的孩子们，你们把你们祖先的习俗和传统给忘掉了。你们为什么不跟他们一样穿兽皮做的衣服呢？为什么不使用他们用过的弓箭和石头尖的枪矛呢？你们从白人那里买来枪支、刀子、水壶和毯子，现在你们已经离不开这些东西了；更糟糕的是，你们喝了那有毒的火水，使自己变成了傻子。把所有这些东西都抛弃吧，像你们明智的祖先那样去生活吧！”[①]波尼族首领在一次与美国代表谈判时，拒绝接受白人送来的刀、枪支和毯子等礼物，他的理由是，印第安人有野牛和玉米，不需要其他东西即可生存；冬天穿皮袍取暖，用不着毯子；弓箭可以杀死野牛，毋需枪支；石刀剥取牛皮，与铁刀一样合用；他最后说，“我们不要你们的礼物，你们也不要进入我们的家园”[②]。

第四节　其他殖民活动与土著社会的变动

除了战争、土著奴隶贸易以及其他形式的贸易外，欧洲殖民者还在北美大陆进行着多种殖民活动。这些活动也对北美土著民族产生了重大影响。这里主要以布道站的建立和强制迁移为例稍作说明。

一、布道站的建立

白人初到北美大陆，多受到宗教偏见的驱使，对印第安人宗教或者否认其存在，或者当作异端。英国人托马斯·莫顿（Thomas Morton）在17世纪初宣称：“新英格兰的土人根本没有崇拜或宗教这回事。”[③]而另外一位白人牧师则认为印第安人信仰异教，信仰者为“撒旦的代言人”。[④]在很多白人看来，印第安人有的只是迷信，他们的宗教仪式不过是“魔鬼式的姿势和地狱

---

① Virginia Irving Armstrong, *I Have Spoken: American History through the Voices of the Indians*, Chicago: Swallow Press, 1971, p. 22. 译文参见李剑鸣：《文化的边疆：美国印白文化关系史论》，天津人民出版社，1994年，第46页。

② Peter Nabokov, ed., *Native American Testimony: A Chronicle of Indian-White Relations from Prophecy to the Present, 1492-1992*, p. 47.

③ James Axtell, *The Invasion Within: The Contest of Cultures in Colonial North America*, p. 12.

④ Peter Nabokov, ed., *Native American Testimony: A Chronicle of Indian-White Relations from Prophecy to the Present, 1492-1992*, p. 65.

里的聒噪”的混合物。[1]于是，“美洲基督教化”[2]的运动逐渐兴起。

最早到现今美国境内的传教士，是西班牙的耶稣会士。自从16世纪中叶开始，耶稣会传教士就开始踏上北美大陆，在佛罗里达、得克萨斯、新墨西哥以及加利福尼亚等广大地区传播天主教。从非印第安人角度看，最为成功的布道站出现在从圣迭戈到旧金山的加利福尼亚沿海地区，总计有21个布道站。1769年7月16日西班牙人在圣迭戈（San Diego）建立加利福尼亚的第一个布道站，次年在卡梅尔（Carmel）建立第二个布道站。1771、1772年两个布道站又分别得以建立。此后西班牙人建立了更多的布道站，1776年建立两所布道站，1777、1782、1786年分别建立1所布道站，1791年建立两所，1796年1所，1797年3所，1798、1804与1817年分别建立1所。最后1所布道站建立于1823年的索诺玛（Sonoma）。西班牙人的传教活动，在西属北美的土著部落中留下极为深远的影响，这些地区出现了众多信奉天主教的印第安人。有资料显示，单个布道站的土著人口平均在500～600人，有时则多达1000～2000人。据估计，21个布道站吸引大约54,000名印第安人，而接受洗礼的土著人口数量可能达到81,000人。[3]另有资料提出，早在1633年，祖尼族、霍皮族以及其他普韦布洛人中大约有60,000人接受了洗礼，而加利福尼亚则有大约90,000名印第安人皈依天主教，这些印第安人被称为“布道站印第安人”。[4]来自不同群体的土著人口被带到这些布道站——通常通过强制方式——接受宗教灌输、田间劳作、为整个社区生产和制作食物等。

荷兰和法国的传教士也曾在印第安人中从事传教活动。荷兰人的活动仅仅限于哈德逊河谷地区，法国传教士则与易洛魁联盟和大湖区土著部落联系密切。法国传教士因为能够较为友好和平地对待印第安人，传教活动略有成绩。早在1643年，法国天主教会在加拿大已经为2700名印第安人实施了洗礼。[5]

英国人也对向美洲传播基督教极为热情。早在殖民北美之初，英王在授

---

① James Axtell, *The Invasion Within: The Contest of Cultures in Colonial North America*, p. 13.

② William A. Starna, “The Biological Encounter: Disease and the Ideological Domain,” p. 514.

③ Russell Thornton, *American Indian Holocaust and Survival: A Population History since 1492*, pp. 83-84.

④ Peter Nabokov, ed., *Native American Testimony: A Chronicle of Indian-White Relations from Prophecy to the Present, 1492-1992*, pp. 61-62.

⑤ James Axtell, *After Columbus: Essays in the Ethnohistory of Colonial North America*, Oxford: Oxford University Press, 1988, p. 83.

予弗吉尼亚公司的特许状中就专门提及传播福音的问题，而根据马萨诸塞殖民地的特许状，建立该殖民地的目的之一就是增添“上帝的荣耀，传教基督教义，推动土著人信仰基督教”[①]。英属殖民地的传教活动得到了殖民当局的支持。1636年，普利茅斯殖民地制定法令，鼓励在印第安人中开展传教活动。马萨诸塞和纽黑文的立法机关，也相继制定相关法律。1682年，英国成立“新英格兰及美洲相邻地区传教基督教协会”，其宗旨是“使印第安人摆脱黑暗势力和撒旦王国的控制，去接受真正和唯一的上帝的知识”。该团体致力于为新英格兰的传教活动提供资质，其活动一直持续到1779年。[②]新英格兰的清教徒对传教怀有尤为浓厚的兴趣。清教牧师约翰·鲁滨逊，致信给普利茅斯总督威廉·布拉德福，主张宗教感化印第安人。他写道：“如果你在杀死任何人（印第安人）前，将一些人改造成基督徒，那是一件多么令人高兴的事情啊！”[③]由于众多传教士的努力，到美国革命前夕，新英格兰总计有22个印第安人教堂，91座祷告城，72个白人布道站；改信基督教并完全成为基督徒的有500人，另外还有133名土著传教士和牧师。[④]其他的中部殖民地和南部殖民地也有传教士在当地部落中传教，只是不如新英格兰那么活跃。1683年，荷兰传教士多明·戈弗雷·德里乌斯到纽约来传教。他掌握了易洛魁语，并将《圣经》的一部分翻译成土著语言，在纽约西部的土著群体中颇有威望。1712年，威廉·安德鲁斯来到奥尔巴尼的莫霍克人中传教，4年中总计给16位成年人、54名儿童和54名婴儿实行洗礼。[⑤]英属南部殖民地尽管也有传教活动进行，但是效果不佳。

白人传教士一旦进入土著部落，就把宣讲福音的攻击对象指向了土著宗教领导人萨满（shamans）。他们竭尽所能地诋毁萨满及其神力，从而企图摧毁后者。正如詹姆斯·阿克斯特尔（James Axtell）所说，他们采用两种十分强有力的工具，“新奇性与自持正义的冒险”。在连续不断的攻击中，传教士采取实际行动直接嘲笑印第安人的“愚蠢的信仰”和“迷信活动”。他们径直派遣祷告者打断印第安人的宗教仪式，取笑印第安人对梦境的关注，挑战和

① Peter Charles Hoffer, ed., *Indians and Europeans: Selected Articles on Indian-White Relations in Colonial North America*, New York: Carland, 1988, p. 41.

② Arrell Morgan Gibson, *The American Indian: Prehistory to the Present*, Lexington, Mass.: D. C. Heath & Co., 1980, p. 191.

③ Wilcomb E. Washburn, ed., *The Indian and the White Man*, p. 177.

④ James Axtell, *The Invasion Within: The Contest of Cultures in Colonial North America*, p. 272.

⑤ Arrell Morgan Gibson, *The American Indian: Prehistory to the Present*, pp. 203-204.

蔑视印第安人的宗教仪式，蔑视“神灵”或“恶魔”的威胁。他们的嘲弄策略包括公开羞辱沙曼，蔑视偶像崇拜，滚开神圣的石头，摧毁在狗节（dog feast）中使用的东西，甚至又一次将献祭的狗的躯体抛进附近的河中。[①]其中的强制性色彩可见一斑。难怪1805年，波士顿一个传教团体派人与塞内卡部落商谈传教事宜。塞内卡部落首领红夹克在回答波士顿传教士团的传教要求时回答说：“你们已经得到了我们的家园，但是还不满足；你们还想把你们的宗教强加给我们。”[②]结果是，那些改信基督教的部落，不仅没有获得传教士允诺的幸福生活，反而陷入新的不幸——疾病流行，酗酒成风。之所以会出现上述结果，是因为传教士传教活动的目的是在于毁灭土著文化和社会。对此，印第安裔学者小瓦因·德洛雷亚在其著作《卡斯特因汝之罪而死》中辛辣地说：“尽管基督教传教的冲击旨在拯救个体的印第安人，但其结果却打碎了印第安人社会，摧毁了印第安人社区的凝聚性。抵制传教士方案的部落，看来都生存了下来，而改信基督教的部落，则再也没有听说过。”[③]另外，改变宗教信仰并无法避免被白人驱赶、剥夺和杀戮的命运。1782年，两名印第安人打伤一名白人，结果戴维·威廉森上校带领200名武装白人，杀死90名改宗的印第安人。这一事件让印第安人看清了白人传教的虚伪性。特拉华部落的一位首领发表评论说：“当他们（白人）一手拿着这本大圣书时，另一只手却拿着谋杀的武器，拿着枪支和刀剑，他们用这些东西杀害可怜的印第安人。啊，他们确实这样做了，他们不仅杀害那些不信他们圣书的人，也杀害那些信仰圣书的人。”[④]

当然，传播基督教仅仅是传教士活动的目的之一，除此之外他们还是政治征服和文化渗透的先锋，也在服务于殖民帝国体系的扩张。例如，1771年两名天主教传教士在10名士兵的护送下建立了圣加布里埃尔（San Gabriel）布道站，这动摇了土著定居村落对其领地的所有权。于是当地印第安人发起自发抵抗，结果是村落的酋长被士兵杀死，另外2人受伤。随后，西班牙士

---

① William A. Starna, “The Biological Encounter: Disease and the Ideological Domain,” p. 515.

② Wayne Moquin and Charles Van Doren, eds., *Great Documents in American Indian History*, New York: Praeger Publishers, 1973, pp. 32-33.

③ Vine Deloria, Jr., *Custer Died for Your Sins: An Indian Manifesto*, New York: Avon Books, 1969, pp. 105-106. 译文参见李剑鸣：《文化的边疆：美国印白文化关系史论》，天津人民出版社，1994年，第196页。

④ Virginia Irving Armstrong, *I Have Spoken: American History through the Voices of the Indians*, p. 33. 译文参见李剑鸣：《文化的边疆：美国印白文化关系史论》，天津人民出版社，1994年，第201页。

兵开始对土著妇女实施性攻击丑行。一位苏格兰人报告说，“一大群士兵将成年土著男性的手绑缚在背后，开始表明其获取土著妇女的意愿……土著妇女认为她们已经被玷污，开始长期接受汗蒸（sweating）和饮用草药。她们已经习惯了这些事情，但是她们的厌恶之情直到多年后仍久久不能释怀。事实上，在很长时间内，她们中生养的白人婴儿都会被秘密溺亡并埋葬！”[①]

除作为殖民者的帮凶之外，传教士还推动白人殖民者掠夺土著赖以为生的资源。对此印第安裔学者小瓦因·德洛雷亚讽刺说：“关于传教士有一种说法，他们初来时手里仅有圣书，而我们拥有土地；现在，我们有了圣书，而他们却得到了土地。”[②]此语可谓一语中的。

二、强制迁移

除了频繁的战争与奴隶制的暴力外，印第安人社会还面临着强制迁移的巨大压力，这对土著人口的恢复也是一种致命打击。从16世纪开始到20世纪，重新定居意味着印第安人要迁移到更为贫瘠、更为陌生的土地上。即使是说迁移是自愿的，它也通常意味着放弃财产和文化。[③]在与欧洲人或美国人接触后，如果说不是大多数至少也是许多美国印第安人都至少经历了一次迁移、重新定居、分散、集中或者被迫迁移等。在欧洲殖民开始后不久，欧洲人就在新英格兰建立了“祷告城（praying towns）”，将基督教印第安人迁居到其中，并发展了各种州保留地，并鼓励印第安人迁移西部。更为重要的著名迁移包括东南部印第安人、大湖区的休伦人、老西北部的诸部落，大平原地区的夏延人（Cheyenne）、西南部的纳瓦霍人、太平洋西北部的土著部落，以及加利福尼亚的许多小部落。19世纪印第安人迁移变得规模更大，尤其在通过1830年印第安人迁移法之后。大部分被迁移的印第安人都来自于美国南部和东南部。据说，在19世纪上半期，超过100,000名美国印第安人被迁移到密西西比河以西地区。其中最为著名的是迁移涉及东南部的五大文明部落，而最为臭名昭著的是切罗基人迁移。其结果是大约20,000名切罗基人中有将

① Edward D. Castillo, “Blood Came from Their Mouths Tongva and Chumash Reponses to the Pandemic of 1801,” *American Indian Culture and Research Journal*, Vol.23, No.3 (1999), pp. 48-49.

② Vine Deloria, Jr., *Custer Died for Your Sins: An Indian Manifesto*, pp. 105-106. 译文参见李剑鸣：《文化的边疆：美国印白文化关系史论》，天津人民出版社，1994年，第196页。

③ Suzanne Austin Alchon, *A Pest in the Land: New World Epidemics in A Global Perspective*, pp. 139-140.

近半数人口死于迁移或者之后不到一年时间内。[①]

迁移与重新安置通常会导致相关印第安人群体陷入严重的社会混乱。它们通常也会导致极为严重的人口损失。根据有关学者提供的资料，“乔克托人据说丧失了其总人口的 15%，即 40,000 人中的 6000 人；奇科索人迁移据说是‘一件相对平静的事件’，但是它们也确实遭到了严重的人口损失。相比之下，据说克里克人和塞米诺尔人在迁移中的死亡率大约为 50%。对于克里克人来说，死亡主要来自于迁移后的初期。例如，在 1836—1837 年间重新定居的 10,000 多人中，有难以置信的 3500 人……死于‘胆汁性热病（Bilious fevers）’。塞米诺尔人的高死亡率主要并非来源于迁移后暴发的疾病，而是来源于‘要求枪支迁移他们的战争’。”[②]作为五大文明部落之一的切罗基部落，我们很难得出迁移所导致的准确死亡数字。根据官方记载，在迁移移交给罗斯酋长管理后的旅途中有 1600 人死亡。著名人类学家穆尼则在 20 世纪初提出，此前在军队监管之下的迁移可能导致更大的死亡，因为正是切罗基人所遭受的苦难促使切罗基部落官员建议由部落来负责迁移事务。数百人死于军事要塞和等待营地，另有数百人在到达印第安人领地之后由于旅途患病和风餐露宿而死亡。因此，穆尼得出结论说，“迁移的直接结果是 4000 名切罗基人死亡”[③]。后来人口学家鲁塞尔•桑顿（Russell Thornton）考察了 1838 年切罗基人被强制性迁移到印第安人领地的记录。他得出结论说，大约 8000 人死亡，占该部落人口的 50%。[④]难怪曾服役于联邦军队并参与强制切罗基人迁移的佐治亚志愿者说：“我曾经参加内战，看到人们被射杀成碎片，数千人被屠杀，但是切罗基人迁移是我所见过的最为残忍的事情。”[⑤]

内战后美国政府的强制迁移政策还导致土著群体在迁移途中感染了致命的霍乱。1867 年，美国政府强制堪萨斯南部和中部的 1200 名威奇托（Wichita）

① Russell Thornton, *American Indian Holocaust and Survival: A Population History since 1492*, p. 50.

② Russell Thornton, “Cherokee Population Losses during the ‘Trail of Tears’: A New Perspective and A New Estimate,” *Ethnohistory*, Vol.31, No.4 (Autumn 1984), p. 293.

③ Russell Thornton, *American Indian Holocaust and Survival: A Population History since 1492*, p. 118.

④ Russell Thornton, “Cherokee Population Losses during the ‘Trail of Tears’: A New Perspective and A New Estimate,” *Ethnohistory*, Vol.31, No.4 (Autumn 1984), pp. 289-300; Russell Thornton, “The Demography of the Trail of Tears Period,” in William L. Anderson, ed., *Cherokee Removal: Before and after*, pp. 75-95.

⑤ Russell Thornton, *American Indian Holocaust and Survival: A Population History since 1492*, pp. 116-117.

印第安人放弃其原有的部落领地，而迁移到印第安人领地去。霍乱由负责护送印第安人的军队传播给印第安人，在迁移前它就开始在营地中蔓延，在迁移途中仍然在肆虐。根据印第安人事务局执行局长，“这种原因（流行病）导致这些部族人口大幅度减少……”其他被要求迁移的部落也感染了这种疾病。印第安人监理 J.J.卡拉尔（J.J. Chollar）护送 400 多名肖尼人、喀多人（Caddoes）、特拉华人和鲁尼人（Ionies）踏上迁移之路。他报告说：“我遗憾地告诉你，尽管这些民族已经很能适应环境，但他们中仍有 34 人死于旅途以及初到威奇托的时期。”另一报告记录了肖尼人中有 50 人死亡，喀多人中有 47 人死亡。[①]

总之，西班牙、英国和法国在北美大陆的殖民活动，自身就是削弱和打击土著社会的重要力量。这些国家通过战争、贸易、传教、迁移等诸多殖民主义活动，不断削减土著人口，改变土著生活方式。应当说欧洲殖民主义就是北美印第安人社会长期持续衰落的原因之一。

第五节 殖民主义活动与印第安人“疾病环境”的形成

除此之外，殖民主义活动还剥夺印第安人社会赖以为生的资源，瓦解土著社会的传统生存模式，经常使印第安人陷入饥饿甚至饥荒状态，他们的健康状态受损。这使外来传染病能够乘虚而入。一旦感染疾病，印第安人中的死亡率也会随之增加。最后，殖民主义活动还改变了印第安人社会的自然环境和社会环境，糟糕的卫生状况，外来的动物马、牛、羊、猪等的入侵，甚至欧洲儿童的到来，都带来并便利了疾病传播。可以说，殖民主义活动为外来传染病入侵北美印第安人社会提供了一种特定的疾病环境，使这些疾病能够迅速传播、蔓延和肆虐，也提高了土著民族的患病率和死亡率，对外来传染病的传染、传播、暴发起到了推波助澜的作用。

---

① Ramon Powers and James N. Leiker, “Cholera among the Plains Indians: Perceptions, Causes, and Consequences,” p. 324.

一、殖民主义、营养不良与外来传染病

毫无疑问，外来传染病是引发北美印第安人口削减的重要因素，就像战争、贸易等因素一样。不过，对于印第安人而言，疾病所带来的人口削减之所以如此严重，主要原因还在于印第安人已经被驱逐出了他们的土地，被剥夺了赖以为生的各种资源，而不是因为他们缺乏对外来疾病的免疫力。C.哈特·梅里亚姆（C. Hart Merriam）认识到了这种情况。他宣称，加利福尼亚印第安人口削减的背后因素并不是“……白人直接杀死了印第安人，或者威士忌或疾病直接杀死了他们，而是一种更为微妙和可怕的东西：它是逐渐但不断地无情没收他们的土地和家园，因此迫使他们在更为遥远和荒凉的地域避难。这些地方通常远离水源，食物供应紧张，冬季气候恶劣。所有这些都使得他们原本虚弱的身体雪上加霜”[①]。可以肯定地说，欧洲殖民主义导致印第安人社会赖以为生的资源被剥夺，传统的生活方式瓦解。土著民族已经陷入饥饿和饥荒的威胁之中。面对外来传染病，健康状态受损的印第安人更易于感染疾病，一旦感染疾病他们的死亡率也会随之增加。

欧洲殖民者会通过军事行动等方式直接或者间接地摧毁土著民族的粮食供应，故意破坏印第安人赖以为生的动植物。直接摧毁印第安人的庄稼和粮食是一种方式。这种摧毁是“欧洲指挥官广泛采用的策略，他们在发动对印第安人战争时……摧毁他们的庄稼，并知道他们因此摧毁了部落最基本的食物供应”[②]。西班牙人在北美大陆探查和殖民过程中，就经常烧毁土著民族的粮食。如 1579 年在北美大陆南卡罗来纳殖民的西班牙人为了强制土著民族服从其殖民权威，纵火烧毁了当地 20 个土著村落，摧毁了后者的粮食供应。这种方法最为显著的例证是 19 世纪初期白人对大平原地区野牛的疯狂屠杀。在欧洲人到来之初，大平原约有 6000 万头野牛，19 世纪初野牛数量也还有将近 4000 万头，但是在 1830—1888 年间，白人开始疯狂屠杀野牛，致使野牛在 19 世纪末期几乎在大平原地区绝迹。[③]另外，战争除了直接导致人口死亡外，还会对土著民族维持生计的活动产生重要的次贷影响。战争和疾病所带来的死亡，使土著民族不能及时按照传统的时间表种植和收获农作物，致使他们维生的粮食供应中断。土著粮食供应的中断导致广泛的饥荒。在描述

① C. Hart Merriam, “The Indian Population of California,” *American Anthropologist*, Vol.7, No.4 (Oct.-Dec., 1905), p. 606.

② Francis Jennings, *The Invasion of America: Indians, Colonialism, and the Cant of America*, p. 19.

③ Russell Thornton, *American Indian Holocaust and Survival: A Population History since 1492*, p. 52.

1520年西班牙人对特诺奇提特兰（Tenochtitlan）的包围时，科迪斯的秘书弗朗西斯科·洛佩兹·德·戈马拉（Francisco Lopez de Gomara）写道："饥荒接踵而至，这并不是因为缺乏粮食，而是缺乏饮食，因为妇女要在石磨上碾磨玉米并烤制面包。"事实上，萨哈冈（Sahagun）宣称，死于饥饿的人比死于天花的人还多。[①]随着殖民者的到来，大西洋沿岸的土著民族也陷入了饥饿之中。1572年耶稣会传教士发现切萨皮克湾地区的土著民族正处于饥荒的艰难时期。这位传教士发现，"我们的上帝用6年的饥荒和死亡来惩罚他们"，"由于许多人死亡，许多人迁移到其他地区以缓解饥饿"。"但是部落的一些领导人说，他们希望死在祖辈死亡的地方，尽管他们已经没有过去习惯食用的玉米和野生果子来吃。既没有植物根茎，也没有其他任何土地种植的东西"。[②]

土著奴隶贸易极大地影响到了土著传统的维持生计的模式，也常常使印第安人陷入饥饿或者饥荒之中。土著奴隶贸易带来了很多土著群体对被奴役的恐惧，这使很多印第安人不敢走出村落种植和收获庄稼，男性也可能留在家中以保护其土著社区，而不是冒险进入野兽出没且极为危险的狩猎领地。这就中断了土著民族正常的农业生产和外出狩猎活动，致使他们食物供应不足，营养不良，进而引发健康问题。1698—1699年，法国一个耶稣会传教士团体发现，密西西比河流域的阔波人生活于"对其敌人的经常性恐惧中"，在狩猎季节也不会派出其男性，这又导致了蛋白质缺乏从而引发了健康问题。[③]结果是，这一地区的土著社区也和海湾沿海地区的土著民族一样脆弱，17世纪末期的东南部天花大流行给当地居民带来了巨大的灾难。在阿肯色河口，法国传教士发现了一个阔波人村落并报告说："我们很痛苦地看到这个一度人口众多的民族被战争和疾病完全摧毁。在感染天花不到一个月的时间内，他们中的大多数人都已经死亡。整个村落中除了坟墓外已经别无他物。"[④]

欧洲人在北美大陆的布道站点，不仅增加了印第安人感染外来疾病的机会，而且还恶化了土著健康条件，削弱了他们抵抗传染性疾病的能力。印第安人原来已经习惯于土著民族传统的谷物、野生种子、野生动物以及鱼类等

① Suzanne Austin Alchon, *A Pest in the Land: New World Epidemics in A Global Perspective*, p. 81.

② David B. Quinn, ed., *New American World: A Documentary History of North America to 1612*, Vol.2, p. 557.

③ "Letter of J. F. Buisson St Cosme, Missionary Priest, to the Bishop [of Quebec]," in John Gilmary Shea, ed., *Early Voyages up and Down the Mississippi*, Albany: Joel Munsell, 1861, p. 73.

④ "Letter of J. F. Buisson St Cosme, Missionary Priest, to the Bishop [of Quebec]," in John Gilmary Shea, ed., *Early Voyages up and Down the Mississippi*, p. 72.

丰富而多样化的食物。但在西班牙人的布道站，印第安人的饮食也变得极为糟糕。表面上看，西班牙殖民主义将牛肉、猪肉、羊肉甚至新水果如桃子和西瓜增加到土著人的食谱中，对土著饮食有积极影响。事实上，土著饮食却变得日益单一化，食物数量不多，营养也不足。土著基督徒日益依赖玉米作为主食，而新引入的食物却未能弥补原来的野兽、鱼类、蔬菜和水果的损失。单一的饮食降低了土著人对其他疾病的抵抗力，引发营养缺乏症。居住于布道站的土著人遭受着卡路里缺乏、蛋白质缺乏以及贫血症。更有甚者，布道站的单一饮食最终导致印第安人部分或全部处于饥饿状态。这种情况不仅出现在西属北美，英属北美也是如此。传教士英克里斯·马瑟（Increase Mather）的记录显示，当殖民者祈求上帝摧毁印第安人时，上帝的答案很快就应验了："因为众所周知的是，印第安人为饥荒所困扰，他们中许多人因为缺乏面包而消失；上帝将疾病送到他们中间，旅行者已经看到许多印第安人由于疾病和饥荒死亡于丛林中，最终导致了这种结局。印第安人自己已经证明，通过上帝之手而死亡的印第安人远远比死亡于英国人的刀剑的印第安人多。"①

19世纪以后，北美大陆掀起了轰轰烈烈的西进运动，移民如滚滚洪流不断涌向更远的西部地区，白人定居和拓殖成为北美大陆西部的主要场景。这极大地影响和改变了土著生活方式，饥饿已经成为土著群体中的一种常态。例如，到19世纪30年代，堪萨（Kansa）印第安人已经无力进行狩猎，因为他们经常处于饥饿状态。这些印第安人通常转向挖掘植物根茎和块茎，袭击白人为生。事实上，饥饿在19世纪30年代末期的堪萨印第安人中已经普遍增加，所引发疾病日益严重。随着每个春天饥饿堪萨人数的增加，到夏季末营养不良的印第安人人数就会相应增加，这反过来会导致堪萨人在秋季流行病暴发时更多地感染疾病，更多的人死亡。②1837年白人贸易商查丹（Chardon）在其日志中抱怨饥饿，由此留下了饥饿作为影响该地区居民身体

① Increase Mather, "A Historical Discourse Concerning the Prevalency of Prayer," in *A Relation of the Troubles which Have Happened in New-England by Reason of the Indians there, from the Year 1614 to the Year 1675, ect.*, p. 6. (*Early English Book Online*)

② Thomas J. Farnham, "Travels in the Great Western Prairies, the Anahuac and Rocky Mountains, and in the Oregon Territory," in Reuben Gold Thwaites, ed., *Early Western Travels, 1748-1846*, Cleveland: Arthur H. Clark, 1906, Vol.28, p. 45; F. A. Wislizenus, *A Journey to the Rocky Mountain in the Year of 1839*, St. Louis: Missouri Historical Society, 1912, p. 34; John K. Townsend, "Narrative of a Journey across the Rocky Mountain," in Reuben Gold Thwaites, ed., *Early Western Travels, 1748-1846*, Cleveland: Arthur H. Clark, 1905, Vol.21, p. 145.

状况的因素。早在当年 3 月，查丹就指出曼丹人和格罗斯文特人（Mandan and Gros Ventre）的食物供应正在减少，这表明他们漫长而肆意的狩猎野牛及其他动物的行为已经严重耗竭了食物来源。[①]这一年当天花流行病开始之时，土著群体中食物短缺的现象极为关键，因为印第安人已经几乎丧失了狩猎能力，该地区实际上已经陷入饥荒状态。[②]到 19 世纪中期，印第安人群体中的饥饿或饥荒更为普遍。例如在 1850 年遭到霍乱袭击之前，波尼人（Pawnee）已经处于营养不良和极为虚弱的状态，有时甚至面临着饥荒。1848 年，该群体酋长们报告说，他们正在面临饥饿威胁，白人官员描述前来的波尼人就像“饿狼”一样涌来。1849 年，波尼人从冬季狩猎归来的道路上充斥着被饿死者的尸体。1854 年，H.W.沃顿上尉（H.W. Wharton）说，他们的苦难“超出那些非亲眼所见者的想象”。[③]疾病自身不能为如此高的死亡率负责，流行病打击的是一个已经处于营养不良和绝望境地的民族。1845 年派克峰（Pike Peak）附近的例证记录确实说明了土著群体所处的营养不良的状态，这导致了他们对疾病的敏感性：“阿帕奇人骑着飞奔的马匹，为了寻找野果和猎物四处奔波。他们中的一个人停下来做忏悔，这当然要归功于印第安人的诚实。他说，在过去的数日中，他们一直都在寻找猎物，但一无所获；妇女和孩子迫切需要肉食，他却未能给他们一小块；极端的苦难促使他在当天上午杀死了他在路上碰到的一头公牛……”[④]令人悲哀的是，这个部族的经历与 19 世纪中期的许多印第安人群体的经历类似。传统食物供应的突然减少，是白人狩猎者大规模屠杀野牛以及部落间对剩余动物竞争的结果。

应当说，从西班牙人到英国人再到法国人在北美所进行的殖民主义活动，都或多或少地影响到土著民族传统的维持生计的模式，而且导致印第安人陷入饥饿甚至饥荒状态。营养不良与疾病感染之间的关系已经广为人知，处于饥饿状态或者陷入饥荒的民众更易于感染传染性疾病，并在患病后更易于死亡。营养与卡路里热量的缺乏妨碍了免疫反应，加速了被感染群体的死亡。有研究表明，营养不良来源于疾病，尤其是当流行病在全社会范围内暴发，

① Anne H. Abel, ed., *Chardon's Journal at Fort Clark, 1834-1839*, Bison Books, 1997, pp. 101-104.

② Anne H. Abel, ed., *Chardon's Journal at Fort Clark, 1834-1839*, pp. 110-112.

③ Richard White, *The Roots of Dependency: Subsistence, Environment, and Social Change among the Choctaws, Pawnees, and Navajos*, p. 207.

④ Ramon Powers and James N. Leiker, "Cholera among the Plains Indians: Perceptions, Causes, and Consequences," p. 334.

至少可以使腹泻疾病的预期死亡率加倍。[1]传染性疾病的宿主人口能否得到恰当数量的食品和营养，成为理解土著民族疾病脆弱性的关键问题之一。事实证明，健康与基本的物质需要之间存在着密切联系。那些营养充分而足够健康的人、那些拥有足够资源以维持社区健康标准的人，比那些不能维持这些标准的人患上传染性疾病的机会要小得多。对此理查德·怀特做了很好的总结，外来疾病，打击处女地人口，不可避免地杀死大量人口，但是当流行病打击一个营养不良、风餐露宿、社会几乎瓦解的民族，人口损失急剧攀升。例如，一个能够抵御奴隶袭击者，保护其家园和粮食供应的民族，与那些农作物被付之一炬、偷盗一空或者根本没有播种的民族相比，面对流行病时人口损失会小很多。满足病患的衣食之需并能提供简单的照顾极为关键。[2]因为殖民者破坏了印第安人的生存系统，欧洲殖民者到来后印第安人才开始面临饥荒。土著民族生存系统的毁灭，则进一步削弱了印第安人抵抗疾病的能力。一旦外来传染病入侵，北美大陆的土著民族就会大量死亡，土著社会备受打击。

二、殖民主义与印第安人环境的改变

除了带来土著民族的生存危机外，殖民主义还污染和扰乱了印第安人的自然与社会环境，为疾病的迅速传播、死亡率的上升创造了新的条件。欧洲殖民者的到来与拓殖，改变了北美大陆当地土著社会的自然环境。殖民地时期弗吉尼亚在早期历史上就有这种经历。白人的到来及其经济活动，导致一种不健康的环境出现。而且，随着弗吉尼亚白人定居地扩大到瀑布线，并向南扩张到北卡罗来纳，这种生态变化在17世纪一直继续。南卡罗来纳也是如此，卡罗来纳的白人殖民者不断地改变着当地的土地与自然环境，以至于疟疾、伤寒以及其他地方性疾病兴旺不断，使其周围土著邻居生活在一个更为有毒害的环境中。这首先导致白人定居者中的死亡率很高。[3]随着许多土著民众生活在密集的村落中以保护他们免受奴隶袭击，他们中的疾病暴发率也

---

① David E. Stannard, “Disease and Infertility: A New Look at the Demographic Collapse of Native Populations in the Wake of Western Contact,” *Journal of American Studies*, Vol.24, No.3 (December 1990), p. 348.

② Richard White, *The Roots of Dependency: Subsistence, Environment, and Social Change among the Choctaws, Pawnees, and Navajos*, p. 7.

③ Roy H. Merrens and George D. Terry, “Dying in Paradise: Malaria, Mortality, and the Perceptual Environment in Colonial South Carolina,” *Journal of Southern History*, Vol.50, No.4 (November 1984), pp. 533-550.

就极高。

另外，白人儿童的到来也成为疾病暴发和传播的载体。17 世纪 30 年代以后满载欧洲殖民者的船只开始到达大西洋沿岸地区，它们带来了欧洲的儿童。大多数严重的传染病在欧洲都是儿童疾病。典型来说，大多数儿童在 5 岁以前都会感染麻疹、天花、百日咳以及其他各种传染病。1629 年，新法兰西只有 117 名居民，新英格兰有 500 人，新尼德兰 300 人。而在 1630—1640 年间，700 名殖民者定居在新尼德兰，13,400 人定居在新英格兰。相比之下，新法兰西在 1630 年仅增加了 120 名殖民者。①这些早期的殖民地儿童，被认为导致了东北部内地土著群体一系列流行病的暴发。这种情况也出现在西属北美地区。自从 16 世纪西班牙人探险开始，西班牙儿童就成为传播寄生虫的渠道。一旦断奶，他们来自母亲的免疫力消失，在殖民地出生的儿童就有可能感染其父母在墨西哥、西班牙或者欧洲其他国家所经历的疾病。尽管成年人具有抵御疾病的生化能力，这些儿童却没有。他们一旦接触就会被感染，进而将疾病传染给土著民族。②

除了人之外，白人殖民者所携带的动物也带来了严重的卫生问题，并可能将携带的疾病传播给印第安人。1540 年德·索托率领的探险队携带的是 200 多匹马和更多的猪；③而 1540—1542 年的科罗纳多探险队则携带着 1000—1500 匹马和骡子，另外还有一些牛；1559 年特里斯坦·德·鲁纳·阿雷拉诺（Tristan de Luna y Arellano）的探险队极为庞大，拥有 1500 名成员，另外还有 240 匹马。这些马、猪、牛等外来动物后来也逐渐分散到北美各地。例如，奥纳特（Onate）殖民地的文献资料显示，“200 多匹传种母马、800 匹公马，600 头母牛、400 头公牛，3000 只山羊和绵羊”随着西班牙人来到新墨西哥。到 17 世纪后半期，传教士在布道站饲养大量的牲畜。土著普韦布洛人照看着这些牲口。1659 年，西班牙总督阻止传教士使用印第安人劳动力。这种限制导致 14 个布道站丧失大约 8000 头牲畜，每个传教士平均 570 头。④上述数字应该不是从欧洲、非洲输入北美南部的动物数量全部，却足以说明当

① Dean R. Snow, and Kim M. Lanphear, “European Contact and Indian Depopulation in the Northeast: The Timing of the First Epidemics,” *Ethnohistory*, Vol. 35, No. 1 (Winter 1988), pp. 15-33.

② Ann F. Ramenofsky, “The Problem of Introduced Infectious Diseases in New Mexico 1540-1680,” p. 173.

③ Paul Kelton, *Epidemics and Enslavement: Biological Catastrophe in the Native Southeast, 1492-1715*, pp. 59-60.

④ Ann F. Ramenofsky, “The Problem of Introduced Infectious Diseases in New Mexico 1540-1680,” pp. 172-173.

时布道站中饲养牲畜数量之多。这些动物不得不圈养起来以防止被土著人打死。而圈养动物的结果则是动物产生大量充满细菌的垃圾，这些垃圾可能会使欧洲殖民者患上严重疾病。

沿途土著村落还没有为应对数百乃至上千人的队伍和牲畜做好准备，因此，一旦有欧洲人及其牲畜较大规模地入侵，他们所产生的垃圾就会对土著民族的健康构成威胁。另外，这些外来动物也会成为传播寿命更长的寄生虫的来源。来自牲畜的传染病在空间上传播极为有限，而作为放牧人或者毛皮加工者的土著民族，直接接触被感染的牲畜及其产品如牛奶、肉类与毛皮等，增大被感染疾病的概率。

除了殖民者的到来改变北美大陆印第安人的自然与社会环境外，殖民主义的各种体制也恶化了土著民族的卫生条件，便利了疾病的传播。这个方面的一个典型就是西班牙人建立的布道站体制。布道站将许多印第安人集中于一个相对狭小的地区，卫生条件糟糕，几乎没有任何通风和加热设施，为疾病传播提供了一个良好的环境。另外，对于很多内地部落来说基督教化还意味着从气候温暖的内地迁移到寒冷的沿海地区。因此，布道站中的印第安人面临着自然环境与社会环境的双重变化。1804—1805 年间，加利福尼亚蒙特雷（Monterey）的总医务官乔斯·本尼茨（Jose Beniites），游历到远至圣路易·奥比斯波（San Luis Obispo）的各个布道站进行医学调查。他递交西班牙的报告显示，西属殖民地的公众中通常存在着危险的公共卫生习俗，印第安人的健康状况尤其不佳；肮脏疾病充斥的布道站是印第安人口尤其是土著女性人口减少的主要原因。[①]

另外，贸易尤其是北美早期的土著奴隶贸易，也是导致土著民族环境恶化的主要因素之一。17—18 世纪北美东南部土著奴隶袭击所带来的强大暴力，迫使当地无数印第安人求助于他们并不健康的定居模式。成百上千的土著人居住在封闭拥挤、卫生条件极差的村落中，不敢外出狩猎或者收获农作物。其他地区的土著民族也处于类似的情况。19 世纪世纪初期，面对欧洲殖民者、苏族部落等群体的压力，曼丹人（Mandans）、海达塔人（Hidatas）与阿里卡拉人（Arikaras）三个部落总计 19000 人，居住在密集的筑有防御工事的村落中。这些土著村落的棚屋尽管有马匹或数条狗，内部相对比较干净，但外部就完全不同了，各个家庭通常会在其房屋的入口处大小便。大雨会将

① Edward D. Castillo, “Blood Came from Their Mouths: Tongva and Chumash Reponses to the Pandemic of 1801,” *American Indian Culture and Research Journal*, Vol.23, No.3 (1999), p. 50.

村落道路变成泥巴与人、狗以及马匹粪便混合的沼泽地。[①]直到19世纪30年代天花大流行之前，这些村落的环境也仍未发生改变。白人殖民者与敌对苏族印第安人的威胁，使曼丹人都居住在拥挤的房屋中，甚至土著武士们会把马匹带到房屋内以防止拉科塔苏族人的袭击。除了马匹外，每一个房屋要容纳曼丹人的一个扩展大家庭，其成员人数多达30人。随着阿里卡拉人的到来，曼丹人的家园几乎爆炸。由于过于拥挤，20个阿里卡拉人家庭迁移到海达塔人在奈夫河（Knife river）的夏季村落中。[②]印第安人集中于村落内，并居住在拥挤的土著房屋中，使土著村落中的卫生健康状况不容乐观。当时的贸易商查丹，记录了他每个月杀死老鼠的数量，这成为土著村落中卫生状况的一个绝佳例证。例如，在1837年5月，他杀死了108只老鼠，6月他杀死的老鼠数量下降为31只，7月，当流行病开始之时，他杀死61只老鼠，下一个月则是89只。查丹的记录显示，从他三年前来到克拉克堡（Fort Clark）开始到当年8月底，他总计杀死了1867只老鼠。这意味着他平均每月杀死52只老鼠。[③]由此可以合理推论出，当地土著村落中存在着大量的老鼠，以及相应的大量垃圾和脏污。正是在殖民主义的非生物方面极大地改变了北美大陆的整个自然与社会环境后，外来传染病才开始对这一地区的土著民族造成最大程度的破坏。

综上，殖民主义除了直接打击土著民族并导致其长期衰落之外，还通过各种方式直接或者间接地推动外来传染病的传播和暴发，并导致土著人口大量死亡。自从西班牙人在北美探险开始，尤其是1565年圣奥古斯丁建立之后，印第安人就日益卷入了一个印白接触、贸易、交流与冲突的巨大网络之中。西属北美与外部的接触日益频繁，各种船只携带着人员、货物与病菌在整个美洲流动。而随着人们自由地游历，从欧洲传入的各种致命病菌也在不断传播。因此，有学者提出，加勒比群岛、美洲大陆的新西班牙与北美大陆的佛罗里达、加利福尼亚等地区之间的海上贸易、信息传递、人员流动以及船舶运输等，足以使1512—1763年间的佛罗里达成为一个与西班牙帝国的其他殖民地一样的“流行病区”。[④]后来随着法国人、英国人以及荷兰人的到来，这

---

① Clyde D. Dollar, “The High Plain Smallpox Epidemic of 1837-38,” *The Western Historical Quarterly*, Vol.8, No.1 (January 1977), p. 26.

② R. G. Robertson, *Rotting Face: Smallpox and the American Indians*, p. 64.

③ Anne H. Abel, ed., *Chardon's Journal at Fort Clark, 1834-1839*, p. 133.

④ Henry F. Dobyns, *Their Number Become Thinned: Native American Population Dynamics in Eastern North America*, p. 248.

个印白交流和冲突的网络相应扩大。到 17 世纪中期，英国人的贸易将土著社会重新定向到更大的大西洋世界中，使后者日益依赖于只有欧洲人能够提供的弹药、衣物、朗姆酒以及其他货物。英国贸易在南卡罗来纳建立后变得更为经常化和可持续，而卡罗来纳的贸易商早于 1686 年或 1696 年已经在遥远的密西西比河流域做生意。到 1696 年，大量的人员包括卡罗来纳人、弗吉尼亚人、土著中间商、奴隶袭击者以及逃奴等，都在整个地区流动。英国人、法国人、非洲黑人以及土著民族都卷入一个从詹姆斯河流域到海湾沿海地区，从大西洋到密西西比河谷的广阔地域的传染链条中。随着殖民者的脚步，“流行病区”也逐渐扩张，从佛罗里达到大湖区再到新英格兰的整个大西洋沿岸都成为一个范围广阔、人员流动频繁的“流行病地区”。

小　结

以克罗斯比为代表的哥伦布大交换研究的学者们，通常未能阐释外来传染病与更为宏大的殖民主义之间的关系。例如，贾雷德·戴蒙德（Jared Diamond）将传染性疾病看作是欧洲成功征服美洲的主要原因之一，但是他使读者相信，新的病菌仅仅因为它们的到来就削减了土著人口，因此模糊了如下事实，即欧洲入侵者如何将土著民族带到更大的殖民体制中，从而使疾病能够传播给印第安人并导致极高的死亡率。[①]威廉·克劳农、理查德·怀特与蒂莫西·希尔弗对欧洲殖民的生态方面进行的专门研究，确实将疾病置于更大的大西洋市场经济体系的宏大情景中。不过，他们却没有明确将流行病与大西洋市场经济联系起来。[②]事实上，哥伦布大交换的疾病入侵是一个多因素作用的过程。在这个过程中更为宏大的殖民主义诸方面强化了土著人口对疾病感染与人口死亡的脆弱性。换言之，土著民族中的流行病与大规模死亡不仅仅是由于土著民族对欧洲或非洲传入的细菌的处女性质造成的。殖

① Jared Diamond, *Guns, Germs, and Steel: The Fates of Human Societies*, New York: W. W. Norton & Company, 1999, pp. 77-78, 210-211.

② William Cronon, *Changes in the Land: Indians, Colonists, and the Ecology of New England*, New York: Hill and Wang, 1983; Richard White, *The Roots of Dependency: Subsistence, Environment, and Social Change among the Choctaws, Pawnees, and Navajos*,; Timothy Silver, *A New Face on the Countryside: Indians, Colonists, and Slaves in South Atlantic Forests, 1500-1800*, New York: Cambridge University Press, 1990, p. 226, note.2.

民主义创造了各种条件，使许多新疾病能够得以传播，使这些疾病产生了极高的死亡率。生态灾难当然是受感染的欧洲人和非洲人到达美洲的结果，但这些细菌传播给土著人并对土著人身体产生影响也取决于殖民主义的非生态进程。

具体说来，殖民主义首先直接打击北美早期历史上的印第安人，削减其人口，摧毁其传统经济体制与文化体制，瓦解其生活方式。它本身就是影响印第安人社会的决定性因素之一。不仅如此，殖民主义还为外来疾病的传播、暴发和打击印第安人创造了一种社会情景，从而使印第安人面对疾病时更为脆弱，处境更为雪上加霜。可以说，殖民主义也成为外来传染病在土著民族暴发并导致严重影响和冲击的决定性因素。甚至可以说，如果没有殖民主义的入侵和冲击，外来疾病虽然能暂时性地削减土著人口，打击土著社会，但是土著社会最终还是会恢复并逐渐发展起来。因此，外来传染病“实质上成为一种渠道，让其他诸多因素得以表现出来”[1]。

---

① Sherburne F. Cook, “The Significance of Disease in the Extinction of the New England Indians,” pp. 505-506.

第四章 外来传染病入侵对北美土著人口的影响

1492 年哥伦布的著名航行，打破了新世界土著居民与欧洲、非洲和亚洲之间的传染性疾病的隔绝状态。紧跟西班牙之后，法国、英国、荷兰也于 16—17 世纪在北美东部占有广阔的领地。这也是经济因素驱动的、欧洲列强相互竞争的结果，所有国家都想分享美洲的财富。尽管大量土著劳动力以及极易开采的金银矿的缺乏延缓了殖民的速度，但土著人与欧洲人之间的接触十分频繁，足以提供各种机会将旧世界的外来疾病转移到北美印第安人社会。在北美的大多数地区，探查与探险先于殖民者到来，尽管欧洲探险者与土著人的接触通常是短暂的，但即使是简短的接触也会导致传染性疾病的传播。一旦一种疾病被引入，长期建立的广泛的贸易网络，就会将除最为边缘地区之外的所有土著人口联系在一起，促使疾病快速传播。探险队引入的流行病或许可以解释，17 世纪 20 年代清教徒在新英格兰登陆时，所发现的被废弃的土著村落以及堆积如山的白骨，以及 18 世纪晚期乔治 • 温哥华（George Vancouver）和其他人在太平洋西北部与哥伦比亚高原所看到的被废弃的土著定居地。[①]

---

① 有学者对短暂接触就导致外来传染性疾病传播的观点提出了质疑。戴维 • 海内格（David Henige）就批评说，传染性疾病的传播需要病原体、宿主与社会环境三方面因素的相互作用，接触并不等于疾病感染。但是他却忽略了西班牙人、法国人和英国人在探险时期留下的印白两大群体之间的频繁接触，以及探查和殖民的白人群体经常携带疾病的事实。难怪弗朗西斯 • 詹宁斯（Francis Jennings）提出："永久殖民地并非是疾病传播的前提条件；仅仅是短暂接触就能够传播疾病，16 世纪大量的印白接触已经记录在案。"艾尔弗雷德 • 克罗斯比（Alfred Crosby）则更为直接地指出："在与欧洲人、非洲人接触的第一个世纪中美洲印第安人出现了最为严重的人口死亡。" 参见 David Henige, *Numbers from Nowhere: The American Indian Contact Population Debate*, p. 167; Francis Jennings, *The Invasion of America: Indians, Colonialism, and the Cant of America*, p. 23; Alfred W. Crosby, Jr., *The Columbian Exchange: Biological and Cultural Consequences of 1492*, p. 37.

本章主要分三个区域来考察外来传染病对北美大陆土著民族人口的影响。16世纪以来西班牙人在北美东南部和西南部的探险与殖民，导致外来疾病传入这一区域；自从16世纪末期以来，英国在北美大西洋和太平洋沿岸探查与殖民，促使疾病入侵接踵而至；自从16世纪以来法国在北美的探查与殖民，引发疾病入侵北美东部和中部地区。

第一节　西班牙在北美的探查、殖民与土著人口的削减

早在16世纪初期，西班牙人就来到北美大陆，在东南部、西南部和加利福尼亚多次进行探查，在16世纪中后期先后在东南部的佛罗里达、西南部的新墨西哥以及加利福尼亚建立了永久性的定居地和布道站，西班牙殖民者和传教士纷至沓来。日益增多的西班牙人及其黑人奴隶的到来，改变了北美东南部、西南部以及加利福尼亚的生态和社会环境，带来了天花、疟疾、黄热病等各种外来传染病，并通过印第安人与白人、黑人乃至外来的各种动物和货物的接触将这些疾病传播到土著社会。美洲大陆长期与世界的其他区域隔绝，其土著居民没有感染这些外来传染病的机会，对这些疾病毫无免疫力。其结果是，北美东南部和西南部以及加利福尼亚的土著人口，在感染这些严重的传染病后迅速死亡，人口锐减。这些外来传染病首先沉重打击了北美土著人口，制造了美国早期历史的一场生态灾难。

一、西班牙在北美的探查与土著人口的削减

16世纪以来，西班牙人最早在北美东南部和西南部探险和殖民。西班牙人首先是从墨西哥北上到达北美东南部进行探查。1513年胡安·庞塞·德·莱昂（Juan Ponce de Leon）对美国境内的佛罗里达以及沿海海湾地区进行多次探查。1517年赫尔南德斯·德·科尔多瓦（Hernandez de Cordoba）曾与佛罗里达印第安人作战。1519年，阿朗索·阿尔瓦雷茨·德·帕尼达（Alonzo Alvarez de Pineda）到达佛罗里达。1528年潘凡罗·德·纳维兹（Panfilo de Narvaez）在佛罗里达西海岸登陆，征服那里的印第安人。1539—

1543年德·索托的探险队入侵佛罗里达，向西深入内地探查。其他欧洲人——英国人、法国人、意大利人、荷兰人与葡萄牙人，也都在地理大发现后来到了北美大陆。另外，1540—1680年间，西班牙人先后四次入侵新墨西哥，他们分别是1540—1542年弗朗西斯科·瓦兹奎兹·德·科罗纳多(Francisco Vazquez de Coronado)、1580年罗德里格斯-查马斯卡多（Rodriguez-Chamascado)、1582年安东尼奥·德·埃斯佩霍（Antonio de Espejo)、1590—1591年卡斯塔诺·德·索萨（Castano de Sosa)。历次的探险队规模与人口构成都不一样。1540—1542年科罗纳多探险队的规模最大，有大约1000名男性和至少3名西班牙妇女。西班牙人、葡萄牙人、意大利人、法国人、德国人与墨西哥印第安人都是其探险队成员。16世纪80年代的探险队规模则都很小,3次都没有超过20人。1590年德·索萨探险队的人数在30～170人，其中包括一些妇女和儿童。[1]最后，在西班牙人攻陷阿兹特克帝国后，西班牙人开始探查后来称之为加利福尼亚的地域。1535年荷南·科尔蒂斯（Hernan Cortes）企图征服这一地区。1542年，胡安·罗德里格斯·卡布里洛（Juan Rodriguez Cabrillo）沿着加利福尼亚的沿海航行，最远到达圣芭芭拉（Santa Barbara)，此后数年其他欧洲人则向北推进更远。在1697年西班牙人建立布道站之前,欧洲人先后对这一地区进行了19次探查活动。截至16世纪，到达北美的欧洲人已经很多。据推测，西班牙人与其他探险者总计可能有10,000人。“当然，这还不包括那些偶然在佛罗里达港口停留修补船只和补充供给的许多船员”。除上述人员之外，还有10,000多名失事船只的幸存者。如果确实如此，北美东部沿海地区的欧洲人与非洲人数字就很庞大，总计有20,000到25,000人。[2]

目前美国学界还对16世纪西班牙人的到来是否将疾病传播给北美印第安人尚有争议，不过很多资料显示，西班牙人的探查和远征确实带来了外来传染病。恰恰是西班牙人首先点燃了区域性的流行病，导致通常所说的原始时期——哥伦布首次航行到英国殖民主义在17世纪中期的到来之间的时期——土著人口的锐减。[3]尽管这些疾病可能没有达到大规模流行的程度，不

① Ann F. Ramenofsky, “The Problem of Introduced Infectious Diseases in New Mexico 1540-1680,” p. 172.

② J. Leitch Wright, Jr., *The Only Land They Knew: The Tragic Story of the American Indians in the old South*, p. 42.

③ Henry F. Dobyns, *Their Number Become Thinned: Native American Population Dynamics in Eastern North America*, pp. 267, 287.

过它们仍然给当地土著群体带来了大量死亡和严重影响。传染性疾病在与欧洲人接触的第一个世纪中成为强大的过滤器（selective agents），土著人口面临着严重的通常是灭绝性的减少。[①]

1526年西班牙人卢卡斯·瓦兹奎兹·德·艾伦（Lucas Vazquez de Ayllon）率领远征军，企图在南卡罗来纳的沿海地区建立一个殖民地。但在6个月时间内，德·艾伦的500名定居者中有2/3的人员死亡，这个殖民地不得不被放弃。远征军中流行的外来疾病极有可能传播到周围土著群体中。1539—1543年，赫尔南多·德·索托（Hernando de Soto）率领远征队伍到达这里。他们发现："这个地方，从半个里格（league，长度单位，约等于3英里）到一个里格的距离，都是空旷的村镇，长满野草，似乎很久没有人居住了。印第安人说，两年前，这里发生一场瘟疫，居民不得不迁移到其他地区。"德·索托还描述说："4个大房子……里面装满了这场瘟疫死者的尸体。"[②]

1528年阿尔瓦·努涅斯·卡韦萨·德·巴卡（Alvar Nunez Cabeza de Vaca）所在的西班牙人远征队船只在得克萨斯沿海失事，远征队成员相继死亡，德·巴卡经过数年辗转流离最终回到西属美洲。此次远征队的失事与死亡，可能也将所携带的疾病传播到附近的印第安人群落中。1540年，当弗朗西斯科·瓦兹奎兹·德·科罗纳多来到普韦布洛印第安人甚至更远的地方时，他们发现了至少是地方性传染病在土著群体中留下的痕迹。"几乎从1528年德·巴卡来到得克萨斯沿海地区开始，土著就开始死于欧洲人引入的各种疾病"。或许，他所遇到的半数印第安人都死于霍乱。不幸的是，科罗纳多也将疾病传播到印第安人中。在1545—1548年科罗纳多探险之后，淋巴腺鼠疫开始在西南部普韦布洛印第安人中流行。[③]另外，根据当时的西班牙人德·拉·维加（Garcilaso de la Vega）的记载，1540年德·索托访问了佛罗里达一个名叫科菲塔奇基（Cofitachiqui）的村落并被告知，1538年当地暴发了一场流行病。在这场流行病中该村落逃过一劫，但其他村落都遭到灭顶之灾。[④]

总之，尽管目前学界尚有争论，但是16世纪北美东南部印第安人社会中

---

① Ann F. Ramenofsky, "The Problem of Introduced Infectious Diseases in New Mexico 1540-1680," pp. 161-184.

② Suzanne Austin Alchon, *A Pest in the Land: New World Epidemics in A Global Perspective*, p. 93.

③ Russell Thornton, *American Indian Holocaust and Survival: A Population History since 1492*, p. 76.

④ Dean R. Snow and Kim M. Lanphear, "European Contact and Indian Depopulation in the Northeast: The Timing of the First Epidemics," p. 18.

已经暴发外来传染病。人类学家亨利·多宾斯提出，在1512—1562年间，“殖民地人口中暴发的8次严重流行病，都能够很容易从新西班牙或者古巴传播到佛罗里达的卡鲁萨人（Calusa）与蒂姆夸人（Timucua）中间”[①]。

1540—1570年间，没有历史资料提及外来传染病在北美西南部以及墨西哥北部的暴发，这表明这一地区可能享有一段没有传染性疾病的时期。但是更可能的是，由于在这一地区的西班牙人很少，故而这些事件没有被记录下来。鉴于此，我们只能求助于考古学和人类学资料。考古学家斯诺·厄珀姆（Snow Upham）依据西部普韦布洛人的物理遗址遗迹疾病模型提出，就是在同一时间，天花向北传播给这些土著民族。[②]史密斯用出土的西班牙古器物来相当准确地追踪土著遗址。他表明，在1539—1543年德·索托探险前夕，阿巴拉契亚山脉南部的土著人口已经瓦解。[③]另外，还有学者得出结论说，在17世纪末期识字的欧洲人与喀多语族的土著民族接触之前，旧世界的传染性疾病几乎灭绝了后者。[④]不过，殖民地银矿经济的向北扩张，以及跨区域与地方性贸易的开展，导致这一地区开始经常出现许多传染病的病原体。其结果，流行病频繁暴发。1576—1581年间的鼠疫与（或）斑疹伤寒、伤寒、痢疾暴发；1585—1588年天花传播；16世纪90年代天花再次出现。[⑤]

在西南部的其他地区，疾病也导致很多印第安人死亡。尽管1700年以前的证据极为稀少，但当土著人与欧洲人之间的接触日益频繁之时，考古学家在密西西比河下游、佐治亚、田纳西以及阿拉巴马等地区发现了16世纪人口急剧减少的出土证据。[⑥]流行病在整个殖民地时期肆虐，“但是人口资料表明，大多数土著人口是在1678年以前被摧毁的”[⑦]。

---

① Henry F. Dobyns, *Their Number Become Thinned: Native American Population Dynamics in Eastern North America*, pp. 270, 275-290.

② Snow Upham, “Smallpox and Climate in the American Southwest,” *American Anthropologist*, Vol.88, No.1 (March 1986), p. 125.

③ Henry F. Dobyns, “Disease Transfer at Contact,” p. 280.

④ Henry F. Dobyns, “Disease Transfer at Contact,” p. 280.

⑤ Daniel T. Reff, *Disease, Depopulation, and Culture Change in Northwestern New Spain, 1518-1764*, pp. 119-132.

⑥ Suzanne Austin Alchon, *A Pest in the Land: New World Epidemics in A Global Perspective*, p. 93.

⑦ Daniel T. Reff, *Disease, Depopulation, and Culture Change in Northwestern New Spain, 1518-1764*, pp. 132-179.

二、西班牙人在北美的殖民与传染性疾病的进一步传播

随着探查的进行，西班牙人依次在格兰德河以北建立永久定居地和布道站。1565年，西班牙人在东南部的佛罗里达建立当今美国境内的第一个欧洲人定居地——圣奥古斯丁。此后数十年中，西班牙人在佐治亚和佛罗里达北部的沿海地区又建立一系列布道站。北美西南部的永久性定居地则更晚一些，始于1598年的新墨西哥奥耐特殖民地。17世纪布道站的建立导致一些西班牙人来到这个殖民地的其他地区。从1598—1680年，西班牙定居者的人数稳定增长。起初奥耐特殖民地的人口为大约250人，到1680年，西班牙人口增加到2000～2800人。[①]由于远离墨西哥城的权力中心，西班牙人在加利福尼亚的殖民直到1697年才开始，当时耶稣会的第一个布道站在洛雷托建立。西班牙受到俄国与英国日益扩张的刺激，于1769—1823年间授权宗教团体方济各修会（franciscans）在从圣迭戈到旧金山的加利福尼亚沿海地区建立21个布道站。[②]随着这些布道站的建立而来的还有新西班牙的士兵和民众。

西班牙人的殖民与传教，也将各种外来疾病传播到了北美东南部和西南部。到17世纪第一个十年，佛罗里达土著由于遭遇各种欧洲传入的传染病而人口锐减。记录显示，1613—1617年间至少有两次流行病暴发，夺走了包括印第安人与欧洲人在内的群体的生命。一位西班牙神父指出："我们发现，从四年前到现在，印第安人由于感染的大瘟疫和疾病死亡的人数达到半数，其中疾病在导致土著人口死亡中起到极为重要的作用。"[③]1649年，佛罗里达再次暴发了一场流行性传染病。它与此前流行病不同的是，这种疾病不仅杀死土著人还杀死西班牙人，包括殖民地总督、财政官员、军队指挥官以及许多传教士等在内的官员都死于非命。这种疾病是来自非洲的黄热病。它于1647年9月在英格兰人统治的岛屿巴巴多斯暴发为一种流行病。[④]1648年1月，因为军队和俘虏的不断迁徙流动，这种疾病传播到波多黎各的圣胡安（San Juan de Puerto Rico）。佛罗里达最终也同加勒比和海湾地区一样，成为黄热病的重灾区。

---

① Ann F. Ramenofsky, "The Problem of Introduced Infectious Diseases in New Mexico 1540-1680," p. 172.

② Philip L. Walker and John R. Johnson, "Effects of Contact on the Chumash Indians," in John W. Verano and Douglas H. Ubelaker, eds., *Disease and Demography in the Americas*, p. 129.

③ Suzanne Austin Alchon, *A Pest in the Land: New World Epidemics in A Global Perspective*, p. 92.

④ Charles Creighton, *A History of Epidemics in Britain*, Vol.1, pp. 620-621.

此后各种已知的或者莫名的流行病不断袭击北美东南部。1649—1650 年的未知流行病导致欧洲人与印第安人的死亡，而 1655 年的天花暴发也同样感染非洲黑人与土著人口。一场更为致命的麻疹流行病在天花出现之后接踵而至。1659 年就任的佛罗里达总督阿朗索·德·阿朗吉斯·科迪斯（Alonso de Aranguiz y Cotes）于 11 月 1 日向西班牙报告说，在他到达后，超过 10,000 名土著美洲人死于这种高度传染性疾病。①到 1672 年，一场莫名的流行病袭击佛罗里达北部的土著美洲人。②

各种流行病导致北美东南部印第安人口迅速减少。1675 年，官方对土著美洲人的统计显示，西班牙殖民统治下的土著人口只剩下 10,766 人，其中只有 13%的人口属于蒂姆夸语族成员。③西班牙人胡安·费尔南德斯·弗洛伦西亚（Juan Fernandez de Florencia）就西属佛罗里达阿巴拉契和蒂姆夸地区布道站撰写了一份报告。在该报告中，他列举了大约 27 个布道站及其相关人口，如圣约翰河渡口（St.Johns river Ferry）40 人，圣路易（St Luis）1400 人，瓜尔人（Guales）与蒂姆夸人（Timucua）布道站的人口几乎绝迹。费尔南德斯用极为关键的一句话结束报告："我并没有统计，他们每天都在死亡。"④

进入 18 世纪后，外来流行病继续在土著群体中传播和肆虐。威廉·麦克尼尔提及 1726 年圣奥古斯丁附近暴发一场莫名的流行病，它从印第安人村落传播到了圣奥古斯丁（St.Augustine）附近。1727 年 9 月 1 日总督安东尼奥·贝纳维兹（Antonio de Denavides）写给西班牙国王的信件提及，居住在 16 个定居地的土著美洲人总计有 1021 人。在考察了土著美洲人的土著村落（Rancherias）后，他发现 166 名接受基督教的印第安人死亡，死亡率约为 163/1000。⑤

1564—1763 年在西班牙统治期间，佛罗里达土著美洲人中至少暴发十余

① Henry F. Dobyns, *Their Number Become Thinned: Native American Population Dynamics in Eastern North America*, p. 280.

② John R. Swanton, *Early History of the Creek Indians and Their Neighbors*, Washington, D. C. : Government Printing Office, 1922, p. 338.

③ Henry F. Dobyns, *Their Number Become Thinned: Native American Population Dynamics in Eastern North America*, p. 281.

④ Mark Boyd, "Enumeration of Florida Spanish Missions in 1675," *The Florida Historical Quarterly*, Vol.27, No.2 (October 1948), p. 188.

⑤ Henry F. Dobyns, *Their Number Become Thinned: Native American Population Dynamics in Eastern North America*, pp. 283-284.

次流行病，已经确认的有黄热病、鼠疫、麻疹、天花等。这些流行病导致土著人口急剧减少甚至灭绝。亨利·多宾斯认为，在印白接触的第一个世纪，北美东南部土著人口减少了 95%。“到 1763 年，蒂姆夸语族的印第安人实际上在佛罗里达已经灭绝，而卡鲁萨人也接近灭绝，下克里克人的村镇变成了塞米诺尔人的定居地，占据半岛的大部分地区”[①]。还有学者认为，到 1675 年为止，东南部土著人口的死亡率约为 80%。不过，由于疾病的持续暴发、印第安人受到的虐待以及土著奴隶制的存在，到 18 世纪 60 年代佛罗里达的印第安人口已经基本灭绝。[②]

在美国西南部，西班牙人除了带来马匹和枪支，还带来了天花与其他疾病。1638 年，20,000 名新墨西哥土著人——1/3 的普韦布洛人——死亡。尽管其中许多印第安人可能死于麻疹、痢疾、斑疹伤寒以及欧洲人带来的其他疾病，但是大多数人可能都是死于天花。两年后，另外一场流行病夺去了 10,000 多名印第安人的生命。[③]1671 年，新墨西哥的普韦布洛印第安人遭遇了“一场大瘟疫”，印第安人与牛群都死亡极多。[④]

1680 年普韦布洛起义破坏了很多文件资料，其中可能就包括这一地区疾病的信息。1696 年西班牙重新征服这一地区后经常性的资料得以重新建立和保存下来。此后，布道站的文件涉及 18 世纪的流行病至少 12 次，涉及 19 世纪的疾病至少 9 次。[⑤]这些外来的传染性疾病不断削减土著人口的数量。例如，帕克万（Pakwan）诸部落的许多部族，是圣安东尼奥（San Antonio）和里德·格兰德（Rio Grande）布道站新信教者的主体，但到 18 世纪中期，他们“人口大大削减，或者完全消失，被天花、麻疹以及布道站所带来的压力所耗竭”[⑥]。

在如此众多的流行病打击中，1780—1781 年天花流行使新墨西哥、得克

① Henry F. Dobyns, *Their Number Become Thinned: Native American Population Dynamics in Eastern North America*, pp. 284-285.

② Suzanne Austin Alchon, *A Pest in the Land: New World Epidemics in A Global Perspective*, pp. 92-93.

③ R. G. Robertson, *Rotting Face: Smallpox and the American Indian*, p. 117.

④ Henry F. Dobyns, *Their Number Become Thinned: Native American Population Dynamics in Eastern North America*, p. 281.

⑤ Ann L. Stodder and Debra L. Martin, “Health and Diseases in the Southwest before and after Spanish Contact,” John W. Verano and Douglas H. Ubelaker, eds., *Disease and Demography in the Americas*, pp. 66-67.

⑥ Herbert E. Bolton, *Athanase de Mezieres and the Louisiana-Texas Frontier, 1768-1780*, Cleveland: The Arthur H. Clarke Company, 1914, Vol.1, p. 27.

萨斯的印第安人遭到的打击最为沉重。在圣费利佩（San Felipe），伊诺霍萨（Hinojosa）神父曾在年初表明了对天花的恐惧，仅仅2月份就有130人死亡。同样令人震惊的是北部普韦布洛印第安人的死亡人数。在圣多明各（Santo Domingo），230名印第安人，无论年幼，全都在2月和3月初死亡。附近的柯奇蒂（Cochiti）登记有106例死亡，其中包括数名来自附近农业定居地的西班牙人。在圣克拉拉（Santa Clara），当地神父在其埋葬记录上写下"天花肆虐"，登记死亡的106人，其中既有印第安人也有西班牙人。[①]到3月底4月初，流行病的力量开始减弱，但是患者感染一直持续到10月。在殖民地的边缘地区，在东部的皮克斯普韦布洛人（Pecos Pueblo）中，在西部的祖尼（Zuni）与霍皮村落，到年底都遭受天花肆虐。对于这场天花大流行的死亡人数，班克罗夫特（Bancroft）宣称总计有5025人。[②]上述数字以及前面引用的数字都没有提及到底有多少人感染天花。通常情况下，天花流行病患者的死亡率是10%～50%。不过，没有免疫力的人一旦接触，几乎100%都会感染天花。因此，上述死亡数字应该是1780—1781年新墨西哥感染天花者的部分人口。[③]根据班克罗夫特的研究，1780—1781年天花导致新墨西哥传教站普韦布洛人中的5000多名印第安人丧命。人口急剧丧失的结果是，总督安萨（Anza）将布道站的数量减少为20个。这种布道站的自然合并引起神父们的抗议。[④]当地许多土著村落人口减少得太多，以至于数个曾经极为活跃的布道站，包括杰梅兹（Jemez）布道站，都变成观景地。这种情况也发生在艾克玛（Acoma）。1760年艾克玛拥有1052人，但是1780—1781年天花流行病导致该布道站人口大幅度减少，最终它变成一个观景地。甚至到10年后，这个村落人口也只有大约800人。[⑤]

当然，这场天花大流行并不仅仅局限于新墨西哥，而且还蔓延到得克萨斯以及新西班牙以北的很多地区。在得克萨斯，皮潘阿帕奇人（Pipan Apache）

① Marc Simmons, "New Mexico's Smallpox Epidemic of 1780-1781," *New Mexico Historical Review*, Vol.41, No.4 (October 1966), p. 322.

② Hubert H. Bancroft, *History of Arizona and New Mexico, 1530-1888*, San Francisco: The History Company, 1889, p. 56.

③ Marc Simmons, "New Mexico's Smallpox Epidemic of 1780-1781," *New Mexico Historical Review*, Vol.41, No.4 (October 1966), p. 323.

④ Herbert H. Bancroft, *History of Arizona and New Mexico, 1530-1888*, p. 266.

⑤ Josiah Cregg, "Commerce of the Prairies," in Reuben Gold Thwaites, ed., *Early Western Travels, 1748-1846*, Cleveland: Arthur H. Clark, 1905, Vol. 19 and 20, p. 265.

在圣安东尼奥（San Antonio）于1780年12月告诉多明戈（Domingo），他们在这场瘟疫中“损失了将近400人”。阿帕奇人的敌人科曼奇人在这场瘟疫中的损失则更为惨重。有人于1785年就东部科曼奇人报告说：“他们中2/3的人死亡，这导致他们的部落完全毁灭。”尽管有如此重大损失，库切尼克斯（Cuchanecs）仍然拥有“将近2000名武士”以及“很多妇女和小孩”。如果这些数字是准确的，它们表明，在这次暴发中至少有4000名武士死亡。如果加上妇女、小孩和老人，这个数字毫无疑问会加倍。但是即使说这个数字太高而削减一半，至少有4000名科曼奇人死亡。除了科曼奇人外，临近的威奇托（Wichitas）、喀多（Caddos）与陶瓦亚（Taovayas）也可能受到了影响，但是他们的人口损失尚未可知。[①]

18世纪，外来传染病在西半球更大范围内蔓延，加利福尼亚也成为各种流行病的频繁暴发地区之一。1709—1710年间，一场极为重要的天花流行病暴发于下加利福尼亚（Lower California）的耶稣会传教区域，布道站的大部分儿童以及许多成年人都未能幸免。舍伯恩·库克（Sherburne Cook）指出，这是天花在该半岛的第一次暴发，大部分儿童和许多成年人都死于非命。[②]据说，这次流行病导致加利福尼亚8000名印第安人中至少2000人死亡，这个数字可能是太低了。[③]另外一场流行病在1729—1732年接踵而至，带来了巨大的恐惧和苦难。[④]1763年，加利福尼亚暴发了另外一场天花流行病，杀死100多名印第安人。它可能无意间始于“刚刚从天花感染中康复的西班牙人，将一件衣服给了加利福尼亚的一位印第安人”[⑤]。

1697—1823年间西班牙在加利福尼亚建立了一系列布道站，其目的在于将印第安人迁出他们的村落，并重新安置在布道站的定居地。随着更多传教士的到来，疾病于18世纪70年代开始暴发。“接受传教士洗礼的沿海地区的丘马什印第安人（Chumash）的人数，是1769年波托拉（Portola）受洗士

① Elizabeth A. Finn, *Pox Americana: The Great Smallpox Epidemic of 1775-82*, p. 270.

② Sherburne F. Cook, *The Extent and Significance of Disease among the Indians of Baja California, 1697-1773*, Berkeley: University of California Press, 1937, p. 19.

③ E. Wagner Stearn and Allan E Stearn, *The Effect of Smallpox on the Destiny of the Amerindian*, p. 37.

④ E. W. Stearn and A. E. Stearn, “Smallpox Immunization of the Amerindian,” *Bulletin of the History of Medicine* 13 (1943), p. 37.

⑤ Russell Thornton, *American Indian Holocaust and Survival: A Population History since 1492*, p. 80.

著人数的一半”[①]。此后，传教士的记录为外来传染病在土著群体中的流行提供了很好的记录。方济各会传教士维持的教区登记清楚表明，布道站在创立不久，他们的土著人口就开始急剧减少。在信教人口中，性病、肺结核、痢疾构成经常性的威胁，土著人口的死亡率极高，尤其是婴儿和儿童中更是如此。

到 19 世纪，加利福尼亚的流行病仍然在继续传播。1800—1802 年间的白喉（diphtheria）对土著人口构成了沉重打击。第一场有记录的麻疹暴发于 1806 年，1821—1822 年麻疹第二次暴发，1827—1828 年第三次暴发。1832 年流感夺走了很多人的生命。官方宣布的第一次天花暴发于 1837—1839 年。[②]其中最具破坏性的流行病暴发于 1801—1802 年间，它被确定为白喉。这场流行病据说起源于圣加布里埃尔（San Gabiel）布道站。史密森学会的约翰·哈林顿（John P. Harrington）从其土著信息员乔斯·德·罗斯·桑托斯·江科斯（Jose de Los Santos Juncos）那里收集到一则信息。大约在 1801 年，一场严重的“传染性热病”在圣加布里埃尔的印第安人中肆虐。据江科斯所述：“圣加布里埃尔的民众正在死亡。他们头痛不已，血从口中喷出。当地的神父们极为关注。起初，人们挖掘只埋葬一个人的坟墓，但是它们已经不够使用，因此他们后来挖出大的坟墓，将死亡者的尸体全部扔进去。当一个大的坟墓装满后，他们就会用土掩埋，接着再挖掘另外一个。”[③]后来这场流行病又传播到了丘马什，对当地布道站中的印第安人打击尤为沉重，他们的死亡率高达 14.68%。换言之，它导致将近 15%的印第安人口死亡。[④]

1837—1839 年，天花在加利福尼亚中部的土著人口中暴发，致使当地土著人口大量死亡。[⑤]1838 年 5 月，墨西哥的瓦列霍（Vallejo）将军向加利福尼亚各个地区发布通知（communication），讲述疫苗接种的重要性，要求印

① Philip L. Walker and John R. Johnson, “Effects of Contact on the Chumash Indians,” in John W. Verano and Douglas H. Ubelaker, eds., *Disease and Demography in the Americas*, p. 129.

② Philip L. Walker and John R. Johnson, “Effects of Contact on the Chumash Indians,” in John W. Verano and Douglas H. Ubelaker, eds., *Disease and Demography in the Americas*, pp. 133-135.

③ Edward D. Castillo, “Blood Came from Their Mouths: Tongva and Chumash Reponses to the Pandemic of 1801,” p. 51.

④ Philip L. Walker and John R. Johnson, “Effects of Contact on the Chumash Indians,” in John W. Verano and Douglas H. Ubelaker, eds., *Disease and Demography in the Americas*, pp. 131-135; Edward D. Castillo, “Blood Came from Their Mouths: Tongva and Chumash Reponses to the Pandemic of 1801,” p. 53.

⑤ Sherburne F. Cook, “Smallpox in Spanish and Mexican California, 1770-1845,” *Bulletin of the History of Medicine*, Vol.7, No.2 (February 1939), p. 185.

第安人节欲和讲究卫生，以阻止天花流行病的蔓延。印第安人，尤其是加利福尼亚中部和北部的土著部落，遭到沉重打击，他们中数千人死亡，其死亡人数的估算从6000人到30,000人不等。这些数字都表明，印第安人的死亡率极高，他们是最为严重的受害者。①

1492年随着美洲的隔绝被打破，哥伦布将两个半球连接在一起，美洲印第安人首次遇到他们最为凶猛的杀手，它不是白人也不是他们的黑皮肤仆人，而是这些人的血液和呼吸中携带着的看不见的疾病杀手。旧世界的致命疾病在新世界导致更多的人死亡，在旧世界相对较为温和的疾病到新世界却成为杀手。1699年德国一位传教士极为夸张地说："印第安人是如此容易死亡，以至于西班牙人的一个眼神以及气味都会导致他们灵魂丧失。"②一些学者认为，旧世界疾病在16世纪早期从加勒比和中美洲的欧洲人定居地向北传播。根据一位学者的分析，这些疾病在16世纪的最初数十年中感染了东南部和西南部的土著人口，经常演变成流行病和大流行，它们不仅给这些地区的土著人口而且也给北美其他地区的土著人口带来灾难。他们断言，北美的土著人口最初数量众多，流行病在众多历史文献记录出现之前已经大大减少他们的人口。③有些学者则驳斥了16世纪北美暴发全球范围的天花以及其他流行病的观点。例如，拉森（Larsen）报告说："考古学、历史学、生物考古学研究提供了颇具说服力的证据表明，欧洲人的到来并不意味着16世纪初期美洲就突然暴发了天花大流行。"④上述两派学者代表了疾病在16世纪的美洲起到作用的两个极端。通过前文的分析，我们可以看出，事实并非如两派学者所说，16世纪北美暴发的流行病是全球范围内的流行病或孤立事件，而恰恰就介于二者之间，即16世纪北美东南部和西南部确实已经发生大规模流行病，这些疾病的流行可能没有达到全球范围的规模，但是也并非孤立的偶然事件，而是伴随着西班牙人在美洲的探查与殖民而来的。因此，对于北美东南部和西南部而言，外来传染病成为导致当地土著人口削减的最重要因素，尽管这

---

① Sherburne F. Cook, "Smallpox in Spanish and Mexican California, 1770-1845," pp. 184-186.

② Alfred W. Crosby, "Conquistador y Pestilencia: The First New World Pandemic and the Fall of the Great Indian Empires," *Hispanic American Historical Review*, Vol.47, No.3 (August 1967), p. 323.

③ Henry F. Dobyns, *Their Number Become Thinned: Native American Population Dynamics in Eastern North America*,; Snow Upham, "Smallpox and Climate in the American Southwest," *American Anthropologist*, Vol.88, No.1 (March 1986).

④ Russell Thornton, "Aboriginal North American Population and Rates of Decline, A. D. 1500-1900," *Current Anthropology*, Vol.38, No.2 (April 1997), p. 310.

一时期的疾病暴发模式"是一种分散性的事件（patch affair），在不同时期打击某些人口，却略过其他群体"[①]。

第二节 传染病对法属北美土著人口的影响

与西班牙人在北美东南部和西南部的探查一样，法国人自从16世纪以来也给北美北部与中部地区的探查、殖民和传教带来了外来传染病，并对当地土著人口产生不同程度的影响。

一、传染性疾病在新法兰西的传播及其对印第安人口的影响

16世纪，欧洲到达北美北部探险与捕鱼的人数多达数千人，不过印第安人与白人经常性的接触则发生在17世纪初期。欧洲人在北美北部的探险与捕鱼都可能将传染性疾病带来并传播给当地的印第安人。一位观察者指出，1578年仅纽芬兰（Newfoundland）就有100艘西班牙船、20～30艘巴斯克捕鲸船（Basque Whalers）、大约150艘法国与布列塔尼的捕鱼船，以及50艘英国船。[②]这些欧洲人在纽芬兰沿海捕鱼，并与土著毛皮贸易商交易，因此卡尔森（Carlson）等学者推测说："在这个16世纪，由于与欧洲商人和渔夫的接触，土著民族可能已经发生无数地方性的流行病。"[③]

法国人在北美的探险则确实带来了欧洲传染性疾病，目前所争论的仅仅是它到底是何种疾病的问题。1535年雅克・卡蒂埃（Jacques Cartier）在魁北克城附近的斯塔达科纳（Stadacona）村落宿营，12月他发现，50多名斯塔达科纳人（大约占该村落人口的10%）死于一种未知疾病。疾病死亡率、流行病行为以及疾病暴发的时间都表明，这是一种欧洲传染病。流感与感冒病毒可能是这场疾病的元凶，另外这场流行病也可能是细菌性肺炎。[④]1608

① Russell Thornton, "Aboriginal North American Population and Rates of Decline, A. D. 1500-1900," p. 310.

② W. L. Grant, *Voyages of Samuel de Champlain, 1604-1618*, in *Original Narratives of Early American History*, New York: Charles Scribner's Sons, 1907, p. 5.

③ Henry F. Dobyns, "Disease Transfer at Contact," p. 279.

④ Gary Warrick, "European Infectious Disease and Depopulation of the Wendat-Tionontate (Huron-Petun)," p. 263.

年，另外一名法国探险者塞缪尔·德·尚普兰（Samuel de Champlain）写道："一名水手，也是我们的锁匠，以及数名土著人，死于痢疾。"他还提及，当年冬天在宿营地中，他们的一些人与印第安人死于猩红热。[①]1611年在第三次航行圣劳伦斯河时，他写到，在等待蒙特利尔附近阿尔冈钦人的一个部落时，他们得知："那里只有24艘独木舟，因为他们已经暴发了一场热病，一位酋长以及部落中的许多人都死于这场疾病。"[②]痢疾与猩红热已经夺走了数名土著人的性命。1611年，尚普兰指出，渥太华河谷的阿尔冈钦人说："他们中暴发了一场发烧，一位酋长以及许多同胞都因此死亡。"[③]阿尔冈钦人的死亡导致他们无力与法国人进行贸易。一种能够导致高死亡率的发烧可能是起源于欧洲，可能是细菌性肺炎，或许是因努人（Innu）盟友传播给这些阿尔冈钦人，因为因努人每年都会定期到魁北克贸易站点进行贸易。[④]

法国传教士的到来为我们考察外来传染病的人口影响提供了更为直观的材料。1616年一位耶稣会传教士首次指出，被引入的疾病已经夺走众多土著人口的生命。他描述了1611—1613年间新斯科舍米克马克人暴发疾病的情况："土著人极为震惊，他们经常抱怨说，自从法国人与他们混居并进行贸易以来，他们的民众就开始迅速死亡，人口也不断减少。他们宣称，在他们与白人联系交往之前，他们所有的土地都人口稠密。他们告诉我们，随着他们开始与我们交往，各个沿海地区的人口都被疾病削减。"[⑤]该传教士并没有将土著人口减少归因于某种特定疾病。不过，皮埃尔·比亚尔神父（Father Pierre Biard）于1611年写到，印第安人在冬季到来时"遭遇肋膜炎、咽喉痛以及痢疾等各种疾病，这些疾病使得他们死亡惨重"[⑥]。

1616—1619年北美东北部暴发的瘟疫（或者说多次瘟疫）持续了3～6年时间，据估计土著死亡人口在总人口中的比例从1/3到90%不等。帕图塞特（Patuxet）印第安人村落人口几乎被灭绝，甚至在清教徒登陆普利茅斯之前，

① H. P. Briggar, ed., *The Works of Samuel de Champlain [1604-1607]*, Toronto: The Champlain Society, 1925, Vol.2, pp. 52-53, 62-63.

② H. P. B riggar, ed., *The Works of Samuel de Champlain [1604-1607]*, Vol.2, p. 207.

③ W. L. Grant, *Voyages of Samuel de Champlain, 1604-1618*, in *Original Narratives of Early American History*, p. 217.

④ Gary Warrick, "European Infectious Disease and Depopulation of the Wendat-Tionontate (Huron-Petun)," p. 264.

⑤ Reuben G. Thwaites, ed., *Jesuit Relations and Allied Documents*, Vol.3, p. 105.

⑥ Reuben G. Thwaites, ed., *Jesuit Relations and Allied Documents*, Vol.1, p. 177.

沿岸经过的船只或在北部探查的法国人已经将天花带到新英格兰。清教徒之所以能够如此和平地定居在此，就是由于传染病附近的印第安人村落已经被抛弃。流行病穿过森林地带不断肆虐，以至于一位当时的贸易商说，被抛弃的印第安人村落遗址看起来“就像一个新的基督受难地（Golgotha）”，累累白骨到处可见。[①]

就在康涅狄格河谷印第安人群体部落感染天花的1634年，加拿大耶稣会传教士也报告了当地印第安人中暴发天花的情况。康涅狄格河提供了通向圣劳伦斯最为简易的通道，1634—1641年在五大湖区和圣劳伦斯河流域暴发的系列流行病，毫无疑问是新英格兰流行病的延续。1634年夏季，休伦人伴随4名法国人返回各自的领地。但是这些土著人在沿途已经患病。传教士布雷伯夫（Brebeuf）报告说，在到达休伦人村镇前，“我们短距离探索行进，就我们而言相当不错；但我们的野蛮人都生病了”[②]。

外来传染病于1634年夏季传播到居住在安大略湖北部的休伦人中间。患者会出现“一种麻疹以及胃部疼痛”等症状，伴随着高烧、皮疹，有些患者会出现视力障碍（vision impairment），最终腹泻不止。这种疾病在属于休伦人联盟成员之一的温达特（wendat）西部诸村落蔓延，一直持续到当年冬天。[③]如果1634年流行病是麻疹，它在一个毫无免疫力的人口群体中的死亡率一般在10%～20%。人口削减10%计算，按照该部落损失人口大约为2500人。[④]在1634以后，休伦人年复一年地不断遭到流行病的袭击。1636年9月“一场起源未知的瘟疫”袭击休伦人联盟成员之一的温达特人，并一直持续到1637年春天。这场瘟疫根据其病症被诊断为流感，它既影响到法国人也感染了温多特人。[⑤]这场疾病对休伦人构成了尤为沉重的打击。有传教士说：“恐惧无处不在。随着秋季的到来感染日益增多；当冬季来临时，瘟疫非但没有如传教士所希望的停止反而变本加厉。休伦人的庆祝季节变成了哀悼季节；

① Jas. G. Townsend, “Disease and the Indian,” *The Scientific Monthly*, Vol.47, No.6 (December 1938), p. 482.

② Reuben G. Thwaites, ed., *Jesuit Relations and Allied Documents*, Vol.7, p. 221.

③ Reuben G. Thwaites, ed., *Jesuit Relations and Allied Documents*, Vol.7, p. 221; Reuben G. Thwaites, ed., *Jesuit Relations and Allied Documents*, Vol.8, pp. 87-89.

④ Gary Warrick, “European Infectious Disease and Depopulation of the Wendat-Tionontate (Huron-Petun),” pp. 260-261.

⑤ Reuben G. Thwaites, ed., *Jesuit Relations and Allied Documents*, Vol.11, p. 13; Reuben G. Thwaites, ed., *Jesuit Relations and Allied Documents*, Vol.13, pp. 115, 163-165.

失望与绝望笼罩着他们，自杀已是常见之事。耶稣会传教士单独或结伴而行，在深冬季节逐个村落走访，照顾病患，通过减缓印第安人身体上的病痛来灌输他们的宗教教义……他们走访了所有的房屋……到处都能够听到患病者和即将夭折的儿童的哀嚎；房屋里蹲伏着可怜的男性和女性，情绪都几乎失控。”①

1637 年夏季另外一场未明的儿童疾病引发的流行病袭击休伦人，并一直持续到当年秋季。这种疾病能够迅速导致被感染者死亡，有时从疾病暴发到死亡只有 2 天。②这场疾病暴发于温多特人贸易季节之前，可能是通过萨斯奎汉诺克人（Susquehannock）传播而来的，后者在 1637 年 2 月遭到一场未知的流行病打击。到 1639—1640 年，天花开始肆虐于人口已经大大削弱的休伦人及其盟友中间。1638 年一艘停靠在波士顿港口的英国船只，将天花经过阿贝内基人（Abenaki）领地到克彻斯匹瑞尼（Kichesipirini）部落最终传播到温多特人中。③天花患者通常在发病高烧后 5～7 天内死亡。其结果是灾难性的——据保守估计，大多数村落的人口死亡率在 40%～60%之间。④

天花对休伦人及其联盟的人口影响极大。在 1634 年夏季之前，居住于温多特社区的法国耶稣会士估计其人口为 30,000 人，其村落数量为 20 个。⑤ 1639 年冬到 1640 年春，耶稣会士对温达特-迪奥南泰特（Wendat-Tionontate）进行了挨门逐户的人口统计：“我们竭尽全力，不仅对大大小小的村落，而且逐个房屋、逐个火堆甚至逐个人进行统计……通过这些方式，5 个布道站总计 32 个定居地和村落，拥有大约 700 栋房屋，2000 堆篝火，约有 12,000 人。”⑥各种流行病所导致的结果是，在短短 6 年时间内，温达特-迪奥南泰特群体从 30,000 人削减为 12,000 人，即该土著群体的人口

---

① Francis Parkman, *The Jesuits in North America in the Seventeenth Century*, Part 2, Boston: Little, Brown and Company, 1871, p. 87.

② Reuben G. Thwaites, ed., *Jesuit Relations and Allied Documents*, Vol.15, p. 69.

③ Reuben G. Thwaites, ed., *Jesuit Relations and Allied Documents*, Vol.16, p. 101.

④ Dean R. Snow, “Disease and Population Decline in the Northeast,” in John W. Verano and Douglas H. Ubelaker, eds., *Disease and Demography in the Americas*, pp. 177-186.

⑤ Reuben G. Thwaites, ed., *Jesuit Relations and Allied Documents*, Vol.6, p. 59; Reuben G. Thwaites, ed., *Jesuit Relations and Allied Documents*, Vol.7, p. 225; Reuben G. Thwaites, ed., *Jesuit Relations and Allied Documents*, Vol.8, Cleveland: The Burrows Brothers Company, 1897, p. 115; Reuben G. Thwaites, ed., *Jesuit Relations and Allied Documents*, Vol.10, p. 313.

⑥ Reuben G. Thwaites, ed., *Jesuit Relations and Allied Documents*, Vol.19, p. 127.

削减了 60%。

各种传染性疾病很快传播到休伦人的土著盟友中，与法国人或被感染部落有过直接或间接接触的所有部落都面临着同样的命运。在魁北克接到传教士布雷伯夫信件的勒琼（LeJeune）补充说："这些是神父的原话……他们所通过地区的土著民族几乎都患了病，许多人正在死亡。今年出现了某种流行病，它甚至传播给法国人；但感谢上帝，法国人中没有人因此死亡；这是一种麻疹，并伴随有胃部不适。"[①]早在 1636 年，休伦人中的传染性疾病已经向南传播到皮吞人（Petun）、纽特拉尔人（Neutral）与伊利人（Erie），并到达宾夕法尼亚的萨斯奎汉诺克。后者只是在神话中知道法国人，将外来疾病看作是其传统宗教中超自然力量对他们的惩罚。他们认为："大地之母将疾病传播给了这些部落；她穿越过两个村落中的所有房屋。"[②]

上述印第安人人口大量减少，引起在当地传教的耶稣会士的关注。传教士杰罗姆·勒尔芒特（Jerome Lalemant）在 1642 年评论说："8 年前人们能看到 80～100 栋房屋，现在只剩下五六栋；一个头人，过去曾经率领着 800 名武士，现在不过三四十人；过去该群体曾经能召集 300～400 艘独木舟舰队，现在只剩下不过 20～30 艘。更为让人悲痛的是，该部落剩余人口几乎全部是妇女。"[③]

传染性疾病导致休伦人及其盟友的大量死亡，更为雪上加霜的是易洛魁人的袭击。所有这些都加速了休伦部落及其联盟的解体。在疾病沉重打击之后，易洛魁人于 1649 年 3 月袭击休伦人村镇圣伊格纳茨（St. Ignace）与圣路易斯（St. Louise），于 12 月份又发动针对圣基恩（St. Jean）皮吞人的打击。这两次冲突都产生重要影响。皮吞人逃到马尼图林岛（Manitoulin Island），休伦人则将其剩余的 15 个村落付之一炬，与传教士一道迁移到克里斯廷岛（Christian Island）。在当年冬天，5000 名印第安人死于疾病和饥饿。1650 年冬天，休伦人联盟永久性解体，经历灾难的土著幸存者四散奔逃。一些印第安人加入皮吞人群体中，最终与他们融合形成后来赫赫有名的温达特（Wyandot）部落。一些休伦人与耶稣会传教士一起长途跋涉回到魁北克，定

---

① Reuben G. Thwaites, ed., *Jesuit Relations and Allied Documents*, Vol.7, p. 87.

② Reuben G. Thwaites, ed., *Jesuit Relations and Allied Documents*, Vol.14, p. 9.

③ Reuben G. Thwaites, ed., *Jesuit Relations and Allied Documents*, Vol.23, p. 109; Reuben G. Thwaites, ed., *Jesuit Relations and Allied Documents*, Vol.25, pp. 105, 109.

居在洛雷特（Lorette）。大部分休伦幸存者加入易洛魁人，其中迪尔部族（Deer People）以及部分洛克部族（Rock People）印第安人加入塞内卡部落（Seneca）；大部分洛克部族融入奥内达加部落（Onondaga）；比尔（Bear People）部族融入莫霍克部落（Mohawk）中。①

在休伦人离开之前，该部落的一名酋长发表演讲，正式宣告休伦人作为一个民族的消亡，宣布圣劳伦斯河流域印第安人生活方式完结。耶稣会传教士布里萨尼（Bressani）记录了这位酋长的讲话："兄弟们，当你们看到我们时，你们的眼睛欺骗了你们；你们认为，你们看到的是活生生的人，但是我们只是神灵，是死者的灵魂。你们踏上的这片土地并不牢固，它很快就会裂开吞噬我们，将我们置身于死者之中，就像我们自身曾经置身于他们之中一样。今晚的一个秘密理事会已经决定在土地裂开之前放弃它。一些人退回到森林中，与荒野中的野兽为伍也比暴露在易洛魁人面前更安全；其他人则要向北经过 6 天的行程，到达淡水海洋的石头上，与阿尔冈钦人一道；还有其他人则会到距离这里五百英里的新瑞典去；还有其他一些人公开说，他们自己将拖家带口到敌人的土地上，我们的许多族人都因被俘而生活在那里，也正是这些人劝诫他们逃到那里而不是听任自己消亡。……你们曾看到我们的 10000 多名族人死在你们的脚下；如果你们再等待稍微长一些时间，我们将无一人在这里；你们将为未能竭尽全力地拯救而感到悲伤，但这是徒劳的。我们不必再长时间考虑，我们必须离开。"②

1634 年的外来传染病是由来自魁北克的法国人带到河流上游的，与休伦人一道从北部访问归来的蒙塔格奈人（Montagnais）也同时被感染，并很快在居住于圣劳伦斯河的蒙塔格奈人中暴发。到蒙塔格奈部落传教的耶稣会传教士描述了蒙塔格奈人暴发疾病的情况：

> 我们登陆时，居住在三河镇（Three Rivers）的大部分蒙塔格奈人都患了病，其中许多人死亡，乘坐独木舟进行贸易的人在回来时几乎没有人不感染这种疾病。它在我们熟悉的野蛮人中极为普遍，

① Carl H. Schlesier, "Epidemics and Indian Middlemen: Rethinking the Wars of the Iroquois, 1609-1653," *Ethnohistory*, Vol.23, No.2 (Spring 1976), p. 143.

② Reuben G. Thwaites, ed., *Jesuit Relations and Allied Documents*, Cleveland: The Burrows Brothers Company, 1899, Vol.40, pp. 53-55.

> 以至于我不知道是否有人逃过一劫。这种疾病给这些可怜的人带来极大的不便，尤其是在秋季他们需要收获和渔猎的季节。许多尸体被埋藏在大雪下面，大量人口死亡；还有一些患者尚未恢复。这种疾病开始于高烧，随后出现某种麻疹或天花，与法国常见的疾病有所不同。有些病例还伴随着数日的双目失明，或视力减退，最终是腹泻。它已经将许多人送进坟墓，而且还会导致一些人死亡。[①]

1637年休伦北部的一个阿尔冈钦人部落渥太华人也感染了疾病。有传教士发现："不久前，一个我们称之为'蓄发者'（men of the raised Hair）的人，派遣一个特殊代表团携带着礼物来到我们这里，请求我们在这场重大灾难中豁免他们……不过，上帝的旨意则是任由他们和其他人一样患病，其结果是他们的村落中有多达70人死亡，这使他们开始思考。"[②]阿尔冈钦部落此后至少遭到流行病的第二次、第三次的袭击。耶稣会文献报告说："野蛮人承受着巨大的痛苦，据说他们死亡的人数巨大，尸体遍及各地，野狗在争相吞噬那些无法掩埋的尸体。"[③]

1635—1641年间，易洛魁人也几乎与其所有邻居隔绝，他们有充足的理由这样做。1634—1635年冬，一个荷兰人团队从奥伦治堡（Fort Orange）来到莫霍克、奥内达语奥内达加部落。他们的记录显示，至少莫霍克人已经经历一次流行病，"莫霍克村落中许多野蛮人都死于天花"。印第安人告诉荷兰人，流行病显然是由六名法国人组成的贸易团带给易洛魁人的，1634年8月他们来到莫霍克领地。[④]到底有多少易洛魁人死于这场流行病无从知晓。

1641年随着天花的衰退，易洛魁人开始摆脱其孤立状态。奥内达加、塞内卡与卡尤加部落（Cayuga）代表团在法国人准备将殖民边界推进到蒙特利尔的恰当时机，与法国人在三河镇举行会谈。也正是在这个1634年休伦人首次感染流行病的地方，易洛魁人很快也感染了天花。返回领地的酋长们将

---

① Reuben G. Thwaites, ed., *Jesuit Relations and Allied Documents*, Vol.7, p. 87.

② Reuben G. Thwaites, ed., *Jesuit Relations and Allied Documents*, Cleveland: The Burrows Brothers Company, 1898, Vol.14, p. 99.

③ Reuben G. Thwaites, ed., *Jesuit Relations and Allied Documents*, Cleveland: The Burrows Brothers Company, 1898, Vol.16, p. 217.

④ J. Franklin Jameson, ed., *Narratives of New Netherland, 1609-1664*, New York: Charles Scribner's Sons, 1909, p. 141.

天花带回各自的部落，最终导致 1642 年这种疾病在易洛魁六大部落中暴发。到 1644 年，天花已经蔓延到威斯康星格林湾（Green Bay）的温尼贝戈人（Winnebago）中间。在那里，印第安人“腐烂的尸体引发更高的死亡率，他们无力掩埋死者”①。

根据当时法国人对魁北克附近锡耶里（Sillery）耶稣会布道站的描述，1670 年，该布道站拥有大约 1,500 名信仰基督教的印第安人，其中大部分是阿尔冈钦人。1670 年前后暴发的天花完全摧毁了这个村镇，“1500 名印第安人遭到天花侵袭，无一人生还”②。此后，“阿贝内基人（Abenaquis）大量进入，使它成为一个阿贝内基人的布道站”。③1684 年莫罗（Maurault）描述了另外一场流行病。这种“热病”是由来自易洛魁联盟的阿贝内基人带来的，影响到很多印第安人。德农维尔侯爵（M. de Denonville）在一封信件中说，在锡耶里的 500～600 名印第安人中，130 人因病死亡。人口死亡率在 1670 年的案例中是 100%，在 1684 年流行病时则大约是 25%。④

1675 年，流感肆虐于西欧，可能也传播到北美，因为当年一场“流行性黏膜炎”横扫北美各个殖民地。次年冬季，流感再次入侵加拿大。在易洛魁印第安人中传教的雷法科斯神父（Father Rafaix）提及：“上帝为了惩罚这些野蛮人降临了一场普遍性流感，这场流行病在一个月内导致 60 多名儿童死亡。”不过，这种疾病并不局限于儿童。雷法科斯补充说，许多成年人也死于这场瘟疫。⑤到 1684 年，一种恶性热病在加拿大的一个耶稣会布道站内暴发，它既攻击白人也攻击印第安人。那些不幸患病的印第安人发誓愿意交出所有的财物，“换取一些衣服，以抵御正在发作的疟疾热”。有证据显示，其他布道站也同样受到影响。同一年，派到五大部落的法国官员报告说，在来到拉

---

① Emma H. Blair, *The Indian Tribes of the Upper Mississippi Valley and Region of the Great Lakes*, Cleveland: The Arthur H. Clarke, 1911, Vol.1, p. 295.

② Rev. P.F. X. de Charlevoix, *History and General Description of New France*, 1743, trans by John Gilmary Shea, New York: Francis Harper, 1900, Vol.3, p. 153.

③ Rev. P.F. X. de Charlevoix, *History and General Description of New France*, 1743, trans by John Gilmary Shea, Vol.3, p. 44.

④ E. B. O'Callaghan, ed., *Documents Relative to the Colonial History of the State of New York*, Albany: Weed, Parsons and Company, 1855, Vol.9, p. 354.

⑤ Charles Creighton, *A History of Epidemics in Britain, from AD 664 to the Extintion of Plague*, Vol.2, pp. 326-28; Noah Webster, *A Brief History of Epidemic and Pestilential Diseases*, Vol.1, Hartford: Printed by Hudson & Goodwin, 1799, p. 203. (*Eighteenth Century Collections Online*); Reuben G.Thwaites, ed., *Jesuit Relations and Allied Documents*, Cleveland: The Burrows Brothers Company, 1900, Vol.60, p. 175.

法米恩（La Famine）布道站后，他就发现，“我们的人中暴发了隔日热和复间日热，结果150多人受到这种疾病打击”[①]。

1688到1691年间，天花广泛流行于印第安人、白人、英国人和法国人中间。这种疾病到底起源于英国人的定居地还是法国人的定居地尚不清楚，极有可能的是这两个地区各自被感染了。无论如何，威廉王之战将天花病毒传播得更远，范围更广。交战双方都由于感染天花病毒而死亡惨重，因为在与欧洲人交战过程中天花并没有任何偏向。事实上，有些时候计划周密的军事行动却由于这种看不见的敌人而流产。1690年，英国人与莫西干人（Mohegans）、易洛魁人结盟，计划攻击魁北克，但由于天花的暴发而失败。当带着天花印记的英国人和莫西干部落代表，被派遣到易洛魁部落时，易洛魁人谴责他们带来了这种瘟疫。易洛魁人随后就被传染，大约300人死亡，剩余人口拒绝参加此次远征。[②]

到18世纪，传染性疾病在新法兰西有增无减，频繁暴发。天花是这些疾病中最为常见的一种，且多是从北美南部向北传播给当地印第安人的。1702年，一种病情较为温和的天花在纽约殖民地的殖民者中盛行。康伯里（Cornbury）总督报告说，这种病毒已经被携带给了圣劳伦斯河流域的印第安人。[③]正如通常所发生的，这种疾病通过印第安人向北传播，很快达到魁北克镇，使该城镇在1702—1703年经历了最为严重的流行病之一。根据学者约翰·希格蒂（John Heagerty）估计，仅魁北克就有3000人因感染天花病毒而死于非命。[④]1730年，波士顿出现一次天花大暴发，到1731年这种疾病在易洛魁人和加拿大东部印第安人中流行。1731年春天，一种流行病在阿尔巴尼与斯克内克塔迪（Schenectady）的荷兰人中暴发，然后传播到加拿大东部印

① “M. de la Barre’s Proceedings with the Five Nations,” E. B. O’Callaghan, ed., *Documents Relative to the Colonial History of the State of New York*, Albany: Weed, Parsons and Company, 1855, Vol.9, p. 242; Jacques Bigot, “Journal of What Occurred in the Abnaquis Mission from the Feast of Christmas, 1683, until Oct. 6, 1684,” Reuben G.Thwaites, ed., *Jesuit Relations and Allied Documents*, Cleveland: The Burrows Brothers Company, 1900, Vol.63, pp. 81, 87.

② “Count de Frontenac to Minister, December 12, 1690,” E. B. O’Callaghan, ed., *Documents Relative to the Colonial History of the State of New York*, Albany: Weed, Parsons and Company, 1855, Vol.9, pp. 460-461.

③ “Lord Cornbury to the Lords of Trade, New York, June 30, 1703,” E. B. O’Callaghan, ed., *Documents Relative to the Colonial History of the State of New York*, Albany: Weed, Parsons and Company, 1854, Vol.4, pp. 996-997.

④ John J. Heagerty, *Four Centuries of Medical History in Canada*, Vol.1, pp. 67-68.

第安人中。当年秋天，塞内卡人与其他易洛魁部落都成为该流行病的牺牲品。[①]1731 年的整个冬天，天花继续在加拿大印第安人中间肆虐。这场天花流行致使很多印第安人死亡，其中一个部落索南托南人（Sounontonans）丧失半数成员。[②]

1733 年新法兰西总督博阿努瓦（Beauharnois）明确指出，天花从易洛魁五大部落传播到了迈阿密人（Miamis）、奎阿塔南人（Quiatanons）与波托瓦托米人（Potawatomis）中，对迈阿密印第安人的打击极为严重。戴尔·斯坦登（S. Dale Standen）提及一位军官关于天花在印第安人中流行的报告："1732 年，一场天花流行病导致迈阿密人及其近亲群体韦阿人（Wea）、皮安克肖人（Piankeshaw）大量死亡，迫使他们中的大部分人逃离分散。"[③]1733 年 4 月 28 日，简-安东尼·布朗格（Jean-Antoine le Boullenger）向路易斯安那总督简-巴蒂斯特·勒莫安·比安维尔（Jean-Baptiste le Moyne de Bienville）报告说："去年秋冬之际，致命的疾病暴发，导致印第安人中出现极高死亡率，文森内斯先生（Mr. de Vincennes）指挥下的三个土著村落中有超过 200 名迈阿密人死亡。"[④]

1737—1740 年，天花由来自法国的船只带来，再次在加拿大暴发。第一次暴发可能被有效控制，因此法国文献中几乎没有提及。不过，第二次天花暴发则蔓延到整个魁北克城，引起政府官员的关注。尽管天花可能已经传播到阿贝内基人中，但是英国文件中没有提及任何一次暴发，它们甚至没有被关于殖民地时期流行病的任何整体著作中提及。[⑤]

1746—1747 年冬季，天花流行病在纽约殖民地出现，并在次年向南部和北部传播。当时的加拿大总督不得不向奥内达加人发布抚慰信息，因为后者在过去的冬天中遭到天花的侵袭。[⑥]1755 年，这种疾病再次出现。这次与以

---

① "M. de Beauharnois to Count de Maurepas, October 15, 1732," E. B. O'Callaghan, ed., *Documents Relative to the Colonial History of the State of New York*, Albany: Weed, Parsons and Company, 1855, Vol.9, pp. 1035-1037.

② John J. Heagerty, *Four Centuries of Medical History in Canada*, Vol.1, p. 35.

③ Joseph L. Peyser, ed., *Letters from New France: The Upper Country, 1686-1783*, p. 139.

④ Joseph L. Peyser, ed., *Letters from New France: The Upper Country, 1686-1783*, p. 142.

⑤ David L. Ghere, "Myths and Methods in Abenaki Demography Abenaki Population Recovery, 1725-1750," *Ethnohistory*, Vol.44, No.3 (Summer 1997), p. 517.

⑥ "Colonel William Johnson to Governor Clinton, May 7, 1747," E. B. O'Callaghan, ed., *Documents Relative to the Colonial History of the State of New York*, Albany: Weed, Parsons and Company, 1855, Vol.6, p. 362.

前不同，首先起源于加拿大，然后向南蔓延到纽约。学者约翰·希格蒂断言，此后多年加拿大人都将1755年称之为天花大流行之年，所有的活动甚至包括绵延不断的战争都终止了。[①]加拿大的这场灾难性瘟疫横扫法国人和印第安人的定居地，直到1755年末才逐渐沉寂。这场流行病首先肆虐于法国人定居地，然后传播到印第安人部落中。1755年塞内卡部落遭到侵袭，到次年春天加拿大东部和新英格兰地区的几乎所有印第安人都受到影响。1756年6月，来自加拿大的法国代表说，在阿卡迪亚新英格兰边界地区的印第安人仍然对英国人十分敌视，不过他补充说，"……不幸的是，他们所有的村落都感染了天花，以至于他们无力发起战争"。[②]

就在英法七年战争后期的1761年，北美又暴发了天花。据见证这场疾病的托马斯·邦德（Thomas Bond）医生所述，当年春天它从西印度群岛传入新斯科舍的哈利法克斯。天花很快就传播到波士顿及其周围乡村地区，然后迅速传播到整个北美大陆，到7月份就沉寂下去。同年，本杰明·拉什医生（Benjamin Rush）也注意到这种疾病出现在费城，但就像邦德医生一样，他并没有说明这场疾病对当地居民的影响。[③]

二、外来传染病在路易斯安那的传播及其对土著人口的冲击

上述是外来传染病在新法兰西传播的情况，类似的疾病也波及路易斯安那。17世纪，拉萨尔（Louis Jolliet Rene-robert Cavelier de La Salle）将法国人与印第安人的接触沿着密西西比河和得克萨斯东部诸条河流向南延伸。外来传染病接踵而至。1675年在通往得克萨斯西部的探险"遭遇到三个部落，正在受到天花的袭击"。1691年天花再次出现，导致居住在伊利诺伊河口的伊利诺伊印第安人的死亡、失明与残疾。[④]到1698年12月，一个法国传教团体从加拿大沿着密西西比河而下，发现密西西比河谷正在暴发流行病。[⑤]在

① John J. Heagerty, *Four Centuries of Medical History in Canada*, Vol.1, pp. 39-40.

② E. B. O'Callaghan, ed., *Documents Relative to the Colonial History of the State of New York*, Albany: Weed, Parsons and Company, 1858, Vol.10, p. 408.

③ Noah Webster, *A Brief History of Epidemic and Pestilential Diseases*, Vol.1, p. 250; William Currie, *An Historical Account of the Climates and Diseases of the United States*, pp. 100-101; Benjamin Rush, *Medical Inquires and Observations*, Vol.4, p. 372. (*Eighteenth Century Collections Online*).

④ William I. Kip, *Early Jesuit Missions in North America*, New York: John Wiley, 1848, p. 207.

⑤ "Letter of Thaumur de la Source, [1699], "in John Gilmary Shea, ed., *Early Voyages up and Down the Mississippi*, Albany: Joel Munsell, 1861, p. 79.

此后的两年中（1698—1699），天花肆虐于阿肯色河、密西西比河，致使阔波人、图尼卡人（Tunica）以及今天密西西比的比洛克西湾以南的印第安人死亡。在阿肯色河口，他们发现了一个阔波人村落并报告说："我们很痛苦地看到这个一度人口众多的民族被战争和疾病完全摧毁。天花肆虐还不到一个月，已经导致大量人口死亡。土著村落中到处都是坟墓。这里有两个土著群体共同居住在这里，我估计他们总计不到 100 人，所有的儿童以及大部分妇女都已经死亡。"①1682 年纳切兹部落拥有大约 4000 名成员，占据 9 个村落。到 1704 年，人口众多的纳切兹人纷纷死于战争和疾病。这促使法国传教士亨利・罗里奥克斯・拉万特（Henri Roulleaux de la Vente）写道："迫使他们为别人让出地方，看起来是上帝的旨意。"②

不像天花对南部腹地的影响那样，1698—1699 年东南部天花大流行对海湾沿海地区奴隶袭击的牺牲品的影响，在文献资料中得到了形象描述，尽管这些资料是由法国人而不是英国人撰写的。例如，1699 年，传教士德尔博维尔（d'Iberville）及其同伴在探查莫比尔湾（Mobile bay）时见证了这场流行病的结果。一名法国人写道："众多人类骸骨堆积如山。"德尔博维尔统计了 60 名尸体尚未完全腐烂的土著男女，逐渐相信他们死于一场屠杀；从此以后他将这个岛屿称之为"屠杀岛"。这名法国人后来了解到，这些死者属于"一个人数众多的民族，他们面对奴隶追捕而被迫退却到这一地区，最终几乎全部死于疾病"。③

到 18 世纪，外来传染病继续在路易斯安那的土著群体中肆虐，导致土著遭受巨大的人口损失。阔波人在 18 世纪初期的天花流行中蒙受严重损失，1721 年再次遭到攻击。据称，当年沙勒沃伊神父（charlevoix）在阔波人与奥雅皮人（Ouyapes）的村落停留。他发现，村落中男性和女性都彻夜不眠、叹息不已，哀悼他们的众多死者。这个村落位于怀特河与密西西比河的交汇处附近。他们的墓地就像一个由竖起的杆柱组成的森林，这些杆子和牌子上

① St. Cosme, "Letter to the Bishop of Quebec," in John Gilmary Shea, ed., *Early Voyages up and Down the Mississippi*, p. 72; "The Voyages of St. Cosme, Letter of M. Jean Buisson St. Cosme, 1699," in Louise Phelps Kellogg, ed., *Early Narratives of the Northwest, 1634-1699*, New York: Charles Scribner's Sons, 1917, p. 359.

② R. G. Robertson, *Rotting Face: Smallpox and the American Indians*, pp. 115-116.

③ Paul Kelton, *Epidemics and Enslavement: Biological Catastrophe in the Native Southeast, 1492-1715*, p. 148.

挂满野蛮人生前所用的器物，幸存者都处于极度悲痛之中。[①]1732年，法国人德阿诺德（d'Arnaud）发现，一种神秘的疾病导致在今天印第安纳州的迈阿密人以及近亲奎阿塔南人（Quiatanons）与皮安克肖人（Piankeshaw）死亡大约300人。尽管一些证据支持这位官员的观点，即印第安人的死亡是迈阿密人饮用白兰地从而酒精中毒所导致的，但是一些历史学家却将这些死亡归因于天花。[②]

1755—1763年的英法七年战争导致各种传染性疾病迅速传播，无论是新法兰西还是路易斯安那的印第安人不断死亡。1755年8月，法国-印第安人联军，其中包括760名来自加拿大布道站的士兵，被部署在英国人入侵尚普兰胡的边疆地带。1755—1756年秋冬时节，这种疾病在加拿大人、法国常规军以及居住在布道站的美洲印第安人中"疯狂肆虐"。根据法国一位官员的讲述，在骚尔特·圣路易（Sault St. Louis）布道站的300名武士中100人死于这场流行病。这在英国情报官员的报告中得到证实。很有可能的是，劳伦斯河谷的其他土著部落也遭到了天花的沉重打击。1756年6月份，天花再次袭击圣劳伦斯河谷地区，并沿着法国人的交通线向西蔓延到内地，首先出现"在尼亚加拉（Niagara），随后到达普雷斯奎尔堡（Fort Presqu'ile）"，这恰好是西部美洲印第安人到达作战地区的必经之路。6月末，"来自佩斯·邓特·浩特（Pays D'ent Haut）的几乎所有土著人都到达普雷斯奎尔堡，但当他们听说弗兰特纳克（Frontenac）与尼亚加拉暴发天花后，他们不愿再向前行进，大部分印第安人都返回了"。数日后，另有500名武士到达该要塞，但当"听到我们所有的要塞都出现了天花流行"，他们就迫不及待地离开了。只有40名梅诺米尼人愿意冒着被感染的危险继续向东行进。[③]

天花流行沉寂后的1757年，来自加拿大和西部的土著人来到东部参战，开始与成千上万的英国和加拿大常规军、加拿大与盎格鲁裔民兵以及阿卡迪亚避难者接触。那些来自西部的土著人从未接触过天花，没有任何免疫力。到1757年秋，有消息传到加拿大说，其西部土著同盟中暴发天花，他们为支

---

① "Nuttal's Travels into the Arkansas Territory," in Reuben Gold Thwaites, ed., *Early Western Travels, 1748-1846*, Cleveland: Arthur H. Clark, 1905, Vol.15, p. 116.

② Joseph L. Peyser, ed., *Letters from New France: The Upper Country, 1686-1783*, p. 136.

③ D. Peter MacLeod, "Microbes and Muskets: Smallpox and the Participation of the Amerindian Allies of New France in the Seven Year's War," *Ethnohistory*, Vol.39, No.1 (Winter 1992), pp. 47-48.

持法国人付出了高昂代价。“这些民族中的所有人，在包围亨利要塞（Fort Henry）时被感染……携带着天花回到其家园，从而使天花在那里肆虐”。法国人的一些印第安人盟友患病很重，甚至无法返回家乡，只能在尼亚加拉堡（Fort Niagara）过冬。其余印第安人返回内地家园，将病毒带了回去。这场流行病对土著人口产生多大影响，相关资料极为分散。很多法国人的描述仅局限于自身的简短观察。例如，有人写道：“在米奇里马克纳克（Michilimakinac），许多土著人死于天花。”也有一些资料描述得更为具体。有报告说，波托瓦托米人（Potawatomis）“在那场流行病中几乎完全消失”。四年后，在格林湾举行的一次会议上，梅诺米尼部落代表告诉新任英军司令官：“他们非常贫困，最近因为天花已经丧失 300 名武士。”[①]另外，一位英国贸易商记录道：“1788 年 10 月 10 日，我们沿着威斯康星河顺流而下，次日到达福克斯部落的第一个村镇。这个村镇有大约 50 所房屋，但我们发现，其中大部分房屋由于流行病近期在他们中的肆虐被废弃。大部分幸存者已经退却到森林中，以避免被感染。”[②]19 世纪，米奇里马克纳克的渥太华人（Ottawas of Michilimakinac）在记忆中将它看作是一场几乎摧毁其社会的一场灾难：“每一个感染了它（天花）的人都一定会死亡。一栋接一栋的房屋完全被废弃……随着这种疾病的肆虐，一个个家庭被完全灭绝。阿伯尔科洛奇（Arbor Croche）整个沿岸地区……村落的主要定居区域……人口完全被灭绝，几乎荒无人烟。”[③]

第三节　外来传染病对英属美洲土著人口的影响

与西班牙人、法国人很早就在北美大陆探查和殖民相比，英国人在北美地区的探查和殖民活动则稍晚。不过，时间上的差异并不意味着外来传染病

① D. Peter MacLeod, “Microbes and Muskets: Smallpox and the Participation of the Amerindian Allies of New France in the Seven Year's War,” p. 49.

② Jonathan Carver, *Travels through the Interior Parts of North-America, in the Years 1766, 1767, and 1768*, London: Printed for the Author, 1778, p. 48.

③ Andrew J. Blackbird, *History of the Ottawa and Chippewa Indians of Michigan: A Grammar of their Language, and Personal and Family History of the Author*, Ypsilanti, Mi: The Ypsilantian Job Printing House, 1887, p. 10.

对英属北美的影响小。事实上，外来疾病对英国北美印第安人诸部族的影响更为深远和广泛。

一、16—17世纪外来疾病的影响

16世纪末期开始，英国人也开始踏足北美大陆，外来传染病随之而来。1585年英国人在卡罗来纳沿海的罗阿诺克岛登陆。托马斯·哈利奥特（Thomas Harriot）是到达罗阿诺克岛的英国探险队成员之一，并在1586年被弗朗西斯·德里克（Francis Drake）的舰队携带回英国而幸存下来。他在其关于罗阿诺克经历的著述中提及一场流行病的暴发："在我们离开每一个村落数日后，民众开始迅速死亡，许多人在短时间内去世。有些村落死亡20人，还有些村落死亡40人，另有村落死亡60人。相对于他们的人口，这些数字已经很多了。这个疾病如何发生我们无从知晓。……这种疾病也极为奇怪，印第安人既不知道它是什么疾病，也不知道如何治疗它。这个国度最年长的人也报告说，在他的记忆中，部落从未暴发过这种疾病。"[①]不过，应该指出的是，罗阿诺克岛土著民族中暴发的流行病可能是一种地方性疾病，并没有演变成一场大规模的流行病。

第一场由旧世界疾病引起的流行病出现在1616—1619年间。[②]这场鼠疫流行的确切时期已经无从知晓。不过，毫无疑问的是，它在1617年达到顶峰，并且一直持续到1619年。这次疾病的传播，可以归咎于一群法国水手，他们的船只在马萨诸塞湾遇到事故，被当地的印第安人俘虏，这些印第安人宣称他们人口众多，故而难以被征服。此后，根据英国人托马斯·莫顿（Thomas Morton）的著述，"在此后的很短时间内，上帝之手重重地落在他们身上，死亡接踵而至，死亡率骤升……"[③]。无论元凶是否是法国人，这场瘟疫开始于马萨诸塞，并以波士顿湾为中心，席卷港口周围诸岛，将当地印第安人一扫而光。[④]然后，它向北传播到缅因南部。费尔南多·乔治斯（Sir Ferdinando

① Thomas Harriot, *A Briefe and True Report of the New Found Land of Virginia*, p. 41.

② 美国学界对这场大规模流行病到底是何种疾病还存在争论，学者们主要有天花、黄热病、鼠疫等观点。蒂莫西·布拉顿（Timothy L. Bratton）对上述各种观点进行分析，最终提出1616—1619年新英格兰的这场瘟疫应不是天花也不是黄热病，而是鼠疫。参见Timothy L. Bratton, "The Identity of the New England Indian Pandemic of 1616-19," *Bulletin of the History of Medicine*, Vol.62, No.3 (Fall 1988).

③ Thomas Morton, *New English Canaan*, pp. 18-19. (*Early English Books Online*)

④ Charles Adams, *Three Episodes in Massachusetts History*, Boston: Houghton and Mifflin and Company, 1892, Vol.1, pp. 4-11.

Gorges）（1658）明确指出，瓦因斯（Vines）在萨加达霍克（Sagadahoc）发现鼠疫。[①]约翰·史密斯上尉（1631）提及："沿海地区近两百英里的区域三年内发生了三次鼠疫……"[②]在更为近期的作者中，塞缪尔·德雷克（Samuel Drake）谈及这场鼠疫："就我们所判断的这场鼠疫肆虐的范围，是从纳拉甘塞特湾（Narranganset）到肯尼贝克（Kennebeck），甚至到佩诺布斯科特（Penobscott）……"[③]杰迪代亚·莫尔斯（Jedediah Morse）（1822）提及："公元1617年从佩诺布斯科特到纳拉甘塞特的整个沿海地区，土著民族中都暴发过大规模的致命性疾病……"[④]因此，毫无疑问的是，1616—1619年鼠疫，尽管被南部的纳拉甘塞特湾阻隔，但却向北一直蔓延到肯尼贝克河，或许远至佩诺布斯科特湾，并影响沿途的所有土著部落。

这种疾病的暴发与传播极为迅速，以至于许多土著社区难以掩埋飙升的死者尸体。据一位观察者说："印第安人就躺在自己的房屋内，相继死亡；那些能够自己移动的活人都已经逃跑，任由患者死亡，任由死者的尸体曝尸荒野、未加掩埋。那些曾经有很多印第安人居住的地方，可能只剩下一个幸存者能够诉说其他人的情况；活着的人看起来已经无力掩埋死者，尸体任由野兽猛禽吞噬。当我游历到这里时，印第安人数个定居地的尸骨仍堆积如山，以至于当我游历马萨诸塞时，我似乎看到了一个新的基督遇难所（Golgotha）。"1621年有位欧洲殖民者观察到："我们发现，在许多地方他们的头骨和骨骼都暴露在他们的房屋和住所的地面上，这是一个非常令人悲哀的情景。"[⑤]这场流行病夺去了当地大多数印第安人的性命，以至于一位观察者评论说："古老的定居地不久之前还人口密集，现在已经空无一人。"据普利茅斯编年史的作者所述，当地一位土著信息提供者描述说："大约在四年前，所有居民都死于一场极为严重的瘟疫，几乎没有男性、妇女和儿童幸存下来。"[⑥]

---

① Sir Ferdinando Gorges, "A Briefe Narration of the Original Undertakings...etc.," in *Collections of Massachusetts Historical Society*, Boston: American Stationers' Company, 1837, Vol.6 of Series 3, pp. 45-94.

② Captain John Smith, "Advertisements for the Inexperienced Planters of New England, or any where...ect.," in *Collections of Massachusetts Historical Society*, Cambridge: E. W. Metcalf and Company, 1833, Vol.3 of Series 3, pp. 1-53.

③ Samuel G. Drake, *Biography and History of the Indians of North America, from its First Discovery*, 11th edition, Boston: Benjamin B. Mussey & Co., 1851, p. 80.

④ Jedediah Morse, *A Report to the Secretary of War of the United States on Indian Affairs...ect.*, New Haven: S. Converse, 1822, p. 67.

⑤ Charles Adams, *Three Episodes in Massachusetts History*, Vol.1, pp. 10-11.

⑥ Charles Adams, *Three Episodes in Massachusetts History*, Vol.1, p. 9.

美国早期的相关著述都认可，这场外来疾病引发的流行病沉重打击了新英格兰的印第安人，但是他们却对所导致的死亡率有着不同看法。约翰·史密斯船长（Cap John Smith）说："……过去我曾在这里看到100～200人，现在找到10人都极为困难。"[①]如果最初的土著人口为140～150人，那么他们的死亡率是93.5%。在1631年的一篇著述中，史密斯做出两项估计：第一，"马萨诸塞的五六百人现在只剩下30人，而他们的邻居则死亡28人……"人口是从平均550人下降到30人，死亡率是94.5%；第二个估计，"我过去曾看到200～300人，在三年时间内他们只剩下不到30人"，死亡率是88%。[②]另一位早期作者怀特在1630年提及这场鼠疫："它横扫了沿海地区的大部分居民，在一些地方几乎吞噬了所有男性、妇女和儿童，以至于没有幸存者索要他们的财物；在其他大部分地方，这种传染病使得幸存者不到1/100。"[③]在这里死亡率是100%或99%。托马斯·莫顿（Thomas Morton）在1632年的《英国人的新迦南地》中指出："有许多人居住的地方，现在只剩下一人幸存，诉说着其他人的命运……"在这里死亡率也是99%。[④]至于普利茅斯的帕图塞特，根据莫特（Mourt）的描述，印第安人萨默赛特（Samoset）说："所有居民都死于一种非同寻常的瘟疫。"死亡率是100%。[⑤]科顿·马瑟（Cotton Mather）可能是借用了史密斯的估计。他断言："十之九成（他说的是19/20）的印第安人去世。"[⑥]即使是1674年对人口损失估计最保守的丹尼尔·古金（Daniel Gookin）将军也表明，土著人口的损失不低于80%。古金说，佩阔特人（Pequots）从4000名武士锐减为300（减少将近93%），纳拉甘塞特人（Narragansetts）从5000名男性减少到1000人（80%），马萨诸塞人从3000勇士减少为只有300人（90%），波塔基特人（Pawtuchets）从3000人减少为只

① Captain John Smith, *New England's Trials*, London, 1622, p. 12. (*Early English Books Online*)

② Captain John Smith, "Advertisements for the Inexperienced Planters of New England, or any where…ect.," in *Collections of Massachusetts Historical Society*, Cambridge: E. W. Metcalf and Company, 1833, Vol.3 of Series 3, pp. 1-53.

③ Sherburne F. Cook, "The Significance of Disease in the Extinction of the New England Indians," pp. 263, 497.

④ Thomas Morton, *New English Canaan*, pp. 18-19. (*Early English Books Online*)

⑤ "Mourt's Journal of a Plantation Settled at Plymouth in New England and Proceedings Thereof," in *Collections of Massachusetts Historical Society*, Boston: Printed by Monroe & Francis, 1802, Vol.8, pp. 203-239.

⑥ Cotton Mather, *Magnalia Christi Americana: or the Ecclesiastical History of New New England*, London, 1702, Vol.1, p. 49.

有 250 人（将近 92%）。[①]对这场瘟疫死亡率的最极端估计来自约翰·乔斯林（John Josselyn）。他在瘟疫暴发半个世纪后的 1675 年写到，马萨诸塞 3 个部落的人口从 30,000 人削减为只有 300 人，人口损失 90%。[②]

除了东北部的马萨诸塞人之外，许多土著部落都遭到流行病的入侵。大多数关于它们的描述都是概括性的，而没有具体的数字。不过，塞缪尔·德雷克（Samuel Drake）在 1867 年引用丹尼尔·古金的话说，梅里麦克河（Merrimac）流域的波塔基特人（Pawtucket），以及数个从属部落，被 1617 年的瘟疫“几乎完全摧毁”。[③]费尔南多·乔治（Sir Ferdinando George）在 1658 年描述了 1616—1617 年间缅因沿海地区的情况：“因为战争已经吞噬了巴萨巴人（Bashaba）及其多数酋长（sagamores）……其剩余人口还受到瘟疫的沉重打击，以至于当地几乎荒无一人。”[④]

这里有对死亡率的 7 种估计，从 88%～100%不等。当然它们都是约数，但它们都是由当时或流行病后不久的理性负责者提供的。这其中可能有错误，但并不是故意的。错误如果说有的话，那是源于如下事实，所引作者看到或者得到的信息仅仅是最为极端的信息。在远离沿海的地区，在沿海某些分散的定居地，死亡率或许要低得多。当然，瘟疫并没有在内地消失。另外，印第安人出于无知和恐惧，极有可能逃到更为安全的区域，因此也传播了传染病。后来人们发现，有些地区完全荒芜，可能就是因为那些传染病的幸存者抛弃了这些地方，避难于友好的邻近部落中。如果这些信息是可信的，那么人口的减少就没有上述可信的报告中所显示那么多。因此，现代的一位学者估算得出这场流行病的土著人口损失比例为 75%。[⑤]由于至少有 75%的新英格兰印第安人直接或间接地死于此次神秘的疾病，单个群体的死亡率一定是超过 50%。这场流行病对印第安人打击的速度极快，以至于正常的埋葬程序

---

① Daniel Gookin, “Historical Collections of the Indians in New England,” in *Collections of Massachusetts Historical Society for the Year 1792*, Boston: Reprinted by Monroe & Francis, 1806, Vol.1, pp. 141-232.

② John Josselyn, “An Account of Two Voyages to New-England,” in *Collections of Massachusetts Historical Society*, Cambridge: E. W. Metcalf and Company, 1833, Vol.3 of Series 3, pp. 211-396.

③ Samuel G. Drake, *The Old Indian Chronicle*, Boston: Samuel A. Drake, 1867, p. 53.

④ Sir Ferdinando Gorges, “A Briefe Narration of the Original Undertakings…etc.,” in *Collections of Massachusetts Historical Society*, Boston: American Stationers’ Company, 1837, Vol.6 of Series 3, pp. 45-94.

⑤ Sherburne F. Cook, “The Significance of Disease in the Extinction of the New England Indians,” pp. 485-508.

都无法遵循，后来的欧洲探险者发现以前土著定居地的遗址上仍然散落着骨头和头盖骨。①

尽管1619年以后许多印第安人的死亡都是源于土著美洲人口中新出现的欧洲疾病，1616—1619年流行病看起来是导致土著人口减少的最重要因素。即使是排除当时在言辞上的夸张成分，显而易见的是，这场流行病实际上使新英格兰沿海地区的土著人口濒临灭绝，便利于清教徒接管这一地区。②17世纪10年代末期到新英格兰探查的托马斯·德尔默（Thomas Dermer）描述了新英格兰沿岸地区完全不同的情景："我在经过沿岸地区时发现一些古代的拓殖地，不久前还人口稠密，不过现在却几乎空无一人；其他地方还有一些残余的骸骨，都是患病死者留下的。他们所患疾病是一种瘟疫，因为我们能够想象那些幸存者的悲痛之情，他们描述了族人死亡的情景。"③难怪约翰·史密斯推测说："上帝为我们提供了这个国度，用瘟疫毁灭了印第安人。"④科顿·马瑟在其著作中更是以一种更为沾沾自喜的方式颂扬上帝："森林中这些有害的动物几乎被一扫而光，为（欧洲人）更好的发展让出了空间。"⑤

1633年，白人殖民者携带的一种传染性疾病肆虐于马萨诸塞殖民地，杀死20名定居者，并使很多人留下疤痕。这场流行病也感染了清教徒的土著邻居，引发一场大规模的流行病。引发这场流行病的疾病到底是何种疾病，美国早期的观察者说法各异。约翰·乔斯林写于1663年的著述提及17世纪30年代："在英国人到达这个国度之前不久，他们（印第安人）人口大量死亡，尤其是在英国人后来定居的地区，东部和北部几乎被这场疾病横扫一空，首先是鼠疫，接着是天花。"⑥托马斯·莫顿也使用了"瘟疫"一词来描述这场流行病，他还补充道："他们接踵死亡，大多都横尸自己的房屋中。"⑦不过，莫

① William Bradford, *History of Plymouth Plantation, 1620-1647*, Boston: Moughton Mifflin Company, 1912, Vol.1, p. 220; Thomas Morton, *New English Canaan*, pp. 132-134. (*Early English Books Online*)

② Timothy L. Bratton, "The Identity of the New England Indian Pandemic of 1616-19," p. 352.

③ George Parker Winship, *Sailors Narratives of Voyages along the New England Coast, 1524-1624*, Boston: Houghton Mifflin & Company, 1905, p. 251.

④ Captain John Smith, "Advertisements for the Inexperienced Planters of New England, or any where...ect.," p. 16.

⑤ Cotton Mather, *Magnalia Christi Americana: or the Ecclesiastical History of New New England*, Vol.1, p. 49.

⑥ John Josselyn, *An Account of Two Voyages to New England, Made during the Years 1638, 1663*, p. 96.

⑦ Thomas Morton, *New English Canaan*, pp. 18-19. (*Early English Books Online*)

顿可能是用“plague”来作为“流行病”的同义词，而不是具体指出这种疾病的名称。我们已经提出，淋巴腺鼠疫不可能成为当时减少北美内地土著人口的流行疾病之一。一种较为可信的证据来自1634年威廉·布拉德福德（William Bradford）的记述。关于康涅狄格的土著民族，他写道“……令上帝高兴的是，一种很严重的疾病造访这些印第安人……另外，这个春天，居住在其贸易站附近的印第安人患上了天花，极为悲惨地死去；在他们所遇到的疾病中，再没有比它更为令人悲痛的了；他们对它的恐惧远胜过于鼠疫……”[①]，目前学界较为认可的说法是这场瘟疫是天花所引发的。

这场天花流行病传播极为广泛，以至于几乎是尽人皆知。约翰·温斯罗普（John Winthrop）在其《日志》中详细描述了它在波士顿地区流行的情况。1633年11月，他记录说：“印第安人死亡率很高。尼庞西特人（Neponset）酋长齐卡塔波特（Chikatabot）说，许多人死亡。这种疾病就是天花。”12月5日，他写道：“酋长约翰（John Sagamore）死于天花，他的民众几乎也都死于这种疾病；温尼斯米特（Winesemett）的马弗里克先生（Mr.Maverick）在一天内掩埋了30多名印第安人。（波士顿）海湾内的土著村镇生下很多土著婴儿，但他们中大部分人都很快夭折。”“酋长詹姆斯（James Sagamore）及其大部分族人也都去世了……英国人向他们提供教堂服务，但是英国人中只有两个家庭被感染。”后来温斯罗普说：“这种传染病蔓延到帕斯卡塔奎克（Pascataquack），那里几乎所有印第安人（一两人除外）都已经死亡。”帕斯卡塔奎克毫无疑问是皮斯卡塔奎（Piscataqua）的不同拼法。[②]与此同时，它还传播到纳拉甘塞特地区，并继续向该地区的其他地方散播。纳拉甘塞特印第安人也受到重创。温斯罗普在其日志中记录了刚刚从康涅狄格返回的某个叫赫尔的人以及另外两个人的信息。他们“告诉我们，天花已经蔓延到西部的印第安人定居地，许多人死于这种疾病……”英国人当时知道，“印第安人定居地”分散在远至康涅狄格和马萨诸塞西部的地区。[③]

根据威廉·布拉德福德的记录，三四名荷兰贸易商将疾病传播到康涅狄格河的印第安人中，很快印第安人“感染了天花，大多数悲惨地死去；再也没有更令他们痛苦的疾病降临到他们身上；他们对它的恐惧超过了鼠疫；因

① William Bradford, *Bradford's History "Of Plimouth Platation,"* pp. 387-388.

② John Winthrop, *Winthrop's Journal, "History of New England,"* in *Original Narratives of Early American History*, J. Franlklin Jameson, ed., New York: Barnes and Noble, 1908, pp. 111, 114-115.

③ John Winthrop, *Winthrop's Journal, "History of New England,"* p. 118.

为一旦他们患上这种疾病，他们就会不断被感染，患者缺乏足够的照顾以及其他各种需要，因此陷入一种令人哀叹的境地。当他们躺在其坚硬的蒲席上，天花破裂化脓，印第安人相互传染，他们的皮肤也会像蒲席一样裂开；当他们翻身时，整个半边身体就会立即皮肤脱落，鲜血淋淋，很多人都不忍目睹；随之而来的是激烈的疼痛，其他疾病也接踵而至，他们像腐烂的绵羊一样死去……尽管他们每天都在为他们（印第安人）提供帮助，数周来共同生活在一起，但是没有一名英国人患上此种病痛，甚至感染这种疾病。"[①]英国定居者此前已经获得对这种疾病的免疫力，但是对于当代观察者来说，这看起来是一种神奇的保留。由于许多人同时患病，这一地区的印第安人通常都不可能提供最为基本的照顾。威廉·布拉德福德描述了17世纪30年代荷兰人贸易站外一个土著社区的悲惨状况："这个民族的状况如此可怜，他们患上这种疾病的人数如此众多，以至于最终他们无力相互照顾；没有人生火，没有人提水供患者饮用，甚至不能掩埋死者。但是他们也在竭尽所能，当他们没有其他燃料生火时，他们会将用来承装肉的木质托盘、他们的弓箭用具等烧掉。一些人会爬到外边去，带回一些水；一些人就死在途中，再也不能回到住所中。"[②]结果是，得不到照顾的印第安人患者不断死于非命。

更为靠近内地的易洛魁联盟在1633年遭到同样疾病的侵袭。1634年底，天花也出现在哈德逊河西部的印第安人中间。一位匿名的作者在其访问莫霍克人的日志（日期是1634年12月13日）中提及："……在这里村落中，许多野蛮人都死于天花。"[③]在不到三四年时间内，易洛魁人、休伦人、渥太华人以及其他部落的印第安人都卷入其中。由此可见，这种流行病"传播如此之广泛，破坏性如此之强大，以至于几乎所有当代作家都提及了它"，其影响几乎波及东北部地区所有印第安人群体。[④]

1633年北美东北部的这场天花流行病在印第安人群体中导致大量死亡，

① William T. Davis, ed., *Bradford's History of Plymouth Plantation, 1606-1646*, in *Original Narratives of Early American History*, New York: Charles Scribner's Sons, 1908, pp. 312-313.

② William T. Davis, ed., *Bradford's History of Plymouth Plantation, 1606-1646*, pp. 312-313.

③ Anonymous, "Narrative of a Journal into the Mohawk and Oneida Country, 1634-1635," in J. Franklin Jameson, ed., *Narratives of New Netherland, 1609-1664*, New York: Scriber's Sons, 1909, pp. 135-162.

④ Dean R. Snow and Kim M. Lanphear, "European Contact and Indian Depopulation in the Northeast: The Timing of the First Epidemics," p. 23; Dean R. Snow and William A. Starna, "Sixteenth-Century Depopulation: A View from the Mohawk Valley," *American Anthropologist*, New Series, Vol. 91, No. 1 (March 1989), pp. 141-149.

土著人口急剧减少。它首先攻击马萨诸塞印第安人，到当年秋天皮斯卡塔奎河（Piscataqua River）与波士顿的印第安人被这场流行病灭绝。马萨诸塞殖民地的第一任总督约翰·温斯罗普，就这场流行病写道："酋长约翰及其大部分民众都死于天花，……一天就埋葬大约 30 人。"[①]温斯罗普在其 1633 年 12 月 5 日的日志中写道，疾病传播到了皮斯卡塔奎河（Piscataqua River），"在那里所有印第安人（除了 1～2 人外）全部死亡"。纳拉甘塞特人在 1616—1619 年的鼠疫中躲过一劫，但在 17 年后却遭到天花的攻击。1634 年 1 月 20 日，温斯罗普指出："据印第安人报告说，纳拉甘塞特地区死亡 700 名印第安人。"[②]乔斯林的著述写于 1663 年但也提及 17 世纪 30 年代。他说："在英国人到达这个国度之前不久，他们（印第安人）大量死亡，尤其是在英国人后来定居的地区，东部和北部几乎被这场疾病横扫一空。首先是鼠疫，之后随着英国人的到来是天花，马萨诸塞人的三个土著王国人口极为稠密……但瘟疫使得其人口从 30,000 人减少到 300 人。现在东部已经没有多少印第安人，皮阔特人已经被英国人摧毁，莫霍克部落（Mohawks）（可能是莫西干部落）还有大约 500 人。"[③]根据威廉·布拉德福德的描述，康涅狄格河谷的印第安人则遭到鼠疫与天花的双重重创。他报告说，1633—1634 年冬天，天花袭击康涅狄格河谷的印第安人，它导致"1000 名被感染者中死亡人数在 900 名以上。印第安人中有半数人口死亡，他们中许多人都曝尸荒野，因为印第安人已经无力掩埋"[④]。另一位殖民地时期的作者写道："这种传染性疾病对那些赤裸的印第安人来说毒害如此之大，如此可怕，以至于他们在许多地方都任由死者曝尸荒野，过去有大量印第安人居住的地方现在到处是累累白骨。"[⑤]

如前所述，17 世纪白人殖民者经常提及印第安人在 1633 年天花大流行中的死亡率高达 90%～100%。除了某些地方或许有更为严重的个案外，极有可能的是，1763 年楠塔基特岛（Nantucket）印第安人群体的经历是一种典型。扎基厄斯·梅西（Zaccheus Macy）对楠塔基特岛幸存印第安人在 1763 年流行病中遭遇的分析，是对殖民地时期新英格兰由流行病引起的印第安人死亡

① John Winthrop, *Winthrop's Journal, "History of New England,"* pp. 114-115.

② John Winthrop, *Withrop's Journal, "History of New England,"* pp. 114-115, 118.

③ John Josselyn, *An Account of Two Voyages to New England, Made during the Years 1638, 1663*, pp. 96-97.

④ John Winthrop, *Winthrop's Journal, "History of New England,"* p. 312.

⑤ Kenneth F. Kiple and Stephen V. Beck, eds., *Biological Consequences of European Expansion, 1450-1800*, pp. 236-237.

率的最好分析。该岛屿最初有大约 3000 名土著人，但他们已经被严重消耗。“……到 1763 年该岛屿大约还有 348 名印第安人。当年，一场非同寻常的致命疾病袭击他们。它开始于 1763 年的 8 月 16 日，一直持续到 1764 年 2 月 16 日。在此期间，222 人死亡，34 人患病然后又恢复，36 人逃离这种混乱。8 人居住于岛屿的西端，与他们没有来往；他们并没有患病，另有 18 人外出出海航行。与他们一起居住的 40 名英国人无一人死亡”[①]。我们减去 66 名没有接触流行病的人，该岛屿印第安人总计 282 人。其中 256 人感染这种疾病，比例是 91%。222 名死者，占患病人数的 87%，占接触疾病人口的 79%，占该岛屿整个印第安人人口的 64%。因此，学者舍伯恩・库克（Sherburne F. Cook）对印第安人人口在外来传染性流行病的死亡率估算数字或许是合理的：“17 世纪早期，印第安人人口由于流行病所导致的死亡率或人口减少率的合理数字可能是 75%。”[②]这和其他学者的估算接近。威廉・斯塔纳（William A. Starna）指出，东北部地区印第安人患病的总死亡率，据保守估计是大约 55%。[③]不过，就该地区的具体事例而言，灾难性的死亡率据说在 84%到 95%之间。[④]

1633 年天花大流行并没有迅速沉寂，在 1633—1641 年间大湖区-圣劳伦斯河地区几乎不间断地暴发一系列天花流行病。极有可能的是，不同报告中提及的不同年份、不同区域所暴发的系列流行病都是同一场大规模流行病的各个方面。传教士布雷伯夫在 1635 年首先记录了发生于 1634 年的天花流行病。这可能是 1633 年开始于新英格兰印第安人中的流行病的一个延伸。布雷伯夫宣称，这种疾病在他所熟悉的印第安人中极为普遍，与他们进行贸易的所有人都受到了影响。印第安人死亡人数众多，以至于“许多尸体都暴露在土地上”。不过，他似乎认为，这个疾病与法国的天花是不同的。[⑤]天花还出

---

① Zaccheus Macy, “A Short Journal of the First Settlement of the Island of Nantucket...etc.,” in *Collections of Massachusetts Historical Society for the Year 1794*, Boston: Reprinted by Monroe & Francis, 1810, Vol.3, pp. 155-160.

② Sherburne F. Cook, “The Significance of Disease in the Extinction of the New England Indians,” pp. 500-501.

③ William A. Starna, “Mohawk Iroquois Population: A Revision,” *Ethnohistory*, Vol.27, No.4 (Autumn 1980), pp. 371-382.

④ Dean R. Snow and Kim M. Lanphear, “European Contact and Indian Depopulation in the Northeast: The Timing of the First Epidemics,” p. 28; Dean R. Snow and William A. Starna, “Sixteenth-Century Depopulation: A View from the Mohawk Valley,” p. 147.

⑤ Reuben G. Thwaites, ed., *Jesuit Relations and Allied Documents*, Vol.1, p. 216.

现在哈德逊河谷的易洛魁部落、大湖区与圣劳伦斯河地区的休伦与渥太华部落。事实上，1633—1641 年间，天花经常出现在新英格兰和加拿大东部的土著人口中。

据舍伯恩·库克所述，“在 1630—1640 之后，天花从来都没有在北美东部的土著人口中缺席过”[①]。它不时地演变成为印第安人部落中的新流行病，或攻击原有领地中的年轻一代。在新英格兰，它几乎成为土著人居住地的一种地方性疾病，偶尔才暴发成为一种流行病。例如，传教士约翰·艾略特（John Elliot）于 1651 年评论说，在 1649—1650 年冬天，“当那些世俗的印第安人邻居正在遭受天花苦难时，信教印第安人祈求上帝让他们在天花中幸免于难，这是让上帝愉悦之事”[②]。艾丽莎·波特（Elisha R. Potter）在 1835 年宣称，1664 年 10 月，天花夺走很多马萨诸塞印第安人的生命。鲁腾伯尔（Ruttenber）在 1872 年描述了 1658 年长岛芒陶科印第安人（Montauks）中的一场流行病，当时天花摧毁了大半个氏族。[③]

1646—1647 年间，一种病症类似于流感的疾病袭击了西北部的印第安人人口和外来移民。据说天花在芒陶科人中再次暴发，然后于 1662—1664 年间向内地传播。约翰·温斯罗普记录道：“一场流行性疾病正在当地的印第安人，以及英国人、法国人和荷兰人中盛行。他们就像患上了感冒，并带有轻微的发烧。那些放血治疗和饮用冷饮的人死亡；那些注意保暖和穿戴舒适的人大多数在数日内康复。上帝旨意所到之处，没有一个家庭、没有一个人能够逃脱。由于它导致我们很多人都身体虚弱，又持续时间很长，我们的干草和谷物因为缺乏帮手而丧失殆尽。但是上帝对子民很仁慈，只有很少人死亡，马萨诸塞不会超过四五十人，康涅狄格的死亡人数也差不多。”约翰·艾略特描述这场流行病是“一场极为严重的感冒，带有发烧的症状，如果不通过清淡饮食重视起来，它就会极其危险和恶毒”。另外，除了在北美大陆诸殖民地流行外，此次疾病流行还蔓延到西印度群岛，并对那里带来极为严重的影响。据估计，圣克里斯多弗（St. Christopher）与巴巴多斯（Barbados）群岛印第

① Suzanne Austin Alchon, *A Pest in the Land: New World Epidemics in A Global Perspective*, p. 99.

② John Elliot, “Much Honored and Beloved in Christ,” in *Collections of Massachusetts Historical Society*, Cambridge: Charles Folson, 1834, Vol.4 of Series 3, pp. 165-168.

③ Sherburne F. Cook, “The Significance of Disease in the Extinction of the New England Indians,” p. 493.

安人死亡数在5000～6000人。[①]

直到17世纪60年代，天花再次出现，给当地印第安人带来巨大的伤亡。1662—1663年，它袭击易洛魁人。有资料这样说："天花，成为一种美洲瘟疫，对印第安人村落造成令人悲伤的重创。除了导致大量妇女和儿童死亡外，它还致使许多男性死于非命。其结果是，印第安人村落几乎被遗弃，只有半数农田得以耕种。"这种混乱很快就蔓延到加拿大印第安人中间，并在那里延续数年之久。[②]

耶稣会士描述的天花肆虐的场景确实令人扼腕。1663年，易洛魁部落中暴发了一场天花流行病，"对他们的村落造成极大的破坏……他们的村落几乎被废弃，他们的田地也没有被全部耕种"。易洛魁人由于这种疾病而人口大量死亡。弗兰特纳克伯爵（Count de Frontenac）就易洛魁人的情况宣称："天花作为一种印第安人的瘟疫，摧毁他们达到了如下程度，他们认为已经不能再聚会或发动战争，而只能不断地哀悼死者，因为那里死亡的人数已经十分巨大。"[③]除肆虐于新英格兰外，天花还在大湖区印第安人中传播，导致一些印第安人死亡。[④]根据英克里斯·马瑟（Increase Mather）的日记，天花"摧毁了特拉华海湾大部分印第安人"[⑤]。

1679—1680年，北美东北部的白人和印第安人都遭到一场天花重大流行病袭击。1679年10月，一位走访者记录到，他看到的所有白人"都或多或少地感染了这种儿童疾病——天花，它仅次于热病与疟疾，是这些地区最为盛行的疾病，许多人死于这种疾病"。在一个房屋中，"两个躺在床上的孩子已经死亡，尚未埋葬，其他三个还在患病……"这种疾病传播到临近的印第

① John Winthrop, *The History of New England from 1630 to 1649*, Boston: Printed by Thomas B. Wait and Son, 1826, Vol.2, p. 310; Noah Webster, *A Brief History of Epidemic and Pestilential Diseases*, Vol.1, p. 188. (*Eighteenth Century Collections Online*)

② John J. Heagerty, *Four Centuries of Medical History in Canada*, Vol.1, p. 27.

③ P. M. Ashburn, ed., *The Rank of Death: A Medical History of the Conquest of America*, pp. 83-85; John J. Heagerty, *Four Centuries of Medical History in Canada*, Vol.1, p. 27; "Count de Frontenac to the King, Quebec, Nov., 6, 1679," in E. B. O'Callaghan, ed., *Documents Relative to the Colonial History of the State of New York*, Albany: Weed, Parsons and Company, 1855, Vol.9, p. 129.

④ Reuben G. Thwaites, ed., *Jesuit Relations and Allied Documents*, Cleveland: The Burrows Brothers Company, 1900, Vol.63, p. 205.

⑤ Samuel A. Green, ed., *Diary by Increase Mather, March, 1675-December 1676, Together with Extracts from Another Diary by Him, 1674-1687*, Cambridge, Massachusetts: John Wilson and Son, 1900, pp. 20-21.

安人中，同样带来了灾难性后果。他们进一步将它传播到南部诸部落之中，因为有些印第安人据说“曾远至弗吉尼亚以南，与卡罗来纳境内的印第安人作战”[①]。此后天花继续在纽约殖民地的白人和印第安人中肆虐。根据1692年一份资料的描述，“这个国度总体上很健康，只是两年前这里暴发天花疾病。它对成年人打击最大……夺走许多人的生命”。少将温斯罗普在其日志中提及，当他率领军队在阿尔巴尼附近行进时，士兵中间以及他们通过的城镇都出现了天花。与通常情况一样，印第安人是主要的受害者。[②]罗伯特·利文斯顿（Robert Livingston）报告说，1691年来到阿尔巴尼进行贸易的多瓦甘海部落（Dovaganhae）的贸易团队全部死于天花。[③]

17世纪，外来传染病包括天花、黄热病、流感、麻疹、痢疾等，随着英国探险者、殖民者的到来，迅速在北美大陆东北部传播。这些疾病极大地打击当地土著社会，削弱印第安人口，甚至导致有些土著群体灭绝。1688—1691年，一位德国牧师在天花流行时期曾居住于宾夕法尼亚。他于1694年指出这种疾病的影响：“自从我来到这里以来，这些野蛮人死亡甚多，以至于现在看到的人数不足10年前当我来到这里时土著人口的1/4。”[④]另外一位殖民者则认为，疾病导致土著人口削减的程度更高。1698年，一位威尔士殖民者在一封信中报告说：“现在土著人已经所剩无几，还不到以前人数的1/10。”[⑤]疾病史学家舍伯恩·库克在细心权衡所有证据后得出结论说，17世纪的流行病对东北部印第安人造成极大的灾难，到1650年为止至少75%的土著人口死

---

① Henry C. Murphy, ed. and trans., “Journal of a Voyage to New York, 1679-80,” in *Memoirs of the Long Island Historical Society*, Vol.1, Brooklyn, New York: Long Island Historical Society, 1867, pp. 129, 277; Bartlet B. James and J. Franklin Jameson, eds., *Journal of Jasper Dankaerts, 1679-80*, in *Original Narratives of Early American Series*, New York: Barnes and Noble, Inc., 1913, p. 239.

② “Journal of Major General Winthrop’s March from Albany to Wood Creek, July to September 1690,” in E. B. O’Callaghan, ed., *Documents Relative to the Colonial History of the State of New York*, Albany: Weed, Parsons and Company, 1854, Vol.4, pp. 193-196.

③ “Letter from Robert Livingston, Albany, New York, June 4, 1691,” in E. B. O’Callaghan, ed., *Documents Relative to the Colonial History of the State of New York*, Albany: Weed, Parsons and Company, 1853, Vol.3, p. 778.

④ Thomas J. Sugrue, “The Peopling and Depeopling of Early Pennsylvania: Indians and Colonists, 1680-1720,” *The Pennsylvania Magazine of History & Biography*, Vol. 116, No. 1 (January 1992), p. 12.

⑤ Howard Williams Lloyd, ed., “Philadelphia in 1698,” *The Pennsylvania Magazine of History and Biography*, Vol. 18, No. 2 (1894), p. 247.

亡；到 17 世纪末期，接触前土著人口只剩下 5%的幸存者。[1]难怪白人定居者盖布里埃尔·托马斯（Gabriel Thomas）评论说："印第安人自己说，每来到这里一名基督徒，他们就有两人死亡。"[2]

17 世纪早期印第安人部落中天花暴发的几乎所有证据都与北部地区有关。南部殖民地暴发的第一次有记录的流行病是在 1667 年的弗吉尼亚。这一年，一名感染了天花病毒的水手在弗吉尼亚的北安普敦县（Northampton）靠岸登陆，将这种疾病传染给当地印第安人。常见的致命性结果接踵而至，一度强大的波瓦坦联盟（Powhatan）也遭到灾难性的打击。据报告说："他们数以百计的人口死亡……通过这种方式，几乎所有部落都落入死神之手，然后消失，其中唯一的例外就是简加斯凯恩人（Gengaskins）。"[3]1696 年，当天花被再次引入时，英国人和非洲黑人引发大规模流行病的时机已经成熟，因为他们已经与邻近的印第安人存在各种各样的联系。另外，弗吉尼亚境内白人定居地附属的印第安人群体处境极为不妙。数年的战争已经大大削减他们的人口。更为糟糕的是，易洛魁人的持续威胁使得弗吉尼亚的附属土著群体不得不集中于靠近弗吉尼亚疾病肆虐定居地的区域。所有这些因素促使弗吉尼亚土著人口在东南部天花大流行中进一步削减。到 1697 年，詹姆斯河谷只残存四个土著社区，总计只有 160 名印第安人男性。

弗吉尼亚的印第安人并不是 16—17 世纪殖民所导致人口减少的唯一的南部印第安人群体。1696 年一场天花流行病在弗吉尼亚的詹姆斯敦暴发，逐渐蔓延到卡罗来纳地区。它在印第安人中导致灾难性后果，通常会出现一个部落的半数人口死亡，有时甚至整个部落被灭绝。1698 年 4 月 23 日，殖民总督和参事会递交业主的一封信报告说，天花在白人中有所缓和，但是对印第安人仍然是灾难。其中一个部落，可能是皮姆里克（Pemlico）印第安人，几乎完全被摧毁。在南卡罗来纳总督约翰·阿奇代尔（John Archdale）看来，"上帝有意在当地建立一个定居地"，因此他用两三年的时间清空这一地

① Dean R. Snow and Kim M. Lanphear, "European Contact and Indian Depopulation in the Northeast: The Timing of the First Epidemics," p. 28.

② Gabriel Thomas, "A Historical and Geographical Account of Pensilvania and of West New-Jersey [1698]", in Albert Cook Myers, ed., *Narratives of Early Pennsylvania, West New Jersey and Delaware, 1630-1707*, New York: Barnes and Noble, Inc., 1912, p. 340.

③ Thomas B. Robertson, "An Indian King's Will," *The Virginia Magazine of History and Biography*, Vol.36, No.2 (April 1928), pp. 192-193.

区。[1]1698年3月6日，阿芙拉·卡明（Afra Coming）在写给英格兰的妹妹的信中说，天花“据说已经横扫附近的一个印第安民族，总计5～6人逃离了家园，死亡的族人都来不及埋葬，任由野兽吞噬”[2]。约翰·劳森见证了皮姆里克与纽斯（Neuse）河谷印第安人的不幸命运。在完成其1701年的旅行后，他居住在北卡罗来纳，成为殖民地的总测量官（Surveyor General）。在此后数年中，他比大多数英国定居者更为仔细地观察着印第安人，并将其观察汇编为1709年的《卡罗来纳历史》。在这部著作中，劳森描述了土著群体如何竭力应对各种疾病的情况。他得出结论说：“我有充足的理由相信，与50年前大不相同，现在我们所有定居地周围不会有超过6名野蛮人生活。”劳森认为，天花与朗姆酒产生最大的破坏力，但是补充道：“这些可怜的动物面对如此众多要摧毁他们的敌人，他们中能有一人在我们中间生活已经是个奇迹。”[3]这场瘟疫可能向西最远传播到了密西西比河下游河谷，因为那里的土著部落在这一时期也受到了天花的袭击。

17世纪，无论是英属北美南部还是北部的印第安人都遭遇各种各样的外来传染病。人类学家亨利·多宾斯（Henry Dobyns）指出，17世纪北美印第安人中暴发12次天花流行病，4次麻疹，3次流感，2次白喉，1次斑疹伤寒，1次淋巴腺鼠疫，1次猩红热。[4]外来传染病以及包括战争在内的其他各种因素，推动一度强大的波瓦坦印第安人在17世纪末期灭绝。1607年弗吉尼亚印第安人人口为20,000～25,000人，其中波瓦坦人有大约12,000人。到1700年，弗吉尼亚土著总人口为大约2,000人，其中波瓦坦人不到1000人。那年，弗吉尼亚印第安人据报告已经被疾病消耗殆尽，以至于他们无力召集500名武士。相比之下，该殖民地非印第安人口，主要包括白人和黑人，则已经增长到100,000人。[5]难怪弗吉尼亚总督埃德蒙·安德鲁斯（Edmond

---

① John Archdale, “A New Description of that Fertile and Pleasant Province of Carolina, 1707,” in Bartholomew R. Carroll, ed., *Historical Collections of South Carolina*, New York: Harper & Brothers, 1836, Vol.2, p. 89.

② Edward McCrady, *The History of South Carolina under the Proprietary Government, 1670-1719*, New York: The Macmillan Company, 1897, Vol.1, p. 308.

③ John Lawson, *A New Voyage to Carolina*, p. 232. (*Eighteenth Century Collections Online*)

④ Henry F. Dobyns, *Their Number Become Thinned: Native American Population Dynamics in Eastern North America*, pp. 15-23.

⑤ James Mooney, “The Powhatan Confederacy, Past and Present,” *American Anthropologist* 9 (1907), p. 142; Bernard Sheehan, *Savagism and Civility: Indians and Englishmen in Colonial Virginia*, Cambridge: Cambridge University Press, 1980, p. 180.

Andros）于 1697 年宣称："弗吉尼亚印第安人口已经大大削减，以至于他们几乎是空有部落之名。"[①]约翰·阿奇戴尔曾提出 1698—1699 年天花在南卡罗来纳土著群体中的灾难性影响应该由上帝的旨意负责，实际上它应该寻找更为可见的东西来解释这场灾难的原因，英国商业在整个皮德蒙特和沿海平原地区传播天花起到更为直接的作用。1701 年在卡罗来纳游历时，劳森评论说，天花导致了灾难性结果，摧毁"数千名印第安人人口"，"将整个土著村落一扫而光"。他补充道："就我所知，在那些与英国人贸易的所有野蛮人中，几乎没有印第安人群体不成为这场疾病暴发的牺牲品。"[②]历史学家彼得·伍德（Peter Wood）得出结论，在 16—17 世纪，北美南部诸殖民地的土著人口急剧下降，沿海地区土著部落尤其如此。在 1685—1730 年间，南部印第安人口进一步减少 2/3 以上，从大约 200,000 人减少到不足 67,000 人。战争、奴役与迁移，尤为重要的是流行性疾病，对东南部土著人口造成沉重打击。[③]

二、18 世纪外来疾病的冲击

到 18 世纪以后，北美大陆的南北部分都在频繁暴发天花流行。1702 年，一种较为温和形式的天花在纽约殖民地殖民者中盛行。康伯里（Cornbury）总督报告说，这种病毒已经被携带给了当地的印第安人。[④]正如通常所发生的，这种疾病通过印第安人向北传播，很快蔓延到魁北克镇，是该城镇在 1702—1703 年经历最为严重的流行病之一。学者约翰·希格蒂（John Heagerty）估计，仅魁北克就有 3000 人因为感染天花病毒而死于非命。[⑤]从 1703—1715 年，英国人殖民地从天花流行病中缓解过来。但在这最后一年它又重新暴发，此后七年内在所有区域肆虐。1715 年第一批关于该疾病的报告来自于新泽西。次年，它已经遍布整个纽约殖民地。英国福音传播协会（Society for the Propagation of the Gospel）的一位传教士在 1716 年 10 月写

---

① Paul Kelton, *Epidemics and Enslavement: Biological Catastrophe in the Native Southeast, 1492-1715*, pp. 143-144.

② John Lawson, *A New Voyage to Carolina*, pp. 17, 34. (*Eighteenth Century Collections Online*)

③ Suzanne Austin Alchon, *A Pest in the Land: New World Epidemics in A Global Perspective*, p. 94.

④ "Lord Cornbury to the Lords of Trade, New York, June 30, 1703," in E. B. O'Callaghan, ed., *Documents Relative to the Colonial History of the State of New York*, Albany: Weed, Parsons and Company, 1854, Vol.4, pp. 996-997.

⑤ John J. Heagerty, *Four Centuries of Medical History in Canada*, Vol.1, pp. 67-68.

道："自从去年夏天开始，天花已经在这里的印第安人中传播，导致很多人死亡，现在已经蔓延到其他部落中，许多人因此而死亡。"这种疾病在1716到1717年间继续侵扰印第安人，东北部地区几乎没有土著部落幸免于难。①1716年卡德瓦拉德·科尔登（Cadwallader Colden）在写给休·格雷厄姆（Hugh Graham）的信中说，去年夏天纽约暴发的天花已经具有"流行病的特征"，几乎无人能够幸免。同时，在纽约西部工作的一位传教士提到："去年夏季，天花在印第安人中流行，导致许多人死亡。现在它已经传播到我们之外的其他部落中，也有许多印第安人死亡。"②天花在1716—1717年间继续困扰印第安人，西北部的土著民族几乎无人幸免。

1715年天花在印第安人中流行的情况，在各个殖民地处理印第安人事务的过程中得到反映。1717年6月，纽约总督亨特（Hunter）与易洛魁五大部落代表在阿尔巴尼进行会晤。在其开幕词中，他指出，天花对易洛魁印第安人及其盟友造成了损失，他对此深表同情。亨特甚至还解释了天花暴发的原因："……但我们基督徒将这种疾病以及同类的其他疾病看作是对我们的错误行为，以及罪恶诸如违反盟约、誓言、谋杀、抢劫以及其他类似行为的惩罚。"③不过，印第安人不为所动并答复说，他们倾向于派人到弗吉尼亚或者马里兰去，找出带来这种疾病的元凶，并阻止这种疾病再次传播。④一位法国官员也记录了10月法国人与印第安人会晤的结果，他提及，易洛魁人正在遭受这种疾病的侵袭。⑤

1721年波士顿瘟疫之后，天花疾病在当地沉寂了9年时间。1730年，这个城市再次成为一种主要流行病肆虐的场所，城市中有大约4000人患病，

① Kenneth F. Kiple and Stephen V. Beck, eds., *Biological Consequences of European Expansion, 1450-1800*, p. 242.

② John Duffy, *Epidemics in Colonial America*, p. 76.

③ "Governor Hunter's Reply to the Five Nations at the Conference at Albany, New York, June 13, 1717, Reported by Robert Livingston, Secretary of Indian Affairs," in E. B. O'Callaghan, ed., *Documents Relative to the Colonial History of the State of New York*, Albany: Weed, Parsons and Company, 1855, Vol.5, pp. 485-486.

④ "Indian Reply to Governor Hunter, New York, June 13, 1717," in E. B. O'Callaghan, ed., *Documents Relative to the Colonial History of the State of New York*, Albany: Weed, Parsons and Company, 1855, Vol.5, p. 487.

⑤ "M. de Vaudreuil's Conference with the Indians, October 24, 1717," in E. B. O'Callaghan, ed., *Documents Relative to the Colonial History of the State of New York*, Albany: Weed, Parsons and Company, 1855, Vol.9, p. 877.

死亡总人数接近 500 人。[1]毫无例外，天花再一次传播到附近的印第安人群体中。一位来自查塔姆（Chatham）的作者指出，疾病暴发于印第安人中间，“几乎无一人逃脱”。[2]与此同时，大湖区-圣劳伦斯地区以南的印第安人部落也为这种可怕的疾病付出了沉重代价。博阿努瓦侯爵（M. de Beauharnois）在 10 月份的一封信中宣布，疾病正在塞内卡与其他易洛魁人中肆虐。1733 年，纽约总督威廉·科斯比（William Cosby）安抚五大部落，因为“天花导致你们的人口死亡”。1732—1733 年间，加拿大印第安人中暴发一场暴虐的天花流行病，将许多印第安人驱赶到英属领地，在边疆白人定居地中引起警觉。[3]由于天花流行，许多阿贝内基人从圣弗朗西斯和比坎考尔（Becancour）逃走。新法兰西总督博阿努瓦侯爵警告印第安人不要到新英格兰去，因为天花正在那里“导致极大的破坏”；他并没有提及新英格兰北部的阿贝内基人的村落，但它们可能就是许多阿贝内基人无视其警告要迁移的目的地。[4]1733 年总督博阿努瓦再次报告说，天花从易洛魁五大部落传播到迈阿密人、奎阿塔南人和波托瓦托米人中间，尤其是迈阿密印第安人遭到最为严重的打击。戴尔·斯坦登（S. Dale Standen）提及一位军官的报告，但是忽略了印第安人白兰地中毒的可能性：“1732 年的一场天花流行病灭绝迈阿密人及其近亲群体韦阿人（Weas）与皮安克肖人（Piankeshaw），迫使他们大部分人逃离分散。”[5]

1738 年，查尔斯顿成为一次天花流行病的牺牲品，这场流行病感染了该城市几乎半数的人口。附近的切罗基印第安人也被带来的疾病感染，遭受重大损失。根据贸易商詹姆斯·阿代尔（James Adair）的记录，一度强大的切罗基部落能够召集 6000 名武士参加战争。“天花肆虐导致该部落人口的极大减少”，1738 年该部落“人口在一年时间内几乎减少一半”[6]。18 世纪南卡

① William Douglas, *A Summary, Historical and Political of the First Planting, Progressive Improvements, and Present State of the British Settlements in North America*, London: Printed for R. and J. Dodsley, 1760, Vol.2, pp. 396-397.

② John Duffy, “Smallpox and the Indians in the American Colonies,” p. 334.

③ “M. de Beaubarnois to Count de Maurepas, Oct.15, 1732,” in E. B. O’Callaghan, ed., *Documents Relative to the Colonial History of the State of New York*, Albany: Weed, Parsons and Company, 1855, Vol.9, pp. 1035-1037; E. B. O’Callaghan, ed., *Documents Relative to the Colonial History of the State of New York*, Albany: Weed, Parsons and Company, 1855, Vol.5, p. 963.

④ “Beauharnois and Hocquart to Maurepas, 1 Oct. 1731,” in E. B. O’Callaghan, ed., *Documents Relative to the Colonial History of the State of New York*, Albany: Weed, Parsons and Company, 1855, Vol.9, p. 1029.

⑤ Joseph L. Peyser, ed., *Letters from New France: The Upper Country, 1686-1783*, p. 139.

⑥ E. Wagner Stearn, *The Effect of Smllpox on the Destiny of the Amerindian*, p. 39.

罗来纳历史学家亚历山大·休瓦特（Alexander Hewatt）同意阿代尔的看法，并将切罗基人口的大部分减少归因于天花。他断言，到 1765 年，切罗基人口已经减少到不足 2000 名武士。[①]其他资料也提及切罗基人中出现的这次流行病。有资料显示，在切罗基人的 5000 名武士中，1738 年天花与朗姆酒导致 1000 名武士丧命，后者也被印第安人看作是一个导致他们死亡的重要因素。[②]由于无法解释这场灾难的原因，切罗基人谴责英国人对他们投毒，威胁与法国人建立贸易关系，这种情况通过英国人精心的外交活动得以避免。[③]

1752 年，天花再次在北美东北部暴发。这场流行病首先出现在迈阿密人中，然后传播到底特律，再从那里传播到俄亥俄河与比奥蒂弗河（Beautiful River）沿岸的印第安人部落中。它最终传播到西部的印第安人群体中，在那里袭击许多部落。1752 年 4 月，一位法国官员朗桂尔（M. de Longeuil）向法国政府报告说，在与英国人的斗争中，天花已经使他丧失了迈阿密人的支持。他补充说，这场疾病已经到达底特律与俄亥俄河，“正在整个大陆肆虐”。[④]

1757 年天花在中部殖民地以及周围的印第安人部落暴发。4 月，当与英国人在费城会晤的某些印第安人代表感染天花后，印第安人中断了此次会晤。很快，这种疾病又传染给了其他印第安人，这些印第安人决定立即返回家园。[⑤]显然，这些感染天花的印第安人在返回部落后，将这种疾病又传播给其族人。5 月宾夕法尼亚总督理事会向印第安人赠送礼物，以抚慰印第安人由于这种疾病所导致的严重损失。[⑥]7 月，一份递交法国政府的报告断言，这种疾病正在困扰着英国人统治下的乔治堡（Fort George）与利维乌斯·爱德华堡（Fort Lidius Edward）。[⑦]天花一直持续到次年，并传染给法属殖民地的土著群体。

---

① Alexander Hewatt, *An Historical Account of the Rise and Progress of the Colonies of South Carolina and Georgia*, Vol.2, pp. 279-280. (*Eighteenth Century Collections Online*)

② Peter Force, *Tracts and other Papers Relating Principally to the Origin, Settlement and Progress of the Colonies of North America*, Washington: Printed by Peter Force, 1836, Vol.1, p. 7.

③ “A Treaty between Virginia and the Catawbas and Cherokees, 1756,” *The Virginia Magazine of History and Biography*, Vol.13, No.3 (January 1906), p. 227; Newton D. Mereness, *Travels in the American Colonies*, New York: The Macmillan Company, 1916, p. 239.

④ “M. de Longueil to M. de Rouille, April 21, 1752,” in E. B. O’Callaghan, ed., *Documents Relative to the Colonial History of the State of New York*, Albany: Weed, Parsons and Company, 1858, Vol.10, pp. 246-250.

⑤ John Duffy, *Epidemics in Colonial America*, p. 89.

⑥ Kenneth F. Kiple and Stephen V. Beck, eds., *Biological Consequences of European Expansion, 1450-1800*, p. 246.

⑦ “M. de Vaudreuil to M. de Moras, Montreal, July 12, 1757,” in E. B. O’Callaghan, ed., *Documents Relative to the Colonial History of the State of New York*, Albany: Weed, Parsons and Company, 1858, Vol.10, pp. 579-80.

新法兰西总督蒙特卡姆（Montcalm）指出，一些“内地印第安人”“从远征威廉·亨利堡（Fort William Henry）的英国人那里感染天花，并正在死亡”。[①]1758年，威廉·亨利堡受到天花的袭击以及法国人及其印第安人盟友的围攻，最终迫于形势投降。就像平常一样，印第安人失去控制，开始杀死要塞内的英国患者并按照他们的要求获取头皮，甚至剖开死人的尸体。惩罚极为迅速和严厉，因为潘多拉之盒一旦打开，带给印第安人的是比他们施诸于白人更多的死亡的痛苦。在红种人与殖民者之间的长期斗争中，很不幸的是印第安人虽然赢得胜利却付出了太过惨重的代价。[②]

1759—1760年天花也给南部殖民地佐治亚和南卡罗来纳带来灾难。1759年8月佐治亚的一份报告首次注意到这种疾病的暴发。该报告说，萨凡纳正在采取一切预防措施，防止这种疾病的传入；奥格斯塔（Augusta）还没有人感染；它已经在奇科索印第安人中销声匿迹。[③]但是天花并没有在印第安人中销声匿迹，反而迅速传播到各个土著群体中。12月15日，《南卡罗来纳报》（*South Carolina Gazette*）在社论中说：“可以相当肯定地说，天花正在卡陶巴印第安人中肆无忌惮地蔓延；一旦他们发现自己患病，印第安人就会跳进河流中洗浴降温，这种方法带走了这个部落将近一半的成员。这种疾病也出现在查洛人（Charraws）与沃特里人（Waterees）中间，使许多家庭因成员死亡而瓦解；如果不采取有力措施，这种疾病很快就会蔓延到整个地区。”[④]卡陶巴人在这场天花流行中损失惨重。海格勒酋长（King Hagler）悲哀地指出：“卡陶巴人一度人口众多，但是天花与其他不幸将他们削减到很少。”从此以后，卡陶巴部落无法抵御切罗基人的进攻，因为它只有60名武士幸存下来。[⑤]

在此后的数月内，天花仍然在印第安人部落中无情肆虐。1760年1月，奥格斯塔的一个通信员写道：“来自吉奥威（Keowee）的最新信息是，天花已经摧毁那里的很多印第安人，那些患者或者尚未患病的印第安人都躲进森

① “M. de Montcalm to M de Paulmy, Montreal, April 18, 1758,” in E. B. O’Callaghan, ed., *Documents Relative to the Colonial History of the State of New York*, Albany: Weed, Parsons and Company, 1858, Vol.10, pp. 698-700.

② John Duffy, “Smallpox and the Indians in the American Colonies,” p. 337.

③ Kenneth F. Kiple and Stephen V. Beck, eds., *Biological Consequences of European Expansion, 1450-1800*, p. 247.

④ John Duffy, “Smallpox and the Indians in the American Colonies,” p. 338.

⑤ Suzanne Krebsbach, “The Great Charlestown Smallpox Epidemic of 1760,” *The South Carolina Historical Magazine*, Vol.97, No.1 (January 1996), pp. 33, 36.

林中，在那里他们中许多人就像卡陶巴人一样消失。”[①]这种疾病很快通过吉奥威印第安人传播给雅拉西人（Yarasee）与雅玛西人（Yamasee）。理查德·考利莫尔（Richard Colymer）在乔治王子堡（Fort Prince George）给总督威廉·利特尔顿（William Lyttleton）写信说，许多吉奥威人已经死于天花，“活着的印第安人都逃到森林中躲避，现在它已经传播到雅拉西人和雅玛西人中间。如果希望它传播到各个部落，那我就显得极不人道了”。[②]切罗基人也未能幸免于这场天花流行病。1760 年 8 月 13 日，《宾夕法尼亚报》（*Pennsylvania Gazette*）的一位通讯员从奥古斯塔报告说：“我们从切罗基部落了解到，下游村镇（Lower Towns）的民众将天花带进中部定居地，从此疾病在那里气势汹汹地肆虐；上游村镇（Upper Towns）的民众对这种疾病是如此的忧惧，以至于他们不允许上述地方的任何印第安人进入到他们的领地。”[③]到 10 月份，《宾夕法尼亚报》还指出：“切罗基人已经将天花带到了上克里克部落（Upper Creek Nation）。”[④]

1764—1765 年，天花在从南卡罗来纳到纽约广阔地区的印第安人中蔓延。1764 年 7 月 30 日，《纽约水星报》（*New York Mercury*）宣称：“天花在克里克人中间暴发，致使许多人丧命。”[⑤]次年春天，《宾夕法尼亚报》写道：“1,500 名乔克托人和 300 名奇科索人都死于这种疾病感染。”[⑥]在随后的夏季，在莫霍克人村落传教的科尼利厄斯·贝内特（Cornelius Bennet），向其传教机构解释说，源于天花的危险迫使他退回波士顿。这些传教士极度缺乏与印第安人共患难的热情，可能促使贝内特夸大这种疾病威胁。不过，他于次年写到，他准备回到传教村落，这表明他对天花的关注是有理由的。同时，据说这种传染病正在威胁着肖尼人。[⑦]

到 18 世纪最后四分之一个世纪，欧洲人与大平原地区、西北部地区的印第安人开始经常性接触，外来传染病随后在这些地区的印第安人群体中出现。1780 年，一场天花流行病在密苏里河中部的印第安人人口中暴发，并迅速传

① *Pennsylvania Gazette*, February 14, 1760.

② *South Carolina Gazette*, January 8, 1760.

③ *Pennsylvania Gazette*, September 4, 1760.

④ *Pennsylvania Gazette*, No.1662, October 30, 1760.

⑤ *New York Mercury*, July 30, 1764.

⑥ *Pennsylvania Gazette*, May 30, 1765.

⑦ John Duffy, *Epidemics in Colonial America*, p. 98; John J. Heagerty, *Four Centuries of Medical History in Canada*, Vol.1, p. 43.

横扫大湖区、密苏里河以及西北部的哥伦比亚河。这场疾病沉重打击了密苏里河流域的曼丹人（Mandans）、海达塔萨人（Hidatsas）以及阿里卡拉人（Arikaras）等土著群体。根据考古学家唐纳德·莱默尔（Donald Lehmer）的估计，曼丹人、海达塔萨人、阿里卡拉人在这场流行病中死亡大约 13,000 人，死亡率为 68%。[①]1795 年走访阿里卡拉人的法国贸易商简·巴普蒂斯特·特鲁多（Jean Baptiste Truteau）指出："在过去，阿里卡拉人很大，拥有 32 个人口众多的村落。他们中先后三次暴发天花流行病，现在他们人口锐减，几乎完全被天花摧毁。"[②]

这次天花流行并没有仅仅停留在上述几个土著部落中，而是"展现了其摧枯拉朽之力，就像大火吞噬荒野上的干草一样"[③]，迅速传播到其他土著群体中。1781 年，吉尼斯蒂诺斯人（Kenistenos）、阿西尼伯恩人（Assiniboin）与奥吉布瓦人（Ojibways）组成的作战团体从死河（Dead River）与红河（Red River）交汇河口的吉尼斯蒂诺斯村落出发，向西沿着密苏里河最终到达格罗斯文特斯人（Gros Ventres）村落，并对敌人发起了攻击。格罗斯文特斯人的抵抗极为微弱，因此阿西尼伯恩人与奥吉布瓦人很快就冲上去打算剥下敌人的头皮邀功。他们发现该村落的各个房屋中到处都是死人，腐烂气味如此可怕以至于作战团体携带着他们剥下的头皮迅速撤退。在返回途中，该印第安人武士群体就开始患病并死亡。其结果是，在踏上征程的众多武士中，最后只有四位幸存者回到他们的村落。天花很快就灭绝了这个土著村落。由于死亡率极高，数千名印第安人在这里死亡，这条河流也被命名为"死亡之河"。奥吉布瓦人企图逃离这个被死亡笼罩着的村落，却沿途将这种瘟疫传播到雷尼湖（Rainy Lake）。从这里开始，这种流行病沿着皮金河（Pegeon's River）被传播到苏必利尔湖的大波蒂奇（Grand Portage），又沿着苏必利尔湖北上到达方德拉克（Fond de Lac）。在肆虐于这一地区后，天花又攻击了奥吉布瓦所属的一个部族，进而将这一疾病传播到桑迪湖（Sandy Lake），1500～2000 名奥吉布瓦人死于这场流行病。[④]

---

① Elizabeth A. Finn, *Pox Americana: The Great Smallpox Epidemic of 1775-82*, pp. 270-271.

② Suzanne Austin Alchon, *A Pest in the Land: New World Epidemics in A Global Perspective*, pp. 103-104.

③ W. Kaye Lamb ed., *The Journals and Letters of Sir Alexander Mackenzie*, New York: Cambridge University Press, 1970, p. 74.

④ William W. Warren, "History of the Ojibway," in *Collections of Minnesota Historical Society*, Vol.7 (1885), pp. 261-262.

此后，天花越过落基山脉到达哥伦比亚河流域，以至于这一地区的土著民族在18世纪晚期经历了类似的天花流行病。1782—1783年，当一场流行病袭击哥伦比亚地区时，“从各种描述中可知，它摧毁了当地印第安人口的1/3到1/2。刘易斯与克拉克于1807年指出在威拉米特（Willamette）河口以及沿海地区的影响，从他们的记述中可以看出，部落仍然未能从其人口损失中恢复过来”[①]。最后，这种传染性疾病甚至远播到太平洋沿岸地区。1806年刘易斯与克拉克探险队发现，波特兰（Portland）附近一个名叫尼查科里（Ne-cha-co-lee）的奇努克人（Chinook）村落，已经很少有人幸存下来。这个村落只有一处房屋得到很好的修缮，除此之外“五处房屋的遗迹仍然矗立在很大的村落中”。威廉·克拉克对这些房屋的败落很好奇，他向当地居民问及了“他们部落的情况，居民是否分散居住，或者居住在这个如此大的村落中的居民发生了什么事情”。印第安人“带来一个满脸都长满天花的妇女，用以表明所有人都死于导致她长满天花的疾病”。这位妇女当时是一个女孩，“也差点命丧天花”。克拉克补充说：“从这位妇女的年龄看，我判断这场毁灭性的疾病暴发于28年或30年前。”这恰好是在18世纪80年代。[②]

旧世界的传染性疾病也在18世纪传播到西北部地区。18世纪70年代晚期以来，天花沿着西北部沿海地区的土著贸易、接触与宗教仪式举行的路线传播，横扫整个西北部，然后从沿海地区向内地一直传播到各大河流，并最终进入高原和平原地带。不过，由于白人到达这一地区的时间较为短暂，当地土著群体中疾病暴发的具体情景已经不得而知。我们只能从后来白人探险家和殖民者所留下的记录中追寻外来传染病的踪迹，评估它们对当地印第安人口的影响。天花首次出现在太平洋西北地区的历史记录中，是在1787年。当年纳撒尼尔·波特洛克（Nathaniel Portlock）与乔治·迪克森（George Dixon）率领英国探险队到达阿拉斯加东南沿海，并留下了天花在当地印第安人中肆虐的证据。在8月12日清晨，波特洛克走访了当地的特里吉特人（Tlingit）村落。他写道：“我希望看到一个人数众多的部落，却惊奇地发现，这个村落中只有3名成年男性、3名妇女、同样数量的女孩，2名大约12岁的男孩以及2个婴儿。”他很快发现了原因所在：“我发现，年纪最大的男性脸上有很多天花，其中一个大约14岁的女孩也是如此。”另外，他补充道：

① Russell Thornton, *American Indian Holocaust and Survival: A Population History since 1492*, p. 81.

② Reuben Gold Thwaites, ed., *Original Journals of the Lewis and Clark Expedition*, New York: Dod, Mead & Company, 1904, Vol.4, pp. 240-241.

"我发现 10 或 12 岁以下的孩子们都没有天花。因此，我有充足的理由认为，这场天花暴发于 10 年之前。"一位土著老人生动描述说："这场疾病不仅给他留下了天花印记，而且当时给他带来极大的痛苦。"波特洛克了解到，"这场疾病导致大量的居民死亡"，这位老人"就痛失了 10 个孩子"。为了牢记这种损失，"他在自己的一条胳膊上刺下 10 个印记"。[①]波特洛克的记载不仅是该地区出现天花的最早描述，而且也是这种疾病传播所到的最西部的记录。这位英国船长写道："从东部来访的印第安人就带着天花印记，其中一个人一只眼失明，我们知道这是那次疾病所导致的。但是来自西部的印第安人则没有任何天花的痕迹。"[②]奇怪的是，迪克森船长对这一地区疾病历史的描述，则与波特洛克形成鲜明对比。他于 1787 年 8 月 15 日写道："这些民众完全没有各种缠身的疾病，奢侈品与各种放纵行为已经被引入更为文明的部落中。"除了波特洛克船长的描述外，当天探查埃奇库姆角（Cape Edgecumbe）的船员也发现"许多"印第安人"带着天花印记"。[③]

在波特洛克与迪克森探险一年后的 1788 年，两艘美国船只游弋于阿拉斯加以南 1000 英里之外的俄勒冈沿海。8 月 10 日，在俄勒冈的亚库伊纳湾（Yaquina bay），"华盛顿女士号"船只接待了蒂拉穆克印第安人（Tillamook）的两艘独木舟，他们将当年收获的越桔（Huckleberries）、草莓以及鲑鱼等产品兜售给美国人。船员罗伯特・哈斯韦尔（Robert Haswell）在其日志中写道："来到我们中间的印第安人中有 203 人带着天花印记。"[④]1791 年夏季，美国船只"哥伦比亚号"再次游弋于这一沿海地区，该贸易船的船长与船员都发现，天花的疤痕到处可见。船员约翰・波埃特（John Boit）写道："那是土著人已经感染过人类瘟疫天花的证据。"村落的酋长也未能幸免，一位名叫喀斯坎（Cassacan）的酋长脸上带着"天花的明显印记"。尽管流行病在肆虐后已经沉寂，但是其看得见的严重后果却引起船员约翰・霍普金斯（John Hopkins）的激烈言辞："臭名昭著的欧洲人，对基督的名字是一个丑闻。是不是你给这片土地带来令人憎恶的疾病，并任其肆虐于被你认为是野蛮人的民

① Nathaniel Portlock, *A Voyage round the World*, London: Printed for John Stockdale, 1789, p. 271.

② Nathaniel Portlock, *A Voyage round the World*, p. 272.

③ George Dixon, *A Voyage round the World in the Years 1785, 1786, 1787 and 1788*, London: Printed for R. Randal, 1789, p. 237.

④ Robert Haswell, "Reobert' Haswell's Log of the First Voyage of the 'Columbia'," in Frederic W. Howay, ed., *Voyages of the 'Columvbia' to the Northwest Coast, 1787-1790 and 1790-1793*, Boston: Massachusetts Historical Society,1941, p. 34.

众中？”[①]

1791年，法国贸易商艾蒂安·马钱德（Etienne Marchand）在与当地的特里吉特人（Tlingits）进行贸易。艾蒂安船队中一位名叫查尔斯·皮埃尔·克拉利特·德·弗勒里厄（Charles Pierre Claret de Fleurieu）的船员写道：“毫无疑问的是，天花已经被引入特钦吉塔内湾（Tchinkitanay Bay）周围地区，因为数名印第安男女都带着明显的天花印记。”贸易船的医生向特里吉特人询问这些印记的由来，他们“非常清楚地解释说，它们源于他们中暴发的一场疾病，这种疾病能使脸部肿胀，身体上长满恶性脓包，并有着一种强烈的瘙痒”。这些印第安人甚至评论说，“法国人一定对天花极为熟悉，因为他们中也有些人带有它的印记”。8月末，法国探险队向南到达夏洛特皇后群岛（Queen Charlotte Archipelago）。船员们在这里也发现，海达印第安人（Haidas）在不久的过去也曾遭到过天花袭击。弗勒里厄写道：“他们中数人的脸上带着深深的天花印记。”[②]

1792年，乔治·温哥华探险队也在太平洋沿海地区的印第安人中发现了以前曾经暴发天花流行病的痕迹。温哥华发现当地土著村落被废弃。他写道：“我们发现一个能够容纳100名居民的村落，但这个村落早已被废弃。”这个村落房屋倒塌，道路上野草丛生，“在这些杂草丛中我们发现数人的头盖骨以及其他尸骨，都杂乱无章地四处散落”。[③]在其宿营地之外数英里处，在通往普吉特湾（Puget Sound）的脖颈地带，温哥华及其队员发现“另外一个被废弃的印第安人村落，几乎和他们在迪斯卡弗里堡（Port Discovery）发现的情况一样”。在其他地方，“头盖骨、四肢、肋骨以及背骨或其他的人体遗骸，在海滩的许多地方四散零落，数量众多”。这个地方已经被抛弃。它拥有鲑鱼和淡水“足以满足各种需要”，支持“数量众多的居民”。如此易于定居的土地不应该“人烟稀少”。在温哥华看来，所有的证据都表明，“在不久前的一

---

① John Boit, “John Boit’s log of the Second Voyage of the ‘Columbia’,” in Frederic W. Howay, ed., *Voyages of the ‘Columvbia’ to the Northwest Coast, 1787-1790 and 1790-1793*, Boston: Massachusetts Historical Society,1941, p. 371; John Hopkins, “John Hopkins’ Narrative of the Second Voyage of the ‘Columbia’,” in Frederic W. Howay, ed., *Voyages of the ‘Columvbia’ to the Northwest Coast, 1787-1790 and 1790-1793*, Boston: Massachusetts Historical Society, 1941, p. 196.

② Charles Pierre Claret de Fleurieu, *A Voyage round the World Performed during the Years 1790, 1791, and 1792*, by Etienne Marchand, London: Printed for T. N. Longman and O. Rees, 1801, Vol.1, pp. 328, 438.

③ George Vancouver, *A Voyage of Discovery to the North Pacific Ocean, 1791-1795*, London: G. G and J. Robinson, Paternoster-Row and J. Edwards, 1789, Vol.1, p. 254

个时期，这个地方曾经是人口稠密”。[①]

另外，温哥华与其他人还指出，许多印第安人展示了天花留下的疤痕印记。温哥华探险队的彼得·普吉特（Peter Puget）遇到三位南部沿海撒利希印第安人（Southern Coast Salish），都带有天花印记。普吉特指出：“乘坐独木舟的3人中有2人右眼失明，可能是感染过天花，这种疾病极有可能是他们残疾的原因。”乔治·温哥华探险队的日志也提及很多带有天花印记的印第安人，其中数人一只眼失明。温哥华宣称，这种失明“极有可能是由于这种可怕疾病（天花）的致命影响所致”。彼得·普吉特总结了他对普吉特湾以及佐治亚湾的印象。他说，天花曾以前所未有的力量肆虐于当地印第安人中间，其中大多数人都感染了天花，很多人都留下了明显的印记，许多人都失明。根据温哥华的记载，十年前，普吉特湾由于天花暴发经历了一场“明显的人口减少”。[②]类似的报告还来自自然科学家阿奇博尔德·孟席斯（Archibald Menzies）。1792年5月12日，他在胡德运河（Hood Canal）的一个沙滩遇到正在收集和晾晒干鱼的撒利希印第安人。孟席斯指出：“他们中数人都带着天花印记，其中还有人一目失明。”[③]

总之，随着欧洲殖民者及其黑人奴隶在北美探查和殖民的活动日渐增多，18世纪北美大陆的印第安人群体遭遇了多种外来传染病的侵袭。根据人类学家亨利·多宾斯的研究，18世纪北美印第安人中暴发过14次天花流行病，平均每7年多就暴发一次。除天花外，这一时期北美土著群体中还暴发6次麻疹、3次流感、1次鼠疫、1次伤寒、2次斑疹伤寒，2次白喉和2次猩红热。[④]

三、19世纪外来疾病的作用

19世纪以来，外来传染病在北美印第安人中总计引发27次流行病，其中13次天花、5次麻疹、3次霍乱、2次流感、白喉或者猩红热，野兔病和疟疾各1次。因此，1800—1900年间暴发的流行病比以前三个世纪中的任何

① George Vancouver, *A Voyage of Discovery to the North Pacific Ocean, 1791-1795*, Vol.1, pp. 254-255.

② George Vancouver, *A Voyage of Discovery to the North Pacific Ocean, 1791-1795*, Vol.1, pp. 256-257.

③ Wallace M. Olson and John E Thilenius, eds., *The Alaska Travel Journal of Archibald Menzies, 1793-1794*, Fairbanks: University of Alaska Press, 1993, pp. 28-29.

④ Henry F. Dobyns, *Their Number Become Thinned: Native American Population Dynamics in Eastern North America*, pp. 15-23.

一个百年都多。[①]除了流行病暴发的次数比较多外，疾病的规模也更为庞大，仅仅 19 世纪初期北美印第安人就面临着两次大规模的流行病，即 1801—1802 年天花大流行和 1837—1838 年天花大流行。

1801—1802 年天花大流行暴发于北美中部和西北部地区。哥伦比亚河与密苏里河沿岸的许多土著部落都遭到这次天花疾病的沉重打击。在受到严重影响的部落中，我们有天花对奥马哈（Omaha）部落影响的最为详细的记录。在这场瘟疫暴发前，奥马哈人曾经是苏族语族中最为强大部落之一。此次天花瘟疫不仅使他们丧失 2/3 的人口，而且还失去了名叫黑鸟（Black Bird）的著名酋长。黑鸟酋长在印第安人监理的陪伴下从华盛顿返回奥马哈村落，结果他却在途中死于天花。[②]克拉克在其西部探险的日志中这样描述天花对奥马哈人的影响："这些人没有马匹、没有粮食，除了祖先的坟茔将他们维系在古老村落之外一无所有。……（四年前）天花的肆虐夺走其人口中 400 名男性和女性的生命，使该部落的成年男性不足 300 人，使之任由他们的弱小邻居羞辱，而在过去这些弱小邻居会很乐意与他们维系友好关系。[③]庞卡印第安人（Ponca）与奥马哈人密切结盟，也遭遇同样的命运。1804 年，当刘易斯与克拉克遇到该部落时，该群体只剩下大约 200 人。[④]

1801—1802 年的流行病绝不仅仅局限于上述提及的印第安人部落。它沿着密苏里河向北传播到各个部落，横扫整个大平原，摧毁了当地一度强大的阿里卡拉人、曼丹人与格斯温特斯人等群体。[⑤]除此之外，天花还攻击居住在小白河（Little White River）的达科塔人（Dakotas），以及在密苏里河与密西西比河之间活动的艾奥瓦人（Iowa）。在北部，克劳部落将天花带给华盛顿领地的弗拉特黑德印第安人（Flathead），并在卡里斯皮尔人等诸多印第安人群体中肆虐。然后，它继续蔓延到斯波坎部落（Spokane）与科尔维尔群体（Colville）中，最终在哥伦比亚河的撒利希部落中沉寂。尽管所有土著群体都受到严重的影响，但斯波坎部落遭遇的打击最为严重。

① Russell Thornton, *American Indian Holocaust and Survival: A Population History since 1492*, p. 91.

② "Bradford's Travels in the Interior of America, 1809-11," in Reuben Gold Thwaites, ed., *Early Western Travels, 1748-1846*, Cleveland: Arthur H. Clark, 1904, Vol.5, p. 90.

③ Reuben Gold Thwaites, ed., *Original Journals of the Lewis and Clark Expedition*, Vol.1, pp. 109-110.

④ "Bradford's Travels in the Interior of America, 1809-11," in Reuben Gold Thwaites, ed., *Early Western Travels, 1748-1846*, Cleveland: Arthur H. Clark, 1904, Vol.5, p. 96.

⑤ Reuben Gold Thwaites, ed., *Original Journals of the Lewis and Clark Expedition*, New York: Dod, Mead & Company, 1905, Vol.7, pp. 90-91.

不仅如此，这场天花传染病还越过落基山，在西部更多的印第安人群体中肆虐。戴维·汤普森（David Thompson）简洁地说，1801—1802 年的流行病从大平原地区“越过了落基山”。罗斯·考克斯（Ross Cox）在 1832 年指出：“这种疾病首先起源于密苏里河沿岸……在密苏里河的源头越过落基山脉，在肖肖尼部落的斯内克部族释放出致命的毒液，再向西部和北部延伸，沿途给印第安人造成灾难性毁灭，直到太平洋阻止了它的可怕传播。”①密苏里河与哥伦比亚河沿岸诸部落在 19 世纪前两年遭遇天花的沉重打击，这在刘易斯与克拉克的日志以及其他资源中可以窥见一斑。1806 年 2 月 7 日刘易斯与克拉克在日志中提及了 1801—1802 年天花对太平洋沿岸的克拉特索普印第安人（Clatsops）的影响。他们指出：“天花已经摧毁该地区的大量土著人口。它在克拉特索普人中肆虐了四年，摧毁他们中的数百名成员，他们四位酋长也成为牺牲品。这些克拉特索普人的独木舟停留在我们下游数英里处的海湾中。我想，天花的最后一次肆虐可能很好地解释我们发现的河流两岸以及沿海地区土著村落被废弃的原因。”②

此次天花大流行在今日美国南部的印第安人群体中也产生广泛影响。基奥瓦人（Kiowa）在 1801 年感染天花，一个波尼作战团体在从墨西哥返回的途中将这种疾病带给他们。从基奥瓦人开始，天花在得克萨斯东北部的印第安人群体中迅速传播，导致草原诸部落丧失半数成员，而威奇托人（Wichita）、瓦杜人（Wado）以及其他印第安人同样遭到严重打击。③

1801—1802 年的这次天花大流行对广泛地域的印第安人群体产生重大影响，土著人口被大大削减。目前我们尚无足够的资料以统计这场流行病的发病率和死亡率，但是我们可以从一些资料中找到印第安人死亡率的相关数字作为参考。克劳人在 1801—1802 年再次经历一次天花流行，到 1805 年，弗朗索瓦·安东尼·拉罗克（Francois Antoine Larocque）估计该部落人数为 2400 人。他写到，克劳人“被肆虐的天花减少到现在的人数，多年来天花一

---

① J. B. Tyrrell, ed., *David Thompson's Narrative of His Explorations in the Western America*, Toronto: The Champlain Society, 1916, pp. 322-323; Ross Cox, *The Columbia River: Or Scenes and Adventures during a Residence of Six Years on the Western Side of The Rocky Mountains*, Vol.1, London: Henry Colburn and Richard Bentley, 1832, pp. 169-170.

② Jason Lee, "Diary of Reverend Jason Lee," *Quarterly of the Oregon Historical Society* 17 (1916), p. 119; Reuben Gold Thwaites, ed., *Original Journals of the Lewis and Clark Expedition*, New York: Dod, Mead & Company, 1905, Vol.4, p. 50.

③ E. Wagner Stearn, *The Effect of Smallpox on the Destiny of the Amerindian*, p. 76.

直肆虐于他们中间，晚至最近三年还在继续。他们告诉我，在天花打击他们之前他们的营地有2000个房屋或帐篷”。拉罗克估算每个帐篷能容纳8个人。因此他计算得出，在被天花打击之前，克劳部落拥有大约16,000名成员。文献资料没有提及克劳人在1801—1802年中的感染率和死亡率，但是即使是他们中只有一半感染，死亡率为43%［如1960年印度马德拉斯（Madras）的情况］，该部落在这场流行病中的死亡人数也达到3440人。[①]克劳人的情况仅仅是个案。这场传染病在越过落基山后更是导致极高的死亡率。罗斯·考克斯曾来到过哥伦比亚河，并在1812—1813年从西向东横穿整个北美大陆。考克斯的同伴罗伯特·斯图亚特（Robert Stuart）指出，哥伦比亚河下游的印第安人，“除天花之外从来都没有遭到流行病或传染性疾病的侵扰。天花在各个部落中传播，并越过落基山，有时其影响是如此具有灾难性，以至于那些不幸遭到攻击的群体会丧失3/4的人口”。[②]1822年杰迪代亚·莫尔斯（Jedediah Morse）在递交美国陆军部长的报告中宣称，1802年天花使从密苏里河到新墨西哥，向西到达落基山脉的广大地区土著人口减少一半。[③]这种说法似乎只是关于这一流行病的准量化的观点，但是上述资料足以表明，开始于1801年的这场流行病，确实对从明尼苏达西北部到华盛顿与俄勒冈的西部，向南沿着密苏里河与密西西比河一直到怀特河的印第安人部落造成严重影响。

这场天花大流行之后，天花以及其他各种外来传染病仍然持续不断地在各个土著群体中出现，只是规模稍小。1810—1811年天花再次出现在大湖区和大平原北部。一些苏族印第安人受到严重影响，因此1810年在该部落的冬季记事（winter counts）中被称为“天花流行病之冬”。1815与1816年红河与格兰德河流域出现另外一场天花流行病。科曼奇人说，他们的10,000人口中有4000人在天花暴发中死亡。艾奥瓦人与基奥瓦人据说也损失严重。[④]1827年，霍乱在俄勒冈印第安人怀特·普鲁姆（White Plume）所在的村落暴发。怀特·普鲁姆丧失“一位妻子、两个儿子及其家庭的许多其他成

① W. Raymond Wood and Thomas D. Thiessen, eds., *Early Fur Trade on the Northern Plains: Canadian Traders among the Mandan and Hidatsa Indians*, Norman: University of Okla- homa Press, 1985, p. 206.

② Ross Cox, *The Columbia River: Or Scenes and Adventures during a Residence of Six Years on the Western Side of The Rocky Mountains*, Vol.1, p. 169-170.

③ Jedediah Morse, *A Report to the Secretary of War of the United States on Indian Affairs...ect.*, pp. 24, 92.

④ Russell Thornton, *American Indian Holocaust and Survival: A Population History since 1492*, p. 94.

员”，他以及村落中的其他成员据说在次年秋季也患病。1832年秋，怀特·普鲁姆的子女丧命于霍乱，一年后他及其民众放弃他们的村落，因为“除了在印第安人监理机构的两人外”，所有人都患上了霍乱，“霍乱吓得他们离开”。然后，这种疾病从这个村落传播到堪萨部落的其他村落中，这个村落成为将霍乱传播到其他土著村落的源头。①

19世纪初期除了天花与霍乱之外，间歇热也在太平洋沿岸地区的土著群体中肆虐。1830年9月25日，麦克洛克林（McLougplin）在其文集中首次提及：“间歇热正在对印第安人造成可怕的毁灭。”10月11日，在其出现后不到两周内，他指出：“我们附近3/4的印第安人口……被夺去生命。”②有学者将这种传染性的热病诊断为流感。他提出：“1830年7—8月份，英国流行病的携带者将具有高度致病性的流感带给哥伦比亚河谷的印第安人，而他们恰恰对这种疾病缺乏免疫力。”③1832年，戴维·都格拉斯（David Douglas）在离开7年后重访温哥华。他就哥伦比亚河流域的情况报告说：“大约在11周前（7月末），一场极其致命的间歇热在哥伦比亚河的下游地区暴发，它几乎灭绝该地区的土著人口。过去能够提供100—200名强壮武士的土著村落完全消失，如今已经几乎空无一人。房屋空空如也，成群结队的恶狗不断嚎叫，死尸横七竖八地堆积在河流沙滩上。我是哈德逊湾公司少数站在这里的人之一，有时我都感到害怕，担心自己难以摆脱危险，因为天气酷热……1825年我们在这里时所遇到的人中，幸存者不超过12人。”④约翰·伯尔（John Ball）当年冬天在要塞教授一群混血儿童。他对这场流行病的观察如下：“它首先暴发于要塞附近的印第安人中间，在当地迅速传播。它对于印第安人来说是致命的，几乎灭绝了整个部族。其部分原因在于，当他们发烧时，他们冲进冰冷的河水中洗浴，采用了其他一些不恰当的方法。”⑤

汤森医生拥有一些医学知识，更为关注这种疾病的特征。他是这样描述

① John K. Townsend, “Narrative of a Journey across the Rocky Mountain,” in Reuben Gold Thwaites, ed., *Early Western Travels, 1748-1846*, Cleveland: Arthur H. Clark, 1905, Vol.21, p. 145.

② Robert T. Boyd, “Another Look at the Fever and Ague of Western Oregon,” *Ethnohistory*, Vol.22, No.2 (Spring 1975), p. 138.

③ Herbert Taylor Jr. and Lester Hoaglin Jr., “The ‘Intermittent Fever’ Epidemic of the 1830’s on the Lower Columbia River,” *Ethnohistory*, Vol.9, No.2 (Spring 1962) p. 172.

④ David Douglas, “Letters of October 11, 1832 and April 9, 1833,” *Oregon Historical Quarterly* 6 (1905), p. 292.

⑤ Robert T. Boyd, “Another Look at the Fever and Ague of Western Oregon,” p. 141.

这种疾病的："这种疾病的症状是患者身体和四肢发冷、疼痛和僵硬，伴随着严重的间日疟。它的致命性在于它会攻击患者体内的肝脏，在上述状况出现数天后肝脏就开始受到影响。"①传教士塞缪尔·帕克尔（Rev. Samuel Parker）在19世纪30年代中期访问温哥华要塞。关于这场瘟疫，他说："自从1829年以来，大概有7/8而不是麦克洛克林医生所说的9/10的人，被各种疾病主要是热病与疟疾一扫而光……一些大的土著村落已经完全被灭绝；一些土著部落已经整体消失。不过，他们可能还有些幸存人口，后来与其他部落融合……热病与疟疾在1829年以前前所未闻。"②总之，根据一位学者的估算，1830年以来的这场流行病，可能是病毒性流感，更可能是疟疾，迅速减少哥伦比亚河下游的土著人口数量。在1831年以前该地区印第安人已经被天花将人口从75,000—100,000人减少到只有15,000—20,000人。③另据一位学者的估计，1830年的流行病杀死俄勒冈和华盛顿领地诸部落中被感染者的75%。然后这场流行病向南传播，据说在加利福尼亚中部河谷杀死超过20,000名印第安人。④

除了上述传染性疾病外，天花早在19世纪30年代中期就已经肆虐于太平洋沿岸。19世纪30年代中期，传教士塞缪尔·帕克尔（Rev. Samuel Parker）报告说，在他访问前的六年中，天花已经摧毁了居住在达尔兹（Dalles，密苏里河上一个著名瀑布）与俄勒冈沿海地区之间将近90%的土著人口。另有报告说，印第安人死亡如此迅速，以至于哥伦比亚河两岸都充斥着死者。当流行病蔓延到太平洋沿岸时，整个村落的土著人口相继死亡，最终天花也传播到加利福尼亚北部的土著群体。⑤

这场疾病最终在1836年从沿海地区传播到阿拉斯加内地。在流行病的第一年，唐嘎斯人（Tongass）的900人中就有250人死亡。然后，它从那里扩散到亚历山大群岛（Alexander Archipeligo）科勒士人（Kolosh）的所有定居地。据说，当地50%～60%的土著人口死于非命。在土著人接受疫苗接种之

① John K. Townsend, "Narrative of a Journey across the Rocky Mountain," in Reuben Gold Thwaites, ed., *Early Western Travels, 1748-1846*, Cleveland: Arthur H. Clark, 1905, Vol.21, p. 183.

② Samuel Parker, *Journal of an Exploring Tour beyond the Rocky Mountains*, Ithaca: Andrus, Woodruff, and Gauntlett, 1844, pp. 192-193.

③ Leslie M. Scott, "Indian Diseases as Aids to Pacific Northwest Settlement," *Oregon Historical Quarterly* 29 (1928), p. 149.

④ Russell Thornton, *American Indian Holocaust and Survival: A Population History since 1492*, p. 103.

⑤ George Catlin, *Letters and Notes on the Manners, Customs, and Conditions of North American Indians*, London: Published by the Author, 1844, Vol.2, p. 255.

前，3000 名印第安人死亡。这场流行病在导致 4000 名印第安人死亡后，于 1840 年消失。阿留申人（Aleuts）是俄属北美殖民地中人口最多的土著人群体，其人口在 1830 到 1840 年 10 年间从 6864 人减少到 4007 人。[①]这场天花流行病留下了难以磨灭的踪迹。班克罗夫特在 1886 年写道："时至今日，这些岛屿和沿海地区仍然点缀着无数村落遗址，它们的居民都是在这个可怕的时期死得空无一人。"[②]

1837—1838 年，另一场大规模的天花流行病从大平原北部一直蔓延到太平洋西北部、加拿大东部和阿拉斯加。1837 年 7 月，天花随着一艘汽船的乘客到达密苏里河流域。由于汽船船长担心日期延误，故而未能及时对受感染的乘客和船员进行隔离，以至几乎所有人都感染天花。其结果是，这种传染病迅速传播到堪萨斯、密苏里、南北达科他等广大地区，最终演变成为北美印第安人中可能是最严重的一次流行病。

天花首先在曼丹人的村落暴发。亲眼见证这场灾难的贸易商弗朗西斯·查丹（Farancis Chardon）在其日志中宣称："我没有记录死亡的人，因为他们死亡太快以至于不可能进行记录。"不过，在 8 月底的日志中他将印第安人的死亡人数估算为 500 人。他还提及："除 23 名年轻人和老年人外，所有曼丹人都死于非命。"[③]旅行家维德王子马克西米利安（Prince of Wied, Maximillian）在其行记中指出这场疾病对曼丹人的灾难性冲击："这种疾病在曼丹人中是首次暴发，因此也是最为可怕的。这个一度强大的部落的人口，过去由于种种灾难已经削减为 1500 人，现如今在天花的袭击下除 30 人幸存外全部灭绝。"[④]此时的曼丹人被其敌人——苏族人的数个武士群体重重包围，结果是他们无法在大平原上分散开来，被困于棚屋中，由于得不到任何帮助而不断死亡。他们的死者与活人并排放置，死者已经腐朽不堪，发出的阵阵恶臭气味使周围数英里的区域内都难以忍受。部落中"唯有持续不断的哀嚎

① Hubert H. Bancroft, *History of Alaska, 1730-1885*, San Francisco: A. L. Bancroft & Company, 1886, p. 560; Edwin T. Denig, *Five Indian Tribes of the Upper Missouri: Sioux, Arickaras, Assiniboines, Crees, Crows*, Norman: University of Oklahoma Press, 1961, p. 171.

② Hubert H. Bancroft, *History of Alaska, 1730-1885*, San Francisco: A. L. Bancroft & Company, 1886, p. 562.

③ Annie Heloise Abel, ed., *Chardon's Journal of Fort Clark, 1834-1839*, pp. 126, 133.

④ Prince of Wied Maximilian, "Travels in the interior of North America, 1832-1834" in Reuben Gold Thwaites, ed., *Early Western travels, 1748-1846*, Cleveland: Arthur H. Clark, 1906, Vol.22, pp. 33-36.

声，唯有向至上神祷告之声”。[①]

此后，天花从曼丹部落以前所未有的汹汹态势向各个方向传播，疾病的特征与传播的速度都极为惊人。1837 年当天花暴发时，曼丹人的邻居——大肚子印第安人与利卡里人（Big bellied Indians and Ricarees）外出狩猎，因此一直到一个月后天花才传播到他们中间。不过，到 10 月 1 日，该部落的半数人口已经被摧毁，而疾病继续在传播。大草原四周成为一个广阔的死亡之地，覆盖着没有埋葬的尸体，瘟疫传播到数英里之外。大肚子印第安人与利卡里人之前有大约 4000 人，现在被削减一半以上。甚至在阿西尼伯恩人（Assiniboin）最为遥远的村落，每天有 50～100 人死亡。患者在患病之初会头部和背部疼痛难忍，数个小时后他们就死于非命；尸体很快变成黑色，膨胀到平常大小的三倍。尤宁堡（Fort Union）医院的所有救护都是徒劳的，所有的药物都被消耗一空。许多星期以来，工作人员就是收集死者尸体并在深坑中掩埋；但由于土地已经冻结，他们不得不将尸体扔入河流中。[②]在这种疾病沉寂后，贸易商查尔斯·拉蓬特（Charles Larpenteur）走水路回到马里兰，沿途没有发现印第安人的活动，因为天花已经将阿西尼伯恩人削减一半，减少这位贸易商遇到印第安人的机会。[③]

除上述土著群体外，还有其他很多印第安人部落和群体遭到这场天花流行病的打击。根据相关资料，“印第安人在死者周围的悲痛哭声几乎每天都在我们耳边响起”[④]。这场流行病还在苏族的一个部族群体中流行。据说，“他们中有半数男性被杀死；苏族最伟大的人物奥瓦帕肖（O-wapa-shaw）及其半数族人，都三五成群地死在村落中的各个角落。血亲联系使他们死得极为恐怖，他们的身体肿胀膨大，浑身长满脓疮，眼睛失明，在极度绝望中走向死亡”。[⑤]难怪在苏族群体的冬季记事中，1837 年被称为“第二个天花流行之冬”。[⑥]这场流行病于 1838 年到达当时拥有 10,000 人的波尼部落（Pawnee）。

---

① George Catlin, *Letters and Notes on the Manners, Customs, and Conditions of North American Indians*, Vol.2, p. 257.

② Prince of Wied Maximilian, “Travels in the interior of North America, 1832-1834” in Reuben Gold Thwaites, ed., *Early Western travels, 1748-1846*, Cleveland: Arthur H. Clark, 1906, Vol.22, pp. 33-36.

③ Elliot Coues, ed., *Forty Years a Fur Trader on the Upper Missouri: The Personal Narrative of Charles Larpenteur*, New York: Francis P. Harper, 1898, Vol.1, p. 111.

④ Russell Thornton, *American Indian Holocaust and Survival: A Population History since 1492*, p. 95.

⑤ Donald R. Hopkins, *Princes and Peasants: Smallpox in History*, p. 272.

⑥ Russell Thornton, *American Indian Holocaust and Survival: A Population History since 1492*, p. 95.

当年春天，他们通过其达科塔俘虏感染天花。根据相关记载，大约 2000 名波尼人丧命。然后，这种疾病向南传播到奥塞奇部落（Osage）中。乔赛亚·克里格（Josiah Cregg）在其著作《大草原贸易》中说，奥塞奇人曾经是密苏里印第安人中极为强大的一个部落，但在 1839 年以前的 10 年中其人口已经被削减一半。他将这种人口减少归因于天花与其他疾病，但“毫无疑问酒类饮料也产生了巨大的负面作用”[①]。一些外出访问的奥塞奇人也将天花带给了基奥瓦人，但也有可能的是流动的奇科索人直接将天花传播给基奥瓦人。从那里，天花又感染乔克托人，并通过他们传播到阿肯色河的诸个土著部落。400～500 名乔克托人死于天花。[②]在基奥瓦人的历法中，1839～1840 年冬天被称为“天花之冬”（Ta Daklo Sai）。从基奥瓦部落，天花又传播到得克萨斯的其他部落，杀死很多阿帕奇人和科曼奇人。每个部落都有许多印第安人四散奔逃。在 1840 年春节，天花横扫新墨西哥的土著部落，然后又被圣菲的贸易商向东携带到美国东部边疆。[③]

这场天花大流行极大地削减了印第安人口数量。有资料显示，在密苏里河上游的土著部落中，土著死亡人数大概在 17,000～20,000 之间。[④]另有资料明确指出，天花在数周内杀死 10,000 名美国印第安人。美国印第安人死亡的总人数极为惊人：6000～8000 名黑脚印第安人、2000 名波尼人、数千名曼丹人、1100 多名阿里卡拉人、1000 余名克劳人、400 名扬克顿-达科塔人；4000 名阿西尼伯恩人；3/5 的加利福尼亚北部和中部印第安人等。白人贸易商又将天花传播到南部并感染乔克托人，杀死该部落 400～500 人，包括其著名酋长莫肖拉图比（Mosholatubbee）。尽管具体数字不详，但是天花在 1838 年还杀死许多奇科索人，并感染了基奥瓦人、阿帕奇人、格罗斯文特人、温纳贝戈人（Winnebago）、科曼奇人与凯尤斯人（Cayuse）以及新墨西哥、加拿大和阿拉斯加的其他土著群体。[⑤]难怪有旅行者估算说，“根据最近的描述，

---

① Josiah Cregg, “Commerce of the Prairies,” in Reuben Gold Thwaites, ed., *Early Western Travels, 1748-1846*, Cleveland: Arthur H. Clark, 1905, Vol. 19 and 20, p. 298.

② E. Wagner Stearn, *The Effect of Smallpox on the Destiny of the Amerindian*, p. 86.

③ James Mooney, *Calendar History of the Kiowa*, Washington D. C.: Government Printing Office, 1898, p. 274.

④ R. G. Robertson, *Rotting Face: Smallpox and the American Indians*, p. 284.

⑤ Henry R. Schoolcraft, *Personal Memoirs of a Residence of Thirty Years with the Indian Tribes of American Frontiers*, Philadelphia: Lippincott, Grambo and Co., 1851, pp. 577, 599.

天花在美国西部边疆已经导致60,000名印第安人死亡”。[①]

如此众多的印第安人死亡，必然预示着土著群体在此次天花暴发中极高的感染率和死亡率。贸易商查丹在其1838年9月30日日志中报告说：“所有的里斯人（Rees）与曼丹人，除少数原来已经感染过并幸存下来的一些老人外，无论男性、妇女还是儿童都感染这种疾病。它已经摧毁曼丹人7/8的人口，里斯部落半数以上的人口。那些与格罗斯文特人共同宿营的里斯人刚刚感染这种疾病，但毫无疑问的是他们中至少有半数会死于非命。”[②]这场灾难的幸存者雅克布·海尔希（Jacob Halsay）报告说，当地10/12的印第安人都死于非命，黑脚人至少丧失700人，阿西尼伯恩人至少死亡800人，而流行病的终结似乎还难以想象。此后不久，另外一个见证人亚历山大·卡伯特森（Alexander Culbertson）估计，阿西尼伯恩部落超过半数的人口、黑脚部落超过2/3的人口，都成为该疾病的牺牲品。[③]

四、慢性传染病对英属北美土著人口的影响

除了上述那些引人注目的、颇具毁灭性的鼠疫和天花流行病外，北美大陆的印第安人口还遭到其他许多慢性传染病的侵扰，其中有一些可能达到了真正的流行病的水平，但却没有留下记录；其他疾病在致命时则由于是分散的病例而无人关注。他们的影响只能累计估算。关于慢性疾病的所有问题在整个美国早期尤其是新英格兰的历史学研究中尚未得到很好研究。理查德·施赖奥克（Richard H. Shryock）指出，所有历史学家尤其是医史学家，都强调医疗灾难（流行病）的经历。“相比于追踪模糊的地方性疾病，历史学家更容易找到疾病‘突然来访’的历史记录；一旦撰写出来，后者也更容易引起读者的关注。因此‘黑死病’得到广泛关注，当代地方性疾病则为人们所忽略。但实际上，后者从长期来看则更为致命，其社会影响也同样重大”[④]。

在这些疾病中，较为突出的例证就是肺结核。它的重要性已经为丹尼

---

① Prince of Wied Maximilian, “Travels in the interior of North America, 1832-1834” in Reuben Gold Thwaites, ed., *Early Western travels, 1748-1846*, Cleveland: Arthur H. Clark, 1906, Vol.22, pp. 33-36.

② M. M. Quaife, ed., “The Smallpox Epidemic on the Upper Missouri,” *The Mississippi Valley Historical Review*, Vol.17, No.2 (September 1930), p. 294; Annie Heloise Abel, ed., *Chardon's Journal of Fort Clark, 1834-1839*, pp. 138-139.

③ Clyde D. Dollar, “The High Plain Smallpox Epidemic of 1837-38,” p. 24.

④ Richard H. Shryock, “Medical sources and the Social Historian,”*The American Historical Review*, Vol.41, No.3 (Spring 1936), pp. 458-473.

尔・古金（Daniel Gookin）认识到："肺结核疾病，导致许多在英国人学校中接受教育的印第安人青年死亡。事实上，这种疾病在印第安人中极为常见，常常引发死亡，但在英国人中并不多见。肺结核产生的痨病热在印第安人中极为常见，也是致命的。"①一个世纪后，贝内特描述了马萨诸塞的一个市镇塞米德尔伯罗（Middleborough）中幸存的印第安人，"他们遭遇痨病热，超过一半的人口在年轻时就由于患上肺结核夭折"②。林肯将军（1795）在一封马萨诸塞历史学会公布的信中评论说："他们脆弱的肺受到感冒的极大影响，从而呈现出结核病的特征；如果我的信息是准确的话，这种疾病正在导致很多人死亡。"③

与肺结核并发的其他呼吸道疾病如肺炎、流感，也很普遍。威廉・休伯德（William Hubbard）在1680年指出："1647年，一场流行病肆虐于整个新英格兰，无论是印第安人、英国人，还是法国人和荷兰人都受到它的影响。它始于一种感冒，在多数情况下伴随着一种轻微发烧。"这种疾病传播到整个东部沿海地区，英国在北美的所有拓殖地，甚至蔓延到西印度群岛。"它可能是鼠疫或流行性热病，其性质只能由医生做出判断"，它也极有可能是流感。20世纪初期的另外两位学者就菲利普王之战中印第安人的状况写道："疾病……在那个冬季极为盛行，印第安人已经被各种匮乏削弱，很容易成为感冒和恶性发烧的牺牲品，而这些疾病在定居者中肆虐，已经在马瑟的证词中证实。"④

其他的非呼吸道疾病也偶尔提及。德农维尔侯爵（M. de Denonville）在1687年写到，一艘最近到达加拿大的船只带来了麻疹和斑疹热。其结果是，信教印第安人的村落中出现数百个患者。因此，尽管作者并没有提及麻疹或伤寒是否导致死亡的发生，但是某种斑疹伤寒的流行病可能是存在的。⑤痢

① Daniel Gookin, "Historical Collections of the Indians in New England," in *Collections of Massachusetts Historical Society for the Year 1792*, Boston: Reprinted by Monroe & Francis, 1806, Vol.1 of 1st Ser., pp. 141-232.

② "Description of the Town of Middleborough, in the County of Plymouth," in *Collections of Massachusetts Historical Society for the Year 1794*, Boston: Reprinted by Monroe and Francis, 1810, Vol.3, pp. 1-3.

③ "General Lincoln's Observations on the Indians of North America, in Answer to Some Remarks of Dr. Ramsay's," in *Collections of Massachusetts Historical Society*, Boston: Reprinted by John Eliot, 1816, Vol.5, pp. 6-12.

④ William Hubbard, *A General History of New England, from the Discovery to 1680*, pp. 531-532.

⑤ in E. B. O'Callaghan, ed., *Documents Relative to the Colonial History of the State of New York*, Albany: Weed, Parsons and Company, 1855, Vol.9, p. 354.

疾不仅在土著人中而且在殖民者中都极为常见。在《马萨诸塞历史学会文献集》的一份文件中，我们发现："1652年初的那个春天，上帝将一种严重疾病——血痢降临在我们的信教印第安人身上，其中一些人因肠道受损严重死亡……"此外，这份文件还描述了一名母亲和两个孩子的死亡。当然，痢疾并不仅仅限于信教印第安人中间。[①]纳拉甘塞特人在他们的语言中已经产生关于这个疾病的一个词语，罗杰·威廉斯（Roger Williams）在其著作中提出，痢疾的英语含义是"我得了血痢（I have the Bloody Flixe）"[②]。

土著人口面临着上述诸如肺结核、痢疾等慢性疾病极为严重的威胁，但是我们很难评价长期疾病导致的发病率和死亡率水平，因为在白人占领的第一个世纪中，土著群体面临着经常性的外在压力和社会失序。不过，我们很幸运地发现，有两个地区几乎免于部落间的袭击以及与定居者之间的战争。它们就是新英格兰南部沿海两个较大的岛屿：马撒葡萄园岛（Martha's Vineyard）与楠塔基特岛（Nantucket）。在这里，我们能观察到相对较为纯粹的慢性疾病的影响，及其对人口水平的冲击。

1815年《马萨诸塞历史协会文献集》中一份名为《杜克地区记事》的文件声称，马撒葡萄园岛的土著人口过去是3000人。该群体既没有遭到1616年鼠疫的袭击，也没有面对1633年天花的肆虐。不过，该文件却说："在1643年以及其他一些时期，一种普遍性疾病在他们中间暴发"，"到1674年，他们已经减少至500个家庭，或大约1500人。"[③]白人殖民者托马斯·梅休（Thomas Mayhew）在一封信中指出，1674年马撒葡萄园岛有300个印第安人家庭，但如果我们按照每个家庭5人计算，该群体总人口仍然是大约1500人。[④]自此以后，当地印第安人数量继续减少。《马萨诸塞历史协会文献集》中的一份文件说，1698年当地土著数量为1000人，到1720年则有800人。

① "Confession of Ephraim,"in *Collections of the Massachusetts Historical Society*, Cambridge: Charles Folson, 1834, Vol.4 of Series 3, p. 259.

② Roger Williams, "A Key into the Language of America; or a Help to the Language of the Natives in that Part of America, called New England, 1643," in *Collections of Rhode Island Historical Society*, Providence: Printed by John Miller, 1827, Vol.1, p. 158.

③ Anonymous, "A Description of Duke's Country, 1807," in *Collections of Massachusetts Historical Society*. Reprinted, Boston: Charles C. Little and James Brown, 1846, Vol.3 of Series 2, pp. 38-94.

④ Daniel Gookin, "Historical Collections of the Indians in New England," in *Collections of Massachusetts Historical Society for the Year 1792*, Boston: Reprinted by Monroe & Francis, 1806, Vol.1, pp. 141-232.

第一个数字是由马什皮部落（Marshpee）中的传教士霍利先生在1698年所证实。他说，该岛屿有956名印第安人。[①]第二个数字由丹尼尔·古金的一个脚注所证实，其大意是1720年该岛屿有145个土著家庭。按照5:1的比例，这意味着750人。此后，该岛土著人口数量进一步减少。到1764年，马撒葡萄园岛实际拥有313名印第安人。而且，这些人已经是与黑人和白人的混血群体。[②]

具体情况如表4-1所示。

表4-1　1642—1764年马撒葡萄园岛印第安人年平均死亡人数与比例[③]

时期	减少数量	每年平均损失的人口	每年损失人口占平均人口的比例
1642—1674	3000—1500	47	2.09
1674—1698	1500—1000	21	1.68
1698—1720	1000—800	9.1	1.01
1720—1764	800—313	11.1	1.98

楠塔基特岛有两个印第安人群体或部落。这两个部落通常并不友好，但也没有公开战争的记录。18世纪末期的白人扎基厄斯·梅西（Zaccheus Macy）说，1659年"楠塔基特岛上有将近3000名印第安人"。当然，1620年该岛屿至少也应该有3000名印第安人。1674年，传教士托马斯·梅休对印第安人进行统计后发现，当地印第安人拥有300个家庭，接近1500人。1698年，霍利先生报告了另外两名传教士对楠塔基特岛的访问。他们发现，该岛屿有5个教会信徒团体，总计500名成年印第安人。印第安成年人一般指10—12岁以上的土著人口，可能成年人占土著总人口的一半。如果按照这个比例计算，该岛印第安人总人口有将近1000人。到60年以后，楠塔基特岛印第安人数量已经大为减少。梅西十分肯定地说，在1763年流行病之前楠塔基特岛印第安人只有348名，而到他完成写作的1792年那里只剩下20名印第安人。[④]（见表4-2）

① Rev. Mr. Hawley, "Account of an Indian Visitation A. D. 1698," in *Collections of Massachusetts Historical Society*, Boston: Reprinted by Monroe & Francis,1809, Vol.10, pp. 129-134.

② Daniel Gookin, "Historical Collections of the Indians in New England," p. 205.

③ Sherburne F. Cook, "The Significance of Disease in the Extinction of the New England Indians," p. 502.

④ Zaccheus Macy, "A Short Journal of the First Settlement of the Island of Nantucket...etc.," in *Collections of Massachusetts Historical Society for the Year 1794*, Boston: Reprinted by Monroe & Francis, 1810, Vol.3, pp.155-160.

表 4-2 1659—1792 年楠塔基特岛印第安人年平均死亡数量与比例[①]

时期	减少人数	每年损失的人口	每年损失人口占平均人口比例
1659—1674	3000-1500	100.1	4.45
1674—1698	1500-1000	21	1.68
1698—1763	1000-348	10.1	1.5
1763—1792	348-20	11.1	6.35

小 结

以上描述的各种外来传染病并不是入侵北美大陆土著人口的完整名单。从 16 世纪到 19 世纪初，欧洲人将天花、麻疹、淋巴腺鼠疫、霍乱、伤寒、胸膜炎、白喉、腮腺炎、百日咳、流感、肺炎、性病等传染性疾病带到北美大陆，非洲黑人则带来了疟疾、黄热病、痢疾等各种传染病。根据人类学家亨利·多宾斯的观点，从 16 世纪初到 20 世纪初期，北美印第安人经历了多达 93 次传染性疾病的暴发。换言之，“各种严重的传染性疾病，都能够在土著美洲人中引发重大死亡。在 1520—1900 年间，它们平均每 4 年两个半月就暴发一次”[②]。在哥伦布到来之前，墨西哥以北美洲的印第安人口估算在 100 万到 1200 万之间，3/4 的人口生活在当今美国境内，1/4 生活在当今加拿大境内。这些数字对于考虑外来传染病对北美土著社会的影响具有重要影响。疾病尤其是天花，具有极大的毁灭性。在美国，印第安人口在 1900 年达到最低点 237,000 人。从 750,000 人（低估土著人口的学者们对接触前美国境内的土著人口水平的估算）降低到 237,000 人，下降幅度为 68%，颇具悲剧性。但是更为恐怖的是，如果土著人口从 900 万（高估派学者对接触前美国境内的土著人口的估计）下降到 237,000 人，下降幅度为 97%。[③]

就北美各个具体区域而言，北大西洋诸州包括新英格兰、新泽西、纽约与宾夕法尼亚东部以及魁北克的一部分在内，1600 年该地区印第安人口总计

---

① Sherburne F. Cook, “The Significance of Disease in the Extinction of the New England Indians,” p.503.

② Henry F. Dobyns, *Their Number Become Thinned: Native American Population Dynamics in Eastern North America*, pp. 15-23.

③ R. G. Robertson, *Rotting Face: Smallpox and the American Indians*, p. 131.

大约 55,000 人，到 1907 年只剩下不到 22,000 人。记录显示的重大流行病如下：1633 年的天花流行病除在新英格兰南部造成重大人口损失外，所有幸存的马萨诸塞印第安人以及 700 名纳拉甘塞特人都死亡殆尽；在此后的 1637—1638、1649、1663、1679、1690、1717、1731 和 1755 年流行病都肆虐于纽约的易洛魁人中；1690 年，莫西干人遭到疾病沉重打击；1731—1733 年，易洛魁六大部落都遭到瘟疫打击，塞内卡人的情况尤为严重；1752 年，阿卡迪亚以及新英格兰印第安人遭到流行病打击；1778 年，魁北克的印第安人遭遇不幸；1865—1866 年塞内卡人再次遭遇打击，丧失 44 人。

在大西洋南部诸州，包括特拉华、马里兰、弗吉尼亚、卡罗来纳等，1600 年印第安人拥有无数人口众多的部落，总计人口为 52000 人。到 1907 年，该地区人口已经削减为 2170 人。卡罗来纳的印第安人最早遭到天花的打击。后来的流行病出现在 1696、1738、1759 以及 1776 年的疾病流行对当地土著群体打击尤为沉重。詹姆斯·穆尼说，在波多马克河以北地区，印第安人“人口减少的主要原因是天花以及其他被引入的疾病，这些疾病肆虐以至于几乎没有纯血印第安人幸存下来”。在海湾诸州，包括佐治亚、佛罗里达、阿拉巴马、密西西比、路易斯安那与田纳西的大部分以及切罗基领地在内，最初的印第安人口为 114,000 人，到 1907 年则被削减将近一半。1698 年的一场天花大流行摧毁了阔波人的大部分人口。此后在 1720、1882 年以及其他某些年份，该部落还在不断遭到天花的袭击。在 1698 年，比洛克西湾地区的图尼卡人（Tunica）、比洛克西人（Biloxi）都被同一场肆虐于整个密西西比下游的天花大瘟疫严重削弱。在经历早期人口损失之后，切罗基人在 1738 年再次遭遇天花打击，此次流行病使他们丧失半数人口。他们在 1783—1866 年又先后遭遇天花的袭击。故而，上述部落人口的减少主要归因于“天花、酗酒、战争、奴隶袭击以及强制性迁移”。根据梅利亚姆的统计，加利福尼亚土著人口在 1800 年，即经过此前的无数打击和削减之后，仍然有 260,000 人，而 1907 年穆尼给出的这一地区的土著人口数则只有 19,000 人。[①]毫无疑问，加利福尼亚印第安人口的减少也与外来传染病在部落中的不时肆虐有关。

目前学者们正在争论欧洲人与非洲人到达西半球尤其是今天的墨西哥以北地区后，美国印第安人口规模以及印第安人口被削减的规模与时间。不过，

---

① E. Wagner Stearn, *The Effect of Smllpox on the Destiny of the Amerindian*, pp. 128-132.

学术界一致认为，1492 年以后美国印第安人口被旧世界的各种疾病尤其是天花大大削减。尽管所有美国印第安人对旧世界的疾病可能都同样具有易感性，但人口减少的规模却并不一致，例如地区与地区之间并不相同。另外，部落之间人口减少的模式也各不相同，一些部落完全被灭绝，而其他一些则没有；一些部落甚至在经历疾病侵袭后人口出现了恢复。约翰·达菲（John Duffy）就天花疾病的影响指出："某些部落实际上完全被灭绝，不过一些部落在经历多次疾病侵袭后幸存下来，甚至在疾病暴发的间歇期，还能通过人口的自然增长弥补他们的人口损失。"①

总之，外来传染病——天花、麻疹、流感、猩红热、肺炎以及其他疾病，是世界上大部分地区最常见的杀手，尤其是那些人口密集的地区更是如此。美洲长期以来隔绝于其他大陆之外，以至于印第安人对这些传染病毫无免疫力。结果是，印第安人大批死于这些疾病。许多部落在短短数十年中全部灭绝，剩下大片荒无人烟的土地。很多研究美洲早期历史的美国学者已经认识到外来传染病对土著人口削减的影响。在他们看来，这些传染病"比骑在马背上的征服者更可怕，比刀剑和枪支更致命，它们完成了征服"。这些疾病杀手"是文明的先驱，基督教的同伴，入侵者的朋友"。②外来传染病在导致土著人口众多死亡和灾难的基础上，还对土著政治与经济、印第安人社会文化以及种族关系产生重大冲击。正如一位学者所说，外来传染病"最重要的结果是众多土著人口遭受苦难和死亡，所有其他影响都源于此"③。

---

① Russell Thornton, Tim Miller and Jonathan Warren, "American Indian Population Recovery Following Smallpox Epidemics," p. 28.

② Gary B. Nash, ed., *Red, White, and Black: The Peoples of Early North America*, Upper Saddle River, New Jersey: Pearson Prentice Hall, 2006, pp. 24-25.

③ Elizabeth Anne Fenn, *Pox Americana: The Great Smallpox Epidemic of 1775-1782*, p. 276

第五章　传染病与美国早期土著社会转变

除了对土著人口产生重大影响之外，外来传染病还对土著社会产生巨大的冲击，促使其在政治、经济、文化与种族关系等诸多方面发生重大变化，迫使印第安人自觉或者不自觉地转变其政治、经济和文化体制，以便更好地维护自身的生存，适应白人和黑人到来之后的“新世界”。

第一节　传染病与印第安人政治体制的变化

一、白人到来前印第安人的政治体制及其特点

美国土著部落数目众多且情况各异，因此印第安人传统部落体制并没有统一的模式，而是千变万化、多种多样。史学家阿雷尔·吉布森就曾指出：“印第安政治体制，从大平原游牧家庭组成的最原始的族群制，到东部和西南部农业地区复杂的酋长国、神权政治以及母系氏族制，形式不一，变化多端。”[①]在美国西南部，土著部落政府大都是松散的政治组织，没有酋长。部落之下的部族或村落都是自治的，由一个头人领导，但头人权威极其有限，而且每个村落还有一个由全部成年男性组成的理事会，该理事会协助头人完成工作。[②]美国西北部太平洋沿岸的印第安人部落多是通过文化和语言而不是通过政治责任联合在一起的。因此，土著社区在很大程度上都是自治的，地方酋长或领袖来自半偶族（moiety）中最为显赫的氏族或家族。亲属关系和身份在

---

① Arrell Morgan Gibson, *The American Indian: Prehistory to the Present*, Lexington, Mass.: D. C. Heath & Co., 1980, p. 56.

② Robert F. Spencer and Jesse D. Jennings et al., *The Native Americans: Prehistory and Ethnology of the North American Indians*, New York: Harper & Row, 1977, p. 301.

这些社区里十分重要，因为财富的分配和社会地位都是通过家庭体现的。加利福尼亚印第安人的社会组织则较为简单。数个家庭组成一个村落，1～3个村落组成一个族群。每个族群都是一个自治社区，有明确的区域范围，所有成员都有权使用他们共有的土地，族群政府由长者组成的社区理事会和头人治理。头人的主要职责限于主持公共事务、解决内部争端。[①]在大平原地区，政治领导人的地位和权威也多种多样，但总的来说，部族成员之间较为平等。头人和其他领导人有权进行统治，前提是有部落成员追随和服从他们。他们并没有权利代表整个土著群体，独裁统治根本就不存在。在与白人接触之前，尽管人们承认头人的子孙后代——如果他们确实不负众望——也可以成为领袖，但很少有世袭领导人。一位波尼母亲教导儿子说："你父亲是酋长，并不意味着你也一定会成为领袖。他是酋长并不能说明，你也能够成为领导人。"[②]

阿拉斯加土著民族有着与上述美国大陆印第安人不同的部落体制。这里的土著群体一般都不属于传统意义上的部落群体，既没有固定的地域范围，也缺少传统意义上的部落组织，更无法得到美国政府的承认，土地所有权甚至还模糊不清。在阿拉斯加，村落是土著群体的基本单位，当时大约有100个比较重要的村落。土著居民多居住于这些村落中，每个村落人口从三四十人到五六百人不等。除了阿拉斯加东南部的部落相对集中以外，土著村落领地相当分散，彼此之间几乎毫无联系。[③]一般来说，许多土著部落政府都是氏族体制的延伸。自治的氏族和村镇结盟成为统一的部落政治组织，其目的在于推动共同福利和保护共同利益。因此部落理事会与其说是一个立法机构，还不如说是一个针对部落共同关注的特定问题或情况而进行协商和制订政策的机构。[④]

不过，无论土著部落体制具有何种多样性，它们的共同特点却很明显，那就是缺乏具有一定强制性和集权性的政府机制。

首先，北美土著部落政府大都是松散的政治组织，部落之下的部族或村落都是自治的。18世纪有观察者指出，在大多数土著群体中，"每一个村镇

① Arrell Morgan Gibson, *The American Indian: Prehistory to the Present*, pp. 82-84.

② Paul H. Carson, *The Plain Indians*, College Station: Texas A&M University Press, 1998, p. 71.

③ D'Arcy McNickle, "Alaska-Getting Acquaitted," *Indians at Work*, Vol.4, No.7 (November 15, 1936, p. 7; D'Arcy McNickle, "Population and Distribution of Alaskan Natives," *Indians at Work*, Vol.4, No.11 (January 15, 1937), p. 9.

④ Arrell Morgan Gibson, *The American Indian: Prehistory to the Present*, pp. 56-57.

都是独立的，他们之间的友好协议维系着联盟群体。一位固执的军事领导人有时会以自己村镇的名义继续或终止战争，完全可以与其余村镇的好恶相反”[1]。这些村落一般由一个头人领导，但头人权威极其有限，而且每个村落还有一个由全部成年男性组成的理事会，该理事会协助头人完成工作[2]。因此，18 世纪中期，当法属路易斯安那总督企图任命考维塔（Coweta）印第安领导人为阿拉巴马河流域印第安人的总首领时，他们反对说：“每一个村落一个酋长就足够了。”[3]难怪有贸易商詹姆斯·阿代尔（James Adair）在 18 世纪指出，“正如大自然从来没有国王或者统治者来统治其兄弟一样，人性禁止任何人随意夺走那些遵守法律的人的生命与财产”，故而土著部落仅仅是“为了整个社会的相互安全而建立的联邦体制”。[4]就部落政府作为松散政治组织而言，切罗基部落是一个例证。切罗基部落在殖民地初期极为分散，只是相互独立和相互联系的土著村镇的集合体。在英国人主导其贸易和印白关系之前，切罗基部落根本没有部落酋长和部落理事会，各个村镇可以完全独立行事。可以说，切罗基部落只是一个族裔国家（ethnic nation），而不是一个民族国家（nation-state）[5]。

其次，在美国东南部的诸部落中，部落领导人的地位和权威主要来自自身的能力和号召力，他们通过说服的方式引导民众，其权威几乎没有任何政治强制性。政治领导人与部族成员之间较为平等，头人和其他领导人有权进行统治，但前提是有部落成员追随和服从他们。并且，他们也没有权利代表整个土著群体，独裁统治根本就不存在。正如有早期观察家所说：“印第安人中没有诸如皇帝或国王等头衔或人，其语言中也没有诸如此类的同义词。他们中最高的头衔，无论是在民政还是军事上，仅仅是酋长；他们没有字眼来描绘专制权力、专断国王、被压迫或者顺从的臣民；他们没有任何前述的思想观念，至多他们说‘一个人数众多的家庭中的糟糕的战时酋长在奴役其他

---

① James Adair, *The History of the American Indians*, p. 428. (*Eighteenth Century Online*)

② Robert F. Spencer and Jesse D. Jennings et al., *The Native Americans: Prehistory and Ethnology of the North American Indians*, p. 301.

③ Claudio Saunt, “ ‘The English Has Now a Mind to Make Slaves of them All’: Creeks, Seminoles, and the Problem of Slavery,” *The American Indian Quarterly*, Vol.22, No.1-2 (Winter-Spring 1998), p. 161.

④ James Adair, *The History of the American Indians*, p. 428. (*Eighteenth Century Online*)

⑤ William G. McLoughlin, *Cherokee Renascence in the New Republic*, Princeton, N.J.: Princeton University Press, 1986, p. 10.

人’。”[1]正如美国学者尼尔·索尔兹伯里所说，酋长的头衔并不是继承得来的，权威也并非无人质疑，他们仅仅是“人民的合作者和宗教代表”[2]。佐治亚的詹姆斯·奥格尔索普在观察了克里克部落的政治体制后说：“他们的部落没有任何强制权力；他们的国王所能做的就是说服。他们所拥有的权力仅仅是将他们的长者与武士召集起来，向后者解释他们认为恰当的举措；在他们演说时，其他所有人都有权力表达自己的观点；他们以极大的耐心和理性来说服民众，直到相互达成某种一致的决议”[3]。詹姆斯·阿代尔的总结可谓一针见血：“他们酋长的权力是一个空壳，他们只能说服或劝阻民众，要么通过良好品质与清晰推理，或通过摆明事实以达到自己的目的。高尚的美德只是赋予了他们并不比民众优越多少的头衔。”[4]自然学家威廉·巴特拉姆得出的结论是，当部落领导人的权力“危及公民的自由时……如果他不够聪明老练的话，他一定会被战斧或枪支一劈两半”[5]。

最后，在大多数土著部落里，传统部落事务的管理必须征得所有人的同意，即实行全体一致通过的原则。部落理事会形成决议需要全体成员一致通过，以充分反映部落民众的意愿。理事会主要是通过说服以及成员自身的知识、智慧和才能来进行管理。因此理事会作为一个整体，务必小心谨慎行事，绝不能随心所欲，更不能强制独断[6]。帕帕果部落也是采取一致通过原则。他们“所有重大行动，必须得到全体成员的一致支持和拥护，不能受到任何人或派别的压力和干扰，还没有达到通过代表组织更大群落的阶段”[7]。当然，在土著部落与白人接触的过程中，印第安人部落体制也发生了重大变化。印第安人从白人文化中吸取了不少新元素，但这并没有改变传统部落体制的性质，因为印第安人将他们所吸收的元素内化为土著民族自身的传统。

---

① James Adair, *The History of the American Indians*, p. 428. (*Eighteenth Century Online*)

② Neal Salisbury, *Manitou and Providence: Indians, Europeans, and The Making of New England, 1500-1643*, New York: Oxford University Press, 1982, p. 42.

③ Charles C. Jones, *Historical Sketch of Tomo-chi-chi, Mico of the Yamacraws*, Albany: J. Munsell, 1868, p. 45.

④ James Adair, *The History of the American Indians*, p. 428. (*Eighteenth Century Online*)

⑤ Claudio Saunt, "'The English Has Now a Mind to Make Slaves of them All': Creeks, Seminoles, and the Problem of Slavery," p. 160.

⑥ Paul H. Carson, *The Plain Indians*, pp. 71-73.

⑦ John Holst, "The Organization of the Papagos," *Indians at Work*, Vol.4, No.12 (February 1, 1937), p. 24.

二、外来传染病与土著政治权威的丧失和崩塌

外来传染病主要包括天花、麻疹、疟疾、流感、黄热病、百日咳、猩红热等，这些疾病在导致土著人口大量死亡的同时，也导致北美早期许多部落和村落的酋长和头人死亡，印第安人传统的政治权威迅速消失，部落政治控制松懈，甚至是土著群体的政治体制瓦解。

其实，从西班牙人踏上北美大陆开始，外来疾病就已经致使印第安领导人死亡，土著群体的传统政治秩序陷入混乱，印第安人政治体制瓦解。西班牙人征服墨西哥境内的土著联盟——印加帝国就是一个很好的例证。在16世纪初征服印加帝国之时，西班牙人将对印第安人最为致命的天花传播到土著群体中。天花大流行不仅杀死了这个印第安帝国的大量成员，而且还影响到其权力机构的运转，因为它会导致土著领导人死于非命，中断他们正常继任的过程。土著皇帝的死亡对整个社会产生极大的破坏。谢萨·德·利昂（Cieza de Leon）说，当土著皇帝死亡后，哀悼与痛苦之情声震云霄。这个消息传播四方，在各地都引起巨大的悲痛。皮萨罗首次记录了印第安人被征服前的情况。他说："如果这个怀纳·卡帕克（Huayna Capac，印加帝国的皇帝）在我们西班牙人进入这片土地时仍然还活着，我们就不可能取得胜利，因为他得到所有臣民的拥戴。"[①]此后，天花还使印加土著社会中许多处于关键位置的领导人，都死于这场天花流行病。印加帝国的许多军事领导人、土著帝国的贵族以及其他许多皇室成员也都死于流行病。更为凶险的是印加皇帝的儿子与继承人尼楠·卡尤奇（Ninan Cuyoche）也很快死于天花。印加帝国及其同盟的其他拥有决定权的人都在同一时期死亡，打破土著权力接任的链条。皇位继任问题随着印加皇帝以及其他领导人的死亡而来，两派贵族陷入混战之中。[②]

印加帝国众多领导人死于天花，使整个帝国出现权力真空。这便利于西班牙征服者提拔其土著支持者，培育土著领导人对西班牙人的忠诚。柯蒂斯在写给西班牙国王查尔斯五世的信中写道："土著人请求我到那里去，因为他们的许多头人已经死于天花，天花在当地就像沿海诸岛一样肆虐，他们希望

① Alfred W. Crosby, "Conquistador y Pestilencia: The First New World Pandemic and the Fall of the Great Indian Empires," Hispanic American Historcal Review, Vol.47, No.3 (1967), p. 335.

② Kenneth F. Kiple and Stephen V. Beck, eds., *Biological Consequences of European Expansion, 1450-1800*, p. 105.

我能够在征得他们的同意和认可后任命其他的统治者。”[①]同样的请求也来自特拉斯卡拉（Tlaxcala）、查尔科（Chalco）以及其他城市。有编年史作者写道：“柯蒂斯获得了巨大的权威，以至于印第安人从很远的地方来到他面前，就各种事务尤其是谁将接任酋长或者首领的事务寻求他的帮助，因为当时天花降临西班牙，许多酋长死亡。”[②]因此，天花削弱了印加帝国，为西班牙人的轻易征服铺平了道路。

除上述的短期影响之外，天花流行病还导致墨西哥土著政治结构与文化传统的持续简化。100 个人之间的互动不可避免地比一个单一定居地内的 1000 或者 10,000 名居民之间的互动更简单一些。大量的社会科学研究表明，人口的日益增长会导致社会结构的日益复杂。两个过程可能由于惰性以及人类的保守而存在时间差异。中美洲北部的历史断裂就是这种特征，正如伍德罗·波拉（Woodrow Borah）所强调的，在新西班牙殖民地，征服前存在的许多土著政治结构都在一代人的时间内消失了。以前统治者的子孙，如果得到承认的话成为酋长——一个没有多少权力的“荣誉群体”。土著贵族在各个层次瓦解，他们也和普通人一样向西班牙人纳贡。更有甚者，他们成为要自由纳税的农民或农奴。[③]

16 世纪以后，墨西哥土著政治体制受到传染性疾病冲击的情况，在墨西哥以北的印第安人社会中重演。1636—1640 年间，由于天花、流感等多种流行病的暴发，一度强大的休伦印第安人很快丧失了其总人口的 1/2 到 2/3，到 1640 年他们的人数只剩下大约 10,000 人。严重的人口减少骤然而至，导致之前由老年男性和妇女担任的传统部落领导人的空缺。尽管领导人空缺，年轻的休伦武士却没有途径能够获取部落内部的权力。因此，休伦人内部各种政治派别产生；土著政治陷入一片混乱之中，已经无力应对迫在眉睫的易洛魁人的威胁。[④]

18 世纪初期，一位法国指挥官在纳切兹部落的主要村落发现了类似的情况。其实，在法国殖民定居于这一地区之前，土著人口的减少已经发生。18

---

① Alfred W. Crosby, “Conquistador y Pestilencia: The First New World Pandemic and the Fall of the Great Indian Empires,” p. 334.

② Kenneth F. Kiple and Stephen V. Beck, eds., *Biological Consequences of European Expansion, 1450-1800*, p. 104.

③ Woodrow Borah, “Discontinuity and Continuity in Mexican History,” *Pacific Historical Review*, Vol.48, No.1 (February 1979), p. 10.

④ Russell Thornton, *American Indian Holocaust and Survival: A Population History since 1492*, p. 74.

世纪，外来的痢疾流行病袭击这一地区。这种流行病对印第安人来说极为迅速、持久，颇具灾难性。数位纳切兹酋长相继死于非命，土著口述资料显示，土著神庙中永久点燃的火焰最终熄灭。[①]到 1704 年，法国人发现，纳切兹部落作为一个政治实体已只是以前部落的一个空壳，该部落的神权精英阶层只统治着大约 9 个幸存下来的土著村落。[②]在疾病暴发前的两个世纪中，人口众多的土著村镇需要维持必要的社会秩序，需要在一个小型国家内部维持各个定居地之间的关系，因此土著部落能够采取各种措施。但是，随着疾病的入侵，土著群体人口大大削减，在少数幸存人口群体中采取上述举措就变得毫无意义。因此，尽管纳切兹首领“太阳”还力图维持其传统权力，但是他的权威却在迅速消失。[③]迁移成为纳切兹印第安人躲避土著传统权威的一种选择。1721 年，法国人皮埃尔・德・沙勒沃伊（Pierre de Charlevoix）访问纳切兹部落的首府村落。他报告说，这个村落只有数栋房屋构成。该土著部落的“太阳”或统治者仍然企图行使其对所有臣民的传统权力，但土著居民通过迁移离开原来的土著村落。“为了尽可能地远离他”，他们在远离酋长定居地的地方建立“这个部落的许多村落”。[④]

纳切兹部落除了原有的 9 个村落外，至少还有 4～5 个村落是由迪奥科斯（Tioux）、克罗阿（Koroa）以及其他来自北部的图尼卡语族的幸存避难者构成。在天花等传染病的冲击下，纳切兹部落的社会政治结构显然正在不断变化，以接纳这些避难人员，这名避难者说着与部落精英完全不同的语言。纳切兹部落贵族将图尼卡语族的避难者看作其社会等级中的平民（commoners）接纳。有学者推断说，纳切兹贵族力图通过跨族裔通婚来接纳这些避难者。如果确实如此，纳切兹人就是通过将避难者转变成为近亲而接纳这些陌生人的。作为适应当时土著人口减少的策略，纳切兹人“领养”了迪奥科斯人、格里格拉人（Grigra）以及其他的土著避难群体。其结果是，纳切兹部落的政治体制出现了短暂的多样化格局，直到法国人到来后驱散了这些土著幸存者。然后，这些幸存者又在其他土著群体中寻求庇护，后者的族裔构成反过

① Kathleen L. Hull, *Pestilence and Persistence: Yosemite Indian Demography and Culture in Colonial California*, p. 251.

② Henry F. Dobyns, *Their Number Become Thinned: Native American Population Dynamics in Eastern North America*, pp. 305-306.

③ Henry F. Dobyns, *Their Number Become Thinned, Native American Population Dynamics in Eastern North America*, pp. 329-330.

④ Pierre de Charlevoix, *Journal of a Voyage to North-America*, Vol.2, p. 255.

来也变得多样化。[①]

1775—1783 年的美国革命加速了各种传染性疾病的传播，将各种疾病传播到土著群体中，并极大地冲击着土著政治体制。1777 年初，英国人的盟友渥太华部落武士在返回西部时沿途传播天花，一直传播到米奇里麦克纳克（Michilimackinac），这是位于今天密歇根北部的一个著名的军事要塞和贸易站点。在大湖区的森林地带，天花在土著人口中缓慢传播。同一年的冬天，一场未明的流行病，几乎可以肯定就是来自加拿大冲突中的天花，在纽约中部奥内达加易洛魁人的村落中肆虐，杀死了包括 3 名"主要酋长"在内的 90 名印第安人。奥内达加人告诉他们的奥内达人盟友说："我们的神圣之火已经熄灭，再也不能燃烧。"[②]

1801—1802 年，北美大陆中部和西北部暴发一场大规模的天花流行病。在这场瘟疫暴发前，奥马哈人曾经是苏族语族中最为强大部落之一，但这场瘟疫使得该部落丧失其人口的 2/3。[③]不仅如此，奥马哈人还失去了其著名的酋长黑鸟。黑鸟酋长在印第安人监理的陪伴下从华盛顿返回奥马哈村落，结果他却在途中死于天花。他要求武士们将他的尸体运回到密苏里河的故乡，并将他喜爱的战马与他一同埋葬。鉴于印第安人对所有天花感染者的恐惧，这只是一个虚构的故事，但是卡特林却说黑鸟的遗愿得以实现。[④]到 1806 年，刘易斯与克拉克的探险队在其日志中也提及："天花已经摧毁了该地区大量土著人口。它在克拉特索普印第安人（Clatsops）人中肆虐 4 年，摧毁其数百名成员，他们的 4 位酋长也成为牺牲品。"[⑤]

19 世纪中期，霍乱在美国印第安人群体中肆虐，也导致很多土著群体的领导人死亡。有资料宣称，每一个科曼奇营地都有头人或者民政领导人死于

① Henry F. Dobyns, *Their Number Become Thinned: Native American Population Dynamics in Eastern North America*, pp. 305-306.

② Anthony F. C. Wallace, *The Death and Rebirth of Senecas*, New York: Alfreld A. Knopf, 1970, p. 195; Colin G. Calloway, *The American Revolution in Indian Country*, Cambridge: Cambridge University Press, 1995, p. 58; Barbara Graymont, *The Iroquois in the American Revolution*, Syracuse: Syracuse University, 1972, p. 113.

③ "Bradford's Travels in the Interior of America, 1809-11," in Reuben Gold Thwaites, ed., *Early Western Travels, 1748-1846*, Cleveland: Arthur H. Clark, 1904, Vol.5, p. 90.

④ R. G. Robertson, *Rotting Face: Smallpox and the American Indians*, p. 194.

⑤ Reuben Gold Thwaites, ed., *Original Journals of the Lewis and Clark Expedition*, New York: Dod, Mead & Company, 1905, Vol.4, p. 50.

1849 年流行病。[①]南部阿拉帕霍人（Arapahoes）则丧失 5 位主要酋长，而基奥瓦人据说丧失了大多数的巫医。另外，西部苏族部落的许多酋长和头人都死于霍乱与天花，“结果是部落控制松懈，各个营地的良好秩序不复存在，莽撞之人与肇事者现在肆意行事”[②]。

游牧部落的政治结构各异，但对于大多数印第安人来说，诸如夏延或科曼奇等词语并不表明他们的身份认同。游牧群体的忠诚仍然是地方性的，属于氏族、部族或者能够满足游动文化需要的更小的群体。随着霍乱引起的死亡通过削减这些群体的规模而摧毁这些单位的有效性，组织重组成为必需，迫使幸存者在遥远的血亲族人中建立新的家园。乔治·本特（George Bent）解释了夏延部落氏族体制所发生的变化：“奥克托甘纳氏族（Oktoguna clan）实际上被灭绝，马西科塔氏族（Masikota clan）人口大减，其幸存者不得不加入多戈索尔迭尔（Dog Soldier）的营地，并融入这个氏族。1849 年的霍乱流行病开始摧毁夏延部落原有的各个氏族，1864 年的约翰·奇温顿上校（John Chivington）的屠杀完成了这项工作。”[③]除此之外，霍乱以及其他疾病还致使南部科曼奇人走向瓦解，该部落原来幸存的北部群体和东部部族变成四分五裂的群体。[④]

三、土著政治体制的瓦解与重组

外来传染病在北美大陆的传播，导致土著人口急剧减少以及印第安人传统政治权威崩溃。这就推动土著政治体制在数个方面发生重大变化。首先，随着印第安人人口的急剧减少，很多土著村落乃至整个部落被摧毁或者瓦解。其次，印第安人不得不将幸存者数量很少的村落合并，通过部落内部的协商维护土著政治体系的正常运转。最后，被疾病以及战争等各种因素削弱的土著部落，也开始跨部落的合并或结盟，以实现部落之间关系的调适。其结果是，土著部落不断分化组合，一些土著群体消失，一些新的群体形成。

① Thomas W. Kavanaugh, *Comanche Political History: An Ethnohistorical Perspective, 1706-1875*, Lincoln: University of Nebraska, 1996, p. 390.

② Ramon Powers and James N. Leiker, “Cholera among the Plains Indians: Perceptions, Causes, and Consequences,” pp. 336-337.

③ George B. Grinnell, *The Cheyenne Indians: Their History and Ways of Life*, New Haven: Yale University, 1923, Vol.1, pp. 92-93.

④ Thomas W. Kavanaugh, *Comanche Political History: An Ethnohistorical Perspective, 1706-1875*, Lincoln: University of Nebraska, 1996, pp. 383-386.

土著部落被外来疾病摧毁的典型是17世纪上半期一度强大的休伦印第安人部落。1636—1640年一系列的天花、流感等传染性疾病沉重打击休伦人，17世纪40年代末期易洛魁人的攻击更使得该部落的处境雪上加霜。到1650年，休伦人作为一个民族消亡，圣劳伦斯河流域印第安人生活方式瓦解。密西西比河上游的土著社区也和东北部的土著民族一样脆弱。17世纪末的东南部天花大流行，使该地区的土著居民遭遇了巨大的灾难，这个灾难甚至比大约150年前德·索托探险的影响还要大。1698年12月，一个法国传教团体从加拿大沿着密西西比河而下，他们发现了当地土著群体中正在肆虐的流行病。[①]在阿肯色河口，他们发现了一个阔波人村落并报告说："我们很痛苦地看到这个一度人口众多的民族被战争和疾病完全摧毁。在感染天花不到一个月的时间内，他们中的大多数人都已经死亡。整个村落中除了坟墓外已经别无他物。"[②]

事实上，天花与其他外来传染病的惊人死亡率，导致瀑布线以下的数个土著群体几乎消失。1701年，约翰·劳森在桑蒂河河口发现一个西维印第安人群体，正在竭力维系生存。他评论说，西维人"过去曾经是一个很大民族，但自从英国人定居在他们的土地上开始到现在，他们的人口已经大大减少"。他认为，他们人口的减少在很大程度上归因于天花暴发。他还补充道，在欧洲人定居之处，印第安人"很容易就感染前者所带来的任何疾病"。[③]西维印第安人并非个案。到1700年，卡罗来纳沿海的土著人口已大大削减，皮迪人（Pee Dees）、恐怖角（Cape Fears）、桑蒂人（Santees），康加里人（Congarees）、温亚人（Winyaws）、库萨博（Cusabos）、伊迪万（Etiwans），以及其他一系列剩余土著群体都面临着成为"定居地印第安人"或者被更多的非土著人口包围的小的土著社区。类似情况也出现在密西西比河流域。1700年，传教士德尔博维尔上溯到帕斯卡古拉河（Pascagoula River）上游四个半里格[④]的地方，在那里发现了一个属于"以前人口众多的"比洛克西人（Biloxis）被废弃的村落。这个群体"在两年前已经被疾病摧毁"。他发现，河流两岸有被废

① "Letter of Thaumur de la Source, [1699]," in John Gilmary Shea, ed., *Early Voyages up and Down the Mississippi*, Albany: Joel Munsell, 1861, p. 79.

② "Letter of J. F. Buisson St Cosme, Missionary Priest, to the Bishop [of Quebec]," in John Gilmary Shea, ed., *Early Voyages up and Down the Mississippi*, Albany: Joel Munsell, 1861, p. 72.

③ John Lawson, *A New Voyage to Carolina*, p. 17. (*Eighteenth Century Collections Online*)

④ 里格（League）为西方使用的长度单位，1里格约等于3英里。

弃的农田，以及围绕空旷村落的坚固的防御工事。[①]

到 18 世纪中期以后，土著村落由于外来流行病的打击而被废弃的情况仍然存在。一位英国贸易商记录道："1768 年 10 月 10 日，我们沿着威斯康星河而下，次日到达福克斯部落（Fox）的第一个村镇——奥迪高米斯（Ottigaumies）。这个村镇有大约 50 所房屋，但我们发现其中大部分房屋由于最近在他们中肆虐的流行病而被废弃。大部分幸存者已经退却到森林中，以避免被感染。"[②]在 1780—1781 年天花大流行中，密苏里河流域的曼丹人遭到沉重打击。根据 1796 年一位作者的报告，而他的报告又是根据贸易商简・巴普蒂斯特・特鲁多（Jean Baptiste Truteau）的观察得出，曼丹人"以前人数众多，但是多次遭到密苏里河以北的诸民族的攻击，天花也大大削弱了他们的人口"。当探险者刘易斯与克拉克在 1805 年绘制密苏里的地图时，他们发现哈尔特河（Heart River）河口附近出现很多曼丹人被废弃的村落。克拉克写道，这些村落没有人居住的时间已经有"大约 25 年"，这些探险者通过翻译了解到事实真相。克拉克报告说，"许多年以前，他们居住在密苏里河下游的数个村落中"，但"天花摧毁了这个民族的大部分，将他们减少到只能居住在一个大的村落以及一些小的村落中了"。[③]甚至到 19 世纪 30 年代，外来传染病，可能是流感，对俄勒冈西部的土著村落造成毁灭性打击。毛皮贸易商彼得・斯基尼・奥格登（Peter Skene Ogden）在 1830 年秋回到俄勒冈。他发现，"短短一个月"前当地土著村落还"人声鼎沸"，现在已经空无一人。在温哥华附近的两个印第安人村落中，每个村落"包括大约 60 个家庭"，村落中印第安人的尸体接踵相连，最终它们都被付之一炬。[④]

面对传染性疾病的沉重打击，侥幸存活下来的印第安人群体开始采取不同的措施如合并、迁移、结盟等应对前所未有之大变局。这些活动是印第安人的生存策略，他们力图通过维持足够的人口规模，行使该群体的社会与政治功能——例如集体狩猎活动、修建共有灌溉系统来发展农业——甚至用来

---

① Paul Kelton, *Epidemics and Enslavement: Biological Catastrophe in the Native Southeast, 1492-1715*, pp. 149, 155-156.

② Jonathan Carver, *Travels through the Interior Parts of North-America, in the Years 1766, 1767, and 1768*, p. 48.

③ Reuben Gold Thwaites, ed., *Original Journals of the Lewis and Clark Expedition*, New York: Dod, Mead & Company, 1904, Vol.1, p. 220.

④ Peter Skene Ogden, *Traits of American Indian Life and Character by a Fur Trader*, London: Smith, Elder and Co., 1853, pp. 69-70.

共同防御土著与非土著群体的侵蚀，最终延续原有的土著社区存在。印第安人群体首先是整合部落内部各个村落之间的关系，将成员日益减少的各个村落根据现实需要实施合并。合并可能发生于原来受到影响的传统领地内或者迁居到新的地区。不过，即使是在迁移之后，背井离乡的幸存者也会极力维持其与传统领地的关系，甚至力图控制或包围其已经放弃的土地。这是在以前完全自治的土著村落之间的既有权力关系的重新调整，是拥有共同文化身份的幸存者的地理空间重组，故而它是一种内部调适（negotiation），而不是外部的应对。[①]

北美东北部的塞内卡人属于赫赫有名的易洛魁联盟的成员之一，他们在 17 世纪初兴建 4 个村落。这 4 个村落一直幸存到 1633—1639 年从欧洲传入的传染性疾病席卷大湖区以及加拿大东部地区之时。1633—1634 年第一次疾病暴发可能是某种形式的麻疹。[②]第二次疾病袭击可能是猩红热，于 1637 年打击土著美洲人。[③]削减大湖区土著人口的系列流行病之第三波浪潮开始于 1639 年。显然它是天花疾病，当时最为致命的传染病。[④]1633—1634 年的麻疹、1637 年的猩红热，肯定感染了塞内卡人，当然也使温特罗（Wentro）印第安人人口大大减少，以至于他们在 1639 年天花流行前一年就开始大规模迁移。因此，疾病在易洛魁语诸民族中引起的社会动荡，并没有完全逃脱欧洲人的眼睛。塞内卡人考古遗址表明，该部落的两个分支蒙受了巨大的人口损失，使得 1633 年以前的 4 个村落减少为 2 个。一个分支在伯尔豪斯（Power House），另一个在斯蒂尔（Steele）。印第安人部落内各个村落之间的合并也出现在东南部地区和密西西比河流域。17 世纪末期东南部天花大流行不断西进，对下克里克人（Lower Creeks）、上克里克人（Upper Creeks）以及奇科索人都产生了影响。例如，托马斯·奈恩（Thomas Nairne）在 1708 年的日志中写下天花先于他来到当地的证据。他还评论说，多种疾病以及战争所导

① Kathleen L. Hull, *Pestilence and Persistence: Yosemite Indian Demography and Culture in Colonial California,* pp. 157-159.

② Reuben G. Thwaites, ed., *Jesuit Relations and Allied Documents*, Cleveland: The Burrows Brothers Company, 1896, Vol.7, p. 87.

③ Reuben G. Thwaites, ed., *Jesuit Relations and Allied Documents*, Cleveland: The Burrows Brothers Company, 1898, Vol.14, p. 99.

④ Reuben G. Thwaites, ed., *Jesuit Relations and Allied Documents*, Cleveland: The Burrows Brothers Company, 1898, Vol.20, pp. 21, 37, 41; Reuben G. Thwaites, ed., *Jesuit Relations and Allied Documents*, Cleveland: The Burrows Brothers Company, 1898, Vol.16, pp. 101, 103-11, 217-19.

致的死亡迫使克里克人、奇科索人“打破其村落体制，由于缺少居民而被迫统一居住”[①]。不仅如此，这场流行病还对密西西比河流域的阔波人村落造成巨大的灾难。1698年经过当地的法国传教士评论说，天花肆虐的这个村落是由两个单独的土著社区合并而成的,但是它仍然拥有极高比例的成年男性。一位天主教神父写道：“所有儿童与大部分妇女已经死亡。”[②]

1780—1781年在北美大陆大平原地区与西北部肆虐的天花对诸多印第安人部落影响巨大。在密苏里河上游，天花在曼丹人、海达塔人与阿里卡拉人等农业定居部落中造成极其恐怖的死亡率。这些定居部落面对严重的人口损失，不得不选择合并村落，并在必要时迁移。1795年6月，贸易商简·巴普蒂斯特·特鲁多走访阿里卡拉人。他写道，这些印第安人“几乎完全被天花摧毁，他们曾在不同时间暴发过三次天花”，少数幸存者将原有的32个村落合并为2个村落。为了确保安全，还有一些阿里卡拉人选择完全离开，到其他部落中避难。特鲁多写道，两名酋长“去年春天带着他们的部族退出阿里卡拉部落，一位酋长与奥马哈人居住在一起，另外一名酋长则率领民众与曼丹人合并”。[③]曼丹人与海达塔人也经历了类似的合并。1804—1805年，探险家梅德维瑟·刘易斯与威廉·克拉克路过在奈夫河（Knife River）与密苏里交汇地区的曼丹人村落中。克拉克写道：“许多年前，他们生活在密苏里河下游的数个村落中”，但是“天花摧毁了这个民族的大部分人口，将其村落减少到一个大的村落与数个小村落。”当探险队返回时，克拉克重申了这一点：“天花杀死了他们中的大部分人，使他们如此脆弱以至于他们所有剩余者只能定居在两个小村落中。”[④]

除部落内部调适外,印第安人各个群体之间也开始跨部落的合并或结盟，以实现部落之间关系的调整。其结果是，土著部落不断分化组合，一些土著群体消失，一些新的群体形成。早在1650年，北美东北部土著群体在经历天花流行病的沉重打击后，就开始了跨部落的合并与结盟。1650年，休伦人

① Paul Kelton, *Epidemics and Enslavement: Biological Catastrophe in the Native Southeast, 1492-1715*, p. 184.

② “Letter of J. F. Buisson St Cosme, Missionary Priest, to the Bishop [of Quebec],” John Gilmary Shea, ed., *Early Voyages up and Down the Mississippi*, p. 72.

③ Elizabeth A. Finn, *Pox Americana: The Great Smallpox Epidemic of 1775-82*, p. 262.

④ Reuben Gold Thwaites, ed., *Original Journals of the Lewis and Clark Expedition*, New York: Dod, Mead & Company, 1904, Vol.1, p. 220; Reuben Gold Thwaites, ed., *Original Journals of the Lewis and Clark Expedition*, New York: Dod, Mead & Company, 1904, Vol.5, p. 347.

部落解体。该群体的部分幸存者加入皮吞人群体中，最终与他们一起形成了历史上赫赫有名的怀恩多特部落（Wyandot）；休伦人的大部分幸存者加入易洛魁人中；鹿族（Deer People）以及部分石族（Rock People）加入塞内卡部落；大部分石族印第安人来到奥内达加部落；熊族（Bear People）则变成莫霍克人（Mohawk）。[①]1699 年，法国人在走访沿海海湾地区的土著群体时发现，天花一度在当地肆虐，杀死莫古拉查人（Mougoulachas）与贝尤古拉人（Bayogoulas）两个土著群体总人口的 1/4，最终迫使这两个群体合并，共同居住于一个村落中。实际上，传教士德尔博维尔的一位副手后来报告说，莫古拉查人很快又与另外一个倍受疾病打击的土著群体奎尼皮萨人（Quinipissas）合并，后者的领导人成为这个新合并的土著社区领导人。东南部天花大流行对西部内地的土著群体也产生了重大影响。托马斯·奈恩在 1708 年的日志中说，克里克人能够记起有一个时期，他们的社区变得太大，不得不外出建立殖民地，但是近期这种趋势开始逆转。上克里克人社区面临着天花袭击，由于“居民匮乏”被迫统一合并他们的社区。由于 1700—1708 年间当地没有天花流行，迫使他们采取措施的那次天花暴发可能就是东南部天花大流行。[②]

18 世纪初，在北美东部游历的约翰·劳森在亚德金河（Yadkin）北部地区发现，图蒂洛斯人（Tutelos）与萨博尼人（Saponies）在培根反叛时期被向南驱逐，加入基亚威人（Keyauwees）中。他说，这三个“小民族打算居住在一起，他们认为这种方式能够使自己强大，让敌人感到害怕”[③]。同样，劳森还发现，艾诺人（Enos）、休加里人（Sugarees）与阿舍里人（Usherees）“混合”在一起，居住在纽斯河（Neuse）流域一个筑有防御工事的村落中。[④]18 世纪初，法国人在密西西比河流域也发现了土著民族中出现的类似现象。1700 年，传教士德尔博维尔上溯到帕斯卡古拉河（Pascagoula River）上游 4.5 里格（League）是海洋与陆地古老的测量单位，1 里格等于 3.18 海里，1 海里等于 1.852 千米）的地方，在那里发现了一个属于“以前人口众多的”比洛

---

① Carl H. Schlesier, “Epidemics and Indian Middlemen: Rethinking the Wars of the Iroquois, 1609-1653,” p. 143.

② Paul Kelton, *Epidemics and Enslavement: Biological Catastrophe in the Native Southeast, 1492-1715*, p. 147.

③ John Lawson, *A New Voyage to Carolina*, p. 53. (*Eighteenth Century Collections Online*)

④ John Lawson, *A New Voyage to Carolina*, pp. 61-62. (Eighteenth Century Collections Online)

克西人被废弃的村落，村落“在两年前已经被疾病摧毁”。该村落的幸存者像其他受到天花袭击的土著社区一样，选择与其他土著群体合并。在帕斯卡古拉河上游 16 里格处，帕斯卡古拉人（Pascagoulas）、比洛克西人（Biloxis）与莫克托比人（Moctobis）三个群体合并到一起，但是合并后的这个土著群体人口仍然很少，“总计房屋不过 20 所”[①]。

1837—1838 年北美中部和西北部的天花大流行，给密苏里河流域的曼丹人致命一击，该群体几乎灭绝。幸存者大约 60 人，最终与阿里卡拉、格罗斯文特部落的幸存者合并。在短短数年时间内，三个拥有独立部落地位的印第安人群体最终融合为一个土著群体。今天他们生活在美国北达科塔的伯特霍尔德堡（Fort Berthold）保留地，现在成为一个拥有共同身份认同的群体。[②]此后不久，艺术家乔治・卡特林（George Catlin）在这一地区游历，他宣称，奥马哈人、奥托人以及密苏里人由于天花蔓延人口锐减，以至于他们都无法单独抵抗周围可怕的敌人，故而他们与波尼部落合并。[③]

当然，印第安人群体的村落也不仅仅只是减少与合并。传染性疾病沉重打击某些土著村落，这些村落的幸存者迫于生计也会融入其他村落中，从而使其他村落接纳外来人口增多，不得不新建村落。例如，1649—1654 年间天花在新英格兰诸部落中普遍暴发，导致休伦部落最终解体，该群体的许多幸存者被塞内卡部落领养，这就为塞内卡部落提供了足够多的人口，促使塞内卡人在原有村落之外新建 3 个村落。[④]

在合并村落和跨部落合并或者结盟过程中，印第安人的部落认同与归属开始不断变化。结果是，一些土著群体从此永远灭绝或者消失，一些新的土著部落则开始形成。17 世纪末期到 18 世纪初期在北美游历的劳森见证了来自不同部落的印第安人群体合并。他发现，土著群体双方举行礼物赠送、唱歌跳舞等活动，然后得出结论说：“他们的子女将结婚生活在一起，两个部落会相互热爱，成为一个民族。”[⑤]

① Paul Kelton, *Epidemics and Enslavement: Biological Catastrophe in the Native Southeast, 1492-1715*, p. 149.

② Clyde D. Dollar, “The High Plain Smallpox Epidemic of 1837-38,” p. 29.

③ George Catlin, *North American Indians*, Peter Matthiessen, ed., New York: Penguin Books, 1989, p. 287.

④ Henry F. Dobyns, *Their Number Become Thinned: Native American Population Dynamics in Eastern North America*, p. 323.

⑤ John Lawson, *A New Voyage to Carolina*, p. 177. (*Eighteenth Century Collections Online*)

17 世纪末东南部天花大流行，促使卡罗来纳地区苏族语族诸土著群体的广泛合并。这成为后来称之为卡陶巴部落（Catawba）形成的标志性事件。这一时期，通过白人殖民地与土著民族之间的多种联系渠道，天花传染病导致大量印第安人人口死亡，促生了历史学家詹姆斯·梅里尔（James Merrell）所谓的“万花筒式的”人口运动，以及皮德蒙特苏族语族诸群体的合并。①约翰·劳森在旅行中数次发现了这种现象。当他游历到沃特里河（Wateree）与卡陶巴河时，当地的土著社区正合并在一起，形成一个被称为卡陶巴人的土著民族。他见证了其中一个土著群体所举行的宗教仪式，该群体成员唱起“怀念以前的伟大和部落人口众多”的歌曲。②合并后的卡陶巴部落给劳森留下深刻印象。他在著作中指出，伊索人（Esaws，即卡陶巴人）是“一个很大部落，拥有数千民众”。这位英国旅行家描述他们“很强大”，拥有很多的村落。③卡陶巴人的一度强大也得到其他见证人的印证。18 世纪中期，卡陶巴人告诉英国贸易商詹姆斯·阿代尔（James Adair），当南卡罗来纳还处于“婴儿状态”时，他们的部落却能召集 1500 名武士。④

后来作为五大文明部落之一的乔克托部落也是各个土著群体在应对外来疾病的过程中逐渐融合而形成的。17 世纪晚期的某个时候——或许是对来自佛罗里达的曾摧毁了海湾沿海地区诸部落的疾病威胁做出的反应——汤比格比河（Tombigbee）与阿拉巴马河流域的土著民族向北推进到珀尔河（Pearl）流域。⑤他们加入那些已经定居在乔克托草原领地西北部的其他土著群体中。在这个新领地，多达 50 个自治的土著群体维系着众多的村落。这些土著群体在 17 世纪末期的历史文献中被称为“乔克托人”。首次使用这个词语来称呼这一地区的土著民族是 1686 年马科斯·德尔加多（Marcos Delgado）探险队的日志中，这个探险队来自佛罗里达北部的阿巴拉契布道站。⑥这个集体性自我认同看起来形成于 16 世纪末期与 17 世纪中期。⑦法国人于 1699 年首先与乔克托人接触，1702 年与后者结盟。英国人于 1700 年也开始在奇科索人

① James Merrell, *The Indians' New World: Catawbas and Their Neighbors from European Contact through the Era of Removal*, pp. 22-23.

② John Lawson, *A New Voyage to Carolina*, p. 45. (*Eighteenth Century Collections Online*)

③ John Lawson, *A New Voyage to Carolina*, pp. 38-52. (*Eighteenth Century Collections Online*)

④ James Adair, *The History of the American Indians*, p. 426. (*Eighteenth Century Online*)

⑤ Patricia Galloway, *Choctaw Genesis, 1500-1700*, Lincoln: University of Nebraska Press, 1995, p. 203.

⑥ Patricia Galloway, *Choctaw Genesis, 1500-1700*, p. 20.

⑦ Patricia Galloway, *Choctaw Genesis, 1500-1700*, pp. 170, 247

中建立贸易站。[①]

不过，需要注意的是，上述土著部落内部各个村落的合并，以及各个部落之间的合并或结盟，都是备受流行病打击的土著群体不断迁移的结果。早在16世纪古巴土著人逃到佛罗里达不久，佛罗里达的印第安人群体中就暴发了一场未明的流行病。探险家阿尔法·努涅斯·卡韦萨·德·巴卡（Alvar Nunez Cabeza de Vaca）于1535年底在记录了当时土著美洲人的大规模迁移运动。从探险队到达格兰德河土著农业定居地开始，直到最终来到库利亚坎（Culiacan）附近的殖民地为止，德·巴卡探险队都有数百名人员组成不时变动的美洲印第安人随行。更具体地说，数百名印第安人与这些西班牙人始终随行，并最终定居在北美大陆的边疆殖民地。印第安人男性、女性与儿童都在迁移。这些皮马人最终在北美建立了一个名叫巴莫阿（Bamoa）的定居地，"建立房屋以及要塞用于防卫"。这些皮马人大多接受了基督教，他们及其子孙都留在了巴莫阿。1540年，弗朗西斯科·瓦兹奎兹·德·科罗纳多（Francisco Vazquez de Coronado）探险队的成员记录了普韦布洛人人口减少以及幸存者合并的类似证据。编年史作家卡斯塔尼达（Castaneda）明确指出，1540年蒂万人（Tiwas）占据20余个普韦布洛村镇，而其他7个村镇已经被废弃。另外，印第安人人口削减如此迅速，以至于仍然有印第安人居住的村落有很多空无一人的房屋。因此，当西班牙人进入普韦布洛人领地时，当地印第安人能够很快离开，迁移到另外一个定居地投亲访友。科罗纳多远征格兰德河谷上游时北美印第安人发生了数次的迁移与定居。[②]

上克里克人在16世纪中期到17世纪中期的迁移可能也是对疾病削弱其人口所做出的反应。1550—1650年间，阿拉巴马与佐治亚边境地区查特胡奇河（Chattahoochee River）流域的上克里克人——或许是遭受外来疾病的打击——大大削减。于是，上克里克人开始了持续不断的迁移活动。在17世纪末期，迁移与聚合显然是克里克部落最为常见的过程。到1692年，查特胡奇河下游地区在很大程度上被废弃，上克里克人随着其族人下克里克人向东迁移到佐治亚中部的奥克马尔吉河（Ocmulgee）与奥科尼河（Oconee）流域，

① Kathleen L. Hull, *Pestilence and Persistence: Yosemite Indian Demography and Culture in Colonial California*, p. 247.

② Henry F. Dobyns, *Their Number Become Thinned: Native American Population Dynamics in Eastern North America*, pp. 302-303.

以便参与英国人的贸易。[①]有学者提出，上克里克人的迁移与运动，是当时所有克里克人向南部地区运动模式的一部分，所有克里克人的这种迁移，要么是应对来自北部的入侵，要么是应对南部疾病杀死其他印第安人从而创造的机会所做出的反应，也可能是上述两种因素兼而有之的结果。[②]

17 世纪中期，北美东北部地区的流行病浪潮，扰乱了包括塞内卡部落在内的许多土著民族的生活。易洛魁人开始对流行病做出迁移反应。一位欧洲人写到，1638 年温特罗部落（Wentro）迁移到休伦人领地。过去温特罗人曾经是纽特拉尔人（Neutrals）的东部盟友，居住在塞内卡部落附近。[③]到 17 世纪 50 年代，休伦部落的幸存者迁移各地，并与其他土著群体合并。正如休伦人的匿名酋长在告别演说中所说："今晚的一个秘密理事会已经决定在土地裂开之前放弃它。一些人退回到森林中，与荒野中的野兽为伍也比暴露在易洛魁人面前更安全；一些人则要向北经过 6 天的行程，到达淡水海洋的石头上，与阿尔冈钦人一起生活；还有人则会到距离这里五百英里的新瑞典去；另外一些人公开说，他们将拖家带口到敌人的土地上。"[④]

18 世纪末期到 19 世纪初期，阿里卡拉人（Aricara）面对天花流行病的数次打击不断迁移。1795 年，阿里卡拉人的口述历史写到，该族群在某一个时期居住在 32 个村落里，然后他们先后遭到 3 次天花流行病的打击，人口不断减少。到 1785 年，幸存的阿里卡拉人合并到 7 个村落中，他们也只能够召集 900 名武士。在此前不久，1779—1783 年灾难性的天花大流行横扫成千上万的北美印第安人。从此以后，阿里卡拉人开始了一个不断迁移、流离失所的进程。该群体的幸存人口在曼丹人定居地及其土著家园之间数次迁移，甚至一度放弃其渔猎生活而到大平原狩猎。1837 年，阿里卡拉人回到密苏里河的克拉克堡（Fort Clark）；1838 年他们迁居到曼丹人在天花流行、人口锐减后放弃的村落中。阿里卡拉人在 1816 年克拉克堡被摧毁后放弃这个定居地。1862 年，他们在伯特霍尔德堡（Fort Berthold）对面建立一个新的村落。后

① Kathleen L. Hull, *Pestilence and Persistence: Yosemite Indian Demography and Culture in Colonial California*, p. 243.

② Kathleen L. Hull, *Pestilence and Persistence: Yosemite Indian Demography and Culture in Colonial California*, p. 243.

③ Reuben G. Thwaites, ed., *Jesuit Relations and Allied Documents*, Cleveland: The Burrows Brothers Company, 1898, Vol.17, pp. 25, 27, 29.

④ Reuben G. Thwaites, ed., *Jesuit Relations and Allied Documents*, Cleveland: The Burrows Brothers Company, 1898, Vol.40, pp. 53-55.

来，他们越过密苏里河，与曼丹部落的幸存人口合并。[①]

第二节　外来疾病与土著经济转型

外来传染病的到来对北美印第安人产生极大的影响。一系列拥有印第安人杀手声誉的疾病——天花、麻疹、流感、黄热病、肺结核以及其他疾病，引发了一系列的流行病，导致年龄在15～40岁之间的青壮年人口大量死亡。而这个阶段的土著男性和妇女在部落内部恰恰要负责获取食物、保卫部落安全以及人口的再生产等诸多重要职能。[②]这就造成土著部落劳动力紧张，对许多土著家庭造成严重压力。正如一位学者所说，流行病打破了印第安人每年的生存循环，越来越少（越来越弱）的武士能够在冬天中期这个传统的“饥饿时期”狩猎，备受疾病打击的部落面临着饥荒危险。[③]

一、外来疾病与土著传统经济体系的瓦解

早在16世纪，西班牙人德·索托在北美探险时就发现了外来疾病引发土著群体食物短缺的问题。1540年，德·索托与科菲塔奇克（Cofitachique）的土著民族一道在北美大陆内地探险。6名土著代表就宣称，大瘟疫曾在一年前袭击整个酋长国的所有村落。由于土著人都逃离村落而没有种植庄稼，故而当地出现了食物短缺。[④]此后，外来传染病也带来类似的影响。1616—1619年新英格兰地区暴发的一场瘟疫致使当地土著部落丧失了大量人口，尤其是青壮年武士和妇女，以至于这些印第安人群体无力寻找到足够的食物，当然也难以应对17世纪20年代以后看起来微不足道的白人入侵了。17世纪30年代，天花横扫整个新英格兰。农作物种植的最佳时节已经过去，印第安人却来不及播种，甚至无人在霜降之前收获庄稼。其结果，正如威廉·布拉德福德（William Bradford）论及普利茅斯殖民地贸易站附近的一群印第安人时

① Henry F. Dobyns, “Estimating Aboriginal American Population: An Appraisal of Techniques with a New Hemispheric Estimate,” pp. 441-442.

② Alfred W. Crosby, “Virgin Soil Epidemics as a Factor in the Aboriginal Depopulation in America,” pp. 293-294.

③ William Cronon, *Changes in the land: Indians, Colonists, and the Ecology of New England*, p. 88.

④ Henry F. Dobyns, *Their Number Become Thinned: Native American Population Dynamics in Eastern North America*, p. 273.

所说："他们普遍患上了这种疾病，以至于他们最终无力相互帮助，无人燃起火或带来一些饮用的水，也没有人掩埋死者。但他们会竭尽所能，当没有其他方法燃火时，他们会将用于得到肉类的木质托盘和餐具用于烧火，甚至将弓箭武器也烧光。一些人会爬出来去取水，有时就死在路上，再也不能进入棚屋中。"①这种情况也出现在 17 世纪 30 年代的加拿大。根据马修·卡金（Matthew Cocking）所说，"许多部落中已经没有人能够外出狩猎，或照顾相互之间的需要"，因此，"数百人绝望地躺在一起，没有帮助，没有力气，甚至没有任何康复的希望"。②面对 17 世纪末期的东南部天花大流行，密西西比河上游的印第安人社会也和上述地区的土著民族一样脆弱。1698 年 12 月，一个法国传教团体从加拿大沿着密西西比河而下，发现阔波人领地正在迅速传播的流行病。此外，奴隶袭击所导致的人口不平衡也加剧了阔波人的流行病噩梦。结果是，阔波人生活于"对其敌人的经常性恐惧中"，在狩猎季节也不会派出其男性，这又导致蛋白质缺乏，进而引发健康问题。③

到 18 世纪，外来传染病的肆虐继续影响土著民族的传统经济。1757—1758 年暴发的天花流行病对土著患者、家庭及其部族来说是灾难性的，导致他们许多正常活动的中止。一位法国官员指出，因为 1757—1758 年冬季的疾病流行，"这些土著人几乎停止了狩猎"。④1780—1781 年间密苏里河流域的天花大流行对土著食物来源造成极大的影响。威廉·沃尔克（William Walker）在 1781 年 12 月 4 日写给威廉·汤米森（William Tomison）的信中描述了印第安人所面临的悲惨情景："天花正在我们周围（哈德逊贸易站）肆虐，被感染者几乎无一幸免。"他担心食物供给的来源："印第安人每天都在死亡，他们中那些没有感染天花的人也不敢寻找任何食物，因为他们担心和其他人一样感染疾病。我曾派出 5 人到'贫瘠之地'（Barren Ground）去谋生，但到 12 月 2 日他们都饿着肚子返回了，他们没有发现野牛。印第安人由于感染这种疾病无以为生，印第安人在贫瘠之地就像腐烂的绵羊一样死亡，他们的帐篷

① William T. Davis, ed., *Bradford's History of Plymouth Plantation, 1606-1646*, pp. 312-313.

② Edward Umfreville, *Present State of Hudson Bay*, London: Printed for Charles Stalker, 1790, pp. 47-49.

③ "Letter of J. F. Buisson St Cosme, Missionary Priest, to the Bishop [of Quebec]," in John Gilmary Shea, ed., *Early Voyages up and Down the Mississippi*, p. 73.

④ D. Peter MacLeod, "Microbes and Muskets: Smallpox and the Participation of the Amerindian Allies of New France in the Seven Year's War," p. 49.

已经空空如也，野兽在吞噬着他们的尸体。”[1]更为不可思议的是，随着疾病削减土著人口，大自然中的动物数量也在减少。戴维·汤普森（David Thompson）承认：“森林中和大平原地区的无数野牛和野鹿也随印第安人的死亡而消失。坎伯兰贸易站（Cumberland House）附近的印第安人宣称，驼鹿、天鹅、野鹅、野鸭不再像以前那样大量出现在大湖区；过去这些动物的蛋卵在夏季初期到处都是，现在需要搜寻才能发现。”[2]

狩猎与农业活动的终止，带来的结果是印第安人面临着饥荒的威胁。1781—1782年间，贸易商与印第安人都面临着供给短缺的问题。1782年1月，三名印第安人两手空空来到哈德逊贸易站。他们“极为饥饿”，但是还没有感染天花。根据代理商塞缪尔·赫恩（Samuel Hearne）的日志，印第安人“并不是被天花杀死的”，而是“由于饥荒才大大减少的”。日益临近的饥荒有助于传播天花疾病，因为许多人四处寻找稀缺的食物资源。[3]1782年，旧世界疾病也被引入太平洋沿岸西北部地区，给当地印第安人部落带来灾难。在这场流行病中，当地土著群体中数百人死亡。次年春天，当土著群体可以再次获得新鲜食物时，他们中几乎没有人能够获取，各个营地和村落都被废弃。[4]

19世纪30年代末期密苏里河流域天花大流行更是使当地印第安人群体陷入经济上的绝境，曼丹部落就是其中一个典型。由于很多家庭是所有成员感染疾病，部落中没有几个土著男性能够外出狩猎，没有几位土著妇女能够分割肉类或加工毛皮。再加上他们的谷物都被阿里卡拉人抢走，曼丹幸存者面临着饥饿的危险。阿里卡拉部落与曼丹人也是同病相怜，同样处于饥饿的边缘。1838年5月26日，阿里卡拉人离开米图坦卡村落（Mitutanka），外出猎杀野牛并制作肉干。留在村落中的是40名老年妇女，她们体弱多病无法宰杀野牛和制作衣物。最有可能的是，她们的子孙已经成天花的牺牲品，没有人关心她们。部落中幸存的狩猎者必须要为自己的家庭提供足够的食物，故而将这些老年妇女看作是负担。没有人为她们提供食物，这些老年妇女只能

---

① Elliot Coues, ed., *The Manuscript Journals Alexander Henry Fur Trader of the Northwest Company and of David Thompson Official Geographer and Explorer of the Same Company, 1799-1814*, in *New Light on the Early History of the Greater Northwest*, London: Suckling & Company, 1897, Vol.1, p. 46.

② Calvin Martin, “Wild Diseases as a Factor in the Depopulation of the North American Indian,” *The Western Historical Quarterly*, Vol.7, No.1 (January 1976), pp. 54-55.

③ Elizabeth A. Finn, *Pox Americana: The Great Smallpox Epidemic of 1775-82*, p. 187.

④ Cole Harris, “Voices of Disaster: Smallpox around the Strait of Goergia in 1782,” *Ethnohistory*, Vol.41, No.4 (Fall 1994), p. 596.

等死。[①]有学者描述了天花流行带给土著群体的经济影响，也可以用于其他外来的传染性疾病。他说："就像微小的火焰在充满干草的田野点燃，天花在接触到那些从未被感染过它的部落时，引发了一场处女地流行病。……在每个处女地群体中，天花传播如此之快，以至于没有人来看护患者、为他们提供食物，没有人收割庄稼或外出渔猎。许多卧床不起的印第安人都死于饥饿，如果他们能够得到哪怕一点点照顾，他们可能就会康复。"[②]

二、印第安人日益卷入欧洲市场体系与经济依赖性的形成

外来传染病导致印第安人传统的经济形态改变，生存型生活方式瓦解，土著群体日益卷入资本主义市场体系中，从事诸如毛皮贸易、农业种植以及商品交换等活动。或许很多印第安人都没有意识到，远在北美大陆的土著群体的经济活动，已经成为全球市场经济的一个组成部分，与世界资本主义体系密切联系在一起。在席卷全球的资本主义经济体系中，印第安人的经济活动已经不再是单纯的土著生存模式，他们对外部市场与经济体系的依赖性逐渐形成。

外来传染病所到之处，不仅摧毁印第安人家庭，致使大量青壮年武士和劳动力丧失，而且也中断了土著群体传统的手工艺技能。17 世纪 40 年代的耶稣会传教士对此有记录。1640 年，侵扰休伦人多年的瘟疫消失。传教士拉尔蒙特（Lalement）宣称，休伦人与皮吞已经减少到大约 12,000 人，"只剩下一些老年人，拥有技能和管理经验的人已经所剩无几"。[③]这种现象也同样出现在被天花大规模肆虐过两次的密苏里河流域。1801、1837—1838 年，天花大流行夺走该地区各个印第安人部落的众多女性手工业者的生命，以至于当地制作陶器的印第安人工艺最终消失。从此，没有人再传授当地印第安人妇女如何铸造和烧制瓷器，她们以后只能从白人贸易商那里购买金属水壶。同样，土著男性再也无法学会其祖辈流传下来的弓箭技能，而只能使用从白人那里获取的枪支狩猎。随着土著传统工艺的消失，土著幸存者在短期内，甚至在长期内都无法依赖其传统经济体系实现自足，他们别无选择，只能求助于白人贸易商获取制成品。从此，非土著用品开始陆续进入土著经济体系

---

① Annie Heloise Abel, ed., *Chardon's Journal of Fort Clark, 1834-1839*, pp.154, 318-319, n.504.

② R. G. Robertson, *Rotting Face: Smallpox and the American Indians*, p. 99.

③ Reuben G. Thwaites, ed., *Jesuit Relations and Allied Documents*, Cleveland: The Burrows Brothers Company, 1898, Vol.19, p. 127.

中，过去的奢侈品现在成为必需。

通过与白人的贸易，北美大陆的印第安人获得世界各地生产和收集的新奇、实用、漂亮或毁灭性的货物与物资。印第安人享用着这些外来的新产品，不愿断绝与白人的贸易。然而，他们对贸易的依赖也使他们受制于白人，因为英国人主导着制造业和市场，能够操纵贸易服务于其政治意图。其结果是，欧洲的商品已经成为土著社会中的“一种社会与经济上的必需”，从而源源不断地被引入北美大陆的印第安人部落中。土著对欧洲外来货物的依赖性逐渐形成。

北美印第安人对欧洲商品的依赖性很早就开始显现出来，故而他们也日益卷入包括毛皮贸易在内的非土著经济体系中。到17世纪30年代早期，东北部许多印第安人群体在经济上已经依赖于欧洲人，不能轻易回归以前的传统生活。例如，休伦人与法国人所结成的贸易和军事联盟“转变成一种体制，迫使他们允许传教士居住在土著村落中，而这些传教士的行为对他们来说是难以理解的，其目的则是颠覆休伦人传统的生活方式”。[①]甚至东北部赫赫有名的易洛魁联盟，到17世纪40年代已经耗竭领地内河流和湖泊中的河狸，不得不日益依赖于欧洲人的武器以及其他产品。北美东南部的土著群体也面临着类似的经济依附地位。到1716年，在与白人进行贸易只有一代人之后，克里人与其他印第安人已经不再使用弓箭，而完全依赖用毛皮换来的枪支弹药生活。[②]

土著民族的依附性地位使得他们更为深入地卷入包括毛皮贸易在内的非土著经济体系中。对于密苏里河流域的海达塔人、曼丹人以及阿里卡拉人等诸多部落，在1780—1781年天花大流行之前已经日益依赖于白人社会的各种商品，已经丧失了经济上的自给自足地位。18世纪80年代以及1801年的两次天花大流行，不仅进一步削弱了他们的安全与统一，而且也使他们成为毛皮贸易公司的奴隶。[③]这些部落并非是个例，北美大陆的其他土著群体在遭到疾病打击后也都处于依附地位，只是程度不同而已。身处非土著经济体系中的印第安人发现，他们无力阻止白人贸易的扩张，日益陷入一个他们无法控制的经济体系中。这使印白贸易在不知不觉间从一种能够使双方受益的跨

---

① Bruce Trigger, *The Children of Aataentic: A History of the Huron People to 1660*, Vol.2, Montreal: McGill-Queen's University Press, 1976, p. 597.

② Elizabeth A. Finn, *Pox Americana: The Great Smallpox Epidemic of 1775-82*, p. 170.

③ R. G. Robertson, *Rotting Face: Smallpox and the American Indians*, p. 272.

文化互动，转变成为一种殖民剥削形式，并日益对北美大陆的印第安人群体不利。[①]

印第安人自身也日益认识到他们对白人商品的依赖性。1750年圣约瑟的波托瓦托米人（Potawatomis）在对新法兰西总督的演讲中说："我们在任何时期都忠于法国人。我们从未背离这种做法，也从来没有放弃我们对你们的感情。为什么我会喜欢法国人呢，因为你们，我的父亲，提供了我们所需要的一切，因为没有法国人我们就会没有刀具，没有其它一切东西。""因为在我们的土地上，猎物已经日益稀少，我们恳请，我的服务能够使你们满足我的需要，缓解我的贫困，给予我们上好的滑膛枪，允许我们检查它们。""我们的妇女也和我们一道，请求得到您的慷慨大方。"[②]这种情况同样出现在19世纪初期的堪萨部落中。这一时期该群体印第安人亲自访问位于奥塞奇堡（Fort Osage）的贸易站，不过他们更多地是用毛皮与单个的法裔加拿大人和美国贸易商交换货物，这些贸易商会在每年秋季访问该部落。有学者指出，到19世纪初期，堪萨人"已经放弃了大部分土著物质文化，在很大程度上依赖于贸易商……来换取工具、武器以及器皿。"[③]

外来传染病，不仅打击土著传统经济方式，并导致土著民族在经济上形成的依赖性，而且还直接打击印第安人所赖以为生的新经济形式，尤其是毛皮贸易。这使得土著群体的经济处境更是雪上加霜，举步维艰。一旦外来传染病暴发，毛皮贸易几乎陷入停滞。按照惯例，贸易商通常会赊账给印第安人提供弹药、烟草以及其他用品。许多患病而死亡的印第安人都在贸易站点欠下了巨额债务。例如，1669年，奥伦治堡（Fort Orange）的贸易商期望着收获丰厚的毛皮时，天花导致莫霍克人大量死亡，以至于英国人的河狸贸易几乎停滞。[④]

1780—1781年的天花大流行传播范围极广，也给土著经济带来深重灾难。这一时期天花肆虐于密苏里河上游、萨斯卡切温河与哥伦比亚河，以及大奴湖（Great Slave Lake）地区，使得当地毛皮贸易瘫痪了两年。毛皮贸易

---

① Joel Martin, "Southeastern Indains and the English Trade in Skins and Slaves," in Charles Hudson and Carmen Chaves Tesser, eds., *The Forgotten Century: Indians and Europeans in the American South, 1521-1704*, p. 311.

② Joseph L. Peyser, ed., *Letters from New France: The Upper Country, 1686-1783*, pp. 187-188.

③ Benjamin Y. Dixon, "Furthering their Own Demise: How Kansa Indian Death Customs Accelerated Their Depopulation," p. 480.

④ E. Wagner Stearn, *The Effect of Smallpox on the Destiny of the Amerindian*, pp. 30-31.

所收获的毛皮数量急剧削减。贸易商威廉·汤米森报告说，在1780—1781贸易年度，在流行病没有到达加拿大内地之前，西北公司收集了330多包毛皮，但是在流行病肆虐的1781—1782年，该公司只收到84包毛皮。哈德逊湾公司也出现了类似的下降。在1781财政年度（1780年8月1日到1781年7月31日），贸易商从约克贸易站向英国运送了大约25,901张熟皮。但在1782财政年度，约克贸易站只运出了12,837张毛皮。流行病将当地的毛皮贸易削减差不多一半。[1]随着土著狩猎的日益萎缩，来自毛皮贸易的利润几乎降低为零。[2]1795—1796年，另外一场莫名疾病暴发，毛皮贸易所收集的毛皮数量再次急剧下降。1796年11月28日，詹姆斯·博德（James Bird）在给上级乔治·萨瑟兰（George Sutherland）的信中写到，他收获的河狸皮很少，但他对此也无能为力，因为“这一地区的印第安人再也没有进行过值得一提的秋季狩猎。我在这里只交换获得大约300张河狸皮，而且由于河狸的减少（这里已经有广泛的抱怨），这个季节也不可能得到大量的毛皮，我们的一些贸易商已经离开这里……”次年4月，乔治·萨瑟兰在写给彼得·菲德尔（Peter Fidler）的信中再次抱怨说：“印第安人告诉我，河狸数量已经很少。他们中许多人都曾来过，但带来的（毛皮）却很少。”[3]甚至到19世纪中期，流行病的暴发继续在损害当地毛皮贸易。1849年霍乱流行病的暴发进一步危及本特堡（Bent Fort）的毛皮贸易。由于科曼奇人和一些阿拉帕霍人变得日益敌对，南部夏延人又蒙受了严重的人口损失，威廉·本特（William Bent）摧毁该要塞，结束其作为阿肯色上游地区贸易中心的角色。[4]

第三节 传统病与土著传统文化的瓦解与转变

外来传染病传入北美大陆，并在印第安人社会中肆虐。它们对美国印第安人来说是灾难性的，土著生活的方方面面都受到重大伤害。这些疾病肆虐

① Elizabeth A. Finn, *Pox Americana: The Great Smallpox Epidemic of 1775-82*, p. 194.

② “John Long’s Journal,” in Reuben Gold Thwaites, ed., *Early Western Travels, 1748-1846*. Cleveland: Arthur H. Clark, 1904, Vol.1, p. 16.

③ Calvin Martin, “Wild Diseases as a Factor in the Depopulation of the North American Indian,” p. 56.

④ Ramon Powers and James N. Leiker, “Cholera among the Plains Indians: Perceptions, Causes, and Consequences,” p. 338.

的结果，就土著社会与文化而言，主要表现在如下方面：土著部落中的长者死于非命，依赖口耳相传的传统技能、知识与文化都丧失殆尽；印第安人传统的信仰体系崩塌，外来信仰体系得以传播和接受；土著社会习俗改变，传统生活方式转型。正如一位学者所言："从社会结构的观点看，天花——通过杀死如此众多的土著说书人（storytellers）——已经部分地切断了当前的一代人与过去的历史联系。传统、宗教信仰、社会事务、狩猎与家务技能、氏族领导都丧失殆尽。天花流行病几乎动摇了部落结构，使幸存者像一艘破旧不堪的船只在风雨中飘摇。"[①]尽管这位学者讨论的是天花对土著民族的影响，但是他的总结同样适用于其他外来传染病对土著社会的冲击。这场突如其来的生物灾难给土著社会带来了瓦解与失衡，人类学家称之为"社会机能失调"（social dysfunction）。[②]可以说，印第安人口的削减必然带来土著文化不可避免的深刻变化。难怪有学者得出结论说："人口崩溃……标志着欧洲微生物对数千年传统的胜利。"[③]

一、部落传统知识与技能的断裂与丧失

土著群体中的长者是传承部落传统技能、知识与文化传递的载体。而外来传染病在导致土著群体人口急剧减少之时，遭受打击最大、死亡比例最高的就是印第安人社会中的年长者。大多数长者的骤然患病死亡，带来的是土著传统技能、知识的丧失和文化的断裂。由于传染病的幸存者只是以前存在的土著人口的一小部分，这些幸存的印第安人可能无法保留所有的土著知识，也无法继续以前的传统习俗与生活方式。这种现象被称为"奠基者效应"（founder effect），即土著人口群体中一个部分比最初人口群体的多样性会大大减少。[④]

在北美大陆的土著社会中，大多数印第安人群体都处于社会发展的初始阶段。对于他们而言，文字和书写尚未出现。在这种以口述为基础的社会中，

---

① R. G. Robertson, *Rotting Face: Smallpox and the American Indians*, p. 192.

② Ramon Powers and James N. Leiker, "Cholera among the Plains Indians: Perceptions, Causes, and Consequences," p. 335.

③ Patricia Galloway, "Colonial Period Transformations in the Mississippi Valley: Disintegration, Alliance, Confederation, Playoff," in Robbie Ethridge and Charles Hudson, eds., *Transformation of the Southeastern Indians, 1540-1760*, Jackson: University Press of Mississippi, 2002.

④ Kathleen L. Hull, *Pestilence and Persistence: Yosemite Indian Demography and Culture in Colonial California*, p. 167.

土著传统的技能、知识与文化的传递主要是通过部落中长者的记忆维系，通过口耳相传的方式传递给下一代。例如，18 世纪后半期在太平洋沿岸的萨利希人社会中，土著社会的知识与文化是通过神话、传说和故事代代相传的。部落中的长者有责任向年轻人和其他成年人灌输本部落的文化传统，帮助他们理解人与自然的恰当关系。[①]在波尼人社会以及其他印第安人社会，重要的部落知识都是长者通过口述或者示范传授给年轻人。由于一些知识只有在长者去世前才会传授给下一代人，一个人只有在其老师活到很大年龄时才能学会各种知识。[②]

但极为不幸的是，在外来传染病传播的过程中，部落中的长者由于身体虚弱、抵抗力低下，恰恰成为对天花以及其他各种疾病最为敏感的群体。因此，面对外来疾病的打击，他们的死亡比例和人数在土著群体中都是最高的。由于年长者在土著社会的文化传承上起着极为重要的作用，宗教领袖与头人突然丧命于流行病，这所产生的危机是非印第安人难以理解的。而且，宗教领袖只有通过合法的传统渠道才能将其神学知识传递给下一代。当这些人突然以一种极为神秘的方式去世，该民族与超自然领域的关系断裂。[③]1710 年，安立甘教会的传教士弗朗西斯·勒教（Francis Le Jau）报告说，在繁荣的古斯克里克（Goose Creek）教区，“自由印第安人”中已经没有任何长者，因而无法记起其部落宗教仪式的含义。许多人只能离开故土到“更远的地方去”。[④]太平洋沿岸萨利希人的情况也是如此。18 世纪 70 年代，太平洋沿海地区的土著群体中传染性疾病天花大规模暴发，该部落的长者与其他成年人相继死亡。该群体中年轻幸存者发现，其部落传统中必不可少的某些神话、传说与故事，失传、改变或者被简化。[⑤]

除此之外，土著部落中的长者和成年人还是实用生存技能的保留者。众

① George M. Guilmet Robert T. Boyd, David L. Whited, and Nile Thompson, “The Legacy of Untroduced Disease: The Southern Coast Salish,” *American Indian Culture and Research Journal*, Vol.15, No.4 (1991), p.22.

② Alexander Lesser, “Cultural Significance of the Ghost Dance,” *American Anthropologist*, Vol.35, No.1 (January-March 1933), pp. 110-111.

③ Calvin Martin, “The European Impact on the Culture of a Northeastern Algonquian Tribe: An Ecological Interpretation,” *The William and Mary Quarterly*, Vol.31, No.1 (January 1974), pp. 3-26

④ Paul Kelton, *Epidemics and Enslavement: Biological Catastrophe in the Native Southeast, 1492-1715*, p. 177.

⑤ George M. Guilmet Robert T. Boyd, David L. Whited, and Nile Thompson, “The Legacy of Untroduced Disease: The Southern Coast Salish,” p. 23.

多传统技能，如到哪里去狩猎、何时去狩猎，在不影响未来资源的情况下猎杀多少动物，捕杀多少鱼类，采集多少食物以避免过度利用自然等，都是由部落中的长者和成年人掌握。随着外来疾病的侵袭，部落中的人口大量死亡，尤其是部落中的长者与成年人的死亡，导致部落传统的生存技能开始失传。当那些采纳传统方式的人越来越少时，年轻人或许更易于接受外来的工具和方法，如枪支、钢斧、铁网以及欧洲贸易货物等。有证据表明，到1824年，普吉特湾盆地河狸的数量已经被毛皮贸易改变。所有这些疾病导致的变化构成一种印第安人接受被引入的技术、贸易关系、生存策略、金钱经济、商业活动的情景，而他们所接受的这些外来物品与技术改变反过来又影响着他们与自然的关系。印第安人经常处于一种形而上学的阈限（liminality），一种处于传统文化与新文化交替和冲突的双文化困境中。[①]白人也认识到，在放弃生存型生活方式后，切罗基人就不得不依赖于贸易商，处于白人的支配之下。阿代尔报告说，印第安人的手工艺早就弃之不用，“由于我们提供了各种物美价廉的商品，印第安人已经忘记了他们古老的技艺，以至于离开了我们，他们就无法独立生活”[②]。

二、土著信仰体系的崩塌与接受新的宗教

外来疾病的传播对土著宗教信仰体系也产生了极大的影响。除了对土著传统知识与技能的影响外，外来疾病引发的人口减少还削弱了当地文化维系的某些社会体制以及相伴随的宗教信仰，因为这些体制与宗教信仰需要特定人群拥有一定的人口数量才能正常发挥作用。这在17世纪七八十年代的太平洋沿海西北部地区的土著群体中极为明显。这一地区的印第安人人口大幅度削减，以至于他们的部落和氏族群体无法正常运作。其结果是，他们很少举行宗教仪式，原有的宗教信仰体系难以为继。[③]或许更为重要的是，土著群体中的宗教领导人萨满（shamans）或者巫医（medicine man），或死于传染性疾病，或由于无法解释印第安人的死亡而被杀死。外来疾病对印第安人的世界观与信仰体系的冲击也极为重大，土著文化与宗教信仰体系随之被动摇。

---

① George M. Guilmet Robert T. Boyd, David L. Whited, and Nile Thompson, “The Legacy of Untroduced Disease: The Southern Coast Salish,” p. 23.

② James Adair, *The History of the American Indians*, p. 456. (*Eighteenth Century Online*)

③ George M. Guilmet Robert T. Boyd, David L. Whited, and Nile Thompson, “The Legacy of Untroduced Disease: The Southern Coast Salish,” p. 11.

切罗基人对 1738 年天花大流行的反应就是一个典型。伴随着疾病的肆虐与土著疗法的失灵，切罗基人陷入绝望境地，传统宗教信仰被抛弃。正如贸易商詹姆斯·阿代尔所说："所有的占星家与预言家都打碎了其古老而神圣的各种器物，扔掉了可以使用的各种圣物，因为印第安人认为这些东西已经被污染，故而丧失神圣之力。"[①]

这种文化与信仰体系的断裂，可能导致土著社会更易于接受外来文化，包括医疗技术、宗教思想与社会体制等。学者加尔文·马丁（Calvin Martin）以其对东北部一个土著群体的研究为基础提出，外来疾病导致土著传统的人—动物关系发生变化，这允许印第安人过度捕猎河狸与其他毛皮动物。具体说来，他宣称，印第安人猎手无情猎杀动物，因为他们将摧毁土著生活方式的流行病归咎于野生动物。马丁指出，一些印第安人认为："野生动物出于某种未明原因，决定将它们最为强大的武器（疾病）施诸于人类，后者现在已经感受到它们可怕的愤怒。野生动物已经破坏了相互信任的契约。人与动物之间的对话变得极为对立，对许多人来说这种对话甚至已经结束。"[②]对于马丁的观点，学界总体反应是负面的。许多学者关注的是马丁著作的含义，即印第安人"信仰体系没有强大到足以应对欧洲疾病所导致死亡的社会与心理崩溃"。[③]

这种形而上学的人与环境变化，仅是疾病引起的信仰体系变化的一个方面，更为重要的是土著群体面对疾病的沉重打击，开始逐渐放弃其原有的宗教信仰，转而接受基督教或者某种混合信仰。早在西班牙人征服美洲初期，面对外来传染病的肆虐，西班牙成年人对天花拥有免疫力，故而使得他们大多数人没有感染疾病并极为健康。与之形成鲜明对比的是，土著美洲人却死亡数百万，这使阿兹特克人心理崩溃。一些印第安人感到他们的神灵背叛了他们；其他人则得出结论说，西班牙人信仰的上帝比土著民族的诸多神灵拥有更为强大的能力。在这种情况下，基督教的拯救与重生至少让印第安人满怀希望，或许还强化了土著美洲人的迫切愿望，基督教徒的上帝或许能够遏制基督徒所传播的疾病。结果是，很多印第安人放弃原有的土著宗教信仰，

① James Adair, *The History of the American Indians*, p. 233. (*Eighteenth Century Online*)

② Calvin Martin, "The War between Indians and Animals," in Shepard Krech III, ed., *Indians, Animals, and the Fur Trade: A Critique of Keepers of Game*, Athens: The University of Georgia Press, 1981, p. 18.

③ Bruce G. Trigger, *Natives and Newcomers: Canada's Heroic Age Reconsidered*, Montreal: McGill-Queen's University Press, 1985, p. 243.

转而信仰西班牙人的天主教。根据传教士的报告，一位土著迁移者在迁移中每天晚上都在向上帝祷告。这个人以前曾经长期在巴莫阿停留，已经在那里了解到基督教的相关信息。[①]

印第安人的这种信仰转变，也同样出现在加利福尼亚。历史学家威廉·麦克尼尔在其著作中写道："需要考虑的是，疾病只杀死印第安人，却对西班牙人的心理毫发无损。这种差异只能通过超自然的力量进行解释，对于神灵支持哪一方的问题已经毫无疑问。依据印第安人原有神灵所建构的宗教、神父以及生活方式，根本无法在西班牙人所信奉的上帝展现其强大能力后存在下去了。印第安人接受基督教，并屈从于西班牙人的控制，也就毫不奇怪了。上帝已经表明他站在他们的一边，从欧洲传入的传染性疾病的新暴发都强化了这种教训。"[②]于是，印第安人由起初怀疑传教士用某种魔力来释放天花疾病，转变为日益习惯于传教士，并将传教士的免疫力看作是道德与精神成就。印第安人无法理解大多数神父通过在孩童时代感染天花而获得免疫力，他们将神父们看作比土著宗教领袖萨满更优越，因为这些土著萨满也和其他印第安人一样患病、死亡。

北美其他地区也是如此。17 世纪 30 年代，面对天花与其他流行病的肆虐，东北部地区休伦人为了治疗疾病而接受洗礼，而其他人则相信，通过成为法国人在信仰上的血亲，他们能够避免传教士的巫术。其结果是，休伦人与法国人所结成的贸易和军事联盟，"转变成一种体制，迫使他们允许传教士居住在土著村落中，而这些传教士的行为对他们来说是难以理解的，其目的则是颠覆休伦人传统的生活方式"。[③]1662 年，一场天花流行病在东北部的易洛魁联盟中暴发。传教士乐莫恩（Le Moyne）此时居住在易洛魁人中间。据说他极为细心，不让一个婴儿错过洗礼，"天花开始干预，（传播福音）在这些无辜的人中取得丰收"，该群体中 200 多名印第安人接受洗礼。[④]17 世纪末期东南部天花大流行，再加上英国人发动的奴隶袭击，使密西西比河河谷的土著社会也遭到沉重打击。面对这种灾难，法国人发现土著民族在某种程度

① Henry F. Dobyns, *Their Number Become Thinned: Native American Population Dynamics in Eastern North America*, pp. 11-12.

② William McNeil, *Plagues and Peoples*, pp. 2, 207-208. 译文参考威廉·麦克尼尔著，余新忠、毕会成译：《瘟疫与人》，中国环境科学出版社，2010 年版，第 2 页。

③ Bruce Trigger, *The Children of Aataentic: A History of the Huron People to 1660*, Vol.2, p. 597.

④ Reuben G. Thwaites, ed., *Jesuit Relations and Allied Documents*, Cleveland: The Burrows Brothers Company, 1899, Vol.47, p. 193.

上愿意接受基督教。到 17 世纪末期，基督教传教士已经清楚了解到，流行病为他们促使土著人接受基督教打开了机会之窗，他们需要抓住东南部天花大流行的机会。阔波人允许走访的天主教徒在土著村落中立一个十字架。当他们回到密西西比，这些神父赫然发现，阔波人已经在河岸竖起了一个十字架，“极不耐烦地”要求建立一个永久的布道站。[①]居住于密西西比河东岸的图尼卡人（Tunicas）在面对疾病打击后也易于接受外来文化移植。1699 年 1 月，法国传教士团到达他们中间。图尼卡人或许认为，这些外来的神父拥有其本部族巫医所没有的治疗能力，故而允许数名患病的土著儿童以及一位主要酋长都接受了洗礼。[②]不过，这种信仰转变并未能阻止人口的死亡。一位神父直截了当地说：“他们正在大量死亡。”[③]

面对疾病对土著民族信仰体系的冲击，有经验的传教士知道，其他人也很快了解到，这些致命疾病的出现为福音传播提供了机会。西南部圣加布里埃尔的洗礼记录显示，最早的洗礼主要发生在即将死亡的印第安儿童和老年人中。依据天主教会的政策，这种洗礼无需征得即将死亡者的同意。因此，一旦有儿童幸存下来，心怀感激的父母认为他们欠了传教士的恩情，作为报答他们会接受洗礼。他们可能也相信，牧师们的精神力量能够成为他们抵御肆虐于通瓦人（Tongva）诸民族中定期暴发的可怕流行病浪潮的保证。[④]另外，在疾病肆虐时期，传教士积极治疗疾病，照顾患者，分发木柴与水。例如，在 1636—1637 年间，休伦部落暴发天花流行病，耶稣会士西蒙·男爵（Simon Baron）对部落中的 200 多名成员实行放血治疗。[⑤]所有这些活动为土著人进一步所接受，因为当时部落中几乎没有人能够站立，遑论还可以提供帮助。

总之，疾病的新奇性和破坏力也影响到印第安人的精神生活。由于不能治愈患者或遏制流行病，印第安宗教领导人声名狼藉，他们的追随者抛弃了他们，部落宗教生活遭到了无法挽回的破坏。一些印第安人甚至对文化移植

---

① “Letter of Thaumur de la Source, [1699],” in John Gilmary Shea, ed., *Early Voyages up and Down the Mississippi*, Albany: Joel Munsell, 1861, p. 79.

② “Letter of Mr., de Montigny, [1699],” in John Gilmary Shea, ed., *Early Voyages up and Down the Mississippi*, Albany: Joel Munsell, 1861, p. 78.

③ “Letter of Thaumur de la Source, [1699],” in John Gilmary Shea, ed., *Early Voyages up and Down the Mississippi*, Albany: Joel Munsell, 1861, p. 81.

④ Edward D. Castillo, “Blood Came from Their Mouths: Tongva and Chumash Reponses to the Pandemic of 1801,” p. 49.

⑤ James Axtell, *The Invasion Within: The Contest of Cultures in Colonial North America*, pp. 86, 97.

感觉更为脆弱，接受了殖民者的信仰，后者的神灵或许能够拯救这场可怕的流行病危机。[①]当然，对于外来疾病是否导致土著民族接受基督教的问题，学界还有争议。有学者通过对加利福尼亚通瓦人与丘马什人两个土著群体的考察提出，外来入侵者将致命疾病、糟糕的健康状况以及社会混乱带到北美大陆，土著民族转向内部来解释、阐释各种疾病暴发的原因，并与外来入侵者进行竞争。加利福尼亚土著人口并没有抛弃它们古老的信仰体系，而变成基督徒。它们顽强地坚持着土著信仰观念，就像前文所述一样。西班牙殖民政策中强制性基督教化的特征，导致土著民族在古老教义和信仰的基础上形成新的宗教信仰，并利用这些观念来解释和应对新的可怕的疾病。通过这种方式，印第安人维持着对世界的某种程度的控制。一些布道站的印第安人确实接受了基督教，将原有信仰和新宗教的可融合元素综合在一起。[②]不过，无论印第安人是接受了基督教，还是在吸收基督教因素的基础上形成了新的宗教信仰体系，无可否认的是，外来传染病对土著民族的宗教信仰体系造成了巨大冲击，导致它发生了重大变化。

当然，疾病对土著信仰基督教也并非都是积极推动的作用，它们有时也会影响甚至是妨碍传教士的传教活动。这首先表现在土著人口由于疾病的暴发而削减，进而减少了布道站中的土著基督教信徒。例如，在北美东南部，正如赫伯特·博尔顿（Herbert Bolton）所指出的，帕克万（Pakwan）诸部落的许多部族，构成圣安东尼奥（San Antonio）与里奥格兰德（Rio Grande）布道站土著信教者的主体，但到18世纪中期，他们“人口大大削减，或者完全消失，被天花、麻疹以及布道站所带来的压力耗竭”[③]。在西南部地区，1780—1781年的天花流行致使新墨西哥传教站中的5000多名普韦布洛人丧命。印第安人人口急剧丧失，迫使总督安萨（Anza）将布道站的数量减少为20个。这种布道站的自然合并引起神父们的抗议。[④]不过，许多村落人口减少得太多，以至于数个曾经极为活跃的布道站包括杰梅兹（Jemez）布道站，

① Colin Calloway, *New Worlds for All: Indians, Europeans, and the Remaking of Early America*, Baltimore: The Johns Hopkins University Press, 1997, pp. 70-74; Shelddon Watts, *Epidemics and History: Disease, Power, and Imperialism*, New Haven: Yale University Press, 1997, pp. 102-108.

② Edward D. Castillo, “Blood Came from Their Mouths: Tongva and Chumash Reponses to the Pandemic of 1801,” p. 56.

③ Herbert E. Bolton, *Athanase de Mezieres and the Louisiana-Texas Frontier, 1768-1780*, Cleveland: The Arthur H. Clarke Company, 1914, Vol.1, p. 27.

④ Hubert H. Bancroft, *History of Arizona and New M exico, 1530-1888*, p. 266.

都变成了观光胜地。阿克玛(Acoma)就是一个典型。1760年阿克玛拥有1052人，但是1780—1781年天花流行病导致该布道站印第安人人口大幅度减少，最终它变成一个观光胜地。甚至到10年后，这个村落的人口也只剩下大约800人。[①]

除此之外，随着疾病的传播，土著人口大量死亡，印第安人将他们的困境归咎于外来的传教士，将传教士当作替罪羊。结果是，传教士受到印第安人的怀疑，传教活动受到打击。在法国人到来之时，休伦人拥有大约16,000名成员。他们居住在锡姆科湖(Lake Simcoe)与休伦湖之间的佐治亚湾。1636年锡姆科湖地区暴发一场天花流行病，从一开始就给当地休伦人带来了大量人口死亡。随着棚屋中的人口越来越稀少，印第安人开始谴责“黑色的长袍”(即白人传教士)。土著巫师们很快就抓住机会来重建他们的影响，教唆印第安人从事各种传统信仰活动。一位巫医利用幻境来驱逐传教士。在幻境中，他面前出现一位恶魔，恶魔告诉他，“黑色长袍”引发这场瘟疫，将传教士驱逐出村落就能阻止疾病的传播。[②]

三、外来疾病的冲击与土著社会习俗的改变

外来传染病对北美大陆土著人口的影响固然引人注目，不过它们对幸存部落产生的更为持久的影响，尤其是它所导致的风俗习惯变化，也应该引起我们的重视。正如一位学者所说：“疾病构成随着与欧洲接触伴随的文化变化的主要动因之一，极大地改变了土著文化习俗。”[③]可以说，疾病在土著群体中的肆虐影响到了土著社会习俗的方方面面。

首先，疾病对土著部落中死亡习俗的影响尤为显著。它导致土著人口不断死亡，使得印第安人部落内死亡习俗兴起和强化。这方面堪萨人部落是一个例证。19世纪30年代，堪萨人在族人死亡后会举行一系列仪式，其中主要包括：(1)马匹和食物献祭；(2)禁食；(3)袭击。例如，当男主人死亡后，一匹马就被献祭。如果死亡的堪萨人拥有数匹马，那么只有最好的马匹

---

① Josiah Cregg, “Commerce of the Prairies” in Reuben Gold Thwaites, ed., *Early Western Travels, 1748-1846*, Cleveland: Arthur H. Clark, 1905, Vol. 19 and 20, p. 265.

② Reuben G. Thwaites, ed., *Jesuit Relations and Allied Documents*, Cleveland: The Burrows Brothers Company, 1896, Vol.1, p. 254.

③ Colin M. Betts, “Pots and Pox: The Identification of Protohistoric Epidemics in the Upper Mississippi Valley,” *American Antiquity*, Vol.71 No.2 (April 2006), p. 233.

被杀死。马匹通常会被勒死，也可能任由其躺在去世主人的坟墓上或尾巴被割掉拴在坟墓上。当洛伦札·沃夫（Lorenza Waugh）在1839年10月访问土著村落时，他就发现："一些马匹的尾巴被固定在竖起的坟墓旁边的柱子上……在考族人（Kaws）墓地。"这种行为是为了确保印第安人的灵魂能够骑着马匹的灵魂到"月亮另外一边的大狩猎场"。[①]禁食也是1839年沃夫所观察到的另一个土著死亡习俗。他指出，在当年秋天的死亡和患病期间，许多堪萨人都拒绝吃任何食物。一旦有一位堪萨人去世，他或者她的直系亲属以禁食一个月或更长时间来进行哀悼，且这种禁食每天是从日出开始到日落结束。[②]最后，袭击敌人也成为堪萨人复仇的方式。死者的数名男性亲属会组成一个作战团体，外出杀死敌对部落的一名成员。1838年秋季初期，当4名堪萨武士死于发烧后，传教士威廉·约翰逊（William Johnson）发现武士群体立即组织起来，并向波尼人的领地进发。他写到，堪萨人"一定要让其他某个部落流血或遭到劫掠，以作为弥补至上神使他们付出的损失"[③]。随着人口的减少，堪萨人仍然在实施其死亡习俗。从19世纪40年代到19世纪70年代，数位观察者指出了该部落的死亡仪式。乔治·莫尔豪斯（George Morehouse）回忆说，堪萨人的坟墓"常常覆盖着……在埋葬时献祭的马匹的遗骸"。19世纪60年代，托马斯·赫法克（Thomas Huffaker）与乔阿·斯宾塞（Joab Spencer）报告说，禁食一个月是堪萨人痛失亲人的表现，他们还会在亲人去世后将食物放在其坟墓上数个夜晚，将马匹勒死在堪萨武士的坟墓之上。[④]

随着疾病的肆虐，死亡习俗还出现在大平原地区的很多土著群体中。例如，卡兰卡瓦恩喀多人（Karankawan Caddo）与科曼奇人实行溺婴和妻子随身献祭；黑脚人在亲人死亡时会献祭马匹；奥塞奇人将食物放在坟墓上，并通过袭击为死者复仇；庞卡印第安人会在哀悼死者时期禁食，并抛弃包括食物和衣物在内的所有财物，等等。当然，这些证据并不仅仅局限于大平原印第安人。南卡罗来纳的卡陶巴人，也拥有与堪萨人类似的死亡习俗。他们与

① Lorenzo Waugh, *Autobiography of Lorenzo Waugh*, San Francisco: Methodist Book Concern, 1896, p. 127.

② Lorenzo Waugh, *Autobiography of Lorenzo Waugh*, p. 126.

③ Lorenzo Waugh, *Autobiography of Lorenzo Waugh*, p. 128; William Johnson, et al., "Letters from the Indian Missions in Kansas," *Collections of the Kansas State Historical Society* 16 (1923-1925), p. 230.

④ Benjamin Y. Dixon, "Furthering their Own Demise: How Kansa Indian Death Customs Accelerated Their Depopulation," p. 497.

欧洲裔北美人接触后也面临着连续不断的疾病侵袭和野生动物减少，故而也经历了大规模的人口灭绝。詹姆斯·梅里尔教授（James Merrell）指出，在流行病暴发时期，健康的卡陶巴人为了照顾和哀悼患者及贫困者，而不去狩猎、贸易和种植农作物，这就削弱了该部落的经济生产能力，导致更多的部落成员死于疾病。[①]另一位学者丹尼尔·里克特（Daniel Richter）则讲述了易洛魁人如何应对灾难性的欧洲疾病：为了哀悼死者和获得俘虏，他们更为频繁地发动战争。保罗·哈克特（Paul Hackett）描述了次极地中部地区克里人与奥吉布瓦人为了坚持两种哀悼习俗，即摧毁个人财物与亲属死亡后停止狩猎一年，而全然不顾严重流行病广泛传播所导致的巨大人口损失。[②]

不过，由于疾病的长期持续打击，随着北美白人殖民者的拓殖与扩张加剧，土著民族不得不修改其死亡习俗。某些证据表明，堪萨人在19世纪80年代修正了其死亡习俗。詹姆斯·多西（James Dorsey）与阿兰森·斯金纳（Alanson Skinner）表明，马匹与食物献祭的习俗最终停止。不过，马匹仍然是死亡仪式的一部分。当一位男性印第安人去世后，其亲属将马匹（不是献祭）给予外出为死者复仇的武士群体领导人。袭击复仇也得以修正，它演变成为一种狩猎活动。以前复仇的目的是武士群体外出作战，并杀死敌对部落的一名成员。多西指出，后来杀死野生动物也可以被看作为死去的部落成员复仇。斯金纳报告说："鲜血（以前是敌人的，现在是任何活着的生物）一定要流淌以弥补（堪萨人）生命的损失。"这些改变确实具有一定的实用性：活下来的马匹可以用来交换食物和衣服，成功的袭击不仅结束哀悼活动而且还带来食物。同样，其他群体的死亡习俗也在19世纪后半期逐渐修正和改变。

其次，疾病还改变了印第安人群体的婚姻模式与土著妇女的生育情况。18世纪初期在北美东南部地区，旅行家约翰·劳森宣称："在他们看来，与本部族妇女结婚是最令人不齿的，但当整个部落只有很少的人口，以至于他们之间相互都有血缘关系之时，他们只能在陌生人中寻找丈夫和妻子。"[③]这种婚姻模式的改变，是土著民族面对疾病所带来的人口急剧减少所做出的一种反应，是通过各个印第安人群体不断迁移、合并和结盟实现的。19世纪初期，大平原地区霍乱疾病肆虐，适婚年龄的男女人数不断减少，这严重威胁

① James H. Merrell, "The Indians' New World: The Catawba Experience," pp. 136-137.

② Paul Hackett, "Historical Mourning Practices Observed among the Cree and Ojibway Indians of the Central Subarctic," pp. 510-511.

③ John Lawson, *A New Voyage to Carolina*, p. 193. (*Eighteenth Century Collections Online*)

到土著部落的生存。迫于生存压力，当地印第安人也改变了其婚姻习俗。有资料表明，霍乱促使夏延部落和科曼奇部落从族外婚（部族外通婚）到允许族内婚（与同族人通婚）的转变，以便于不断减少的部落人口能够自我更新。①

另外，外来疾病及其所带来的不利因素不仅影响了土著妇女的生育能力，而且导致土著部落中的儿童数量和比例减少。罗杰·威廉斯（Roger Williams）在1634年就谈及瘟疫对印第安儿童数量的影响："他们通常有很多孩子，增殖很快。当然，一旦瘟疫或者其他疾病降临到他们中间，他们就开始大量死亡，人口也无力恢复。"②外来传染病会严重损害土著群体的营养水平，而营养不良恰恰是妇女不孕不育的重要因素。再者，社会压力的影响与营养不良类似。相关的现代医学研究都表明，压力、恐惧、悲伤、沮丧、绝望以及类似的精神状态，都会大大增加对包括生殖力和产卵力相关的感染性疾病如肺结核等疾病的易感染性。③疾病所导致的土著妇女生育能力降低的结果就是，印第安人部落中儿童数量不断下降。其中的一个例证是1615年皮马部落接受洗礼的土著儿童数量。皮马印第安人跟随西班牙人迁移到北美大陆重新定居。探险家迭戈·德·古兹曼（Diego de Guzman）写到，在迁移者到达巴莫阿后不久，他"为所有儿童举行了洗礼，总人数为114人"。儿童人数仅仅占这个土著定居地总人口500人的22.8%。这表明土著儿童与成年人之间具有不同的死亡率，或许疾病已经削弱了印第安人妇女的生育能力。④

再次，面对疾病所导致的人口剧减，土著群体开始领养那些也遭到疾病打击且部落瓦解或解体的印第安人幸存者，以弥补其人口损失。17世纪赫赫有名的易洛魁联盟就是一个例证。1649年休伦人联盟解体，许多幸存者四散奔逃。作为休伦人敌人的易洛魁五大部落乘机领养不少休伦印第安人。另外一场广泛传播的流行病暴发于1654年。它导致易洛魁联盟五大部落之一的塞内卡人损失了很多村落，但是与此同时，塞内卡人也领养很多的休伦幸存者，并促使该部落在丹恩（Dann）、马什（Marsh）与福克斯（Fox）新建3个土

---

① Ramon Powers and James N. Leiker, "Cholera among the Plains Indians: Perceptions, Causes, Consequences," p. 336.

② Roger Williams, "A Key into the Language of America; or a Help to the Language of the Natives in that Part of America, called New England, 1643," p. 125.

③ David E. Stannard, "Disease and Infertility: A New Look at the Demographic Collapse of Native Populations in the Wake of Western Contact," p. 349.

④ Henry F. Dobyns, *Their Number Become Thinned: Native American Population Dynamics in Eastern North America*, p. 305.

著村落。[①]其他土著群体在面临疾病所导致的人口减少时，都或多或少采取了接纳其他部落幸存者的措施来增加人口数量。随着外来人口的加入，土著部落身份认同也开始转变。有学者指出，起初易洛魁联盟之一的奥内达加人定居稳定，其族群身份认同不变，但是随着接纳周边土著群体的俘虏和避难者进入部落，该群体的族裔观念开始转变。他发现："如果一个人与来自大山的民族共同生活或者为后者接受，他们就是从这座山那里得到该部落内的名称和认同，那么他就是一名奥内达加人，而不管他出身何处。"[②]另外，北美东南部具有重要影响的土著群体之一克里克部落，就是由数个支离破碎的印第安人群体的幸存者混合而成的。克里克人娴熟地将这些幸存者接纳，以便增强本部落实力，抵御外来的敌对群体。结果是，尽管克里克部落遭到战争、酒类以及天花袭击等各种因素的影响和打击，但是在18世纪中期仍然拥有3500名武士，其成员居住在50个村落中。[③]

最后，疾病甚至导致土著群体陷入宿命论，故而影响到房屋建筑模式。当外来传染病入侵土著群体时，部落中几乎每个人都会立即患病。这使整个民族的日常生活陷入瘫痪：没有人打水、生火，提供衣食之需，喂养婴儿和儿童。许多学者都相信，正如有学者在亚纳麻玛（Yanamama）印第安人中所观察到的，随疾病入侵、人口死亡而来的是村落生活的瓦解，整个村落都会陷入绝望与宿命论。传教士德·斯密特（De Smet）在其关于布道站和游历的描述中说，天花是引起俄勒冈印第安人警觉的主要疾病，他们对它极为惧怕。他们想象，他们可能命不长久，因此不再像以前那样建造便利的棚屋。[④]

总之，面对土著人口的减少，土著部落会不断放弃原有的定居地，进而减少了土著群体文化多样性。各个土著群体的迁移并与以前独具特色的群体融合，减少了土著美洲人自治实体的数量。随着时间的变化，尤其是随着人口减少的进程持续，合适的配偶数量减少，跨群体通婚不断进行，以前自治的族裔群体最终合并。这大大减少了幸存的族裔群体的数量，毫无疑问也减

---

① Henry F. Dobyns, *Their Number Become Thinned: Native American Population Dynamics in Eastern North America*, p. 323.

② Kathleen L. Hull, *Pestilence and Persistence: Yosemite Indian Demography and Culture in Colonial California*, p. 230.

③ James Adair, *The History of the American Indians*, pp. 257, 259. (*Eighteenth Century Online*)

④ Farnham, T., Reuben Gold Thwaites and Pierre-Jean de Smet. "De Smet's Oregon Missions and Travels over the Rocky Mountains, 1845-46," in Reuben G. Thwaites, ed., *Early Western Travels, 1748-1846*, New York: Dod, Mead & Company, 1906, Vol.29, p. 123.

少了早期的文化与语言的多样性。

第四节 外来疾病入侵与种族关系的变动

外来传染病入侵北美大陆，导致印第安人口急剧减少，土著传统政治权威瓦解和重组。这促使印白关系开始朝着两个极端发展。一方面，土著群体政治依附性增强，很多印第安人部落开始依附于白人定居地，如新西班牙和新法兰西的布道站体制，白人定居地附近聚集了大量印第安人口；另一方面，印第安人传统权威的丧失也使部落中更为年轻和激进的领导人开始重新考虑印白关系，他们对白人的敌视日益加剧，甚至不惜发动战争。

一、外来疾病的传播与土著民族依附性的增强

疾病在土著民族中肆虐，导致土著人口锐减，印白关系发生重大变化，印第安人在政治与经济上依附性不断增加。北美东北部地区在17世纪初就不得不与流行病做斗争，并受到毛皮贸易的影响。到17世纪30年代早期，东北部许多印第安人群体在经济和政治上已经依赖于欧洲人，无力回归以前的传统生活。例如，休伦人与法国人所结成的贸易和军事联盟，“转变体制允许传教士居住在土著村落中，而这些传教士的行为对他们来说是难以理解的，其目的则是颠覆休伦人传统的生活方式”。[①]在17世纪中期，野生生物流行病也令印第安人感到恐惧，并主动依附于法国人。传教士杰罗姆·勒尔芒特（Jerome Lalemant）在其1647年的耶稣会记录中报告说，渥太华河流域珀蒂特部落（Petite Nation）的3名成员到达蒙特利尔，他们带来了流行病在凯里布人（Caribou）中暴发的消息，“凯里布人中间出现了某种疾病，会使得他们喉咙吐血……转瞬间他们中就有5～7人因死亡变得僵硬。这使他们极为恐惧，故而决定离开自己的土地，居住在法国人附近”。[②]

到18世纪初，土著群体对白人定居者的依赖性有增无减。1704年法国人从哈瓦那带来一种鼠疫流行病，使他们在路易斯安那的盟友损失惨重。传教士比安维尔（Bienville）估计了托和莫斯人（Tohomes）的人口。他宣称，

---

① Bruce Trigger, *The Children of Aataentic: A History of the Huron People to 1660*, Vol.2, p. 597.

② Reuben G. Thwaites, ed., *Jesuit Relations and Allied Documents*, Cleveland: The Burrows Brothers Company, 1898, Vol.30, pp. 281-283.

该土著群体的武士数量从1699年的800人减少为1720年的90人，人口削减的比例为惊人的89%。莫比尔人的人口数量也骤降，到1720年他们只能召集60名武士。这些原本独立的土著群体面对人口和武士数量的急剧减少，只能增加对法国殖民者的依赖性。此外，数百名阿巴拉契避难者来到并定居在莫比尔地区，寻求法国人的庇护。比安维尔宣称，莫比尔附近的阿巴拉契避难者一度能召集500名武士，但“疾病在他们中间肆虐，将其武士数量削减为100人”。[①]

疾病的沉重打击，不仅使得土著群体依附性增加，甚至迫使有些土著群体开始接受白人一直倡导的“文明开化”，接受白人的生活方式。1738年，切罗基部落遭到天花流行病的沉重打击，部落半数人口死于非命。到18世纪80年代，切罗基部落再次遭到天花流行病的严重削弱。据说，这场流行病粉碎了他们对白人蚕食其部落土地的最后一次抵抗。[②]土著人口的锐减，再加上日益卷入大西洋贸易体系，使切罗基部落的依赖性增强。对此，切罗基人自己也心知肚明。1745年，切罗基部落的一位头人斯吉阿甘斯特（Skiagunsta）说：“我经常告诉我的人民，要与英国人和睦相处，因为他们不能期望从其他的地方得到各种商品供应。没有了英国人，我的人民就不能独立生活。我们的民族是怎么啦？我们穿的衣服我们不能制造，需要他们为我们提供；我们猎杀野鹿的枪支弹药我们不能制造，也需要他们提供。我们的生活必需品都是来自于白人。”[③]为了挽救部落危亡，切罗基人还开始主动接受美国政府的文明开化，力图变成和白人一样的“美国人”。1792年埃斯奎（Eskqua）酋长对乔治·华盛顿总统说：“狩猎已经远离我们而去，我们必须种植谷物，饲养牲畜，我希望你们能够帮助我们……以前我们能够以低廉的价格从贸易商那里购买商品，能够为我们的妇女和儿童提供足够的衣服，但是现在猎物越来越少，商品越来越贵。”[④]1801年，切罗基部落第一酋长利特尔·塔特尔（Little Turtle）由于年纪原因不再参加狩猎，决定成为一个农场主。他在写给联邦官员的信中指出：“就我而言，我要……2个铲犁铸模，12只绵羊，6个鹤嘴锄、2对‘U’型钩、1个犁头、12把除草的锄头、6把斧头……我希望

---

① Paul Kelton, *Epidemics and Enslavement: Biological Catastrophe in the Native Southeast, 1492-1715*, p. 191.

② James Mooney, *Myths of the Cherokee*, p. 61.

③ Vicki Rozema, ed., *Cherokee Voices: Early Accounts of Cherokee Life in the East*, Blair, 2002, p. 15.

④ Henry Thompson Malone, *Cherokees of the Old South: A People in Transition*. Athens: University of Georgia Press, 1956, p. 51.

在美国总统和您的指导下从事农业耕种。”[①]

印第安人的依赖性到19世纪以后则表现得更为明显。1851年霍乱流行病暴发之前，旅行家鲁道夫·库尔兹（Rudolph Kurz）访问密苏里河上游的曼丹与米尼塔里（Minetaree）部落。当霍乱出现时，印第安人迫使库尔兹停止到处游荡并退缩到其房间内，因为他们认为，库尔兹是“在村落中引起众多病患和死亡的……原因”。这些部落在20年前曾经历过第一场天花流行病，当时恰恰是艺术家乔治·卡特林（George Catlin）访问之时。由于卡特林与库尔兹都曾描述过那些随后死亡的印第安人，大多数人认为这些艺术家实际上杀死了他们的描述对象。[②]不过，这些土著部落将流行病的暴发归咎于特定的个人——将霍乱的暴发归咎于库尔兹，将天花归因于卡特林——却没有将愤怒发泄到所有白人身上。在波尼部落中，霍乱与天花的出现看起来强化了印第安人对白人的依赖性而不是鼓励他们的攻击性。波尼人在流行病打击下丧失了大约四分之一的人口，陷入极度贫困的状态。这使他们不得不更为依赖跨越大陆的陆路交通线，他们在那里乞讨、抢劫财物，或从白人营地偷盗牛群。有学者指出，波尼人丧失了对部落酋长权威的尊重，“准备从土著敌人或白人定居者那里得到他们需要的所有。最为糟糕的标志是波尼妇女已经心灰意懒，放弃了自己”。保留地监理与政府官员也都持类似的观点。波尼部落的白人监理约翰·巴洛（John Burrow）考虑到“这些移民部落的印第安人居住在白人附近”，两个种族之间的经常性交往“对印第安人自身的福利而言危害极大”[③]。

二、外来疾病的打击与印白关系的恶化

另一方面，传染性疾病的大规模流行也致使印白关系走向另外一个极端，即土著传统权威丧失，更为年轻和激进的部落领导人重新审视他们与白人的关系，他们敌视白人的倾向加剧，甚至不惜发动对白人的战争。传染性疾病恰恰杀死了那些最愿意与白人以及其他土著部落进行谈判和贸易的印第安人。那些更为隔绝的部族试图通过避免与白人接触以维护土著自治，他们则

① William G. McLoughlin, *Cherokee Renascence in the New Republic*, pp. 66-67.

② J. N.B. Hewitt, ed., *Journal of Rudolph Friederick Kurz*, Norman: University of Oklahoma Press, 2005, pp. 18, 22.

③ Ramon Powers and James N. Leiker, “Cholera among the Plains Indians: Perceptions, Causes, and Consequences,” pp. 337-338.

有更好的机会抵制大规模的流行病。结果是，天花、麻疹、霍乱以及黄热病等各种传染性疾病，将部落内部权力从温和的长者转移到更为自负的年轻武士手中。这些更为激进的部落领导人更倾向于战争而不是外交谈判，从而强化了那些更愿意抵制外来蚕食的土著派别。

早在1585年英国人建立的罗阿诺克殖民地，外来传染病就导致当地土著迅速死亡。1585—1586年在罗阿诺克岛停留的一位英国人拉尔夫·莱恩（Ralph Lane）曾说，土著民族谴责英国人用看不见的弓箭射杀他们，导致他们患病，其中一些人死亡，土著敌对接踵而至。[①]1711年，北美大陆东北部的塔斯卡洛拉人（Tuscarora）与阿尔冈钦人双方均在天花暴发中丧失了大量成员。于是，许多阿尔冈钦人移居内地，开始与塔斯卡洛拉人共同居住，跨族裔通婚开始出现。1710年，一位反对英国人的土著头人汉考克开始在上述两个土著群体中吸引追随者。在拿起武器反对英国人之前，汉考克所率领的土著群体曾计划移居到宾西法尼亚殖民地的土地上，附属于易洛魁五大部落。[②]1711年9月，塔斯卡洛拉人与阿尔冈钦人的武士团队袭击那些距离他们太近的白人定居地。在数个小时内，120名英国人、瑞士人与帕拉丁侯爵领地的殖民者被杀，其他数十人被俘，数百人最终幸免于难，还有许多幸存者向南逃到恐怖角（Cape Fear）或者弗吉尼亚。当然，并非所有塔斯卡洛拉人都参加了此次袭击，弗吉尼亚边疆附近的一些土著村落就宣布中立。另外，1731年乔克托人在其部落暴发流行病后开始指责，奇科索人和英国贸易商出售的有毒商品导致流行病的广泛传播。乔克托部落的一位头人陶帕奥斯塔布尔（Toupaoulastable）公开指责说："目前部落中正在发生的疾病来源于英国人用蔗糖制作并放在林堡中的一种药物，他们通过奇科索人的贸易（出售给我们），目的就在于置所有乔克托人于死地。"乔克托武士要求对奇科索人复仇，"他们将一种疾病带到我们的村落中，使所有人（乔克托人）死亡"[③]。1738年切罗基部落中暴发天花流行病，导致该群体半数人口死亡。切罗基人

---

① Ralph Lane, "Ralph Lane's Narrative of the Roanoke Island Colony, 1585-86," in David B. Quinn, ed., *New American World: A Documentary History of North America to 1612*, Vol.3, p. 301; Thomas Harriot, "A Briefe and True Report of the New Found Land of Virginia, [1588]," in David B. Quinn, ed., *New American World: A Documentary History of North America to 1612*, Vol.3, pp. 152-153.

② Alan Gallay, *The Indian Slave Trade: The Rise of the English Empire in the American South, 1670-1717*, p. 265.

③ Paul Kelton, "Avoiding the Smallpox Spirits: Colonial Epidemics and Southeastern Indian Survival," Ethnonistory, Vol.51. p. 51.

无法解释这种灾难，因此他们谴责英国人毒杀他们，并威胁要与法国人进行贸易。[①]1787年，休伦湖两岸的怀恩多特人（Wyandots）遭遇天花打击。在流行病结束之前，仅桑达斯基（Sandusky）就有60名印第安人死亡，在休伦湖对岸地区另有30人死亡。摩罗维亚传教士戴维·蔡斯伯格（David Zeisberger）在其日记中评论说："他们（怀恩多特人）感到极为愤怒，希望向白人复仇，因为他们在天花流行中死亡了如此多的民众。"[②]

19世纪以后，外来传染病的打击，再加上白人定居者源源不断的扩张，使印白关系更为紧张。这在1837—1838年肆虐于密苏里河、哥伦比亚河以及北美西北部地区的天花大流行中可见一斑。当时亲眼目睹这场流行病的贸易商查丹的日志提供了丰富资料。1837年8月5日，查丹写道："他们（格罗斯文特印第安人）中许多人死于天花——其中包括数个酋长，他们发誓要对所有白人复仇，因为他们说，天花是由圣彼得号船只带到这里的。"[③]8月13日，他在日志中写道："来自格罗斯文特人的数个报告显示，他们企图摧毁我们所有人。由于我对这些报告不太相信，查邦诺（Charboneau）将为我们带来直接的信息——曼丹人每天死亡8或10人——一个老年人丧失了全部家庭成员，总计14人。这位老年印第安人今天滔滔不绝地说，到了杀死所有白人的时候，因为正是他们为这里带来了天花。"[④]曼丹人也在天花的打击下对白人富有敌意。根据查丹的记录，8月14日，"曼丹部落的一位酋长白牛（The White Cows）今天早上很早就来到这里，看起来很愤怒——他告诉我，我最好带着所有的白人离开；如果我们不离开，他们将会消灭我们所有人"，"曼丹部落第一酋长今天死亡——利特尔村落（Little Village）的另外一名头人——野狼酋长（Wolf Chief）全副武装来到要塞，企图杀死我们的人，我们制止了他"。[⑤]在这场天花流行病的高峰时期，曼丹部落的第二酋长四只熊（Four

① "A Treaty between Virginia and the Catawbas and Cherokees, 1756," *The Virginia Magazine of History and Biography*, Vol.13, No.3 (January 1906); Newton D. Mereness, ed., *Travels in the American Colonies*, New York: The MacMillan Company, 1916, p. 239.

② Eugene F. Bliss, ed., *Diary of David Zeisberger, 1721-1808*, Cincinnati: Robert Clarke and Co., 1885, pp. 373, 407.

③ M. M. Quaife, ed., "The Smallpox Epidemic on the Upper Missouri," p. 284; Annie Heloise Abel, ed., *Chardon's Journal of Fort Clark, 1834-1839*, p. 126.

④ M. M. Quaife, ed., "The Smallpox Epidemic on the Upper Missouri," p. 285; Annie Heloise Abel, ed., *Chardon's Journal of Fort Clark, 1834-1839*, p. 127.

⑤ M. M. Quaife, ed., "The Smallpox Epidemic on the Upper Missouri," pp. 285-286; Annie Heloise Abel, ed., *Chardon's Journal of Fort Clark, 1834-1839*, p. 127.

Bears）离奇死亡。查丹的日志记录了这位著名的印第安人酋长在临死之前的讲话。在这个讲话中，他放弃了与白人的友谊，呼吁印第安人杀死白人：“自从我记事开始，我就热爱白人，自从孩童时代开始我就和白人共同生活，就我所知，我从来没有冤枉过一个白人。……想想你们的妻子、儿女、兄弟、姐妹、朋友……都已经或正在死亡，脸庞都已腐烂不堪，而这一切都是这些白人狗引起的。想想所有这些，我的朋友们，你们应该团结起来，让他们所有人都去死。”[①]

19 世纪中期，霍乱在大平原地区肆虐，导致土著人口锐减，致使这一地区的游牧部落日益将愤怒发泄于白人身上，印白关系陷入混乱之中。例如，在 1849 年以后，科曼奇人变得更富有侵略性和流动性。在一些地方，重新分配幸存者进入各个幸存部族激起内部纷争。19 世纪 50 年代早期，夏延部落内部主张战争与和平的两个派别日益两极分化。该部落中的多戈士兵（Dog Soldiers）氏族远离主要交通要道居住，故而有机会更好地抵制流行病的侵袭。他们致力于反对白人并日益变得激进。出于现实与政治需要，其他部族中霍乱幸存者在 1850 年以后都集中于多戈士兵氏族，从而强化了夏延部落对白人的抵抗。基奥瓦人也是如此。有资料指出：“我们很遗憾，我们允许白人旅行者通过大平原。但是他们却给我们带来了两种可怕的疾病天花和霍乱，这些疾病杀死了我们的半数族人。我们中有些人认为，白人为我们带来疾病的目的就是要灭绝我们。”[②]布鲁尔苏族（Brule Sioux）印第安人也强调霍乱的传染性特征而忽视其环境特征，并将流行病归咎于与白人或其他被感染部落的接触。埃德温·德尼格（Edwin T. Denig）报告说，布鲁尔苏族人遭遇系列流行病的后果就是，“他们的情绪高昂，他们群情振奋，要发起针对所有罪恶来源的肇端者的行动。部落中没有印第安人敢公开支持白人或者其政府，因为在他们看来，正是后者送来了疾病，使他们不断削弱。”[③]

三、传染性疾病与北美大陆的殖民争夺和政治军事变动

天花等传染性疾病的传播，土著人口的减少，印第安人恐惧的增加，还

---

① M. M. Quaife, ed., “The Smallpox Epidemic on the Upper Missouri,” p. 299.

② Ramon Powers and James N. Leiker, “Cholera among the Plains Indians: Perceptions, Causes, Consequences,” p. 337.

③ Edwin T. Denig, *Five Indian Tribes of the Upper Missouri: Sioux, Arickaras, Assiniboines, Crees, Crows*, p. 19.

制约着印第安人与白人的政治与军事关系，进而影响到北美大陆的殖民争夺和政治军事变动。首先外来传染病尤其是天花的暴发，制约着土著民族与英国人、法国人在北美大陆的政治谈判和外交关系的发展进程。1636—1641 年天花流行之后，易洛魁人开始摆脱孤立状态，奥内达加、塞内卡、卡尤加等部落的代表团与法国人举行会谈。1641 年易洛魁人在三河镇很快感染天花。返回领地的酋长们又将天花带回到土著部落，最终导致 1642 年天花在部落中的迅速蔓延。在此次天花流行沉寂后，易洛魁人的一个武士团队迅速袭击蒙特利尔，对法国人宣战，其理由是在三河镇他们感染了瘟疫，他们要为易洛魁村镇中死亡和将死的族人复仇。印第安人杀死了一些法国人，将一些白人俘虏带回那些被疾病摧毁的村落中，并将他们在火刑柱上处死。[①]这是易洛魁人报复的开端。从 1642 年秋开始，小股易洛魁人不断袭击从郎索尔特（Long Soult）到黎塞留河（Richelieu）的地区。1645 年，绝望中的法国官员被迫向易洛魁人请求和平。[②]1679 年，易洛魁五大部落再次遭到天花流行病的沉重打击，以至于新法兰西总督弗兰特纳克伯爵（Count de Frontenac）在写给法国国王的信中指出，鉴于对安德罗斯（Andros）总督某些行为的愤怒，易洛魁联盟计划召开一次五大部落参加的大会，讨论中断易洛魁人与法国人贸易的问题。但是，“天花作为一种印第安人瘟疫，足以对他们构成沉重的打击，使他们不再考虑集会，不再考虑战争，而要哀悼人数众多的死者”。[③]

疾病的肆虐也影响到印第安人与英国人之间的政治关系。18 世纪以来北美东南部包括切罗基人、克里克人、乔克托人和奇科索人在内的四大部落就是一个典型例证。18 世纪初，四大部落的成员不时死于前往查尔斯顿的路上，因此到 18 世纪中期，土著群体对前往南卡罗来纳殖民地的首都感到恐惧。1748 年，克里克人和切罗基人提醒总督詹姆斯·格莱恩（James Glen）：“前去查尔斯顿的头人会遭遇被疾病袭击的严重后果，他们不时有许多头人丧命。”他们还请求格莱恩总督，未来举行会晤的地点应该在远离下游地区的某个地方，他们倾向于卡罗来纳皮德蒙特地区的莫尔堡（Fort Moore）。[④]尽管

① Carl H. Schlesier, “Epidemics and Indian Middlemen: Rethinking the Wars of the Iroquois, 1609-1653,” p. 142.

② Reuben G. Thwaites, ed., *Jesuit Relations and Allied Documents*, Cleveland: The Burrows Brothers Company, 1898, Vol.30, p. 227.

③ E. B. O'Callaghan, ed., *Documents Relative to the Colonial History of the State of New York*, Albany: Weed, Parsons and Company, 1855, Vol.9, p. 129.

④ Paul Kelton, “Avoiding the Smallpox Spirits: Colonial Epidemics and Southeastern Indian Survival,” p. 55.

切罗基人和克里克人在抱怨，格莱恩总督却一再坚持，与印第安人的会晤仍将在查尔斯顿举行。1749 年，切罗基人和克里克人不情愿地来到这个殖民地的首府，在那里他们遭遇一场灾难性的流行病。从此以后，东南部四大部落的领导人下定决心，坚决阻止其民众到那些疾病肆虐的地区去。切罗基人认为，通往殖民地首府的道路已经被污染，“对被感染的恐惧”甚至使他们未能埋葬死者。1755 年，切罗基部落重要村落乔塔（Chota）的领导人欧德·霍普（Old Hop）命令说，未来（与白人的）会晤将在瀑布线之上的康格拉斯堡（Fort Congraees）举行。[①]

此后，疾病还不时影响到印第安人与白人的会晤与谈判。1759 年春，纽约官员威廉·约翰逊爵士（Sir William Johnson）与纽约西部的莫霍克印第安人的会晤被推迟，因为“下游村落的莫霍克人中正在流行黄热病”。[②]1763 年在天花流行期间，东南部印第安人再次拒绝到疾病肆虐的地区去。这一年英国政府希望在南卡罗来纳与印第安人举行会晤，但后来由于天花流行挥之不去将地点更改。克里克人、乔克托人、奇科索人和卡陶巴人，根据《佐治亚公报》（Georgia Gazette），“坚决拒绝”到多尔切斯特（Dorchester）去，而这个小镇恰恰是弗吉尼亚、北卡罗来纳和南卡罗来纳殖民总督所建议的会见印第安人的地点。[③]在美国革命期间，东南部印第安人对在盎格鲁—美国人定居地感染疾病的恐惧变得更为明显。1775 年，下切罗基人向在东佛罗里达的英国人说，他们不再关心与南卡罗来纳人的贸易。切罗基人宣称：“我们之间的道路充满了荆棘”，终止贸易是因为“上天的至上神降临一种瘟疫”，它已经“肆虐于从波士顿到佐治亚之间的整个盎格鲁美国人中”。不过，这种“瘟疫”可能是叛乱的比喻。切罗基领导人宣称，殖民者“都已经陷入癫狂状态”。无论殖民者面临的是疾病还是战争，切罗基人都不想与他们联系在一起。[④]

相比于对印白政治关系的影响，传染性疾病对印白军事关系的影响更为显著。1649 年天花通过一个土著武士群体引入东北部的易洛魁部落中，对该

---

① *South Carolina Gazette*, July 31 1755; James Adair, *The History of the American Indians*, pp. 85, 113. (*Eighteenth Century Online*)

② “Journal of Sir William Johnson’s Proceedings with the Indians,” in E. B. O’Callaghan, ed., *Documents Relative to the Colonial History of the State of New York*, Albany: Weed, Parsons and Company, 1856, Vol.7, p. 378.

③ *Georgia Gazette*, October 20, 1763.

④ Paul Kelton, “Avoiding the Smallpox Spirits: Colonial Epidemics and Southeastern Indian Survival,” p. 57.

部落造成沉重打击。根据蒙特利尔总督德·科利耶（de Calliers）的回忆录，1649年英国人召集2000名民兵以及1500名易洛魁人，决定从陆路攻击蒙特利尔，但天花摧毁远征军的400～500人，这场远征被迫取消。[①]到1690年，天花再次帮助了法国人。这一年，新法兰西总督弗兰特纳克伯爵（Count de Frontenac）在一封信中说，当3000名英国人、莫西干人以及易洛魁人试图在魁北克击溃法国人，“如果不是上帝施以援手，情况将会不堪设想”。英国人和莫西干人遭遇天花打击。不过，他们还是派遣部分队伍到达与易洛魁人的集结地，易洛魁人尚未感染这种疾病。易洛魁人立即认识到他们所面临的威胁。事实确实如此，因为当他们满怀愤怒和恐惧回到村落后，三四百名易洛魁人死于天花。与此同时，莫西干印第安人也有100人死于天花。在一个莫西干人村落，只有16人幸免于难。[②]天花肆虐所造成的人员减少，使易洛魁五大部落印第安人不愿参加英法之间的争夺。根据温斯罗普少将（Major General Winthrop）1690年的日志，此时五大部落印第安人拒绝派遣预定的人数帮助英国人，原因是天花正在他们中间肆虐，“上帝已经制止了他们的行动”。[③]

在1756—1763年英法七年战争中，天花的迅速传播和打击，使法国人的土著盟友根据疾病流行的情况派出武士。这极大地影响着英法战争的进程。七年战争暴发后不久，法国人就向其印第安人盟友求助。但是，法属殖民地正在流行天花。在1755—1756年秋冬时节，这种疾病在加拿大人、法国常规军以及居住在布道站的美洲印第安人中“疯狂肆虐”。根据一位法国官员的记载，在索尔特·圣路易（Sault St. Louis）布道站的300名土著武士中有100人死于这场流行病。天花流行是迫使新法兰西总督沃德勒伊（Vaudreuil）在1755年秋采取守势的因素之一。另外，沃德勒伊还发现，流行病肆虐的结果是，他“几乎找不到需要的人作为船员驾驶船只为部队运送给养”，也缺乏足够的人力组建武士团体袭扰奥斯威戈堡（Fort Oswago）的驻军。[④]到1756年，天

① E. B. O'Callaghan, ed., *Documents Relative to the Colonial History of the State of New York*, Albany: Weed, Parsons and Company, 1855, Vol.9, p. 492.

② E. B. O'Callaghan, ed., *Documents Relative to the Colonial History of the State of New York*, Albany: Weed, Parsons and Company, 1855, Vol.9, pp. 460-461, 490.

③ E. B. O'Callaghan, ed., *Documents Relative to the Colonial History of the State of New York*, Albany: Weed, Parsons and Company, 1854, Vol.4, p. 195.

④ D. Peter MacLeod, "Microbes and Muskets: Smallpox and the Participation of the Amerindian Allies of New France in the Seven Year's War," p. 47.

花再次袭击圣劳伦斯河谷地区，并沿着法国人的交通线向西蔓延到内地，首先出现“在尼亚加拉，随后蔓延到普利斯奎尔堡（Fort Presqu'ile）”，这恰好是西部美洲印第安人到达作战地区的必经之路。6 月末，“来自西部内地的几乎所有土著人都到达了普利斯奎尔堡，但当他们听说弗兰特纳克与尼亚加拉暴发天花后，他们再也不愿向前行进，他们中大部分人都返回家园”。数日后，另有 500 名印第安人武士到达该要塞，但当“听到我们所有的要塞都暴发了天花流行”，他们不等下船，“所有人都离开了”。结果是，1756 年参加法军作战的印第安人武士非但没有增加，反而有所减少，到 9 月中旬参战的土著武士也只有大约 600 人。[①]

1757 年，随着天花的沉寂，参战的印第安人武士人数增加。但是由于他们与英法常规军、白人民兵以及其他土著群体的频繁接触，那些来自中部地区的法国人的土著盟友感染天花，为支持法国人付出了高昂代价。随后这些天花感染者又返回家园，从而使天花在土著部落中肆虐。由于是法国人邀请其土著盟友到达天花流行的地区并感染了这种流行病，印第安人“在这种情况下习惯性地认为，邀请他们的国家给予了他们一种罪恶之药”。法国人发现，他们处于一种极为尴尬的境地，这些感染了天花的土著群体开始漠然对待甚至背叛法国人。1757 年在天花肆虐时，整个冬天只有一个土著群体到达法属地区参战。在底特律，“怀恩多特人，常常怀着不二之心且极为狂暴，正在酝酿恶毒的想法”。渥太华人也“隐藏着罪恶企图，波托瓦托米人看起来也并非平静。总之，所有土著民族都有着同样的倾向”。更为糟糕的是，这些群体中甚至暴发了针对法国人的暴力行为。梅诺米尼人围攻拉贝堡（Fort La baye）3 天，杀死 11 名加拿大人，掠走价值 30,000 利弗尔（法国货币单位，1 利弗尔等于 1 法郎）的货物。另外，在威斯康星过冬的一群加拿大人也遭到印第安人袭击，其中 2 人被杀，1 名官员被俘。依赖于土著盟友支持的法国殖民者，与印第安人盟友之间的关系在此时可谓命悬一线，极为紧张。绝望中的法国人于 1758 年春在中部地区发起一场声势浩大的外交攻势。西部哨所的司令官将价值将近 100 万利弗尔的货物分发给其土著盟友，以“擦干他们的眼泪，掩埋他们的死者”。用礼物“掩埋死者”是一种对土著死者的家庭和部族

① D. Peter MacLeod, “Microbes and Muskets: Smallpox and the Participation of the Amerindian Allies of New France in the Seven Year's War,” p. 48.

表示尊重和同情的姿态，或者说是对赠予者应该负责的死亡的补偿。[①]此后，在凡尔赛送交皮恩少校（Major Pean）的斥责信件中提及了印第安人中的这次流行病。信件指出："印第安人中间暴发的天花怎么会耗费了国王 100 万法郎？这笔花费有什么意义？"[②]

到美国革命时期，印第安人仍然会出于对天花流行的恐惧拒绝参加美国独立战争。1779—1780 年天花流行病时期，切罗基部落就坚决避免出现在天花暴发的区域。一位英国官员描述切罗基人的困境，他们仍然不愿为了英国人的利益而将自己暴露于传染病之下："他们告诉我说：'他们愿意也准备尽力帮助伟大的国王，为此他们已经从部落来到这里，但是由于天花……在整个殖民地肆虐，他们不能任由他们的年轻人和武士们留在这里，因为他们当前对被感染的疾病感到极为恐惧，而正是这种传染病在此前的一次流行中使他们丧失 250 名男性。'"1779 年，克里克人也担心从欧洲裔美国人那里被传染天花。当年，克里克人比切罗基人还要清楚地知道天花就潜伏在他们的周边地区。这种病毒已经渗透到他们的一些村落。因此毫不奇怪的是，他们拒绝派遣武士去帮助英国人。一位备受困扰的英国官员宣称："我已经竭尽全力敦促他们参加到军队中，但他们仍然在顽强坚持的迷信仪式并不允许他们改变其立场。"[③]

包括天花在内的各种外来传染病对土著民族产生了沉重的打击。北美的白人殖民者，包括法国人和英国人，也企图利用印第安人对疾病的恐惧推进各自的帝国利益。由于法国人为印第安人提供的货物较少，在与英国人的竞争中不占据优势，因此他们就利用疾病散播不利于英国人的谣言，说英国人在实施巫术。1749 年在代表团的一些成员死亡后，克里克领导人在离开查尔斯顿时宣称："法国人所说非虚。"[④]法国人告诉克里克人的话，可能在数年后又告诉了切罗基人。在 18 世纪 50 年代充满疾病的 10 年，一位切罗基领导人宣称："法国人说，卡罗来纳人中有巫师（Conjurers），这些人会将一系

① D. Peter MacLeod, "Microbes and Muskets: Smallpox and the Participation of the Amerindian Allies of New France in the Seven Year's War," p. 51.

② Francis Parkman, *Montcalm and Wolfe*, Boson: Little, Brown and Company, 1914, Vol.2, p. 36.

③ Paul Kelton, "Avoiding the Smallpox Spirits: Colonial Epidemics and Southeastern Indian Survival," pp. 57-58.

④ Paul Kelton, "Avoiding the Smallpox Spirits: Colonial Epidemics and Southeastern Indian Survival," p. 51.

列疾病带到他们的部落中，并在他们的各个村落传播，从而开启印第安人民族的死亡历程”。[①]另外，法国人在米奇里马克纳克（Michilimakinac）、底特律、多伦多与印第安人诸部落举行了一系列会议，力图将流行病归咎于英国人。这种说法被亲法国的一些土著群体接受，在一个世纪后，渥太华口述资料仍然在说：“英国人送来的这种可怕疾病灭绝了整个渥太华人部落。”[②]

另外，法国人还利用外来传染病的信息，发起针对未与法国人合作的土著群体的经济战。例如，1731 年 2 月 8 日，纽约的印第安人事务代办写道，法国人“在其国家公布一份报告，鼠疫与天花（这些都是印第安人极为害怕的疾病）正在纽约肆虐”，这促使这些印第安人事务官员建议派遣官员“到内地印第安人中游说，使他们相信这些报告是错误的”。[③]1736 年 7 月 30 日，奥斯威戈（Oswego）的一位居民写道：“一些迈阿密印第安人来到奥斯威戈，他们抱怨说，法国人在尼亚加拉阻止他们，并强行带走了他们的一部分货物。”[④]1750 年，郁特里罗侯爵（Marquis de La Jonquiere）在继任新法兰西总督后警告西部诸部落：“我的孩子们，如果你们忠于我的话，你们就不会再饮用英国人的白兰地。它是一种毒药，能在毫不知情的情况下夺走你们的性命。另外，英国人的唯一目的就是诱导你们，使他们成为你们土地的主人，对待你们像对待奴隶一样。”[⑤]

和法国人一样，英国人也利用印第安人对天花的恐惧控制印第安人口，推进自身的利益。1811 年，汤奎恩号（Tonquin）贸易船上几乎所有人都被来自温哥华岛和弗拉特里角（Cape Flattery）的印第安人杀死。此后，幸存船长麦克杜格尔（McDougal）告诉俄勒冈阿斯托里亚（Astoria）的印第安人酋长，如果他们攻击白人，他就打开一瓶天花。他宣称，尽管他的军队在人数上处于劣势，但他在医药上极为强大。[⑥]1811—1812 年间，居住在哥伦比亚

① William McDowell, ed., *Documents Relating to Indian Affairs, 1754-1765*, Columbia: University of South Carolina Press, 1970, p. 265.

②Andrew J. Blackbird, *History of the Ottawa and Chippewa Indians of Michigan: A Grammar of their Language, and Personal and Family History of the Author*, Ypsilanti, Mi. The Ypsilantian Job Printing House, 1887, p. 10.

③ Peter Wraxall, *An Abridgement of the Indian Affairs...Transacted in the Colony of New York from the Year 1678 to the Year 1751*, ed., Charles H. McIlwain, Cambridge: Harvard University Press, 1915, p. 182.

④ Peter Wraxall, *An Abridgement of the Indian Affairs...Transacted in the Colony of New York from the Year 1678 to the Year 1751*, ed., Charles H. McIlwain, p. 182.

⑤ Joseph L. Peyser, ed., *Letters from New France: The Upper Country, 1686-1783*, p. 144.

⑥ Leslie M. Scott, “Indian Diseases as Aids to Paicific Northwest Settlement,” pp. 151-152.

河口的奇努克人（Chinook）决定将白人驱逐出他们的土地，但他们的计划被白人发觉。随之而来的是，印白之间贸易关系终止，印第安人仍然怀着深深的敌意。毛皮贸易商詹姆斯·麦克杜格尔（James McDougall）知道，再也没有什么比天花让印第安人更恐惧的了。于是，他将土著酋长召集在一起，并告诉这些印第安人："你们想当然地认为，因为我们人数很少，你们可以轻而易举地杀死我们，但情况并非这样；如果你们那样做的话，更大的罪恶就会降临到你们头上。白人死者的药物要比活着的红种人的药物更强大。……你们知道天花。听着，我就是天花酋长。这个瓶子中就装满了天花，我要做的就是打开瓶塞，把它们送到你们中间，你们就会死亡。当然，它是为我们的敌人而不是朋友准备的。"出于极度恐惧中的印第安人请求他不要在他们中散播天花，奇努克人对白人的攻击计划最终未能付诸实施。[①]

此后，天花就成为贸易商控制和威胁土著群体的手段。1831 年，天花被毛皮贸易商和威士忌商人偶然引入居住在普拉特河（Platte River）流域的波尼人部落。根据卡特林的记载，将近有 10,000 人大约占波尼部落人口的一半，在数月时间内死亡。某个毛皮贸易商曾威胁波尼印第安人，如果他们不遵从他的某些条件，"他会将天花从瓶子中释放出来，并摧毁他们"。根据这种显而易见的无故威胁，印第安人得出结论说，他们是被人故意传染天花的，在很长时间内对毛皮贸易商抱着不信任的态度。[②]1833 年，一位西纳米什人（Sinnamish）酋长诉说了两艘美国船只来到弗拉特里角的故事。这两艘船的船长威胁印第安人说，如果他们不拿出河狸皮进行交换，白人就会将疾病送到他们中间。这一事件恰恰就发生在"热病与疟疾"流行病之后，这场流行病据说在 1830—1831 年间几乎完全摧毁哥伦比亚下游河谷的印第安人诸民族。[③]

四、外来传染病与印第安人群体之间的关系变化

外来传染病不仅左右着印白关系的变动，还深深地影响了印第安人—印第安人之间的关系。它们打破了土著群体之间的权力平衡，一些群体削弱乃

① Herbert H. Bancroft, *History of the Northwest Coast*, San Francisco: A. L. Bancroft and Company, 1886, Vol.2, p. 176.

② George Catlin, *Letters and Notes on the Manners, Customs, and Conditions of North American Indians*, Vol.2, pp. 24-25.

③ Leslie M. Scott, "Indian Diseases as Aids to Paicific Northwest Settlement," pp. 151-152.

至灭亡，一些群体乘机崛起。当然，即使是这些崛起的土著群体在面对殖民主义与疾病的双重打击后也逐渐走向衰落，成为牺牲品或者附属品。

18 世纪 80 年代的天花大流行使很多土著群体遭到毁灭性打击，但是也有印第安人部落从中受益。黑脚印第安人就是充分利用这场疾病，在大平原北部地区诸土著部落中确立了霸主地位。本来，黑脚人联盟也在天花大流行中丧失众多成员。在 18 世纪 80 年代天花流行病结束之后的数年，黑脚部落的各个群体也不得不停止与肖肖尼人作战，力图重整他们的生活。1785—1786 年，黑脚部落的分支群体皮根人（Piegans）联合黑脚人的另外两个群体，发动对肖肖尼人的灭绝战争。黑脚人联盟的武士群体征服无数肖肖尼部族，杀死成年男性，俘虏妇女和儿童，以便于将他们接纳到黑脚人部落中。其他的黑脚人武士在西部攻击肖肖尼人的盟友弗拉特黑德（Flatahead）与库蒂奈斯人（Kutenais）。这两个群体在人口上比黑脚人要少得多，他们被迫越过落基山脉，将萨斯卡切温河上游地区让给黑脚人联盟。同时，东部肖肖尼人也向东南部撤退，加入大平原地区的族人中。到 19 世纪，黑脚人已经拥有整个萨斯卡切温西部与密苏里大平原的西部地区。此外，在天花疾病的打击下，克里人（Crees）与阿西尼伯恩人（Assiniboines）纷纷死亡，黑脚人成功地与哈德逊湾公司、西北公司的贸易商建立了直接联系，绕过长期以来控制着枪支和货物的印第安人中间商。根据贸易商亚历山大·亨利的记录，到 1811 年为止，黑脚人是“落基山脉以东所有部落中最为独立和幸福的民族。战争、女人、马匹与野牛是他们的最爱，所有这些都在他们的掌控之中”。①

不过，黑脚部落的兴起也仅仅是昙花一现。19 世纪上半期，白人定居者源源不断到来，不断蚕食黑脚人的领地。而 1837—1838 年的天花大流行则给了黑脚人致命一击。到 19 世纪中期，黑脚人的优势已经荡然无存。1855 年黑脚人迫于压力，在美国政府文件“与黑脚人的条约”上按下了手印，此即黑脚人的雷姆布尔（Lame Bull）条约。该条约禁止黑脚部落的三大群体皮根人、布拉德人（Bloods）与北部黑脚人（Northern Blackfeet）对其印第安人邻居发动战争，授予白人不受限制的通过黑脚人领地的权利。当黑脚部落的酋长们在条约文件上按下他们的手印时，他们已经使得黑脚人失去了自己的生存权利，北美一度最强大的土著部落主权一去不复返。雪上加霜的是，1870

① J. B. Tyrrell, ed., *David Thompson's Narrative of His Explorations in the Western America*, p. 267; Alexander Henry, “Geography and Ethnography [of the Rocky Mountain House],” in Elliot Coues, ed., *New Light on the Early History of the Greater Northwest*, New York: Francis Harper, 1897, Vol.2, p. 737.

年 1 月 23 日，美国军队错误地发动了对友好的皮根黑脚人的攻击。此时这个部族正在遭受天花的打击。最终，173 名黑脚人死亡，其中包括妇女和儿童。到 19 世纪 70 年代，密苏里中部和上游地区的古老部落——奥马哈人、波尼人、阿里卡拉人、曼丹人、海达塔人、阿西尼伯恩人与黑脚人——都被一一征服。这些大平原地区昔日的统治者，在遭到疾病侵袭和敌人侵扰后，最终丧失自己的土地，白人农场主与蒙大拿金矿主则填补他们留下的空缺。①

密苏里河流域的曼丹人、海达塔人等土著群体与其敌人苏族印第安人之间的关系变化，也受到天花流行病的巨大影响。18 世纪 80 年代天花大流行之前，曼丹部落等土著群体与其敌人拉科塔苏族维系着某种权力平衡。1738 年，当法国贸易商皮埃尔·高提耶·德·范里内斯（Pierre Gaultier de Varennes）首次访问大平原时，曼丹人、海达塔人与阿里卡拉人总计拥有 25,000 人，居住在奈夫河（Knife River）与白德河（Bad River）之间的数十个村落中。这三个部落主导着密苏里河上游地区，控制着从交通到商业的所有事务。相比于上述三个土著群体，苏族人素以战斗凶猛而著称。到 18 世纪早期，得到火器的他们很快拥有对大平原土著部落，诸如奥马哈人（Omahas）、波尼人、阿里卡拉人、曼丹人与海达塔人等群体的优势。到美国革命时期，苏族印第安人已经牢固控制了密苏里河东部的大平原地区，但是他们的扩张也几乎停止。密苏里河上游地区的阿里卡拉人、曼丹人与海达塔人构成苏族人扩张的巨大障碍。这些农业定居部落居住在修筑有牢固防御工事的大型村落中，并从南部和西部的土著部落获得了马匹。更为重要的是，他们还通过克里人与阿西尼伯恩人获得比原始的弓箭更为强大的枪支弹药。因此，尽管拉科塔苏族人在人数上超过了上述三个部落的总和，但三个部落却拥有足够的实力抵御拉科塔人的袭击，故而密苏里地区印第安人群体之间保持着一种权力平衡。

不过，随着白人贸易商以及外来传染病尤其是天花的到来，土著群体之间的平衡关系被打破，权力的天平开始向拉科塔人倾斜。18 世纪 80 年代初期，密苏里河上游地区肆虐的天花，打破了曼丹人、阿里卡拉人与海达塔人等部落间的贸易网络，瓦解了他们原有的村落文化。一度强大的曼丹人眼睁睁看着其人口削减 50%～80%，他们再也没有足够的武士抵御拉科塔人的袭击。在不到两年时间内，始于 18 世纪 80 年代初期的天花瘟疫，摧毁这些定

① R. G. Robertson, *Rotting Face: Smallpox and the American Indian*, pp. 292-294.

居印第安人部落的活力与财富。他们一度是密苏里河上游地区的商业统治者，但是此时却陷入一片混乱中。此后，这些印第安人部落所能做的只是聚集在一起寻求安全保证，并梦想过去的辉煌。天花在密苏里河上游地区摧毁如此众多的印第安人部落，部落霸权永久性地发生了改变。正如前几次流行病一样，拉科塔人在这次天花流行中的情况比那些村落印第安人要好一些。于是，他们不断地向西迁移，填补天花所带来的空白领地。克拉克 1804 年写道："所有部落在面对这种疾病（天花）时都会感到害怕"，但是"在他们的人口被大大减少后，苏族与其他印第安人又发动了战争，杀死很多人"。到此时，根据历史学家理查德·怀特的讲述，苏族人"主导了一直到叶娄河（Yellow River）的密苏里河上游地区"。[1]

密苏里河与阿肯色河下游的奥塞奇人与阔波人，在 1801—1802 年的天花大流行中成为主要牺牲品。此后他们很快丧失在当地的优势地位，并最终迁移到印第安人领地中。18 世纪初，奥塞奇人主导着密苏里河与阿肯色河下游地区的毛皮贸易，为圣路易、新马德里、圣吉纳维芙（St. Genevieve）与阿肯色哨所（Arkansas Post）等地的西班牙人与法国人供应半数的毛皮。鹿皮是奥塞奇人交易的大宗商品。奥塞奇人主导着当地的毛皮贸易，故而也获得了比其土著邻居更多的枪支弹药。他们容许阔波人使用其狩猎场地，但决不允许其他土著群体染指。尽管奥塞奇人十分强大，能够直接对抗乔克托与奇科索人，但他们认为更为有利的方式是让其阔波人盟友来阻挡乔克托与奇科索武士，他们自己则向南袭击，攻击居住在红河地区的喀多人（Caddos）、威奇托人（Wichitas）与基查人（Kichais）。在 1770—1790 年，奥塞奇人在毛皮贸易与偷盗马匹中变得极为富有，阔波人却面对东部敌人的一次次打击日渐削弱。1801 年，在遭到天花的重创后，许多阔波人死亡，该部落无力坚守奥塞奇人与乔克托人、奇科索人之前的阵线。就像阔波人一样，奥塞奇人也受到 1801—1802 年天花流行病的打击，死亡人数过半，有估计说超过 2000 人。

瘟疫沉寂后，奥塞奇人不得不单独面对乔克托与奇科索人，几乎得不到阔波人的任何帮助。此时的奥塞奇人表面看还是十分强大，但是已经分裂为三个主要部族——奥塞奇河上游的大奥塞奇人（Big Osages）、小奥塞奇人

[1] Richard White, "The Winning of the West: The Expansion of the Western Sioux in the Eighteenth and Nineteenth Centuries," *Journal of American History*, Vol.65, No.2 (September 1978), pp. 325, 327.

（Little Osages）以及范底格里斯河（Verdigris）下游的切尼尔奥塞奇人（Chenier Osages），这迫使他们朝着妥协与被征服的方向不断衰落。在数十年内，这个一度强大的部落最终与其敌人一道被送入西部的印第安人领地。[①]19 世纪初的堪萨印第安人（kansa）也是类似的情况。由于疾病的沉重打击，再加上印第安人不当的治疗方法，位于密苏里河流域的堪萨印第安人遭到严重削弱，已经无力与当时更为强大的科曼奇人、威奇托人、夏延人、阿拉帕霍人（Arapahoe）以及基奥瓦人（Kiowa）争夺狩猎场地。1821 年当密苏里州正式加入联邦时，国会要求堪萨人转让其在新建州内的所有土地。4 年后，该部落领导人迫于压力转让了位于密苏里河以西的所有部落土地，其面积超过半个堪萨斯，并同意居住在堪萨斯河口一个宽约 30 英里，向西延伸大约 35 英里的保留地内。作为交换，他们与美国政府所签订的条约允诺每年给予他们 3500 美元年金（连续发放 20 年）、300 头牛、300 头猪、500 只家禽、一个用于教育堪萨人儿童的学校以及生产工具；美国政府向保留地派遣一位监理以监管保留地，派遣一位铁匠和一位农场主以指导印第安人从事农作物种植和牲畜饲养，建立一座管理住所以供政府雇员居住和工作。[②]

不过，在考察外来传染病对美国早期种族关系的影响时，应当注意的问题是，我们不能过分强调疾病在种族关系中的作用，而需要将疾病置于更为宏大的情景中，因为印第安人群体中任何重大变动都直接或间接来源于欧洲人在北美的各种活动。白人在北美的任何一种活动都或多或少地引发土著民族的社会文化变动。即使是疾病起到重大作用的区域，它也不能完全决定土著社会转变的全部内容。

① R. G. Robertson, *Rotting Face: Smallpox and the American Indians*, pp. 195-196.

② Charles J. Kappler, ed., *Indian Affairs: Laws and Treaties*, Treaties, Washington, D. C.: Government Printing Office, 1904, Vol. Ⅱ, pp. 222-225. http://digital.library.okstate.edu/Kappler/

第六章　北美早期土著社会对外来疾病的反应与调适

欧洲人的到来为北美大陆的印第安人创造了一个“新世界”[①]。印第安人一度熟悉的居住地，开始充满了新的人类群体以及新的动植物、微生物，极大地改变了北美大陆印第安人的社会与生态环境。天花、麻疹、鼠疫、流感、疟疾、黄热病等外来传染病入侵美洲大陆，无疑对当地土著民族产生了巨大的影响和打击。印第安人人口急剧削减，传统生活方式瓦解，土著文化和社会面临着史无前例的严峻挑战。面对传播广泛、影响深远的传染性疾病，土著民族并没有坐以待毙，而是依据自身所处的自然与文化环境做出反应。这种反应既包括针对疾病的具体治疗举措，也包括印第安人面对疾病带来的危机所做出的更为广泛的社会调适。

第一节　印第安人社会的最初反应

面对从欧洲和非洲传入的各种传染性疾病，北美大陆的土著民族遭遇恐惧、混乱与绝望等各种经历。备受疾病打击的印第安人的起初反应，和世界上其他地区的人类群体一样，主要有如下三种：在绝望中自杀、在恐惧中四散奔逃或者奔走相告、相互照顾。但是无论是哪种选择，都进退失据。印第安人的逃离和相互照顾非但不能缓和疾病所带来的打击，反而加速了疾病的传播，导致更多的印第安人死于非命。

欧洲疾病所带来的土著人口死亡，正如加尔文·马丁（Calvin Martin）

---

① James H. Merrell, “The Indians’ New World: The Catawba Experience,” p. 537.

所说，大大动摇了印第安人与环境的关系，“粉碎了土著人的士气，瓦解了他们的知识结构”。[①]欧洲观察者经常会描述面对欧洲人及其疾病的屠杀，土著社会所弥漫的恐惧与绝望。1559年一位访问者描述了流行病对土著人口精神上的打击：“你们可以想象，眼睁睁看着许多孩子变成孤儿、许多妇女变成寡妇的那种撕心裂肺的感觉，这种疾病就像一场瘟疫，在他们中产生如此严重的冲击。他们对所发生的一切感到恐惧和震惊，他们不再歌唱，不再舞蹈，所有人都极其悲痛。我们所到之处除了将死之人的痛哭和哀嚎外别无他声。”[②]在北美大陆东北部，另外一名欧洲人也指出易洛魁人在1679年的类似反应。他写道：“天花摧毁了他们，以至于他们不再想举行集会、战争，而只是哀悼死者，死亡的人数已经很多。”[③]

印第安人对天花恐惧至极。威瑟斯（Withers）在其编年史中写到，在1778年的边疆战争中，印第安人访问了西弗吉尼亚的奇特河（Cheat River）并射杀一个刚刚从天花疾病中恢复的白人。印第安人在辨别出这名白人所患过的疾病后，不仅停止剥下白人患者的头皮，而且突然大叫着“天花，天花”仓皇而逃。[④]在1780—1781年的天花大流行中，印第安人索卡玛皮（Saukamappee）描述了印第安人的绝望与恐惧之情。他告诉贸易商汤普森（Thompson）说：“我们认为，好的神灵（Good Spirit）已经抛弃我们，任由坏的神灵（Bad Spirit）主宰我们。我们将仅有的东西献祭给坏的神灵，让他放过我们，请他到我们的敌人中去。”在整个加拿大，其他土著群体也有类似的行动。在坎伯兰贸易站（Cumberland House），两名白人贸易商发现，印第安人死者带着19张河狸皮，如果他们活着，他们就会把这些献给好的神灵。当这些幸存者康复后，“我们就开始四处找我们的族人。我们再也没有歌声和舞蹈，到处是眼泪、尖叫和绝望的嚎啕，那些人再也不会回到我们中间”。[⑤]19

---

① Calvin Martin, “The European Impact on the Culture of a Northeastern Algonquian Tribe: An Ecological Interpretation,” p. 17.

② Suzanne Austin Alchon, *A Pest in the Land: New World Epidemics in A Global Perspective*, pp. 112-113.

③ Alfred G. Bailey, *The Conflict of European and Eastern Algonkian Cultures, 1504-1700*, St. John: New Brunswick Museum, 1937, p. 78.

④ Reuben Gold Thwaites, ed., *Wither's Chronicles of Border Warfare*, Cincinnati: Stewart & Kidd Company, 1912, p. 291.

⑤ J. B. Tyrrell, ed., *David Thompson's Narrative of His Explorations in the Western America*, pp. 245-247.

世纪 30 年代俄勒冈地区暴发间歇热（Intermittent Fever），对当地土著民族造成可怕的毁灭，致使 3/4 的土著人口死亡。正如人们所预料的，这种流行病在土著人中造成极大的恐慌。麦克罗林（McLoughlin）报告说："印第安人对他们中出现的死亡感到恐惧，故而集中在我们周边宿营。他们的理由是，如果他们死去，他们知道我们会埋葬他们。"但他们在温哥华堡（Fort Vancouver）并没有得到任何帮助。"我们不得不将他们赶走，而不是向他们提供他们请求得到的帮助，因为我们中也有很多人已经患病，使我们几乎无力照顾所有人"。[①]

1837—1838 年密苏里河流域和西北部沿海地区的天花大流行，更使遭受疾病打击的土著部落陷入绝望和恐惧之中。在密苏里河流域的米图坦卡村落（Mitutanka）与拉夫泰尔村落（Ruhptare），阿里卡拉印第安人陷入一种悲剧的宿命论。如此众多的人患病或死亡，那些尚未感染疾病的印第安人认为，他们总有一天也会走向死亡。对于曼丹人和阿里卡拉人来说，所有的希望都消失了。丈夫们在哭泣中眼睁睁看着妻子儿女在高烧腐烂中挣扎，他们原本清秀的面容上长满带着脓液的天花，而且这些天花还在不断膨胀。印第安人祖父母看着他们的子孙虚弱无力甚至不能站立，患病严重甚至无法进食，看着他们的后代高声尖叫着表达自己的悲痛。土著宗教领导人萨满继续喃喃呓语，将神圣的雄鹰之羽传递给患者，却很少有人康复。[②]白人旅行家乔治·卡特林描述说，在印第安人部落中，"彻底的绝望充斥于各个阶层和各个年龄阶段，他们在完全迷失的情况下绝望轻生。村落中只有一个声音在不断祈求至上神保护他们。很少人能存活下来，那些存活下来的人也处于极度震惊之中。没有人想到要掩埋死者，死者的尸体在各个家庭的帐篷中堆积如山，只是用野牛皮覆盖一下，任由死者的尸体腐烂和被狗吞噬"。[③]

19 世纪中期以后，霍乱作为一种新型传染病入侵美洲，也给北美大陆的土著民族带来巨大的毁灭和恐惧。例如，大平原地区基奥瓦部落的冬季记事（Winter Counts）记录了 1849 年暴发的一场霍乱流行病。1849 年开始的这场霍乱流行病被认为是最具毁灭性的。数百名印第安人直接死于疾病，而其他许多人则因为绝望自杀。事实上，著名人类学家詹姆斯·穆尼断言："基奥瓦

① Robert T. Boyd, "Another Look at the Fever and Ague of Western Oregon," p. 138.

② R. G. Robertson, *Rotting Face: Smallpox and the American Indians*, p. 201.

③ George Catlin, *Letters and Notes on the Manners, Customs, and Conditions of North American Indians*, Vol.2, pp. 257-258.

人将它当作是他们历史上最为可怕的经历，远远超过9年前天花流行的致命性。”他还进一步指出：“这是一种他们以前未知的疾病，对于其可怕的骤然而至感到恐惧，早上身体健康的印第安人在数个小时后就已气绝身亡。”①

恐惧与绝望，使印第安人社会中许多人丧失生活意志，甚至自杀。16世纪80年代生活在墨西哥的一名西班牙人蒂亚戈·卡马戈（Diego Munoz Camargo），表明了当时许多欧洲人共有的看法。他写道：“他们不再保护自己以避免感染传染性疾病；一旦患病，他们情绪狂热，任由自己像野兽一样死去。”②1699年，一名德国传教士指出了类似现象：“印第安人如此容易死亡，以至于他们仅仅是看到西班牙人或者闻到后者的味道就促使他们一命呜呼。”③于是，自杀成为处于绝望和恐惧中的许多印第安人的选择。法国人勒佩奇·杜·普拉茨（Le Page du Pratz），在1718—1734年间生活在路易斯安那纳切兹部落。他观察到外来疾病对当地印第安人的影响：“土著老年人死亡是因为他们年事已高，饮食糟糕；年轻人如果得不到严格看管，就会自杀，因为他们对皮肤上的斑疹极为厌恶。”④

北美东南部的切罗基部落在17世纪初期拥有22,000名成员。到18世纪该部落遭到天花流行病的沉重打击，1738年天花在切罗基部落肆虐，部落半数人口死亡。这次天花粉碎了切罗基民众的信心，使得整个部落陷入一片混乱。痛失亲人且面目全非的数百名切罗基人自杀身亡。有资料显示，“一些人射杀自己，一些人割断自己的喉咙，一些人用刀具刺穿肚子，其他人甚至用尖头的棍棒自杀；许多人发疯一般冲到大火中，任由大火吞噬，似乎已经感觉不到疼痛”。⑤贸易商詹姆斯·阿代尔（James Adair）还描述了一位一心求死的村落头人的经历：“在切罗基人的迪马瑟村落（Tymase），一位头人发现自己的身体和面貌由于天花变形被毁，因此他选择通过死亡的方式结束疾病带给他的耻辱。无奈，他的自杀计划被人们发觉，亲人们密切监视着他。这位不愿偷生的印第安人最终找到一个厚重而圆滑的锄头把手，他将把手的一端固定在地上，然后不断用身体撞击它，直到最后他用这个工具刺穿喉咙而

① James Mooney, *Calendar History of the Kiowa Indians*, p. 289.

② Robert MaCaa, “Spanish and Nahuatl Views on Smallpox and Demographic Catastrophe in Mexico,” The *Journal of Interdisciplinary History*, Vol.25, No.3 (Winter 1995), p. 421.

③ E. Wagner Stearn, *The Effect of Smallpox on the Destiny of the Amerindian*, p. 17.

④ Suzanne Austin Alchon, *A Pest in the Land: New World Epidemics in A Global Perspective*, p. 114.

⑤ James Adair, *The History of the American Indians*, p. 233. (*Eighteenth Century Online*); James Mooney, *Historical Sketch of the Cherokee*, Washington, D. C.: US Government Printing Office, 1900, p. 26.

死亡。他被悄无声息地掩埋，没有任何哀悼。”[①]

19 世纪初遭受天花袭击的奥马哈印第安人也处于绝望和恐惧之中，他们不惜采取杀戮亲人的行为，甚至对外发动自杀式战争。1806 年探险家克拉克在日志中说：“（4 年前）天花的肆虐夺走了其人口中 400 名男性和女性的生命，使该部落的成年男性不足 300 人，使之任由他们的弱小邻居羞辱，而在过去这些弱小邻居会很乐意与他们维系友好关系。我了解到，当这场瘟疫在他们中暴发后，他们的狂热达到巅峰，不仅纵火焚烧了自己的村落，而且还将他们的妻儿老小处死，以期他们所有人能在某个美好家园团聚。”[②]1802 年，处于绝望和恐惧中的印第安人，看到他们的子孙以及部落其他人的被毁面容、虚弱无力的身体，决定通过发动自杀式战争来结束他们的生命。部落中的男性、女性以及儿童组成一个庞大的武士群体，来到敌对部落夏延人的领地，攻击曾经侵扰他们的夏延人。他们还疯狂发动了对庞卡人、波尼人与奥特人（Ote）等土著部落的战争。

1837—1838 年天花在密苏里河流域以及西北部地区流行，也使当地土著群体极为恐惧和绝望，很多人以自杀的方式结束自己的生命。这一时期留下的丰富资料为我们提供了解这一情况的机会。贸易商查丹的日志显示，这些印第安人不愿自己苟活在世，因为他们所有的亲人都已经在这场可怕的瘟疫中死亡或者残废。1837 年 8 月 20 日，查丹在日志中报告了一对年轻的曼丹夫妇自杀的情景。当这位曼丹人的年轻妻子感染天花后，他决定和妻子同死。他拿起自己的枪支射杀了妻子，然后用刀剖开自己的腹部。[③]8 月 22 日，一位阿里卡拉印第安人在感染天花后认为，他将不久于人世，因此，他悄悄接近他的妻子——一位年仅 19 岁的年轻妇女，用他的战斧猛击她的头部，企图杀死她，以便于她能够与自己一道进入另外一个世界。他的妻子身受重伤，不久之后他也割断了自己的喉咙。[④]8 月 31 日，一名年轻的曼丹人在 4 天前因感染天花去世，同样感染天花的妻子先杀死他们的两个孩子——一个男孩

① James Adair, *The History of the American Indians*, pp. 233-234. (*Eighteenth Century Online*)

② Reuben Gold Thwaites, ed., *Original Journals of the Lewis and Clark Expedition*, New York: Dod, Mead & Company, 1904, Vol.1, pp. 109-110.

③ M. M. Quaife, ed., “The Smallpox Epidemic on the Upper Missouri,” p. 288; Annie Heloise Abel, ed., *Chardon’s Journal of Fort Clark, 1834-1839*, p. 130.

④ M. M. Quaife, ed., “The Smallpox Epidemic on the Upper Missouri,” p. 289; Annie Heloise Abel, ed., *Chardon’s Journal of Fort Clark, 1834-1839*, p. 131.

8岁，另外一个6岁，然后她自己上吊自杀。[1]9月4日，一名年轻的曼丹人被认为即将死亡，故而被他的父亲抛弃，将他扔于灌木丛中任其自生自灭。但是他最终幸存下来。在完全康复后，他不断地追捕他的父亲，企图杀死后者，因为父亲抛弃了他。[2]查丹还在日志中指出，曼丹人中普遍存在类似现象。一位曼丹父亲眼睁睁看着天花夺走他唯一儿子的生命，他悲痛欲绝，不愿独生。他的妻子也愿意和儿子一样死去。于是，这个曼丹人拿起枪对准妻子杀死了她，然后这位父亲又朝着自己开枪自杀。[3]

曼丹人对流行病暴发所引起的恐惧，正如乔治·卡特林所描述的，恐怕无出其右者："他们遭到攻击时逃生的希望如此渺茫，以至于将近半数的曼丹人用刀子、枪支，甚至是用脑袋猛撞村落前面三十英尺的大石头从而脑浆崩裂而亡。"[4]另外，这位旅行家还描述了曼丹部落第二酋长四只熊（Four Bears）绝食而亡的情况："这位好人在从天花疾病中恢复过来之后独坐在棚屋中，眼睁睁看着妻子们、孩子们一个个死亡。当他走出房屋来到村落周围，为其部落的最终毁灭而哭泣。他的勇士们，他们强健的臂膀是部落继续存在的依靠，都已经无力垂下。当他回到自己的帐篷中，他将所有家人的尸体都堆放好，盖上几张牛皮，并披上另外一张牛皮来到不远处的一个山顶，在那里躺了数日。尽管贸易商苦苦哀求，他还是决心绝食而死。他一直在那里躺到第6天，在尚有一丝气力之时爬回村落，最终进入自己棚屋内，与家庭其他死者并排躺下，并盖上牛皮，在绝食第9天时死亡。"[5]

由天花引发的绝望与自杀，不仅出现在曼丹部落，而且还遍布其他部落。例如，1837年天花杀死许多黑脚印第安人，引发流行病时期印第安人幸存者的极大恐惧，以至于许多人在发现自己也有患病的迹象时就自杀身亡。据估计，大约6000名黑脚印第安人，约占黑脚人的2/3，死于这场瘟疫。[6]阿西

---

① M. M. Quaife, ed., "The Smallpox Epidemic on the Upper Missouri," p. 290; Annie Heloise Abel, ed., *Chardon's Journal of Fort Clark, 1834-1839*, Lincoln: University of Nebraska Press, 1997, p. 133.

② M. M. Quaife, ed., "The Smallpox Epidemic on the Upper Missouri," p. 291; Annie Heloise Abel, ed., *Chardon's Journal of Fort Clark, 1834-1839*, p. 134.

③ Maria R. Audubon, ed., *Audubon and His Journals*, New York: Charles Scribner's Sons, 1897, Vol.2, p. 46.

④ George Catlin, *Letters and Notes on the Manners, Customs, and Conditions of North American Indians*, Vol.2, pp. 257-258.

⑤ George Catlin, *Letters and Notes on the Manners, Customs, and Conditions of North American Indians*, Vol.2, p. 258.

⑥ Alfred W. Crosby, "Virgin Soil Epidemics as a Factor in the Aboriginal Depopulation in America," p. 298.

诺博恩（Assinoboine）部落也有很多人自杀。该部落的一名武士在眼睁睁看着心爱的孩子感染天花并死亡后，他和妻子都丧失了生活的意志。这名印第安人先用火枪杀死他的妻子和另外两个孩子，然后自己也自杀而死。[①]阿里卡拉人面对天花也走上不归路。根据查丹的记载，“一名年轻的阿里卡拉人感染了天花。他告诉他母亲去给他挖掘一个坟墓，她照做了。在坟墓挖好后，他在父亲的帮助下来到坟墓旁边。我带着翻译走出去竭力劝说他返回土著村落——但是他拒绝了。他说，所有的朋友都已死亡，他希望追随他们而去。到傍晚时他就死去”[②]。在另外一个地方，一位阿里卡拉武士决定自杀而不再遭受天花所带来的痛苦。他在天花感染的早期阶段幸存下来，现在全身长满血痂。为了结束自己的痛苦，他开始抓掉这些血痂，结果他浑身血淋淋的，惨不忍睹。为了尽快结束自己的生命，他脱下他的衣服，爬到房屋中间的火堆旁，在火热的灰烬上翻滚。尽管他被烧掉一层皮，一层厚厚的炭灰最终包裹住其身体上的天花脓包。在此后的两天中，这位武士一直在等死。但这位年轻人很恼怒地发现自己还活着，于是他揭开身体上的炭灰外壳，却发现天花脓包已经消失，他已经开始康复。[③]

上述情况绝非备受天花打击的印第安人自杀死亡的个别案例。事实上，一旦传染性疾病暴发，死亡便接踵而至，整个土著村落都会变得疯狂起来。母亲杀死自己的孩子，父亲抛弃自己的儿子，朋友之间相互杀戮。印第安人部落中到处都散发着疾病所引起的恶臭，膨胀的尸体随处可见。

19世纪中期霍乱流行病也同样导致印第安人的恐惧和绝望，很多印第安人自杀。穆尼就基奥瓦人的情况写道：“许多人绝望透顶而自杀。”而阿拉帕霍人（Arapahoes）的传说也描述了霍乱打击印第安人的详细情景，一位土著妇女上吊自杀，其他人则跳入悬崖寻死。关于波尼人、萨克人与福克斯人（Sac and Foxes）、科曼奇人（Commanches）的报告也表明，土著幸存者在通常情况下既不能照顾将死之人，也没有举行悼念仪式或埋葬死者，而任由死者暴尸街头。在康瑟尔布拉夫斯（Council Bluffs），狼群正在吞噬着附近波尼人村落中因病死亡者的尸体。[④]

---

① Edwin T. Denig, *Five Indian Tribes of the Upper Missouri: Sioux, Arickaras, Assiniboines, Crees, Crows*, Norman: University of Oklahoma Press, 1961, pp. 71-72.

② Annie Heloise Abel, ed., *Chardon's Journal of Fort Clark, 1834-1839*, p. 132.

③ R. G. Robertson, *Rotting Face: Smallpox and the American Indians*, p. 204.

④ James Mooney, *Calendar history of the Kiowa Indians*, p. 289.

面对死亡和恐惧，印第安人的第二个反应就是逃跑。一旦流行病暴发，脆弱的印第安人会立即逃跑以躲避疾病和死亡。根据西班牙人的记载，16世纪40年代当德·索托在北美大陆探险时，科菲塔奇奎（Cofitachequi）地区的印第安人村镇暴发流行病，结果是土著幸存者四散奔逃。1698—1699年在南卡罗来纳，天花将一个印第安人部族削减为“五六个人，他们都逃跑了，任由死者暴尸荒野”。1759—1760年间天花在切罗基部落科奥维村落（Keowee）流行时，印第安人也四散奔逃，据报告说，那些“尚未感染那种疾病的人，都逃到森林中”。[①]根据美国学者詹姆斯·梅里尔（James Merrell）的描述，1759年天花流行病暴发后，并不知道病菌传播理论的卡陶巴印第安人，却知道纷纷逃离土著人口正在死亡的地区。[②]到19世纪之后，印第安人仍然在不断逃避疾病。1837年，美国官员皮尔切少校（Major Pilcher）在苏族保留地将货物分发给迫不及待的印第安人，被携带而来的疾病天花也由此进入该地区。此后不久，皮尔切报告说，天花在印第安人中迅速传播，一些人“死亡，整个部族分成小的群体，警觉地逃离了”。[③]

不过，逃离也存在很大的风险。本来，逃离疾病肆虐的区域，能够在一定程度上实现隔离，从而减少疾病感染的人数。当然，各个部落在疾病暴发时如何分散（再加上纯粹的运气）影响着他们胜利逃亡的机会。詹姆斯·穆尼指出，19世纪中期基奥瓦印第安人在面对霍乱暴发时，“幸存者通过向不同方向分散，直到该疾病逐渐沉寂而拯救了自己。”[④]但逃离所带来的最大风险在于，那些来自瘟疫暴发地区的人事实上传播了疾病。诸如天花等传染病，都有一个毫无病症的潜伏期，受感染者很容易与他人一道逃跑，并不知道他们自己已经感染疾病。1759年当南卡罗来纳的切罗基人逃到森林时，“他们也将天花带到部落的中部定居地和河谷”，并将疾病传播给部落中的其他成员。同样，1751年来自波士顿的避难者可能引发了康科德以及周围其他村镇的天花暴发。[⑤]在1775—1782年横扫北美大陆的天花大流行时期，西班牙人费·塞尔斯（Fray Sales）在加利福尼亚的传教士站中照顾土著患者和被遗弃

① *Pennsylvania Gazette*, Sep. 4, 1760; Edward McCrady, *The History of South Carolina under the Proprietary Government, 1670-1719*, Vol.1, p. 308.

② James Merrell, *The Indians' New World: Catawbas and Their Neighbors from European Contact Through the Era of Removal*, p. 195.

③ Clyde D. Dollar, “The High Plain Smallpox Epidemic of 1837-38,” pp. 20-21.

④ James Mooney, *Calendar history of the Kiowa Indians*, p. 289.

⑤ *Pennsylvania Gazette*, September 4, 1760.

者。他发现:“这些印第安人异教徒拥挤在他们的洞穴中，一旦他们发现有人感染疾病，立即抛弃那些不幸的人逃跑到另外一个洞穴，这些逃跑的人中有时可能已经感染天花，从而将疾病传播给其他人，所有人都有类似的反应。”[①]19 世纪中期霍乱在大平原地区肆虐，受到影响的印第安人群体也是四散奔逃。他们的逃跑对于少数人来说是有效的，如 1849 年波尼人与波托瓦托米人通过外出狩猎躲避感染霍乱，结果是他们成功地避免了这次疾病打击。但是对于大多数在逃跑前已经感染传染病的印第安人来说，他们的逃跑只是将病菌带到更多地区。因此，1849 年夏季当霍乱在波尼人保留地暴发时，许多人逃到了普拉特河以北的定居地，导致在随后的四个月中，当地数百名印第安人死亡。[②]

处于困境中的印第安人还会隔绝于白人并相互帮助，到后来甚至还会相互交流和参加共同的宗教仪式等。这是他们的第三种选择。在现代医学产生之前，人类对流行病的本能反应就是避开受到疾病影响的社区。北美土著民族也是如此。例如，1739 年秋天，切罗基猎手由于担心天花流行而没有返回他们的村落。佐治亚的一位定居者写道:“据说天花已经在切罗基人中肆虐。这就是这些人宁愿待在森林中也不愿回家的原因之一。”[③]不过，印第安人并非仅仅是躲开被感染的村落。自从 18 世纪以来，土著部落的宗教领导人还会密切关注流行病的各种信息，反对民众到那些被怀疑或确定已经暴发流行病的区域游历。1749 年，切罗基人和克里克人不情愿地来到这个殖民地的首府，在那里他们遭遇一场灾难性的流行病。从那时起，土著宗教领导人日益下定决心，坚决阻止其民众到那些疾病肆虐的地区去。切罗基人认为，通往殖民地首府的道路已经被污染,“对被感染的恐惧”甚至使他们未能埋葬死者。1755 年，切罗基部落重要村落乔塔（Chota）的领导人欧德·霍普（Old Hop）命令说，未来（与白人的）会晤将在瀑布线之上的康格拉斯堡（Fort Congraees）举行。[④]

另外，印第安人文化是以部族为中心，各个家庭居住在木质或土质的棚

---

① Elizabeth A. Finn, *Pox Americana: The Great Smallpox Epidemic of 1775-82*, pp. 154-155.

② Ramon Powers and James N. Leiker, “Cholera among the Plains Indians: Perceptions, Causes, and Consequences,” p. 332.

③ Paul Kelton, “Avoiding the Smallpox Spirits: Colonial Epidemics and Southeastern Indian Survival,” p. 55.

④ *South Carolina Gazette*, 31 July 1755; James Adair, *The History of the American Indians*, London, 1775, pp. 85, 113. (*Eighteenth Century Online*).

屋或野牛皮制作的帐篷中。结果是，所有人都拥挤在一起，呼吸着同样污浊的空气。一旦有印第安人生病，他的亲戚朋友都会探望和照顾。正如爱德华·温斯洛（Edward Winslow）在1623年探望患病的马萨索特酋长（Massasoit）时所说："印第安人希望所有对他们显示友好的人都去拜访他们，要么是亲自前往，要么是派遣可以接受的人前往……我们发现，整个房屋到处都是人，以至于我们都不敢进入，尽管他们还是千方百计地为我们让出路来。"[①]印第安人的生活条件适合疾病传播，他们的上述活动会导致疾病传播到更为广泛的群体中。新法兰西的耶稣会士在16世纪40年代抱怨说，在传染性疾病肆虐期间，休伦人继续生活在患者中间，"毫不在意共用所有的东西，就像他们仍然健康如初那样毫无二致"。于是，几乎所有人都感染疾病，"魔鬼从一家传播到另一家，从一个村落蔓延到另外一个村落，最终在整个领地散播开来"[②]。

此后，这种情况仍然在继续。到19世纪印第安人群体之间联系加强，泛印第安人运动兴起。印第安人在这种广泛联系中相互感染和传播疾病。1849年，美国南部许多游牧部落参加在基奥瓦部落某个村落举办的太阳舞，霍乱在此次跨部落大聚会后突然暴发，就是一个例证。在这个宗教仪式开始数天后，一个奥塞奇人群体到来，并携带着大量贸易货物。恰恰在这一时期，霍乱在流行，它"比1832年间他们中的疾病（指天花）……更为可怕"。奥塞奇人的到来导致所有参加太阳舞的诸部落在一个月内都被感染。乔治·本特（George Bent）回忆说："所有印第安人都谴责奥塞奇人将霍乱带到这个基奥瓦村落。"[③]

第二节　北美印第安人对外来疾病的传统解释和治疗

面对外来疾病所带来的死亡和灾难，并非所有印第安人都陷入绝望和恐

① Edward Winslow, "Good News from New England, or A Relation of Things Remarkable in that Plantation, London, 1625," in *Collections of Massahusetts Historical Society*, Boston: Printed by Monroe and Francis, 1802, Vol.8, pp. 257, 259.

② Reuben G. Thwaites, ed., *Jesuit Relations and Allied Documents*, Cleveland: The Burrows Brothers Company, 1898, Vol.19, p. 89.

③ Ramon Powers and James N. Leiker, "Cholera among the Plains Indians: Perceptions, Causes, and Consequences," p. 333.

惧之中，他们很多人依据自身所拥有的文化资源，力图对这些新传入的疾病进行解释，并在此基础上运用传统治疗措施治疗这些外来疾病。自从印白接触以来，欧洲殖民者以及非洲黑人所带来的疾病，与传统土著药物能够治疗的土著病痛和疾病完全不同，也更为致命。解释和治疗流行病对于美洲印第安人来说就成为一项艰巨任务。不过，北美印第安人还是依据自身所处的文化情景，结合外来疾病的实际情况，创造性地提出了多种新的解释，并采取各种传统方法进行治疗。

一、印白接触前北美印第安人的疾病理论与治疗方法

如前文第一章所述，在印白接触之前，新世界印第安人实际上也会患上各种疾病。北美土著人的各种疾病中有许多可以追踪到人类最初的祖先，或者是随着第一批印第安人越过白令海峡携带而来。有证据表明，在接触之前，新世界的土著人口遭受着各种外伤性寄生虫包括蛔虫、绦虫、吸虫、蛲虫、线虫、钩虫，可能还有旋毛虫以及其他寄生虫的侵扰。这些疾病的传播媒介是食物链中的各种生物，与生存选择联系在一起，例如鱼类、海洋生物、哺乳动物、昆虫及其他。另外，土著民族中还存在细菌性和变形虫痢疾、沙门氏菌病以及可以确定的食物中毒，病毒性感冒、肺炎以及其他的呼吸道疾病也没有缺席。最后，源于感染、创伤、代谢性和神经性疾病，以及多种原因引发的一系列关节炎在美洲印第安人中也都十分普遍。[①]

对于这些本土疾病的起源，北美印第安人提出自己的解释。根据东南部印第安人的神话与传说，一系列中间媒介触发了各种疾病。最为常见的媒介是动物神灵。在切罗基人看来，动物制造各种疾病以保护他们自身免受人类捕猎。人类增殖迅速，发明了弓箭、刀具、吹箭、长矛以及鱼钩等工具，不断扩大他们的狩猎领地。动物们开始聚会协商，“然后开始设计和命名一个接一个的新疾病，其结果是这些新发明并没有让他们失望，人类种族几乎没有人能够幸免”。不过，植物仍然是人类的朋友。植物偷听到动物们的“罪恶设想”，决定提供能够治愈各种病痛的药物。另外，切罗基人还认为，通过请求原谅，他们能够逃过动物所创造的某些疾病。例如，小鹿是该部落强大而虚幻的守护神，监管着他的全部族人；每当有人射杀一头鹿，他很快就会知晓

① William A. Starna, “The Biological Encounter: Disease and the Ideological Domain,” pp. 511-512.

这个事情，并会听取猎手请求原谅的声音。如果猎手们确实发出请求，守护神就会原谅他们。如果没有，守护神就会追踪猎手到其家中，将顽疾风湿病施诸于他。[①]克里克人关于医疗的民间故事也将疾病与某些动物联系在一起。与切罗基人不同的是，克里克人并没有在其神话中提及，动物创造了疾病并用它们来惩罚人类狩猎者。相反，克里克人用那些特征与疾病病症类似的动物命名疾病。克里克人认为，鹿、野牛、熊、兔、狗、松鼠以及其他许多动物，与发烧、风湿病、身体失调、呼吸困难等各种病痛密切联系。更有甚者，这些动物与所有难以想象的健康问题都是联系在一起的。[②]

另外，北美土著民族还将他们所遭遇的疾病进行分类。加拿大的奥吉布瓦人将疾病二分为世俗疾病（自然疾病）与非自然疾病，白人医生能够治疗前者；传统的萨满信仰能够治愈后者。北美西南部的皮马人（Pimas）与帕帕果人（Papagos）明确区分了如下两种疾病：即起源于外来者通过接触而传播的“游荡性”疾病；那些不具有传染性，只对部落成员产生影响，并要求土著巫医关注的“滞留性”疾病。[③]

面对这些长期存在的各种疾病和创伤，数个世纪以来北美印第安人已经形成自己的疾病理论，并寻找出诊断疾病特征的方式。同时，他们也能够处理日常生活以及战争过程中的各种伤害。印第安人传统治疗举措最主要的表现是利用魔力或者精神力量来抚慰患者，给予他们以信心，使得他们增强自身的抵抗力并最终恢复。在华盛顿沿海地区，奎纳尔特部族（Quinault）的一名印第安人患上某种消耗性疾病（Wasting disease）。土著巫医发现，患者的灵魂已经走失。因此，这位医生必须派遣出自己的灵魂经过数个小时甚至数日的旅途，来到死亡者的土地上，找到患者的灵魂并将它带回。他和挑选的助手一起躺在一个席垫上；助手摇动一个拨浪鼓，“医生”唱歌，所有旁观者都在助唱。这是一首神灵传授给“医生”的歌曲，它能够赋予他权力，将患者的灵魂带回。尽管“医生”及其助手在极度的狂热之时显然处于无意识

① Paul Kelton, “Avoiding the Smallpox Spirits: Colonial Epidemics and Southeastern Indian Survival,” pp. 47-48.

② Paul Kelton, “Avoiding the Smallpox Spirits: Colonial Epidemics and Southeastern Indian Survival,” p. 48.

③ Ramon Powers and James N. Leiker, “Cholera among the Plains Indians: Perceptions, Causes, Consequences,” p. 328.

的状态，神灵引导他们的灵魂来到死亡者的土地上，在那里他们抓住死者的灵魂——或者说如果他们足够幸运，死者的灵魂尚未走远的话，他们就能够这样做。“医生”用手捧着灵魂将其带回，然后通过死者的头部将它注入其体内。[①]在加利福尼亚，一位巫医应邀医治一位患病的儿童。她说，一位罪恶的女巫医在该儿童患者体内射入一种形状像小水晶石的“痛苦”。她将这种异物吸出这个儿童的身体，甚至把它拿给他看。在新墨西哥，祖尼人的石屋围聚在其谷物田地中间。在这里，患者并不是请求一位巫医，而是请求整个社会来医治他，因为这是一个高度组织化的社会，是印第安人古老社会中最为复杂的组织之一。治疗团在刷白的房间中树立一个祭坛，求助于拥有强大力量的动物神灵。然后，他们将熊爪放在手掌中，并将它们印在患者身上，从而给予患者以熊的力量和忍耐力。[②]

可以说，土著医生治疗任何严重疾病的传统方法，通常是歌舞祷告和梦境（vision）。一位克劳印第安人被弓箭射伤，其家人将患者送到土著医生那里，因为当时的克劳人从未听过白人的药物，在 19 世纪初期克劳人的狩猎领地上还几乎没有白人居住。这位印第安人医生在自己的脸上涂上黄白相间的条纹，并按照其梦境的指导，来到患者帐篷门前，唱起他梦境中的歌曲；他在患者的脸上也涂上油彩，在他的头发上系上一根雄鹰之羽；他召唤所有年轻人唱起强有力的歌曲，而他则带着野牛尾不停地跳舞和跺脚。最后，他和患者都在河流中洗浴，清洗伤口，伤口神奇地愈合。[③]

总之，尽管方法各异，土著民族关于疾病理论能够归结为两个主要原则：一个是某些异物进入患者身体内，因此巫医必须将它们吸出或引出，二是患者的灵魂走失，必须由巫医将它带回。土著民族的这些医疗理念并非是毫无道理的谬论：异物进入身体的理论构成我们现代病菌知识的良好基础，而灵魂走失理论则与精神医学的理论类似。[④]因此，我们不能嘲笑上述土著传统的治疗方法，因为患者知道，他的医生能够从梦境中获得权力，从而增加他自己身体恢复的信心。现代外科医生知道，患者的信念及医生的竭尽全力，

---

① Jas. G. Townsend, “Disease and the Indian,” *The Scientific Monthly*, Vol.47, No.6 (December 1938), p. 479.

② Jas. G. Townsend, “Disease and the Indian,” p. 479.

③ Jas. G. Townsend, “Disease and the Indian,” p. 479.

④ Jas. G. Townsend, “Disease and the Indian,” pp. 479-481.

对治疗疾病是如何珍贵。

当然，在采用具有魔力的治疗方法之外，土著巫医常常还会使用切实可行的治疗方法，如按摩推拿、发汗浴以及使用草药等。有时，土著医生仅仅是利用其强大的梦境做诊断，然后就会求助于一些治疗疾病的那些专家进行实际的治疗。例如，切罗基人对大自然具有深入的了解，运用草药治疗印第安人最为危险的疾病，鲜有失手。在他们看来，按照大自然的秩序，每一块土地和气候对该环境中出现的各种疾病都有相应的治疗措施。印第安人在大自然的启发下，在社会经验的指导下，已经发现各种植物的奇异特征，以备生活中的不时之需。难怪白人贸易商詹姆斯·阿代尔指出："我认为，一位印第安人长者在治疗子弹、弓箭所带来的外在创伤方面比任何外科医生更快、更轻松，疗效也更好。"①

印第安人还对治疗毒蛇咬伤有着独特的治疗方法。每个切罗基人在其袋子中都会携带着一些治疗蛇毒的最佳草药。一旦发现被蛇咬到，印第安人会立即咀嚼一些随身携带的草药，并及时吞服足够的治疗草根，他还会用一些草药外敷伤口。当然，他们采取何种措施需要根据情况而定，需要根据蛇毒进入伤口的情况而定。②贸易商詹姆斯·阿代尔还指出了奇科索人对白人外科手术式治疗的批评。1749 年，他带领一群友好的奇科索人来到查尔斯顿，发现当地一位白人医生要割掉一位受伤者的胳膊。奇科索人大为震惊，他评论说："这种屠宰不仅使他身体残疾，而且使他在此后的余生中成为残废。砍头都比这种野蛮的截肢手术更为仁慈，因为对于人们来说死亡一次总比天天处于将死状态要好。一旦失去手臂，这个可怜之人如何依靠自己的日常劳动来养活自己。同样，如果他的头受了伤，我们的外科医生是否就要砍掉不幸者的脑袋呢。"③

二、土著民族对外来传染病的传统解释与治疗

自从印白接触以来，欧洲殖民者以及非洲黑人所带来的疾病，与传统土著药物能够治疗的土著病痛和疾病完全不同，也更为致命。解释和治疗流行

---

① James Adair, *The History of the American Indians*, p. 234. (*Eighteenth Century Online*)

② James Adair, *The History of the American Indians*, p. 235. (*Eighteenth Century Online*)

③ James Adair, *The History of the American Indians*, p. 235. (*Eighteenth Century Online*)

病对于美洲印第安人来说就成为一项艰巨任务。不过，北美印第安人还是依据自身所处的文化情景，结合外来疾病的实际情况，创造性地提出了多种新的解释，并采取各种传统方法进行治疗。

哥伦布踏上新大陆之后，北美土著民族对非印第安人所带来的各种外来传染病的起源提出各异的看法。自从印白接触以来，他们没有将各种外来传染病归咎于动物或者动物神灵，而是将它们的暴发归咎于各种罪恶之神。面对外来传染病所带来的巨大灾难，北美土著民族需要新的解释。于是，神秘而罪恶的神灵首当其冲被印第安人看作是这些大规模传染病的罪魁祸首。例如，切罗基人就将天花流行病与罪恶神灵“科斯维克维斯尼（Kosvkvskini）”联系起来。根据一些切罗基人，罪恶之神以男性和女性的形体出现。女性用“冰刺覆盖全身，一旦她将刺触及所有人，人体就会长出这种疾病的红色小脓疮的特征”。男性“触摸发生在女性神灵之后，使脓包在此后呈现为黑色”。[①]类似的描述还存在于克里克部落中。18 世纪阿帕拉契科拉河（Apalachicola）流域的克里克人定居地被洪水淹没，随后一场未知的疾病，可能是一种水生疾病如伤寒或蚊虫传播的疾病如疟疾，困扰着该部落的居民。克里克人并没有谴责那场洪水。相反他们认为，他们之所以会被“复仇之神困扰和占有”，是因为他们在数年前谋杀了一群贸易商。克里克人“不断受到怪异现象与梦境的警告”，最终迁移到一个更为健康的地方。[②]同样，塔斯基吉（Tuskeegee）的一位克里克人告诉 20 世纪的一位人类学家说：“死者的神灵，那些还没有到达神灵的家园，仍然在大地上游荡的神灵，引起各种形式的热病。”[③]乔克托民间故事也将疾病、其他不幸与死者神灵联系起来。乔克托人按照传统会保留其去世的亲人的遗骨。乔克托人害怕抛弃这些遗骨，因为“神灵们徘徊于其遗骨周围，以确保他们得到很好的照看”。一旦照看者忽视了遗骨，被冒犯的神灵就会用“霉运、疾病甚至死亡”来惩罚乔克托人。[④]

除此之外，印第安人还将疾病的暴发与流行看作是部落民众行为不当、

---

① Paul Kelton, “Avoiding the Smallpox Spirits: Colonial Epidemics and Southeastern Indian Survival,” p. 48.

② William Bartram, *Travels through North & South Carolina, Georgia, east & west Florida*, Philadelphia: Printed by James and Johnson, 1794, pp. 388-289.

③ Frank Speck, “The Creek Indians of Taskeegee Town,” *Memoirs of the American Anthropological Association*, Lancaster, Pa.: The American Anthrological Association, 1907, Vol.2, p. 129.

④ John R. Swanton, *Social and Ceremonial Life of the Choctaws*, Washington, D. C.: US Government Printing Office, 1931, p. 14.

触怒部落超自然神灵引发的。印第安人将疾病视为一种道德问题。疾病的暴发不仅是个人身体状况的冲突，而且源于患者自身行为中的某些有意识行动或者无所作为。因此，流行病暴发的责任通常应该归于强大的超自然神灵，它们是印第安人触犯部落神圣的法律后用来惩罚后者的。这和当时白人社会的看法是类似的。1717 年，纽约总督亨特曾与易洛魁五大部落在阿尔巴尼会晤。在其开幕致辞中，他表达了“对遭受损失的土著兄弟们，以及你们的朋友和盟友”的同情，“这种损失是由天花造成的”。他告诉他们，宾夕法尼亚没有一个基督教家庭能够幸免于天花，它也还在新泽西肆虐。显然，他希望人们吸取道德教训。因此，他指出：“我们基督徒将这种疾病以及其他疾病看作是，对我们的不当行为与罪行诸如违反契约和诺言、谋杀、抢劫的惩罚”。①

流行病源于超自然神灵的观念，起源于印第安人对诸如洪水和干旱等自然灾害的传统阐释。例如，一位马斯科吉克里克人的祈雨者一度宣称，年轻人的不当行为摧毁了他与超自然的调解能力。阿代尔从这位“担任巫医的祈雨者“那里了解到：“超自然神灵对于大多数年轻人侵犯邻居妻子的贞洁感到极为恼怒。后者削弱了巫师使用圣器的能力，致使‘雷雨之神’挡住云朵，妨碍了降雨。”②当然，土著年轻人的罪过所带来的不仅是干旱，还包括疾病。例如，切罗基部落领导人就将 1738—1739 年天花流行病，解释为在部落法律被触犯后超自然神灵带来的惩罚。切罗基部落派遣部落中的一些年轻人保护谷物田地免受野兽和鸟类的破坏，但是年轻人会利用保护谷田的时间尝试部落法律严格禁止的性行为。1738—1739 年天花流行病暴发，给切罗基部落带来了深重灾难。面对土著传统文化无法解释的现象，部落长者和领导人报告说，疾病之所以在印第安人中间蔓延，要归咎于部落中已婚年轻民众的通奸行为。他们在过去的一年中以一种最为臭名昭著的方式触犯了部落古老的婚姻法，他们的可耻罪行玷污了许多忠实的邻居，触怒了神灵。③另有学者认为，切罗基人将精液以及其他人体分泌物看作是污染性的，因此将这种污染

① “Governor Hunter’s Reply to the Five Nations at the Conference at Albany, N. Y., June 13, 1717, Reported by Robert Livingston, Secretary of Indian Sffairs,” in E. B. O’Callaghan, ed., *Documents Relative to the Colonial History of the State of New York*, Albany: Weed, Parsons and Company, 1855, pp. Vol.5, 485-486; “Indian’S Reply to Governor Hunter, N. Y., June 13, 1717,” in E. B. O’Callaghan, ed., *Documents Relative to the Colonial History of the State of New York*, Albany: Weed, Parsons and Company, 1855, Vol.5, p. 487.

② James Adair, *The History of the American Indians*, pp. 93-94. (*Eighteenth Century Online*)

③ James Adair, *The History of the American Indians*, p. 232. (*Eighteenth Century Online*)

看作是精神世界降临天花的原因。[①]无论何种原因，由于部落中年轻人的罪恶行为，这种疾病成为“被激怒的命运之神向他们掷出的看不见的标枪”。另外，部落长者还将这种流行病等同于自然灾难，将天花称为“oonataquara”，一个与切罗基语言“雷电（eentaquaroske）”有关的词语。[②]

当然，除了个人行为触犯部落法律能够引发疾病，部落民众对传统宗教信仰的背叛与不尊重也会致使疾病的暴发。北美中部的渥太华印第安人就是一个例证。在18世纪与19世纪之交，该土著群体由于天花暴发丧失半数人口。杰迪代亚·莫尔斯说，这些印第安人对传教士定居于他们中间感到害怕，因为1799年的流行病就是在来自加拿大的一位神父访问渥太华人的村落后立即暴发的。不仅如此，他们还相信部落中巫医告诉他们的话，至上神对他们接受这名神父及其教导极为愤怒，这种致命的疾病就是为了惩罚这些渥太华印第安人。[③]

东南部五大部落印第安人也同样相信，对传统信仰的背叛会导致传染病的肆虐。阿代尔宣称，包括切罗基人、乔克托人、奇科索人、克里克人以及塞米诺尔人在内的五大部落印第安人相信，绿谷仪式（Green Corn Ceremony）的正确举行，将会带来健康和安全。这个宗教仪式的关键发生于第三天，即村落领导人熄灭去年的圣火而点燃新的圣火。这被东南部印第安人看作是极为神圣的。一旦部落成员没有恰当地尊重这个仪式，灾难将会接踵而至，“圣火将会用糟糕的疾病、病痛以及其他许多罪恶来严厉惩罚他们”。[④]绿谷节给予五大部落的宗教领导人一个机会，让他们能够阐述部落法律，并让民众服从他们。在每年一度的仪式的第四天，领导人会告诫村落的民众遵守这些神圣的规定。东南部印第安人相信，这种信守承诺“使他们的预言者、祈雨者能够得到丰富的收获，使战争领导人能够战胜敌人”。另外，领导人也能利用“圣器的力量”或药物带来“健康与繁荣”。一旦民众忽略部落法律，他们就会面临“诸如饥饿、非同寻常的疾病、巫术的牺牲品以及在森林中最为仇恨的敌人俘虏和死亡等严重灾难”[⑤]。如下观念，即恰当的个人行为和遵守村

① Thada Perdue, *Cherokee Women: Gender and Culture Change, 1700-1835*, Lincoln: University of Nebraska Press, 1998, p. 58.

② James Adair, *The History of the American Indians*, p. 69. (*Eighteenth Century Online*)

③ Jedediah Morse, *A Report to the Secretary of War of the United States on Indian Affairs...ect.*, pp. 24, 92.

④ James Adair, *The History of the American Indians*, p. 111. (*Eighteenth Century Online*)

⑤ James Adair, *The History of the American Indians*, pp. 113-114. (*Eighteenth Century Online*)

落宗教仪式能够确保良好的健康状态，一直延续了下来。这表明流行病并不一定损害了东南部印第安人的宗教，相反村落领导人说服了他们的追随者，这些灾难的最终渊源在于整个印第安人社会与超自然的关系。宗教领导人告诫村落成员，为了生存，他们必须通过传统的宗教仪式来维系与超自然的关系。这种世界观不仅巩固了宗教领导人的地位，而且也确保了五大部落成员的信念，即他们能够控制自己的命运。

最后，印第安人通常认为，巫术应该对他们的病痛负责，因此经常采用极为严厉的措施如折磨或者杀死被怀疑的巫师来抵制巫术的作用，以达到治疗疾病的目的。例如，东南部的土著民族就认为，罪恶之神会与男巫、女巫一道传播各种疾病。这些巫师拥有超自然的能力，并可以将其能力用于恶毒目的。早至 1708 年，英国人就了解到，东南部印第安人通常都对巫师心存畏惧。在访问克里克人时，托马斯·奈恩（Thomas Nairne）宣称，奥克福斯基（Okfuskee）克里克部落一位名叫柯西迪（Cossittee）的人不愿担任头人，“因为印第安人通常认为，拥有能力和权威的人常常会成为巫师施加罪恶的目标，后者经常会给他们带来长期的瘟病”[①]。患病死亡者的亲属，通常会对被怀疑实施巫术的人进行复仇。一位盎格鲁观察者发现，一位切罗基人“将要死于疾病，他将其死亡归咎于其他人通过巫师或神灵而施加的种种手段，企图置他于死地”[②]。巫术与疾病之间的联系在 19 世纪的口述资料中得到形象的描述。乔治·斯蒂金斯（George Stiggins）写到，克里克人相信，巫师通过“飞遍整个大地以毒害那些对他有害的人”而传播疾病。罪恶之神通过“在夜间通过时将感染的空气吹到房屋中，吹到他不喜欢的人的鼻子和肺部里，引发经常性死亡”从而打击他的牺牲品。[③]难怪贸易商詹姆斯·阿代尔评论说：“关于男女巫师以及罪恶之神，没有欧洲人会比印第安人（尤其是妇女）更抱有偏见，更为迷信的了。”[④]

将外来疾病暴发与实施巫术联系起来，为印第安人提供了他们对于不能

---

① Thomas Nairne, *Journal of Expedition to the Mississippi River, 1708*, Alexander Moore, ed., Jackson: University Press of Mississippi, 1988, p. 35.

② John Haywood, *Natural History and Aboriginal History of Tennessee, up to the First Settlements Therein by the White People, in the Year of 1768*, Nashville: Printed by George Wilson, 1823, p. 267.

③ Paul Kelton, “Avoiding the Smallpox Spirits: Colonial Epidemics and Southeastern Indian Survival,” p. 49.

④ James Adair, *The History of the American Indians*, p. 38. (*Eighteenth Century Online*)

理解的不幸与灾难的一种文化解释。这种观念在北美印第安人一直延续下来，甚至到19世纪以后还有不少土著群体将外来传染病归咎于别有用心的印第安人或者非印第安人实施巫术。1801年，加利福尼亚暴发的流行病，就被当地的汤瓦（Tongva）与丘马什（Chumash）印第安人视为其敌人实施巫术的结果。上述两个土著群体提出，图米阿部族（Tumia）的一位酋长出资给卡塔里纳岛（Catalina）的一位巫师，让他帮助杀死其敌人。恰恰是这名巫师通过实施巫术，给土著群体带来了无尽的疾病和灾难。根据土著人的描述，"只有这位首领知道这是怎么回事——其他人都一无所知"。[①]

对于巫术的恐惧使土著部落中的巫医首当其冲成为被怀疑和打击的对象。那些超能力的土著巫医或者治疗者，由于能够与神灵沟通，常常会遭遇出其不意的危险。一位法国人报告说："有时担任巫医是极其危险的。当某人死亡，印第安人会将其死亡归咎于药物而不是患者自身的条件。"[②]1801年加利福尼亚通瓦与丘马什印第安人群体中暴发的传染病，也出现了类似的结果。根据土著人的描述，图米阿部族首领的女儿患了病，并与其他人一道死亡。这位首领认为，实施巫术的巫师背叛了自己。于是，他带着其追随者来到巫师所在的卡塔里纳岛复仇。他们在到达巫师所居住的峡谷后，迅速包围了他们的房屋，最终杀死了巫师兄弟及其学徒，并将房屋和死者尸体付之一炬。传教士江科斯（Juncos）最终宣布："圣加布里埃尔的瘟疫结束了。"[③]

除了土著巫医或者萨满外，其他的人包括某个土著群体的敌人以及后来的白人，也都成为被怀疑的目标。例如，16世纪白人殖民者所遇到的罗阿诺克印第安人，由于患上一种神秘的疾病死亡，但他们却谴责英国人用一种"看不见的子弹"射杀他们。[④]尽管没有与一场具体流行病联系起来，但18世纪克里克人中发生的一个事件与罗阿诺克的例子类似。一位白人了解到，克里克人相信，其他部落的成员能够用看不见的子弹射杀他们。这些印第安人说：

---

① Edward D. Castillo, "Blood Came from Their Mouths: Tongva and Chumash Reponses to the Pandemic of 1801," pp. 51-52.

② Jean-Berbard Bossu, *Travels in the Interior of North America, 1751-62*, Seymour Feiler, ed., Norman: University Press of Oklahoma, 1962, p. 149.

③ Edward D. Castillo, "Blood Came from Their Mouths: Tongva and Chumash Reponses to the Pandemic of 1801," pp. 51-52.

④ Thomas Harriot, *A Briefe and True Report of the New Found Land of Virginia*, p. 42.

“他们的印第安敌人有能力在500英里之外的遥远距离，在他们入睡后射杀他们。”当时的克里克武士单独挑出其邻居乔克托人和奇科索人会从事这种恶毒之事。[①]与印第安人文化、宗教等诸多习俗完全不同的白人，自然成为印第安人的怀疑对象。贸易商作为并不参与部落所有宗教生活的外来者，也会遭到印第安人的怀疑，他们偶尔甚至会由于所谓的实施巫术遭到印第安人的复仇。无数贸易商在其土著美国人领地内消失，其中许多人是由于被指责实施巫术而被印第安人处死的。例如，1748年，一位切罗基人杀死了一位白人贸易商，其理由就在于他是“魔鬼和巫师”。另外，一个克里克家庭也认为，一位白人贸易商应该为其血亲死于“胸膜炎”负责。他们或许认为，该贸易商在两人打了一架后用疾病诅咒这位将死之人。[②]在土著群体中传教的白人牧师更是难逃被怀疑和打击的命运。传教士处理死亡事宜，他们以宗教绘画和塑像形式保存“咒符”，他们被“谣传是一块块人肉”的圣餐饼，都被看作是他们实施巫术的证据。[③]

另外一种治疗疾病的最常见方式是汗蒸（induced sweating）。北部大平原部落的一位观察者写道：“为了减轻所有疾病的痛苦，他们都会求助于其伟大治疗方法即汗蒸法。”[④]发着高烧的印第安人通常会被安置在很热的汗蒸屋中，蒸汽将整个棚屋变成一个闷热的桑拿房。参与者认为，弥漫的水汽清洁印第安人的身体和灵魂，通过汗蒸除掉其身体内的腐蚀性影响。患者在汗蒸屋中停留一段时间后，他们的朋友或者亲属通常会将他们带到一条河流旁边，让他们一头冲入冰冷的河水中。对于汗蒸沐浴的治疗方法，有印第安人还解释了其工作原理：“我们的放荡与疲劳制造了各种邪恶的体液，如果身体有足够的力量打开大门也就是皮肤的毛孔，她能够将它们抛出身体……但是有时坏的物质数量甚多，它们破坏了皮肤与肌肉之间身体的所有部分；在这种情况下，我们的任务就是以最快的速度和最简洁的方法为他们找到出口……为

---

① Caleb Swan, “Position and State of Manners and Arts in the Creek or Muscogee Nation, 1791,” in Henry Rowe Schoolcraft, ed., *Information Respecting the History, Conditon, and Prospects of the Indian Tribes of the United States*, Philadelphia: Lippincott, Grambo & Company, 1852, Vol.3, p. 271.

② James Adair, *The History of the American Indians*, p. 156. (*Eighteenth Century Online*)

③ Bruce G. Trigger, *Natives and Newcomers: Canada's Heroic Age reconsidered*, Montreal: McGill-Queen’s University Press, 1985, pp. 245-247.

④ Daniel Williams Harmon, *A Journal of Voyages and Travels in the Interior of North America*, New York: Allerton Book Co., 1922, p. 271.

达到上述目的，我们必须通过汗蒸来打开毛孔；一定小心谨慎，以防止营养液体也会沿着同样的渠道流失。”[1]

当然，除了上述方法外，印第安人还采取很多传统方法来治疗土著疾病。比如，有些印第安人群体通过举行献祭仪式抚慰神灵，治疗疾病。1861—1862年在天花流行期间，基奥瓦部落年迈的战时酋长贡献出一匹上好的黑耳朵马匹，他将马匹绑缚起来拴在山顶的一棵树上，任由它自生自灭。他以马匹为牺牲祈求上苍保护他的家人与朋友。他的所有亲人都幸存了下来，因此他的信念得到回报。[2]

不过，并不是所有的献祭都会产生预期的效果。1838 年，波尼印第安人部落的斯基迪（Skidi）部族在与奥格拉拉苏族印第安人交战时感染天花，斯基迪—波尼人的萨满开始通过祷告寻找他们的心灵。他们认为，上帝在惩罚该群体，因为他们违背了部落的古老宗教。这些土著巫医宣称，晨星之神必须得到抚慰，因而呼吁恢复活人献祭，否则他们都会被天花消耗掉。在征得部落长者的同意后，部落萨满清洗和涂画了被俘的拉科塔人处女，在举行献祭仪式后将她在火堆上烧死。[3]然而，晨星之神并没有得到抚慰，天花继续肆虐。它还传播到其他波尼人群体中，吞噬了该部落 1/4 的人口——据估计有 2500 名男人、妇女和儿童。

到 19 世纪中期，土著群体也像边疆地区的白人医生一样尝试各种治疗方法。肖尼人传教士站就观察到其中一种：“印第安人对霍乱的治疗，与那些所谓的药物科学治疗的医生的治疗方法一样荒谬可笑。他们在地面上挖两个洞，两个洞之间相距大约 20 英寸。患者躺在两个洞之间——在一个洞里呕吐，在另外一个洞里清洗，一旦躺着死在两个洞之间，就会准备一条毯子盖在他的身上。”[4]

---

① Baron de Lahontan, *New Voyages to North America*, London: Printed for H. Benwicke, 1703, Vol.2, pp. 168-169.

② James Mooney, *Calendar History of the Kiowa*, p. 310.

③ Clyde D. Dollar, “The High Plain Smallpox Epidemic of 1837-38,” p. 24.

④ A. T. Still, *Autobiography of Andrew T. Still, with a History of the Discovery and Development of the Science of Osteopathy*, Kirksville, Mo., 1897, p. 61.

第三节 土著民族对白人治疗观念和措施的接受与内化

北美大陆印第安人面对外来传染病，自然首先会在其文化框架内采用传统的治疗方法来应对这种史无前例的生态灾难。除此之外，土著民族还会将欧洲人引入的关于疾病的观念和治疗方法增加到印第安人文化的谱系中，从而形成更为复杂的治疗体系。更有甚者，他们还会将外来治疗方法与传统文化结合起来，内化成新的土著医疗与文化体系。

土著民族面对外来传染病的沉重打击，逐渐开始接受白人关于疾病的观念并用它们来解释他们所遭遇的疾病。比如拉洪坦（Lahontan）就记录了印第安人的这种观念。他引用一位著名的印第安人阿达里奥（Adario）的话说："我们正在经受着麻疹与天花的袭击，我们将它归咎于两个原因中的其中一个。其一，我们食用鱼类，故而身体制造的血液与那些食用肉类者所造的血液具有不同特征，以至于血液在我们的血管中激荡，将其密集而粗糙的颗粒抛掷在皮肤上堵塞皮肤上的细微毛孔。其二，我们村落中的空气很糟糕，因为我们的房屋没有窗户却燃起很多火，产生很多烟雾，不流通空气中的颗粒与我们血液、体液中的颗粒不成比例，从而导致这种病症的产生。"①阿达里奥将疾病归结于血液中的颗粒，形成印第安人独具特色的"血液颗粒致病理论"。这些观念显然并不是土著传统文化中的内容，而是通过某种途径从白人殖民者那里传入的。

另外，印第安人也放弃了土著传统文化中的原有看法，逐渐接受疾病可以传播、可以传染的观念。早在1717年6月，纽约总督亨特准将与五大部落酋长会晤，对土著盟友因为天花流行病所带来的损失表示安慰。印第安人宣称，他们许多民众的死亡是由坎尼斯托奇、弗吉尼亚或马里兰送来的天花引起的；他们决定派一些人侦查一下，到底是哪些人在他们中间传播传染病，

① Baron de Lahontan, *New Voyages to North America*, London: printed for H. Bonwicke, 1703, Vol.2, pp. 168-169.

并阻止他们在未来继续这种险恶行为。[①]到 19 世纪中期，疾病传播的观念已经在土著部落中广为接受。19 世纪 30 年代以前，北美大陆的民众，无论是白人还是印第安人，都对霍乱一无所知。由于印第安人与白人都有其他传染性疾病的经历，他们都知道，霍乱的传播取决于人体之间的传播，也都认识到其传染源——即它源于某些生物或社会垃圾，而且土著民族将疾病看作是污染性接触的结果。也就是说，霍乱的携带者通常是白人，是白人将疾病传播给印第安人。[②]

这也就不难解释 1851 年密苏里河上游，曼丹与米尼塔里（Minetaree）印第安人的举动。在 1851 年流行病之前，鲁道夫・库尔兹（Rudolph Kurz）访问了密苏里河上游的这些印第安人部落。当霍乱出现时，印第安人迫使库尔兹退缩到其房间内，因为他们认为，他是“在村落中引起众多病患和死亡的原因”。这些部落在 20 年前曾经历过第一场天花流行病，当时恰恰是乔治・卡特林（George Catlin）访问之时。由于卡特林和库尔兹曾描述那些随后死亡的人，大多数人认为这些艺术家实际上杀死了目击者。[③]

疾病观念的接受仅仅是一个方面，外来医疗方法的传入更为显著。早在 16 世纪西班牙人探险时期，船只失事的欧洲人滞留在克鲁萨（Calusa）印第安人中。这些土著民族可能已经了解到欧洲治疗各种疾病患者的某种技能，到 1564 年欧洲人的某些医疗技能已经出现在蒂姆夸人（Timucua）中。根据记录，这些技能包括（1）患者隔离；（2）派遣准流浪者担任护士；（3）提供生活救助服务；（4）终止汗蒸疗法（sweatbathing）。[④] 1639—1640 年，天花肆虐于北美大陆东北部地区，在魁北克的布道站就有超过 460 名土著儿童死亡。来自法国的一位女修道院院长就这场流行病写道：“我看到许多土著人全身都长满天花，发着高烧……我们从欧洲带来的治疗方法对野蛮人颇为有益，他们毫不费力地服用我们的药物，轻松地给自己放血。”[⑤]

① E. B. O'Callaghan, ed., *Documents Relative to the Colonial History of the State of New York*, Albany: Weed, Parsons and Company, 1855, Vol.5, pp. 485, 487.

② Ramon Powers and James N. Leiker, "Cholera among the Plains Indians: Perceptions, Causes, Consequences," p. 329.

③ CarlalLelly, ed., *Journal of Rudolph Friederick Kurz*, Norman: University of Oklahoma Press, 2005. pp. 18, 22.

④ Henry F. Dobyns, *Their Number Become Thinned: Native American Population Dynamics in Eastern North America*, p. 254.

⑤ Reuben G. Thwaites, ed., *Jesuit Relations and Allied Documents*, Cleveland: The Burrows Brothers Company, 1898, Vol.16, p. 101.

一般来说，在经历一种处女地流行病之后，北美大陆的印第安人就通过贸易商、传教士或者对白人社会的观察学会治疗患者最为行之有效的方法，其中最为重要的方法就是隔离。印第安人在相当长的时间内无法理解细菌理论，各种传染病已经超出他们的理解范围。他们不相信一种疾病能够从一个人传染给另外一个人。因此，隔离患者的观念对于他们来说也是不可思议的。根据詹姆斯·阿代尔的记载，白人贸易商教导马斯科吉印第安人说，为了阻止天花的传播，他们的村镇应该切断与被感染地区之间的联系，直至威胁解除。[①]这种隔离方法有效地阻止天花在印第安人部落中的传播，这是北美大陆印第安人中第一次通过隔离措施来预防天花的记录。

此后，这种方法得以继续实施。1748 年，天花感染克里克人的一些村落，并有传播到整个克里克联盟的危险。于是，克里克人切断与被感染村落之间的各种联系，"在恰当的地方"设置岗哨，"就像对待最为危险的敌人一样，严令诛杀"来自被感染村落的人。据说，这些措施起到了应有的作用。[②]其他印第安人部落也逐渐接受了隔离措施。1759 年 12 月，下切罗基部落的印第安人已经感染天花病毒，切罗基人就试图遏制天花的传播。在 1760 年冬春之交，"肆虐的天花……使下切罗基的诸村镇潜伏不动"。[③]1760 年随着英国人的第二次入侵，下切罗基人再次感染天花，切罗基部落的中部定居地后来也暴发天花流行。部落西部诸村落的切罗基人"对这种传染病是如此的忧惧，以至于他们不允许来自下切罗基和中部村落的任何人来到他们当中"。[④]1764 年，托马斯·坎贝尔（Thomas Campbell）走访克里克人。尽管他没有提及他访问时天花正在袭击克里克人，但他评论说："除了近亲外没有人会对患病者嘘寒问暖。"[⑤]

19 世纪 30 年代记录的切罗基人口述历史资料也提及对天花患者的自我隔离。"很久以前，印第安人患上了某些极为可怕的疾病，这些疾病现在已经不再流行。其中一种疾病与天花不同，却能引起皮肤的剧烈疼痛。一旦一个家庭中任何成员患上这种疾病，患者就会被迁移出来，在远离其他任何房屋

---

① James Adair, *The History of the American Indians*, p. 232. (*Eighteenth Century Online*)

② James Adair, *The History of the American Indians*, pp. 276, 340, 364. (*Eighteenth Century Online*)

③ James Adair, *The History of the American Indians*, p. 266. (*Eighteenth Century Online*)

④ *Pennsylvania Gazette*, September 4, 1760.

⑤ Thomas Campbell, "Lieutenant Thomas Campbell's Sojourn among the Creeks, November, 1764 – May, 1765," Robin F. A. Fabel and Robert R. Rea, eds., *Alabama Historical Quarterly* 36 (Summer 1974), p. 162.

的地方建立一个小屋供他单独居住。然后，神父们就会清洗患者原来居住的房屋，就像处理死者留下的房屋一样。”[①]到19世纪上半期，隔离已成为印第安人应对传染性疾病的一种常见方式。例如，在1837年天花大流行时期，格罗斯文特人（Gros Ventres）实行严格的隔离措施。根据贸易商查丹的日志记载，8月18日，一位阿里卡拉印第安人要走访格罗斯文特人，土著士兵不允许他进入村落中，因为他们已经实施隔离措施，不允许任何人靠近他们。[②]

面对外来传染病带来的沉重打击和严重死亡，土著民族不得不模仿白人社会，实行严格的隔离措施，以保护印第安人免受各种传染病的威胁。不过，隔离措施也存在着极大的缺陷，即它并不能解决印第安人易于感染的问题。那些在一次传染病暴发中躲过一劫的印第安人，在下次疾病肆虐时仍然极为脆弱。18世纪随着商业交往的不断密切，北美土著民族日益卷入大西洋经济体系，他们感染各种传染病的机会也愈来愈大。这迫使印第安人采取其他措施来躲避和预防疾病。这些措施主要包括天花接种（inoculation）和牛痘接种（vaccination）。

天花接种和牛痘接种也是印第安人从贸易商或者传教士那里观察到的。1743年，旅行家康达迈恩（De la Condamine）在其《南美洲内地行记》中谈及天花接种的问题。他指出，大约在1728年，一位天主教传教士发现他的信徒相继死于天花。他根据从一张报纸上发现的欧洲天花接种的方法，大胆对土著信教者实施天花接种。结果是，那些接种天花者无一人死亡。另外一位传教士黑河（Black River）也采取了类似的行动，同样也取得了成功。上述天花接种措施被看作是南美洲引入天花接种方法的开端。不过，天花接种方法在当时的南美洲并没有得到推广。1743年，当康达迈恩访问巴西的帕拉时天花开始流行，但他吃惊地发现，这里并没有人采取天花接种疗法。[③]

北美印第安人学到天花接种则要晚得多。在1837—1838年天花大流行时期，尤宁堡（Fort Union）的贸易商查尔斯·拉蓬特（Charles Larpenteur）匆忙之间参考了方圆1000英里之内仅有的医学书籍，并以《托马斯医生的医疗手册》为依据，利用一名白人天花患者哈尔西（Halsey）的天花脓液进行天花接种。拉蓬特对那些印第安人实施的是天花接种，而不是牛痘接种，这种

① Paul Kelton, “Avoiding the Smallpox Spirits: Colonial Epidemics and Southeastern Indian Survival,” pp. 61-62.

② Annie Heloise Abel, ed., *Chardon's Journal of Fort Clark, 1834-1839*, p. 129.

③ E. Wagner Stearn, *The Effect of Smallpox on the Destiny of the Amerindian*, p. 41.

差异将“死亡带进他们的血液中”。在15天内，他发现，“要塞中恶臭扑鼻，以至于三百码内都能闻到”。天花接种的失败在该要塞内敲响了令人恐惧的丧钟，很多接种者死亡。[①]在某些例证中，严重的疾病会促使印第安人采取极端的治疗措施以达到治愈的目的。1837年在克拉克堡，一名印第安人“从其孩子胳膊上切下两小块肉，从肚子上也切下两小块，然后从已经病愈的天花患者身上取下一个结痂，将它在孩子的伤口处刮擦。三天后，这种做法产生效果，这个小孩完全康复”。[②]

牛痘接种自从1798年爱德华·詹纳（Edward Jenner）发明之后，成为欧美白人社会应对天花流行病最为有效的预防方式。不过，这种方法传播到北美大陆的土著部落中还需要很长的时间。直到19世纪30年代，牛痘接种才成为美国政府应对印第安人部落中天花流行的主要措施。1832年联邦政府通过《印第安人牛痘接种法》，拨款12,000美元用于雇佣医生和购买疫苗，为美国境内的土著部落中推行牛痘接种。1839年联邦拨款追加到17,000美元。这次牛痘接种行动，据统计，为大约38,745名印第安人牛痘接种。[③]这是美国官方的行动，其中不免带有父权主义色彩。比如，美国内政部长刘易斯·卡斯（Lewis Cass）明确指令，密苏里河上游的曼丹人、阿里卡拉人等土著群体，属于与美国政府敌对的部落，与美国政府的关系已经恶化到濒临冲突的边缘，故而不能为这些土著群体牛痘接种。其结果是，1837—1838年天花在密苏里河流域肆虐，导致上述土著群体大量死亡。

太平洋沿岸西北地区的土著民族则到1841年才接受牛痘接种。乔治·辛普森爵士（Sir George Simpson）于1841年访问麦克尼尔港（Port McNeil），他在其纪事中指出：“很奇怪的是，他们（奎科尔斯人，Quakeolths）在天花流行中幸免于难，而他们的土著兄弟，包括哥伦比亚河以南以及俄属美洲在内的印第安人，在那次可怕的瘟疫中蒙受了巨大损失。为了确保他们继续拥有这种令人高兴的免疫力，我们在得到奎科尔斯酋长的许可后，为部落中的儿童接种牛痘。”[④]大约在同一时期，天花传播到哥伦比亚河下游的瓦拉-瓦

① Clyde D. Dollar, “The High Plain Smallpox Epidemic of 1837-38,” p. 22.

② Annie Heloise Abel, ed., *Chardon's Journal of Fort Clark, 1834-1839*, pp. 130-133.

③ J. Diane Pearson, “Lewis Cass and the Politics of Disease: The Indian Vaccination Act of 1832,” *Wicazo Sa Review*, Vol.18, No.2 (Autumn 2003), pp. 15-16.

④ Sir George Simpson, *Narrative of a Journal Round the World during the Years 1841 and 1842*, London: Henry Colburn Publisher, 1847, Vol.1, p. 114.

拉印第安人（Walla-Walla）中间，给他们带来了死亡和恐惧。就像过去一样，印第安人认为白人是这场瘟疫的罪魁祸首，因此企图找白人贸易商复仇。哈德逊湾公司负责这一地区贸易的约翰·托德（John Tod）发现，他们的生命受到印第安人的威胁。于是，他设计出一个策略延缓印第安人的阴谋。他携带着药物和疫苗，在一天时间内为50多位印第安人酋长接种疫苗。他进行手术的具体指南要求，这些种痘者必须在10天保持被接种疫苗的胳膊高高举起。对天花的恐惧迫使这些印第安人遵从医嘱。这10天时间给他们冷静下来的机会。从此以后，托德不仅毫发无损，而且还得到印第安人的崇拜。[①]

除此之外，印第安人还从白人那里学会利用酒类治疗疾病。不过这种疗法的效果功过各半。例如，根据詹姆斯·阿代尔的描述，伴随他游历的印第安人感染了天花，于是这些印第安人就在一位英国贸易商的建议下将酒类作为药剂使用，让感染天花的7个土著儿童服用。结果酒类治愈了患者，他们再也没有出现任何危险症状。不过，一位乔克托武士后来告诉阿代尔，酒类治愈部分民众，也杀死部分民众。[②]到19世纪中期，霍乱在土著部落中肆虐。当地印第安人从白人那里了解到，酒类能够有效地预防疾病。因此1851年，波托瓦托米学校监理报告说，一辆印第安人马车满载威士忌朝着霍乱肆虐的村落进发了。[③]

外来传染病来势汹汹，迫使土著民族不仅接纳白人殖民者所拥有的疾病观念和治疗方法，而且还将它们融入土著传统中，内化成为印第安人文化的组成部分。对于患者的治疗，需要巫医及其助手利用特殊的药物举行一场极为繁复的宗教仪式。但是，由于印第安人要保护其神圣的秘密，他们的仪式通常会躲开欧洲人的观察。因此，18世纪的文献记录中只有简短的描述“幸存“下来。其中有对印第安人的一种典型描述：“一旦患病，他们尤为倾向于接受迷信，他们的医生用各种奇怪的仪式和魔法来进行简单而秘密的治疗。”[④]18世纪50年代英国人经常提及的巫医，就是来自切罗基部落塞蒂克村落（Settico）的一个印第安人，他被称为“天花治疗师（Smallpox

① Hubert H. Bancroft, *History of British Columbia, 1792-1887*, San Francisco: The History Company, 1890, pp. 149-150.

② James Adair, *The History of the American Indians*, p. 339.

③ Thomas P. Bar, “The Pottawatomie Baptist Manual Labor Training School,” *Kansas Historical Quarterly* 43 (Winter 1977), pp. 414-415.

④ Alexander Hewatt, *An Historical Account of the Rise and Progress of the Colonies of South Carolina and Georgia,* London, 1779, Vol.1, p. 70. (*Eighteenth Century Online*)

Conjuror)”。[①]18 世纪欧洲人只能寥寥数笔记录的“奇怪的仪式”和“具有魔力的技能”，在 19 世纪的记述中变得更为详细。这就为我们了解如何创造性地应对外来传染病，并将白人的治疗方法内化为土著文化传统提供了丰富的信息。

土著将白人治疗方法内化为土著文化传统的一个典型就是，印第安人将隔离措施按照传统用复杂的宗教仪式使之神圣化。根据 19 世纪 30 年代传教士丹尼尔·巴特里克（Daniel Butrick）对切罗基部落的传统宗教仪式的记载，一旦上天的超自然神灵释放出名叫“Kosvkvskini”的罪恶之神，切罗基人就要举行天花舞仪式（Smallpox Dance）。这种仪式要求切罗基人必须留在自己的村落中举行天花舞，为以前犯下的罪过赎罪并祈求神灵的宽恕。整个村落的成员都聚集于理事会大厅，服下土著神父所准备的药物“Ooleestooleeh”。一位被奉若神明的巫医领舞和领唱祷告歌，以“祛除”村落民众的罪恶。在 7 天内，妇女、男性和儿童都要尽职尽责地举行各种仪式。[②]天花舞是切罗基人在北美早期创造出来的一种特殊宗教仪式，以应对不时威胁他们的天花流行病。

除此之外，切罗基人还有另外一种躲避疾病的宗教仪式。他们用经过修正的“伟大的新月”（Great New Moon）仪式，以“躲避传染性发烧和其他类似的流行病”。切罗基人解释说，“当上帝对所有人不满时，他就会通过……火、水、月亮或雷电散播疾病”，“其他担心类似灾难降临的村落会举行这种仪式以取悦上帝，并请他来保护他们免遭如此严重的灾难”。[③]经过修正的宗教仪式是一个漫长的过程，要求将切罗基人与外部世界隔离。领导人提前 7 天就是否举行该仪式做出决定，该仪式自身再持续 7 天。1759 年 1 月，一位传教士发现切罗基民众在举行宗教活动。这位传教士写道：“他们都相信巫术，巫师拥有很大的权力。他们会花费数天时间来准备药物，他们说这能够赶走其身体内的所有疾病。”[④]

克里克部落中也存在用来躲避疾病的类似宗教仪式。1776 年，阿塔西克

① William McDowell, ed., *Documents Relating to Indian Affairs*, May 21, 1750-August 7, 1754, Columbia: University of South Carolina Press, 1958, pp. 224, 381-82, 385.

② Paul Kelton, “Avoiding the Smallpox Spirits: Colonial Epidemics and Southeastern Indian Survival,” pp. 45-46.

③ Paul Kelton, “Avoiding the Smallpox Spirits: Colonial Epidemics and Southeastern Indian Survival,” p. 59.

④ William Richardson, “Account of the Presbyterian Mission,” in Samuel Cole Williams, ed., *Early Travels in the Tennessee Country*, Johnson City, Tenn.: The Watauga Press, 1928, p. 135.

里克村落（Attassee）用宗教仪式来寻求超自然世界帮助他们避免感染疾病。该村落此前曾经历过一次外来疾病流行，导致“他们的公民大量死亡”，他们不希望再次遭受新一轮疾病的打击。访问者威廉·巴特姆（William Bartram）发现：“村落这次行动极为迅速，服用药物、举行祷告，以避免疾病流行的悲惨灾难再次发生。”[①]其他克里克人也举行躲避（疾病）的宗教仪式。例如，尤奇斯人（Yuchis）在20世纪举行“一种公共的宗教仪式，其目的不仅在于避开疾病，而且在于避开其他各种魔鬼”。尤奇斯人将这种特殊的疾病躲避仪式称之为“Tsoti' bene”或“药物饮用”。该村落的酋长颁布命令，一旦“疾病或全局性困境出现或威胁村落，这种宗教仪式就要举行”。各个家庭聚集在村落之内，通过使用一种催吐剂使人呕吐以达到清洁自己的目的。他们还将跳舞当作一种“安抚各种超自然神灵”的形式，这些神灵将会保护他们免受疾病的侵袭。[②]在仪式举行期间，克里克人还会服用特殊的药剂以躲避感染性疾病的侵袭。其中的一种药物，Kadohwa或皂荚是专门用来预防接触“诸如天花和麻疹等传染病的”[③]。家庭成员连续4天用这种药物洗浴，以达到免受疾病感染的目的。祷告、舞蹈和唱歌对于药物的效力极为重要。[④]这种仪式很像切罗基人的天花舞。二者都是疾病隔离的宗教形式，其功能都在于避免被感染的村落与尚未被感染的村落之间的接触。

不仅北美东南部的切罗基、克里克等诸部落中出现了隔离疾病的新宗教仪式，其他土著群体也出现了类似的宗教与文化改变。18世纪居住于北美东南部土著部落中的白人贸易商阿代尔写道：“1746年夏季，我有机会看到密西西比-纳奇人（Mississippi-Nachee）在一栋房屋前举行驱逐疾病的舞蹈仪式，该仪式的名字叫‘献给伟大至上神的舞蹈’。这种舞蹈是‘为了将罪恶之神、巫师驱逐出印第安人群体，使长者获得神灵所赋予的力量，以备不时之需’。”[⑤]除舞蹈外，印第安人还采取其他仪式来遏制如此危险的疾病的蔓延。“他们命令那些众所周知的罪恶之徒日日夜夜地躺在大门外，向夜露敞开胸膛，以降低发烧温度。印第安人也担心，如果不这样做，患者就会污染整个

---

① William Bartram, *Travels through North & South Carolina, Georgia, east & west Florida*, pp. 366-367.

② Paul Kelton, “Avoiding the Smallpox Spirits: Colonial Epidemics and Southeastern Indian Survival,” pp. 58-59.

③ John R. Swanton, *Social and Ceremonial Life of the Choctaws*, p. 658.

④ Paul Kelton, “Avoiding the Smallpox Spirits: Colonial Epidemics and Southeastern Indian Survival,” p. 59.

⑤ James Adair, *The History of the American Indians*, p. 175. (*Eighteenth Century Online*)

房屋，从而导致所有人死于非命。他们非但没有采取保暖措施，反而在每一次看望患者时将冷水倒在患者裸露的胸膛上，唱起神秘的宗教歌曲，并用饰有鹅卵石的器具在患者上方摇动，伴随着许多近乎疯狂的姿势。”[①]

到19世纪之后，其他群体也举行类似的仪式来躲避疾病和治疗患者。1840年，奇科索人举行一种称为“Tonshpashoophah”的复杂仪式，用以治疗土著患者。一个土著家庭请求巫医来照顾一位患病的成员。巫医将患者隔离在一个小屋中，开始“唱歌并在患者上方摇晃一个葫芦”，以决定疾病的因由。一旦巫医发现病因，他会用“草药、树根、舞蹈以及魔法”来治疗患者。他还命令这个家庭的成员举办一场“盛大的宴会”，在宴会上吃喝、舞蹈和唱歌。巫师认为，这些活动“提升患者的精神，而削弱引发疾病的魔鬼的精神”。[②]这一时期，乔克托人也在举行与Tonshpashoophah类似的仪式。乔克托人任命神圣之人守护患者，阻止其他任何人进入患者的小屋。这些土著宗教仪式的参与者相信，通过舞蹈，他们能够驱散各种疾病，将它们驱逐出他们的社会。[③]

北美印第安人内化外来文化与医药的活动，都是通过各种宗教仪式体现出来。这就导致土著民族中逐渐兴起了一系列的预言者运动。当然，这种土著运动与北美印第安人群体之间联系日趋密切，与泛印第安人思想的兴起都有着莫大关系。或许最早的预言者运动发生在加勒比地区，因为这里是最早见证印白接触之残酷性的区域。根据被佛罗里达卡鲁萨部落俘虏的一名西班牙人的描述，早在16世纪初，古巴印第安人已经越过该岛与大陆之间的海峡，来到大陆寻找约旦河（River Jordan）。在这些土著人看来，约旦河水具有神奇的治疗效果。“他们寻找这条河流的心情极为迫切，以至于他们会在碰到的每一条河流、湖泊以及水塘中沐浴”[④]。18世纪70年代、1880—1881年间，预言者运动两次出现在太平洋西北部的哥伦比亚高原地区。这是土著民族对欧洲贸易商到来之前暴发的两场天花流行病的应对，因为这些土著社会还没有与欧洲人发生经常性接触，他们将疾病看作是精神失衡的象征。[⑤]

---

① James Adair, *The History of the American Indians*, pp. 232-233 (*Eighteenth Century Online*)

② Henry Schoolcraft, *Historical and statistical information Respecting the History, Condition, and Prospects of the Indian Tribes*, Philadelphia: Lippincott, Grambo & Company, 1851, Vol.1, p. 310.

③ John R. Swanton, *Social and Ceremonial Life of the Choctaws*, p. 221.

④ Suzanne Austin Alchon, *A Pest in the Land: New World Epidemics in A Global Perspective*, p. 115.

⑤ Alfred W. Crosby, “Summary on Population Size before and after Contact,” in John W. Verano and Douglas H. Ubelaker, eds., *Disease and Demography in the Americas*, pp. 227-278.

19 世纪 70 年代与 19 世纪 90 年代美国西部土著人口中的鬼神舞（Ghost Dance）运动，也是作为应对灾难性人口削减以及美国扩张主义政策的反应。鬼神舞运动，与北美土著人口走向低谷同时发生，“通过举行鬼神舞——使死者复生，土著人口增加，从而最终确保各个土著民族的幸存”。[①]死者归来的前景给印第安人社会带来希望，土著民族希望重新获取丧失的知识和部落习俗，从而使他们的社会获得新生。正如人类学家亚历山大·赖瑟（Alexander Lesser）所说：“印第安人生活方式重新回归。生活在‘黄金时代’的那些人仍然传承着古老的仪式、古老的舞蹈、古老的习俗以及古老的狩猎方式。他们都得以复活，他们带回原有的生活方式和野牛。……白人将会被大风摧毁。印第安人将会留下来，随之留下的还有野牛、祖先、故去的朋友和敌人。就像脱掉旧衣服一样摆脱白人的生活方式，重新穿上印第安人的服饰。”[②]参与鬼神舞的土著部落希望通过鬼神舞的理想即死者复生，弥补他们的人口损失。这种观念并非是印第安人独有的。面对殖民之后人口的锐减，世界各地的土著群体都会求助于复兴运动，宣扬死者的复活。可以说，参与鬼神舞的举动是印第安人精心考虑的，也与美国印第安人口的削减密切相关。通常情况下，那些参与者都是绝对人数很少的小部落的印第安人，没有参与的部落则是人口较多，人口损失不是那么严重的群体。因此我们有理由相信，预言者运动与后来的鬼神舞运动，都是印第安人针对人口急剧下降的一种理性反应。美国学者托马斯·欧弗霍尔特（Thomas M. Overholt）评论 1890 年鬼神舞说：“我们有可能倾向于认为，沃沃卡（Wovoka）的千福年说（Millennarianism）是印第安人对白人所导致危机的注定失败的非理性反应……但是我们应该弄清楚如下观念，即对于那些听到这个信息的民众来说……通过求助于超自然的力量来摆脱严重威胁，就土著文化而言，是一种必然的‘理性行为’。”[③]

① Russell Thornton, *We Shall Live Again: The 1870 and 1890 Ghost Dance Movements as Demographic Revitalization*, New York: Cambridge University Press, 1986, pp. 46-47.

② Alexander Lesser, “Cultural Significance of the Ghost Dance,” *American Anthropologist*, Vol.35, No.1 (January-March 1933), p. 112.

③ Thomas M. Overholt, “The Ghost Dance of 1890 and the Nature of the Prophetic Process,” *Ethnohistory*, Vol.21, No.1 (Winter 1974), p. 46.

第四节 印第安人应对外来疾病评析

对于印第安人传统治疗方法，从一开始就存在极大的争议。无论是当时的观察者还是后世的学者多持批评态度。在他们看来，土著文化没有为应对外来传染病做好准备，它所拥有的某些特征实际上起到了相反的作用，提高了土著人口的死亡率，致使很多印第安人群体最终灭绝。1784 年，一位观察者写道："他们治疗传染病的失当方法，通常使得各种疾病更为致命。"[①]或许印第安人最为常用的习俗就是汗蒸浴（sweatbath）。北部大平原部落的一位观察者写道："为了减轻所有疾病的痛苦，他们都会求助于其伟大治疗方法即汗蒸浴。"[②]此前的 1775 年，英国旅行家尼古拉斯·格里斯维尔（Nicholas Gresswell）就看到特拉华印第安人正在使用汗蒸屋。他发现，患病的印第安人"披着毯子进入汗蒸屋中"，他的朋友们把石头烧红，浇上一桶水，并尽可能地密封房屋。然后，患者也在石头上浇水，使得整个房间中充满蒸汽。格里斯维尔解释说："只要他能够忍受，他就会一直待在这个屋子内。"[③]如果说汗蒸浴加剧了天花所引发的高烧，那么印第安人随后的行为则会导致更为严重的后果："在湿热的蒸汽中大汗淋漓之后，他们会几乎赤身裸体地冲到房屋外边，骤然跳入极深的河流中，将整个身体沉浸在冰冷的河水中。"一名撒利希印第安妇女在讲述她的祖母感染美国西北部第一场天花流行病的经历时，提及上述印第安人行为所带来的后果。她说："一些人力图使用汗蒸屋治疗疾病，但他们在大汗淋漓后又冲入冰冷的河水中。结果他们的情况变得更加糟糕，死亡来得更快。"如果患者虚弱得不能游泳，溺水则是其结果。当时的描述通常提及，当他们为了在冰冷的河流或者湖水中冷却天花的高温时有印第安人溺亡。一位贸易商评论说："这些不幸的印第安人，在发烧高峰时期

---

① John Ferdinand Dalziel Smith, *A Tour in the United States of America*, London: Printed for J. Robinson, Pater-noster-Row, and J. Robson, 1784, Vol.1, pp. 119-120.

② Daniel W. Harmon, "Account of the Indians on the East Side of the Rocky Mountains," in Daniel W. Harmon, ed., *A Journal of Voyages and Travels in the Interior of North America*, New York: Allerton Book Co.,1922, p. 271.

③ Elizabeth A. Finn, *Pox Americana: The Great Smallpox Epidemic of 1775-82*, pp. 24-25.

冲入河流中，这通常会导致死亡。”[①]

许多在美洲游历的早期旅行家也对印第安人的传统治疗方法做出了评论。早期的旅行家与白人贸易商多认为土著传统疗法无助于治疗外来的各种疾病。例如，1749—1750 年间在宾夕法尼亚、新泽西以及纽约游历的彼得·卡尔姆（Peter Kalm），将印第安人人口的大量死亡归因于土著民族的汗蒸疗法。贸易商詹姆斯·阿代尔也在 18 世纪 70 年代描述这种疗法的致命性。他说，印第安人“先让患者不断出汗，然后将他们置于冰冷的河水中……患者身体上的天花直接接触冰凉的河水，患者立即死亡”[②]。

此后，大多数白人观察者都对土著传统疗法尤其是汗蒸法持否定态度。19 世纪上半期，太平洋沿岸俄勒冈西部地区奇努克人（Chinook）与卡拉普亚人（Kalapuya）也采用汗蒸疗法治疗各种疾病。当时的白人观察家指出，这些土著患者会在河流旁边的小型房屋中蒸浴 20—30 分钟，然后在大汗淋漓时“无视白人的警告一头扎入河水中，其结果是疾病加剧”[③]。热病对于印第安人是一种新型疾病，印第安人毫无治疗经验，过去曾起到治疗作用的疗法现在却变成致命威胁。19 世纪中期，后来出任美国总统的尤利西斯·格兰特在温哥华见证这种疗法。格兰特也明确指出，印第安人“从蒸浴中出来，一头扎入附近冰冷的河流中。这种疗法或许能够缓解印第安人发病初期的疼痛，但如果他患上的疾病是麻疹或天花，这种治疗将对土著患者来说是致命的”。[④]根据一位白人传教士的描述，印第安人采纳汗蒸法治疗天花，会导致致命的严重后果。1845 年，对黑脚人部落进行致命打击的克劳人遭到天花的沉重打击。他们在慌乱中采纳黑脚人俘虏的建议，利用汗蒸法遏制天花传播。结果，绝望的哭喊取代胜利的欢呼，死亡与哀悼取代克劳人野蛮的欢呼，因

---

① John Ferdinand Dalziel Smith, *A Tour in the United States of America*, London: Printed for J. Robinson, Pater-noster-Row, and J. Robson, 1784, pp. 119-120; Ross Cox, *The Columbia River: Or Scenes and Adventures during a Residence of Six Years on the Western Side of The Rocky Mountains*, London: Henry Colburn and Richard Bentley, 1832, Vol.1, pp. 169-170; Henry R. Schoolcraft, *Historical and Statistical Information Respecting the History, Condition, and Prospects of the Indian Tribes of the United States*, Philadelphia: Lippincott, Grambo and Co., 1851, Vol.1, p. 234.

② James Adair, *The History of the American Indians*, p. 233. (*Eighteenth Century Online*)

③ Peter Skene Ogden, *Traits of American Indian Life and Character by a Fur Trader*, London: Smith, Elder and Co., 1853, p. 70.

④ Ulysses Grant, *Personal Memoirs*, New York: Charles L. Webster & Company, 1885, Vol.1, p. 206.

为死亡降临到每一个胜利的营地。[①]

北美早期人士对土著治疗方法的负面评价，也影响到了后世的很多学者，使得他们沿袭了这一观点。例如美国学者罗伯特・博伊德（Robert Boyd）在相关研究中就明确指出，印第安人使用汗蒸法治疗肺炎，“死亡成为大多数人的宿命”[②]。他的这种观点也为其他学者引用和支持。苏珊娜・奥斯丁・阿尔钦（Suzanne Austin Alchon）在其著作中就引用博伊德的结论来支持自己的观点。[③]

实际上，我们应该将土著民族治疗外来传染病的评价置于当时具体的情景中，实事求是、辩证地看待这个问题。

首先，土著民族的一些传统治疗方法，能够应对某些外来传染病。根据法国人莱斯卡波特（Lescarbot）的描述，卡蒂埃在北美探险时期遇到猩红热的袭击，当地印第安人为这些白人探险者提供了治愈这种疾病的方法。这种方法行之有效。莱斯卡波特写道：“其结果是，一些已经患上这种疾病五六年的法国水手在服用这种药物后都完全康复。”[④]另外，土著民族也找到治疗当时广泛传播的性病梅毒的疗法。由于欧洲船员与土著妇女之间的关系已臭名昭著，梅毒在印第安人中传播也极为广泛。乔斯林在1673年的描述证实了梅毒的存在：“他们并不像欧洲人一样会患上很多疾病。梅毒（great pox）适合他们。”[⑤]罗杰・威廉斯（Roger Williams）则在1643年谈及土著群体中治疗梅毒的出汗法。这种疗法“……毫无疑问是一种保护他们的重要方法，使之从所患疾病尤其是法国人的疾病中很快康复，因为出汗和某种药物能够使他们能够完全、迅速地痊愈……”[⑥]

其次，土著治疗方法与当时欧洲殖民者对天花、麻疹、黄热病的治疗并无太大差别。有学者认为：“在现代药物治疗在20世纪兴起之前，土著美洲人的治疗方法，总体上与世界上其他地区所运用的方法同样有效或者说无

① “De Smet’s Oregon Missions and Travels over the Rocky Mountains, 1845-46,”in Reuben G. Thwaites, ed., *Early Western Travels, 1748-1846*, New York: Dod, Mead & Company, 1906, Vol.29, p. 242.

② Robert T. Boyd, “Another Look at the Fever and Ague of Western Oregon,” p. 148.

③ Suzanne Austin Alchon, *A Pest in the Land: New World Epidemics in A Global Perspective*, p. 117.

④ Sherburne F. Cook, “The Significance of Disease in the Extinction of the New England Indians,” p. 495.

⑤ John Josselyn, “An Account of Two Voyages to New-England,” in *Collections of Massachusetts Historical Society*, Cambridge: E. W. Metcalf and Company, 1833, Vol.3 of Series 3, pp. 211-354.

⑥ Roger Williams, “A Key into the Language of America; or a Help to the Language of the Natives in that Part of America, called New England, 1643,” p. 158.

效。”[①]在接触这些传染病的初期，北美大陆的白人定居者大多都对它们具有一定免疫力，但是他们还是经常遭到天花、麻疹与白喉等各种疾病的袭击。白人殖民者对大部分疾病的特征和传播不甚了解，白人社会对预防疾病的措施也知之甚少。因此，他们通常都将这些无法理解和解释的疾病视为上帝的旨意。[②]白人殖民者也会采取某些看起来很荒诞的方法治疗传染性疾病。1779年摩罗维亚教众描述了处于恐惧中的游历者所采取的避免感染的措施："习惯上，人们会闻着一片烟草作为预防措施，一些人在鼻孔中塞上烟草叶，有些路过者甚至在额头、鼻子以及其他部位涂上了沥青。”[③]旅行家索普夫写道："当印第安人生病时，首先求助于他们的植物根茎以及被神圣化的草药，并不经常求助于清洗胃肠和汗蒸，禁食也不过几天时间。”殖民者也是利用汗蒸、禁食、放血、起泡、呕吐等疗法，使用从水银到泻药的一系列药物在人体上进行试验。[④]

土著治疗方法，甚至在某种程度上优于白人的治疗方法。殖民地时期的盎格鲁美国人会给患者放血，给他们灌水银以及其他有害物质，这些措施本身即使不能导致患者死亡，至少对患者的身体是有害的。与他们的治疗完全不同，土著部落的草药还是很温和的。土著治疗者让疾病自然变化，在缺乏现代药物如抗生素和疫苗的情况下，这是最佳的治疗方案。医疗历史学家威廉·麦克尼尔发现："相当基本的护理就能大大降低死亡人数。例如，简单地提供食物和水，就能使那些由于暂时性的极为虚弱而不能自理的人，逐渐恢复而不是悲惨死亡。”[⑤]事实上，“简单的护理”再加上祷告和舞蹈，提升备受传染病打击的印第安人的健康状况和士气，提升那些受到疾病打击的患者的信心，鼓励他们抵抗疾病所带来的破坏影响，甚至最终战胜这些严重的疾病。后世的人类学家和历史学家已逐渐了解到印第安人的精神与药物之间的联系。相关的一些研究表明，北美地区的土著治疗方法，尽管是“不科学的”，但也并非是“非理性的”。[⑥]

---

① Suzanne Austin Alchon, *A Pest in the Land: New World Epidemics in A Global Perspective*, p. 116.

② John D. Burton, "'The Awful Judgements of God upon the Land': Smallpox in Colonial Cambridge, Massachusetts," *The New England Quarterly*, Vol.74, No.3 (September 2001), p. 495.

③ Elizabeth A. Finn, *Pox Americana: The Great Smallpox Epidemic of 1775-82*, pp. 112-113.

④ J.D. Schopf, *Travels in the Confederation, 1783-1784*, Philadelphia: William J. Campbell, 1911, p. 286.

⑤ William McNeil, *Plagues and Peoples*, p. 121.

⑥ Ramon Powers and James N. Leiker, "Cholera among the Plains Indians: Perceptions, Causes, and Consequences," p. 328.

面对史无前例的疾病入侵，北美大陆的印第安人社会在经历了最初的恐惧、绝望之后，开始依据自身所掌握的文化资源，利用传统的治疗方法应对他们以前闻所未闻的传染性疾病，并很快观察和学习白人社会治疗疾病的方法和措施。当然，土著社会并不是仅仅借鉴白人社会的方法，而且还创造性地将它们融合到土著文化体系中，内化为土著文化传统的一部分。就其效果而言，印第安人应对外来疾病的各种尝试，可谓功过各半。某些措施确实起到了一定的预防和保护作用，另外一些方法则毫无作用，甚至还有些方法起到了反作用。尽管如此，北美大陆印第安人的策略至少延缓了传染病的传播速度。例如，在北美东南部土著民族做出有效应对后，1747—1750、1759—1760、1763—1764、1779—1783 年流行病传播范围有限，也缺乏流行病暴发后人们所观察到的人口损失。相反，包括切罗基人、克里克人、乔克托人与奇科索人在内的四大部落总人口在 18 世纪后半期事实上有所增加，从 1745 年的 35,500 人增加到 1790 年的 40,300 人。[①]因此，我们可以得出结论：如果北美大陆的土著部落没有对外来传染病的袭击采取积极的应对措施，那么殖民时期的观察者所能记录到的土著人口还会更少，土著社会衰落的速度会更快、程度会更深。

---

① Peter Wood, “Changing Populations of the Colonial South,” in Peter Wood, Gregory Waselkov, and Thomas Hatley, eds., *Powhatan’s Mantle: Indians in the Colonial South*, pp.38-39, 64-66.

结　语

1492年随着欧洲传统殖民主义的到来，包括天花、麻疹、鼠疫、黄热病等各种外来传染病，得以跨越大西洋并在北美大陆各地迅速传播。它们致使印第安人口迅速下降，土著政治、经济与文化体制逐渐瓦解甚至崩溃，最终陷入长期持续衰落之中。毫无疑问，外来传染病也是导致美国早期印第安人人口长期减少、土著社会不断衰落的主要原因之一。它与中外学界一直强调的殖民主义具有同样甚至更为重要的作用。难怪，20世纪70年代以来的许多美国疾病史学者将1492年美洲土著人口的数量与19世纪末印第安人的区区数百万人口的巨大差异，归咎于外来传染病。[①]这对于后来到达的殖民者具有重要意义。来自旧世界的传染性疾病消灭了新世界的印第安人人口，为欧洲军事征服和殖民活动开辟了道路。难怪有学者指出："疾病在人口史上的作用无论怎么强调都不过分……天花摧毁美国印第安人，不仅在于经常整个村落和部落地灭绝印第安人，而且在于传播恐惧，瓦解道德伦理，以及解体土著文化。"[②]对于外来传染病的重大影响，人类学家多宾斯认为："旧世界疾病在被传播到土著美洲后，就成为影响新世界环境的一种强大的生物因素。新世界疾病引发的处女地疾病，会导致土著美洲人的高死亡率，成为此后美洲文化与生态史的决定性因素。"[③]

对于外来传染病的作用，国外学者已经有了较多阐述。其中，最具代表

① Henry Dobyns, "Estimating Aboriginal American Population: An Appraisal of Techniques with a New Hemisphere Estimate," pp. 395-416.

② George K. Neumann, "Review: The Effect of Smallpox on the Destiny of the Amerindian by E. Wagner Stearn and Allen E. Stearn," *Science*, New Series, Vol.104, No.201 (October 4, 1946), p. 333.

③ Henry Dobyns, *Their Number Become Thinned, Native American Population Dynamics in Eastern North America*, pp. 9-10.

性的学者为艾尔弗雷德·W.克罗斯比。在《哥伦布大交换：1492 年的生物影响与文化冲击》一书中，他阐述了外来传染病的生态影响，并创造了学术界广为流传和接受的术语“哥伦布大交换”。[①]然后，克罗斯比又在另外一部专著中对 900—1900 年以来欧洲人的生态扩张进行阐述，并将这一现象归结为“生态帝国主义”（ecological imperialism）。[②]可以说，国外学界已经有学者从更为宏大的视野来审视外来传染病的作用，将疾病这一生态因素与欧洲人的对外扩张联系起来。但问题在于，国外学者将“帝国主义”广泛应用于古今中外的大国扩张。无论是欧洲罗马帝国、亚历山大帝国，还是近代以来欧洲列强的全球扩张，无论是古代阿拉伯人所建立的国家，还是东亚中国的古代王朝，都无一不被冠以“帝国”称谓，它们所从事的扩张活动都被称为“帝国主义”。应当说，将 1492 年以后外来传染病的作用与影响归因于生态帝国主义，其实是西方学者惯性使然。

相比之下，中国学界在相当长的时间内，拘泥于思想意识的作用，从传统的殖民主义角度强调殖民征服，主要讨论白人殖民者在军事、政治、经济和文化上对土著民族的影响。这种趋势突出殖民征服对土著民族的人口、社会、文化的巨大冲击，使土著民族成为“正在消失的美国人”。这种研究实际上是第三世界国家的学者对传统殖民主义的控诉。研究传统殖民主义的学者们单方面分析传统殖民主义在美国早期历史上的作用，而对由疾病入侵所带来的生态影响，尤其是疾病与传统殖民主义如何相互促进、相互影响最终共同铸造了美国早期历史的相互关系，缺乏深入而系统的研究。不过，殖民主义、帝国主义等术语却在中国学界乃至整个社会中都有着明确的界定和历史分期，不宜像西方学者那样将二者混淆使用。

毫无疑问的是，外来传染病在 1492 年以后对北美大陆乃至整个美洲的作用和影响是显而易见的。如何界定和评价这种影响，也就势在必然。这里不妨借用当代国际政治中常用的一个术语“生态殖民主义”来进行阐释。生态

---

① Alfred W. Crosby Jr., *The Columbian Exchange: Biological and Cultural Consequences of 1492*.

② Alfred W. Crosby, Jr., *Ecological Imperialism: The Biological Expansion of Europe, 900-1900*, 许友民、徐学征在 2001 年的中译本中将“ecological imperialism”翻译为“生态扩张主义”，而没有直接翻译为“生态帝国主义”。参见艾尔弗雷德·W. 克罗斯比著：《生态扩张主义：欧洲 900—1900 年的生态扩张》，许友民、徐学征译，辽宁教育出版社，2001 年。

殖民主义属于新殖民主义[1]的一种形态。学者们关于生态殖民主义的概念界定不一。有学者认为，生态殖民主义是“在不平等的国际政治经济秩序的框架内，西方发达国家针对发展中国家和落后国家的、在生态环境问题上带有明显剥削与掠夺性质的经济、政治行为的总称”。[2]也有人提出，所谓“生态殖民主义”是指20世纪中期以来西方发达国家在无法继续推行旧殖民主义的情况下，为了保持本国经济的高速发展、满足本国人们的奢侈消费以及保护本国的生态环境需要，借助一些荒谬理论，利用自己在经济、政治和军事方面的强势地位，通过各种间接、隐蔽的非暴力手段，必要时甚至使用暴力手段，来掠夺发展中国家的自然资源，破坏发展中国家的生态环境，压制发展中国家的发展，变发展中国家为其资源、原料来源地和污染转移地的一种新殖民主义。[3]从上述论述可以看出，生态殖民主义原来是描述当代国际现象的术语。不过，它表达了当代资本主义国家以环境问题为借口和手段，来转嫁自身所面临环境问题的观念、方式和政策等内容。

本书试图将这一术语用来描述，北美历史上外来传染病入侵对原住民印第安人的巨大影响。外来传染病在北美乃至整个美洲产生影响的过程，也是在欧洲传统殖民主义活动的推动下实现的。这主要表现在如下几个方面：第一，外来传染病是随着殖民主义在北美大陆的传播才跨越大西洋，并在各个地区迅速传播；第二，欧洲殖民主义还直接打击北美土著民族，使土著人口不断死亡，传统生活方式瓦解，处于极为虚弱的境地；第三，它还改变北美印第安人所处的自然与社会环境，为外来传染病的传播创造了条件，形成了易于疾病传播的“流行病区”。外来传染病之所以在土著社会中造成如此沉重的打击，致使印第安人口长期持续下降，其根本原因在于欧洲殖民主义的宏观因素。因此，毫不夸张地说，外来疾病入侵北美大陆所产生的巨大影响，其实就是殖民主义的生态内容，也就是生态殖民主义。如果说传统殖民主义

---

① 新殖民主义的基本内涵如下：某个殖民地虽然正式摆脱了殖民主义的桎梏，但并不意味着它已获得了真正的独立和发展。“如果说殖民主义是一种凭借强权来直接进行统治的制度，那么新殖民主义就是一种以让予政治独立来换取经济控制和剥削的间接统治制度。”新殖民主义带来的结果是，“外国资本被用来对世界上的较不发达地区进行剥削，而不是用于它们的发展。在新殖民主义的控制下，投资只是在扩大而不是在缩小世界上贫富国家之间的差距”。参见高岱：《“殖民主义”与“新殖民主义”考释》，《历史研究》1998年第2期，第158-159页。

② 张剑：《生态殖民主义》，《马克思主义研究》2009年第3期，第117页。

③ 潘淑鸿：《生态殖民主义探析》，硕士学位论文，湖南师范大学，2011年，第8页。

在北美早期的政治、经济、军事和文化征服是有形的手，那么生态殖民主义则是无形的手，它以看不见的病菌作为媒介在历史上发挥了作用。尽管是看不见的手，但殖民者所造成的生态破坏是巨大的，生态殖民主义和军事殖民主义、政治殖民主义、经济殖民主义、文化殖民主义一起相互影响，在推动社会进步的同时，共同造成了人类历史上莫大的悲剧。

在美国早期历史上，疾病入侵与殖民主义携手并进。疾病传入虽然不是白人殖民者有意为之，但在客观上却成为殖民征服的一种重要推动力。如此一来，早期美国历史的两条主线，即英格兰属性[①]的发展与展现以及土著民族的应对与反应，在包括生态殖民主义在内的殖民主义的宏大视野中统一起来。

① 李剑鸣：《美国的奠基时代，1585—1775》，人民出版社，2005年，第1-16页。

参考文献

一、英文原始文献

［1］"A Treaty between Virginia and the Catawbas and Cherokees, 1756." *The Virginia Magazine of History and Biography*, Vol.13, No.3 (January 1906).

［2］"Bradford's Travels in the Interior of America, 1809-11." in Reuben Gold Thwaites, ed. *Early Western Travels, 1748-1846*. Vol.5, Cleveland: Arthur H. Clark, 1904.

［3］"De Smet's Oregon Missions and Travels over the Rocky Mountains, 1845-46." in Reuben Gold Thwaites, ed. *Early Western Travels, 1748-1846*. Vol.29, Cleveland: Arthur H. Clark, 1906.

［4］"Documentary History of the State of Maine." in Maine Historical Society Collections. Ser.2, Vol.5 (1897).

［5］"Extracts from Letters from Upper Posts, de Peyster [to Carlton], Michilimackinac, February 1777." *Michigan Pioneer and Historical Collections*. Vol.10 (1888).

［6］"Farnham's Travels in the Great Western Prairies, 1839." Part.1, in Reuben Gold Thwaites, ed. *Early Western Travels, 1748-1846*. Vol.28, Cleveland: Arthur H. Clark, 1906.

［7］"John Long's Journal." in Reuben Gold Thwaites, ed. *Early Western Travels, 1748-1846*. Vol.1, Cleveland: Arthur H. Clark, 1904.

［8］"Letter to David Dunbar, Boston, Sep., 17, 1733, Belcher Papers." in *Collections of Massachusetts Historical Society*. Ser.6, Vol.6, Boston: The

Massachusetts Historical Society, 1886.

[9] "Mourt's Journal of a Plantation Settled at Plymouth, 1621." in *Collections of Massachusetts Historical Society*. Vol.8, Boston: Printed by Munroe & Francis, 1802.

[10] Abel, Annie Heloise ed. *Chardon's Journal of Fort Clark, 1834-1839*. Lincoln: University of Nebraska Press, 1997.

[11] Adair, James. *The History of the American Indians*. London, 1775. (Eighteenth Century Collections Online)

[12] Adams, Charles. *Three Episodes in Massachusetts History*. 2Vols, Boston and New York: Houghton and Mifflin and Company, 1892.

[13] Anonymous. "A Description of Duke's Country, 1807." in *Collections of Massachusetts Historical Society*. Vol.3 of Series 2, Reprinted, Boston: Charles C. Little and James Brown, 1846.

[14] Anonymous. "Narrative of a Journal into the Mohawk and Oneida Country, 1634-1635." in J. Franklin Jameson, ed. *Narratives of New Netherland, 1609-1664*. New York: Charles Scriber's Sons, 1909.

[15] Archdale, John. "A new Description of that Fertile and Pleasant Province of Carolina, 1707." in Bartholomew R. Carroll, ed. *Historical Collections of South Carolina*. 2 Vols, New York: Harper & Brothers, 1836.

[16] Backus, Isaac. "An Historical Account of Middleborough, in the County of Plymouth." in *Collections of Massachusetts Historical Society*. Vol.3, Boston: Munroe & Francis, 1810.

[17] Barnwell, John. "The Tuscaroras Expedition: Letters of Colonel John Barnwell." *South Carolina Historical and Genealogical Magazine* 9 (Jan., 1908).

[18] Baron de Lahontan, *New Voyages to North America*. 2 Vols, London: Printed for H. Banwicke, 1703.

[19] Bartram, William. *Travels through North and South Carolina, Georgia, East and West Florida*. Philadelphia: Printed by James and Johnson, 1791. (Eighteenth Century Collections Online)

[20] Bigot, Jacques. "Journal of What Occurred in the Abnaquis Mission from the Feast of Christmas, 1683, until Oct. 6, 1684." in Reuben Gold Thwaites,

ed. *The Jesuit Relations and Allied Documents*.Vol.68, Cleveland: The Burrows Brothers, 1900.

［21］ Blackbird, Andrew J. *History of the Ottawa and Chippewa Indians of Michigan: A Grammar of their Language, and Personal and Family History of the Author*. Ypsilanti, Mi., 1887.

［22］ Bossu, Jean-Berbard. *Travels in the Interior of North America, 1751-62*. ed., Seymour Feiler, Norman: University of Oklahoma Press, 1962.

［23］ Boyd, Mark L. trans. "The Expedition of Marcos Delgado from Apalachee to the Upper Creek Country in 1686." *The Florida Historical Quarterly*, Vol.16, No.1 (July, 1937).

［24］ Bradford, William. "History of Plymouth Plantation." In *Collections of Massachusetts Historical Society*. Series 4, Vol.3, Boston: Little, Brown and Company, 1856.

［25］ Bradford, William. *Bradford's History "of Plimouth Plantation"*. Boston: Wright & Potter Printing Co., 1898.

［26］ Bradford, William. *History of Plymouth Plantation*. Boston: Wright and Potter Printing Co., 1901.

［27］ Brickell, John. *The Natural History of North-Carolina*. Dublin: James Carson, 1737. (Eighteenth Century Collections Online)

［28］ Bureau of the Census of Department of Commerce and Labor, *A Century of Population Growth, From the First Census of the United States to the Twelfth, 1790-1900*. Washington D. C.: Government Printing Office, 1909.

［29］ Carrel, Bartholomew R. ed. *Historical Collections of South Carolina*. 2 Vols, New York: Harper & Brothers, 1836.

［30］ Carver, Jonathan. *Travels through the Interior Parts of North-America, in the Years 1766, 1767, and 1768*. London: Printed for the Author, 1778.

［31］ Catlin, George. *Letters and Notes on the Manners, Customs, and Conditions of North American Indians*. 2 Vols, London: Published by the Author, 1844.

［32］ Caufield, Earnest. *A True History of the Terrible Epidemic Vulgarly called the Throat Distemper*. New Haven, Conn.: Yale Journal of Biology and

Medicine, I939.

［33］ Chamberlain, Mellen. *A Documentary IIistory of Chelsea*. 2 Vols, Boston: Printed for the Massachusetts Historical Society, 1908.

［34］ Champlain, Samuel de. *The Works of Samuel de Champlain [1604-1607]*. Vol.1, Toronto: The Champlain Society, 1922.

［35］ Charlevoix, P. F. X. de. *History and General Description of New France, 1743*. Trans by John Gilmary Shea, Vol.3, New York: Francis Harper, 1900.

［36］ Coues, Elliot ed. *Forty Years a Fur Trader on the Upper Missouri: The Personal Narrative of Charles Larpenteur*. 2 Vols, New York: Francis P. Harper, 1898.

［37］ Cox, Ross. *The Columbia River: Or Scenes and Adventures during a Residence of Six Years on the Western Side of The Rocky Mountains*. 1831.

［38］ Cregg, Josiah. "Commerce of the Prairies." in Reuben Gold Thwaites, ed. *Early Western Travels, 1748-1846*. Vol. 19 and 20, Cleveland: Arthur H. Clark, 1905.

［39］ Currie, William. *An Historical Account of the Climates and Diseases of the United States*. Philadelphia: Printed by T. Dobson, 1792. (Eighteenth Century Collections Online)

［40］ Deane, Charles ed. *New English Trials Written by Captain John Smith*. Cambridge: Press of John Wilson and Son, 1873.

［41］ Denig, Edwin Thompson. *Five Indian Tribes of the Upper Missouri: Sioux, Arickaras, Assiniboines, Crees, Crows*. Norman: University of Oklahoma Press, 1961.

［42］ Denys, Nicholas. *The Description and Natural History of the Coasts of North America (Acadia)[1672]*. William F. Ganong, ed. and trans., Toronto: The Champlain Society, 1908.

［43］ Douglas, David. "Letters of October 11, 1832 and April 9, 1833." *Oregon Historical Quarterly*, Vol.6 (1905).

［44］ Douglas, William. *A Summary, Historical and Political of the First Planting, Progressive Improvements, and Present State of the British Settlements in North America*. London, 1760. (Eighteenth Century Collections Online)

［45］Drake, Samuel G. *Biography and History of the Indians of North America, from its First Discovery*. 11th edition, Boston: B. B. Mussey and Co., 1851.

［46］Drake, Samuel G. *The Old Indian Chronicle*. Boston: Samuel A. Drake, 1867.

［47］Dunn, Richard S. and Laetitia Yeandle, ed. *The Journal of John Winthrop, 1630-1649*. Cambridge: The Belknap Press of Harvard University Press, 1996.

［48］Dunn, Richard S. and Laetitia Yeandle, eds. *The Journal of John Winthrop, 1630-1649*. Abridged Edition, Cambridge: the Belknap Press of Harvard University Press, 1996.

［49］Farnham, Thomas J. "Travels in the Great Western Prairies, the Anahuac and Rocky Mountains, and in the Oregon Territory." in Reuben Gold Thwaites, ed. *Early Western Travels, 1748-1846*. Vol.28, Cleveland: Arthur H. Clark, 1906.

［50］Fernow, B. ed. *Documents Relative to the Colonial History of the State of New York*. Vols. 12-15, Albany: Weed, Parsons and Company, 1877-1887.

［51］Fleurieu, Charles Pierre Claret de. *A Voyage round the World Performed during the Years 1790, 1791, and 1792*. Edited By Etienne Marchand, London, 1801.

［52］Force, Peter. *Tracts and other Papers Relating Principally to the Origin, Settlement and Progress of the Colonies of North America*. Vol.1, Washington: Printed by Peter Force, 1836.

［53］General Lincoln. "Observations on the Indians of North America…etc., 1795." in *Collections of Massachusetts Historical Society*. Vol.5, Boston: Printed by Samuel Hall, 1798； Reprinted by John Eliot, 1816.

［54］Gookin, Daniel. "Historical Collections of the Indians in New England." in *Massachusetts Historical Society Collections*, Vol.1, Boston, 1792 (Reprinted by Munroe & Francis, 1806).

［55］Gorge, Sir Ferdinando. "A Briefe Narration of the Original Undertakings…ect." in *Collections of Massachusetts Historical Society*. Series 3, Vol. 6, Boston: American Stationers' Company, 1837.

[56] Gorges, Fernando. “A Brief Narration of the Original Undertakings of the Advancement of Plantations into the parts of America...” in *Collections of the Massachusetts Historical Society*. Ser.3, Vol.6, Boston: American Stationer’s Company, 1837.

[57] Grant, W. and J. F. Jameson, eds. *Voyages of Samuel de Chamoplain, 1604-1618*. New York, 1907.

[58] Green, Samuel A. ed. *Diary by Increase Mather, March, 1675-December 1676, Together with Extracts from another Diary by Him, 1674-1687*. Cambridge, Mass.: John Wilson and Son, 1900.

[59] Harmon, Daniel Williams. “A General Account of the Indians on the East Side of the Rocky Mountain.” in Daniel W. Harmon ed. *A Journal of Voyages and Travels in the Interior of North America*. New York: Allerton Book Co., 1903.

[60] Harriot, Thomas. *A Brief and True Report of the new Found Land of Virginia*. London: Bernard Quaritch, 1893.

[61] Haswell, Robert. “Reobert’ Haswell’s Log of the First Voyage of the ‘Columbia’.” in Frederic W. Howay, ed. *Voyages of the ‘Columvbia’ to the Northwest Coast, 1787-1790 and 1790-1793*. 1941.

[62] Haywood, John. *Natural History and Aboriginal History of Tennessee, up to the First Settlements Therein by the White People, in the Year of 1768*. Jackson, Tennessee: McCowat-Mercer, 1959.

[63] Heckewelder, John. “History, Manners, and Customs of the Indian Nations: Who Once Inhabited Pennsylvania and the Neighboring States.” *Memoirs of the Pennsylvania Historical Society* 12 (1876).

[64] Henry, Alexander. “Geography and Ethnography [of the Rocky Mountain House].” in Elliot Coues, ed. *New Light on the Early History of the Greater Northwest*. Vol.2, New York: Francis P. Harper, 1897.

[65] Hewatt, Alexander. *An Historical Account of the Rise and Progress of the Colonies of South Carolina and Georgia*, 2Vols, London, 1779. (Eighteenth Century Collections Online)

[66] Hubbard, William. “A General History of New England, 1680.” in *Collections of the Massachusetts Historical Society*. Series 2, Vol.5 and 6,

Boston: Charles C. Little and James Brown, 1848.

[67] Irving, John Treat Jr. *Indians Sketches Taken during an Expedition to the Pawnee Tribes, 1833*. John Francis McDermont, ed., Norman: University of Oklahoma Press, 1955.

[68] James, Bartlet B. and J. Franklin Jameson, eds. *Journal of Jasper Dankaerts, 1679-80*. New York: Charles Scribner's Sons, 1913.

[69] Jameson, J. Franklin ed. *Johnson's Wonder-Working Providence, 1628-1651*. New York: Charles Scribner's Sons, 1910.

[70] Jameson, J. Franklin ed. *Narratives of Early Pennsylvania, West New Jersey and Delaware, 1630-1707*. New York: Barnes and Noble, 1912.

[71] Jameson, J. Franklin ed. *Narratives of New Netherland, 1609-1664*. New York: Charles Scribner's Sons, 1909.

[72] Jameson, J. Franklin ed. *Winthrop's Journal, "History of New England"*. New York: Barnes and Noble, 1908.

[73] Johnson, William et al. "Letters from the Indian Missions in Kansas." *Collections of the Kansas State Historical Society* 16 (1923-1925).

[74] Jones, Charles C. *Historical Sketch of Tomo-chi-chi, Mico of the Yamacraws*. Albany: J. Munsell, 1868.

[75] Josselyn, John. "An Account of Two Voyages to New England, 1673." in *Collections of Massachusetts Historical Society*. Series 3, Vol. 3, Cambridge: E. W. Metcalf and Company, 1833.

[76] Josselyn, John. *An Account of Two Voyages to New England, Made during the Years 1638, 1663*. Boston: William Veazie, 1865.

[77] Kalm, Peter. *Travels into North America*. Warrington: Printed by William Eyres, 1770.

[78] Kellogg, Louise Phelps ed. *Early Narratives of the Northwest, 1634-1699*. New York: Charles Scribner's Sons, 1917.

[79] Lawson, John. *A New Voyage to Carolina*. London, 1709. (Eighteenth Century Collections Online)

[80] Lawson, John. *The History of Carolina Containing the Exact Description and Natural History of the Country*. London: Printed for T. Warner, 1718.

［81］LeClercq, Chretien. *New Relations of Gaspesia, with the Customs and Religion of the Gaspesian Indians [1691]*. William F. Ganong, ed. and trans., Toronto: The Champlain Society, 1910.

［82］Lee, Jason. "Diary of Reverend Jason Lee." *Quarterly of the Oregon Historical Society* 17 (1916).

［83］Lescarbot, Marc. *The History of New France [1609]*. 3 Vols, W. L. Grant, ed. and trans. Toronto: The Champlain Society, 1907.

［84］Lescarbot, Marc. *The History of New France* [1609]. 3 Vols, Toronto: The Champlain Society, 1907.

［85］Lloyd, Howard Williams ed. "Philadelphia in 1698." *The Pennsylvania Magazine of History and Biography*, Vol. 18, No. 2 (1894).

［86］Mackenzie, Alexander. *The Journals and Letters of Sir Alexander Mackenzie*. Cambridge, England: Cambridge University Press, 1970.

［87］Macy, Zaccheus. "A Short Journal of the First Settlement of the Island of Nantuchet...etc. 1792." in *Collections of Massachusetts Historical Society*. Series 1, Vol.3, Boston: Munroe & Francis, 1810.

［88］Mather, Cotton. *Magnalia Christi Americana: or the Ecclesiastical History of New England*. 2 Vols, Boston: Printed by B. Green, 1721.

［89］Mather, Increase. *A Relation of the Troubles which Have Happened in New-England by Reason of the Indians there, from the Year 1614 to the Year 1675, ect*. Boston: John Foster, 1677. (Early English Books Online)

［90］Maximilian, Prince of Wied's. "Travels in the interior of North America, 1832-1834." in Reuben Gold Thwaites, ed. *Early Western travels, 1748-1846*. Vol.22, Cleveland: Arthur H. Clark, 1905.

［91］McCrady, Edward. *The History of South Carolina under the Proprietary Government, 1670-1719*. New York: The Macmillan Company, 1897.

［92］Mereness, Newton D. *Travels in the American Colonies*. New York: The Macmillan Company, 1916.

［93］Morse, Jedediah. *A Report to the Secretary of War of the United States on Indian Affairs...ect*. New Haven: S. Converse, 1822.

［94］Morton, Thomas. *New English Canaan*. London: Printed by Charles Green, 1632. (Early English Books Online)

［95］ Moulton, Gary ed. *The Journals of the Lewis and Clark Expedition*. Vol.6, Lincoln: University of Nebraska Press, 1990.

［96］ Mr. Hawley. "Account of an Indian Visitation A. D. 1698." in *Collections of Massachusetts Historical Society*. Vol.10, Boston: Munroe & Francis, 1805.

［97］ Murphy, Henry C. ed. and trans. "Journal of A Voyage to New York, 1679-80." *Memoirs of the Long Island Historical Society*. Vol.1, Brooklyn, N. Y.: Long Island Historical Society, 1867.

［98］ Nabokov, Peter ed. *Native American Testimony: A Chronicle of Indian-White Relations from Prophecy to the Present, 1492-1992*. New York: Penguin Books, 1991.

［99］ O'Callaghan, E. B. ed. *Documents Relative to the Colonial History of the State of New York*. 11 Vols, Albany: Weed, Parsons and Company, 1856-1861.

［100］ Parker, Samuel. *Journal of an Exploring Tour beyond the Rocky Mountains*. Ithaca, N. Y.: Published by the Author, 1840.

［101］ Parkman, Francis. *The Jesuits on North America in the Seventeenth Century*. Boston: Little, Brown and Company, 1871.

［102］ Peyser, Joseph L. ed. *Letters from New France, the Upper Country, 1686-1783*. Urbana and Chicago: University of Illinois Press, 1992.

［103］ Portlock, Nathaniel. *A Voyage Round the World*. London: Printed for John Stockdale, 1789.

［104］ Quaife, M. M. ed. "The Smallpox Epidemic on the Upper Missouri." *The Mississippi Valley Historical Review*, Vol.17, No.2 (Sep., 1930).

［105］ Quinn, David B. ed. *New American World: A Documentary History of North America to 1612*. 5 Vols., New York: Arno Press, 1979.

［106］ Quinn, David B. ed. *New American World: A Documentary History of North America to 1612*. 3 Vols., New York: Arno Press, 1979.

［107］ Quinn, David B. ed. *The Roanoke Voyages, 1584-1590*. London: Quaritch for the Hakluyt Society, 1955.

［108］ Robertson, Thomas B. "An Indian King's Will." *The Virginia Magazine of History and Biography*, Vol.36, No.2 (April 1928).

[109] Rush, Benjamin. *Medical Inquires and Observations*. Philadelphia: Printed by Thomas Dobson, 1794. (Eighteenth Century Collections Online)

[110] S. Sally, Alexander Jr. ed. *Narratives of Early Carolina, 1650-1708*. New York: Charles Scribner's Sons, 1911.

[111] Schoolcraft, Henry R. *Historical and Statistical Information Respecting the History, Condition, and Prospects of the Indian Tribes of the United States*. Vol.1, Philadelphia: Lippincott, Grambo and Co., 1857.

[112] Schoolcraft, Henry. *Personal Memoirs of A Residence of Thirty Years with the Indian Tribes of American Frontiers*. Vol.1, Philadelphia: Lippincott, Grambo and Co., 1851.

[113] Schopf, J. D. *Travels in the Confederation, 1783-1784*. Philadelphia: William J. Campbell, 1911.

[114] Shea, John Gilmary ed. *Early Voyages up and Down the Mississippi*. Albany: Joel Munsell, 1861.

[115] Simpson, George. *Narrative of a Journey Round the World, during the Years 1841 and 1842*. London: Henry Colburn, 1847.

[116] Smith, Captain John. "Advertisements for the Unexperienced Planters of New-England, or Any Where, or the Pathway to Experience to Erect a Plantation." in *Massachusetts Historical Society Collections*, Vol.3 of 3rd series, Cambridge: E. W. Metcalf and Company, 1833.

[117] Smith, Captain John. *New England's Trials*. London, 1622. (Early English Books Online)

[118] Still, Andrew T. *Autobiography of Andrew T. Still, with a History of the Discovery and Development of the Science of Osteopathy*. Kirksville, Mo., 1897.

[119] Thomas, Gabriel. "A Historical and Geographical Account of Pennsylvania and of West New-Jersey [1698]." in Myers, Albert Cook ed. *Narratives of Early Pennsylvania, West New Jersey and Delaware, 1630-1707*. New York: Barnes & Noble, Inc., 1912.

[120] Thwaites, Reuben G. ed. *Jesuit Relations and Allied Documents*. 73 Vols, Cleveland: The Burrows Brothers Company, 1896-1901.

[121] Thwaites, Reuben Gold ed. *Original Journal of the Lewis and*

Clark Expedition. 7 Vols, New York: Dod, Mead & Company, 1904-1905.

[122] Thwaites, Reuben Gold ed. *Wither's Chronicles of Border Warfare*. Cincinnati: The Robert Clarkes Company, 1895.

[123] Townsend, Jas. G. "Disease and the Indian." *The Scientific Monthly*, Vol.47, No.6 (Dec., 1938).

[124] Townsend, John K "Narrative of a Journey across the Rocky Mountain." in Reuben Gold Thwaites, ed. *Early Western Travels, 1748-1846*. Vol.21, Cleveland: Arthur H. Clark, 1905.

[125] Tyrell, J. B. ed. *David Thompson's Narrative of His Explorations in Western America, 1784-1812*. Toronto: The Champlain Society, 1916.

[126] Vancouver, George. *A Voyage of Discovery to the North Pacific Ocean, 1791-1795*. London: Printed for G. G and J. Robinson, 1789. (Eighteenth Century Collections Online)

[127] Wagner, W. F. *Leonard's Narrative: Adventure of Zenas Leonard, Fur Trader and Trapper, 1831-1836*. Cleveland: The Burrows Brothers, 1904.

[128] Warren, William W. "History of the Ojibway." *Collections of Minnesota Historical Society* 7(1885).

[129] Waugh, Lorenzo. *Autobiography of Lorenzo Waugh*. San Francisco: Taylor, 1885.

[130] Webster, Noah. *A Brief History of Epidemic and Pestilential Diseases*. 2 Vols, Hartford: Printed by Hudson & Goodwin, 1799. (Eighteenth Century Collections Online)

[131] Williams, Roger. "A Key into the Language of America; or a Help to the Language of the Natives in that Part of America, called New England, 1643." in *Collections of Rhode Island Historical Society*. Vol. 1, Providence: Printed by John Miller, 1827.

[132] Williamson, William D. *The History of the State of Maine from its First Discovery, A. D. 1602 to the Seperation, A. D. 1820, Inclusive*. 2 Vols, Hallowell: Glazier, Masters & Co., 1832.

[133] Willis, William ed. *Journals of the Rev., Thomas Smith and the Rev., Samuel Deane*. Portland: Joseph Bailey, 1849.

[134] Winship, John Parker ed. *Sailors Narratives of Voyages along the*

New England Coast, 1524-1624. Boston: Houghton, Mifflin & Company, 1905.

[135] Winslow, Edward. "A Relation of Things Remarkable in that Plantation, 1623, Abridged." in *Collections of Massachusetts Historical Society*. Vol. 8, Boston: Munroe & Francis, 1802.

[136] Winthrop, John. *A Journal of the Transactions and Occurrences in the Settlement of Massachusetts and the other New-England Colonies, from the Year 1630 to 1644*. Hartford: Printed by Elisha Babcock, 1790.

[137] Winthrop, John. *The History of New England, from 1630 to 1649*. Vol. 1, Boston: Printed by Phelps and Farnham, 1825.

[138] Winthrop, John. *The History of New England, from 1630 to 1649*. Vol. 2, Boston: Printed by Thomas B. Wait and Son, 1826.

[139] Winthrop, Robert C. *Life and Letters of John Winthrop, 1588-1630*. 2 Vols, Boston: Little, Brown and Company, 1869.

[140] Wood, William. *New England's Prospect: A True, Lively and Experimental Description of That Part of America*. Commonly Called New England, London: Printed by Thomas Cotes, 1634.

[141] Wraxall, Peter. *An Abridgement of the Indian Affairs…Transacted in the Colony of New York from the Year 1678 to the Year 1751*. Cambridge: Harvard University Press, 1915.

二、英文报刊资料

[1] "Population and Distribution of Alaskan Natives" *Indians at Work*, Vol. 4, No. 11 (Jan. 15, 1937).

[2] D'Arcy McNickle. "Alaska-Getting Acquaitted." *Indians at Work*, Vol. 4, No. 7 (Nov. 15, 1936).

[3] *Georgia Gazette*, 20 Oct., 1763.

[4] John Holst. "The Organization of the Papagos." Indians at Work, Vol. 4, No. 12 (Feb.. 1, 1937).

[5] *New York Mercury*, No.666, July 30, 1764.

[6] *Pennsylvania Gazette*, September 4, 1760.

[7] *Pennsylvania Gazette*, February 14, 1760.

[8] *Pennsylvania Gazette*, October 30, 1760.

[9] *Pennsylvania Gazette*, May 30, 1765.

[10] *South Carolina Gazette*, July 31 1755.

[11] *South Carolina Gazette*, January 8, 1760.

[12] *South Carolina Gazette*, December 15, 1759.

三、英文著作

[1] Agnew, Jeremy. *Medicine in the Old West, 1850-1900*. Jefferson, N. C.: Mcfarland & Company Inc., 2010.

[2] Alchon, Suzanne Austin. *A Pest in the Land: New World Epidemics in A Global Perspective*. Albuquerque: University of New Mexico Press, 2003.

[3] Alchon, Suzanne Austin. *Native Society and Disease in Colonial Ecuador*. Cambridge: Cambridge University Press, 1991.

[4] Anderson, W. ed. *Cherokee Removal: Before and After*. Athens: University of Georgia Press, 1991.

[5] Ashburn, P. M. ed. *The Rank of Death: A Medical History of the Conquest of America*. New York: Coward-McCann Inc., 1947.

[6] Axtell, James. *Beyond 1492: Encounters in Colonial North America*. New York and Oxford: Oxford University Press, 1992.

[7] Axtell, James. *The Invasion Within: The Contest of Cultures in Colonial North America*. Oxford: Oxford University Press, 1981.

[8] Bailey, Alfred G. *The Conflict of European and Eastern Algonkian Cultures, 1504-1700*. St. John: New Brunswick Museum, 1937.

[9] Bancroft, Hubert H. *History of Alaska, 1730-1885*. San Francisco: A. L. Bancroft & Company, 1886.

[10] Bancroft, Hubert H. *History of Arizona and New Mexico, 1530-1888*. San Francisco: The History Company, 1889.

[11] Bancroft, Hubert H. *History of British Columbia*. San Francisco: A. L. Bancroft and Co., 1887.

[12] Bancroft, Herbert H. *History of the Northwest Coast*. Vol.2, San Francisco: A. L. Bancroft and Company, 1886.

[13] Calloway, Colin. *New Worlds for All: Indians, Europeans, and the Remaking of Early America*. Baltimore: The Johns Hopkins University Press, 1997.

[14] Calloway, Colin. *One Vast Winter Count: The Native American West before Lewis and Clark*. Lincoln: University of Nebraska Press, 2003.

[15] Calloway, Patricia ed. *The Hernando de Soto Expedition: History, Historiography, and "Discovery" of the Southeast*. Lincoln: University of Nebraska Press, 1997.

[16] Carson, Paul H. *The Plain Indians*. College Station: Texas A&M University Press, 1998

[17] Cassedy, James H. *Medicine and American Growth, 1800-1860*. Madison: The University of Wisconsin Press, 1986.

[18] Caufield, Earnest. *A True History of the Terrible Epidemic Vulgarly called the Throat Distemper*. New Haven, Conn.: Yale Journal of Biology and Medicine, I939.

[19] Clarke, Edward H. Henry J. Bigelow, Samuel D. Gross, T. Gallard Thomas, and G. S. Billings. *A Century of American Medicine, 1776-1876*. Philadelphia: Henry C. Lea, 1876.

[20] Cook, Noble David. *Born to Die: Disease and New World Conquest, 1492-1650*. New York: Cambridge University Press, 1998.

[21] Cook, Sherburne. *The Extent and Significance of Disease among the Indians of Baja California, 1697-1773*. Berkeley: University of California Press, 1937.

[22] Creighton, Charles. *A History of Epidemics in Britain*. Cambridge: Cambridge University Press, 1891.

[23] Cronon, William. *Changes in the Land: Indians, Colonists, and the Ecology of New England*. New York: Hill and Wang, 1983.

[24] Crosby, Alfred W. Jr. *Ecological Imperialism: The Biological Expansion of Europe, 900-1900*. Cambridge: Cambridge University Press, 1986.

[25] Crosby, Alfred W. Jr. *The Columbian Exchange: Biological and*

Cultural Consequences of 1492. Westport: Greenwood Press, 1972.

[26] Curtin, Philip D. *Death by Migration: Europe's Encounter with the Tropical World in the Nineteenth Century*. Cambridge: Cambridge University Press, 1989.

[27] Denevan, William M. ed. *The Native Population of the Americas in 1492*. Madison: The University of Wisconsin Press, I976.

[28] Diamond, Jared. Guns, Germs, and Steel: The Fates of Human Societies. New York: W. W. Norton & Company, 1999.

[29] Dobyns, Henry. *Their Number Become Thinned: Native American Population Dynamics in Eastern North America*. Knoxville: University of Tennessee Press, 1983

[30] Duffy, John. *Epidemics in Colonial America*. Baton Rouge: Louisiana State University Press, 1953.

[31] Ernest, Walstraud and Bernard Harris, eds. *Race, Science and Medicine, 1700-1960*. New Routledge, 1999.

[32] Ethridge, Robbie and Charles Hudson, eds. *Transformation of the Southeastern Indians, 1540-1760*. Jackson: University press of Mississippi, 2002

[33] Feldman, Lawrence H. *The War against Epidemics in Colonial Guatemala, 1519-1821*. Boston Books, 1999.

[34] Finn, Elizabeth A. *Pox Americana: The Great Smallpox Epidemic of 1775-82*. New York: Hill and Wang, 2001.

[35] Forbes, Jack. *Africans and Native Americans: Color, Race, and Caste in the Evolution of Red-Black Peoples*. Oxford: Basil Blackwell, 1988.

[36] Ford, Jack Weather. *Native Roots: How the Indians Enriched America*. New York: Fawcett Columbine Book, 1991.

[37] Frumkin, Howard, Richard J. Jackson, Christine Coussens, eds. *Health and the Environment in the Southeastern United States*. Washington, D. C.: National Academies Press, 2001.

[38] Gallay, Allan. *The Indian Slave Trade: The Rise of the English Empire in the American South, 1670-1717*. New Haven: Yale University Press, 2002.

[39] Galloway, Patracia ed. *The Hernando de Soto expedition: History,*

Historiography, and "Discovery " in the Southeast. Lincoln: University of Nebraska Press, 1997.

[40] Galloway, Patricia. *Choctaw Genesis, 1500-1700*. Lincoln: University of Nebraska Press, 1995.

[41] Goodwin, J. D. *A History of Medicine in Missouri*. St. Louis: W. L. Smith, 1905.

[42] Green, Samuel Abbott. *History of Medicine in Massachusetts: An Centennial Address Delivered before the Massachusetts Medical Society at Cambridge, June 7, 1881*. Boston: A. Williams and Company, 1881.

[43] Grob, Gerald N. *The Deadly Truth: A History of Disease in America*. Cambridge: Harvard University Press, 2002.

[44] Heagerty, John J. *Four Centuries of Medical History in Canada*. Toronto: Macmillan. 1928.

[45] Henige, David. *Numbers from Nowhere: The American Indian Contact Population Debate*. Norman: University of Oklahoma Press, 1998.

[46] Hodge, Frederick W. ed. *Handbook of American Indians North of Mexico*. Washington, D. C.: Government Printing Office, 1907.

[47] Hopkins, Donald R. *Princes and Peasants: Smallpox in History*. Chicago: The University of Chicago Press, 1983.

[48] Hudson, Charles and Carmen Chaves Tesser, eds. *The Forgotten Century: Indians and Europeans in the American South, 1521-1704*. Athens and London: The University of Georgia Press, 1994.

[49] Hughes, J. Donald. *American Indian Ecology*. El Paso: Texas Western Press, 1983.

[50] Hull, Kathleen L. *Pestilence and Persistence: Yosemite Indian Demography and Culture in Colonial California*. Berkeley: University of California Press, 2009.

[51] Isenburg, Andrew C. *The Destruction of the Bison: An Environmental History, 1750-1920*. Cambridge: Cambridge University Press, 2000.

[52] Jackson, Robert H. *Indian Population Decline: The Missions of Northwestern New Spain, 1687-1840*. Albuquerque: University of New Mexico

Press, 1994.

［53］Jennings, Francis. *The Invasion of America: Indians, Colonialism, and the Cant of America*. New York: Norton, 1975.

［54］Kavanaugh, Thomas W. *Comanche Political History: An Ethnohistorical Perspective*. 1706-1875, Lincoln: University of Nebraska Press, 1996.

［55］Kelly, Kate. *Old World and New: Early Medical Care, 1700-1840*. New York: Facts on File, Inc., 2010.

［56］Kelton, Paul. *Epidemics and Enslavement: Biological Catastrophe in the Native Southeast, 1492-1715*. Lincoln: University of Nebraska Press, 2007.

［57］Kiple, Kenneth F. and Stephen V. Beck,eds. *Biological Consequences of European Expansion, 1450-1800*. Brookfield, Vermont: Ashgate Publishing Company, 1997.

［58］Kipple, Kenneth F. ed. *The Cambridge World History of Human Disease*. New York: Cambridge University Press, 1993.

［59］Lauber, Almon Wheeler. *Indian Slavery in Colonial Times within the Present Limits of the United States*. Studies in History, Economics and Public Law, Vol. 54, No. 3, New York: Columbia University, 1913.

［60］Lowell, Mary Lucas, and Della Collins Cook, eds. The Myth of Syphilis: The Natural History of Treponematosis in North America. Gainesville: University Press of Florida, 2005.

［61］Lowry, Thomas P. *Venereal Disease and the Lewis and Clark Expedition*. Lincoln: University of Nebraska Press, 2004.

［62］Malone, Henry Thompson. *Cherokees of the Old South: A People in Transition*. Athens, University of Georgia Press, 1956.

［63］Martin, Calvin. *Keepers of the Game: Indian-animal Relationships and the Fur Trade*. Berkeley: University of California Press, 1978.

［64］McNeil, John R. *Mosquito Empires: Ecology and War in the Greater Caribbean, 1620-1914*. Cambridge: Cambridge University, 2010.

［65］McNeil, William. *Plagues and Peoples*. New York: Anchor Press/Doubleday, 1976.

［66］Merrell, James. *The Indians' New World: Catawbas and Their*

Neighbors from European Contact through the Era of Removal. Chapel Hill: University of North Carolina Press, 1989.

[67] Mooney, James. *Calendar history of the Kiowa Indians*. Seventeenth Annual Report, Washington, D. C.: Bureau of American Ethnology, 1898.

[68] Mooney, James. *Myths of the Cherokee*. Washington D. C.: Government Printing Office, 1902.

[69] Morison, Samuel E. *European Discovery of America, The Northern Voyages, A. D. 500-1600*. New York: Oxford University Press, 1971.

[70] Mumford, James Gregory. *A Narrative of Medicine in America*. Philadelphia: J. B. Lippincott Company, 1903.

[71] Nash, Gary B. ed. *Red, White, and Black: The Peoples of Early North America*, Upper Saddle River. New Jersey: Pearson Prentice Hall, 2006.

[72] Newson, Linda A. *Life and Death in Early Colonial Ecuador*. Lincoln: University of Oklahoma Press, 1995

[73] Packard, Francis R. *History of Medicine in the United States*. Philadelphia: J. B. Lippincott Company, 1901.

[74] Pepper, William. *The Medical Side of Benjamin Franklin*. Philadelphia: William J. Campbell, 1911.

[75] Perdue, Thada. *Cherokee Women: Gender and Culture Change, 1700-1835*. Lincoln: University of Nebraska Press, 1998.

[76] Perdue, Theda. *Slavery and the Evolution of Cherokee Society, 1540-1866*. Konxville: The University of Tennessee Press, 1979.

[77] Porter, Roy ed. *Patients and Practitioners: Lay Perceptions of Medicine in Pre-Industrial Society*. Cambridge: Cambridge University Press, 1985.

[78] Porter, Roy. *The Greatest Benefits to Mankind: A Medical History of Humanity from Antiquity to the Present*. London: Fontana Press, 1999.

[79] Reff, Daniel. *Disease, Depopulation, and Culture Change in northwestern New Spain, 1518-1764*. Salt Lake City: University of Utah Press, 1991.

[80] Richter, Daniel. *The Ordeal of Longhouse: The Peoples of the Iroquois League in the Era of European Colonization*. Chapel Hill: University of

North Carolina Press, 1992.

［81］ Risse, Guenter B. *Mending Bodies, Saving Souls: A History of Hospitals*. New York: Oxford University Press, 1999.

［82］ Robertson, R. G. *Rotting Face: Smallpox and the American Indians*. Caldwell, Idaho: Caxton Press, 2001.

［83］ Rosenberg, Charles E. *The Cholera Years: The United States in 1832, 1849, 1866*. Chicago: The University of Chicago Press, 1962.

［84］ Salisbury, Neal. *Manitou and Providence: Indians, Europeans, and The Making of New England, 1500-1643*. New York: Oxford University Press, 1982

［85］ Sheridan, Richard B. *Doctors and Slaves: A Medical and Demographic History of Slavery in the British West Indie, 1680-1834*. Cambridge: Cambridge University Press, 1985.

［86］ Spencer, Robert F. and Jesse D. Jennings et al. *The Native Americans: Prehistory and Ethnology of the North American Indians*. New York: Harper & Row, 1977

［87］ Starr, Paul. *The Social Transformation of American Medicine*. New York: Basic Books, 1982.

［88］ Stearn, E. Wagner. *The Effect of Smallpox on the Destiny of the Amerindian*. Boston: Bruce Humphers, Inc., Publishers, 1945.

［89］ Tebb, W. Scott. *A Century of Vaccination and What It Teaches*. London: Swan Sonnenschein & Co., 1898.

［90］ Thornton, Russell. *American Indian Holocaust and Survival: A Population History since 1492*. Norman: University of Oklahoma Press, 1987.

［91］ Tomes, Nancy. *The Gospel of Germs: Men, Women and the Microbe in American Life*. Cambridge: Harvard University Press, 1998.

［92］ Trigger, Bruce G. *Natives and Newcomers: Canada's Heroic Age reconsidered*. Montreal: McGill-Queen’s University Press, 1985.

［93］ Trigger, Bruce. *The Children of Aataentic: A History of the Huron People to 1660*. 2 Vols, Montreal: McGill-Queen’s University Press, 1976.

［94］ Verano, John W. and Douglas H. Ubelaker, eds. *Disease and Demography in the Americas*. Washington, D. C.: Smithsonian Institution Press,

1992.

[95] Walsh, James J. *History of Medicine in New York: Three Centuries of Medical Progress*. 8 Vols, New York: National Americana Society, Inc., 1919.

[96] Watts, Sheldon. *Disease and Medicine in World History*. New York: Routledge, 2003.

[97] Watts, Sheldon. *Epidemics and History: Disease, Power, and Imperialism*. New Haven: Yale University Press, I998.

[98] White, Richard. *The Roots of Dependency: Subsistence, Environment, and Social Change among the Choctaws, Pawnees, and Navajos*. Lincoln: University of Nebraska Press, 1983.

[99] Wickes, Stephen. *History of Medicine in New Jersey and of Its Medical Men, from the Settlement of the Province to A. D. 1800*. Newark: Martin R. Dennis & Co., 1879.

[100] Wright, J. Leitch Jr. *The Only Land They Knew: The Tragic Story of the American Indians in the old South*. New York: The Free Press, 1981.

四、英文论文

[1] Alden, Dauril and Joseph C. Miller. "Out of Africa: The Slave Trade and the Transmission of Smallpox to Brazil, 1560-1831." *Journal of Interdisciplinary History*, Vol. 18, No. 2 (Autumn 1987).

[2] Baker, Brenda J. and George J. Armelagos. "The Origin and Antiquity of Syphilis." *Current Anthropology*, Vol. 29, No. 5 (December 1988).

[3] Betts, Colin M. "Pots and Pox: The Identification of Protohistoric Epidemics in the Upper Mississippi Valley." *American Antiquity*, Vol. 71 No. 2 (April 2006).

[4] Black, Francis L. "Infectious Diseases in Primitive Societies." *Science*, New Series, Vol. 187, No. 4176 (Feb. 14, 1975).

[5] Blake, John B. "The Inoculation Controversy in Boston, 1721-1722," *The New England Quarterly*, Vol. 25, No. 4 (December 1952).

[6] Blasingham, Emily J. "The Depopulation of the Illinois Indians." Part

I, *Ethnohistory*, Vol. 3, No. 3 (Summer 1956).

［7］ Blasingham, Emily J. "The Depopulation of the Illinois Indians." Part 2, Concluded, *Ethnohistory*, Vol. 3, No. 4 (Autumn 1956).

［8］ Boyd, Mark. "Enumeration of Florida Spanish Missions in 1675." *The Florida Historical Quarterly*, Vol. 27, No. 2 (October 1948).

［9］ Boyd, Robert T. "Another Look at the Fever and Ague of Western Oregon." *Ethnohistory*, Vol. 22, No. 2 (Spring 1975).

［10］ Boyd, Robert. "Commentary on early Contact-Era Smallpox in the Pacific Northwest." *Ethnohistory*, Vol. 43, No. 2 (Spring 1996).

［11］ Bratton, Timothy L. "The Identity of the New England Indian Pandemic of 1616-19." *Bulletin of the History of Medicine*, Vol. 62, No. 3 (Fall 1988).

［12］ Bridges, Patricia S. "Prehistoric Arthritis in the Americas." *Annual Review of Anthropology*, Vol. 21 (1992).

［13］ Brooks, Francis J. "Revising the Conquest of Mexico: Smallpox, Sources, and Populations." *Journal of Interdisciplinary History*, Vol. 24, No. 1 (Summer 1993).

［14］ Burton, John D. "The Awful Judgments of God upon the Land: Smallpox in Colonial Cambridge, Massachusetts." *The New England Quarterly*, Vol. 74, No. 3 (September 2001).

［15］ Castillo, Edward D. "Blood Came from Their Mouths Tongva and Chumash Reponses to the Pandemic of 1801." *American Indian Culture and Research Journal*, Vol. 23, No. 3 (1999).

［16］ Chalfant, William Y. "Review: Rotting Face: Smallpox and the American Indian by R. G. Robertson." *The American Indian Quarterly*, Vol. 33, No. 4 (Winter 2002).

［17］ Cockburn, T. Aidan. "Infectious Diseases in Ancient Populations." *Current Anthropology*, Vol. 12, No. 1 (February 1971).

［18］ Cook, Noble David. "Sickness, Starvation, and Death in Early Hispaniola." *Journal of Interdisciplinary History*, Vol. 32, No. 3 (Winter 2002).

［19］ Cook, Sherburne F. "Interracial Warfare and Population Decline among the New England Indians." *Ethnohistory*, Vol. 20, No. 1 (Winter 1973).

［20］ Cook, Sherburne F. “Smallpox in Spanish and Mexican California, 1770-1845.” *Bulletin of the History of Medicine*, Vol. 7, No. 2 (February 1939).

［21］ Cook, Sherburne F. “The Incidence and Significance of Disease among the Aztecs and Related Tribes,” *The Hispanic American Historical Review*, Vol. 26, No. 3 (1946).

［22］ Cook, Sherburne F. “The Significance of Disease in the Extinction of the New England Indians.” *Human Biology*, Vol. 45, No. 3 (September 1973).

［23］ Crosby, Alfred W. “Conquistador y Pestilencia: The First New World Pandemic and the Fall of the Great Indian Empires.” *Hispanic American Historical Review*, Vol. 42, No. 3 (1967).

［24］ Crosby, Alfred W. “God...Would Destroy Them, and Give Their Country to Another People.” *American Heritage* 29 (1978).

［25］ Crosby, Alfred W. “Infectious Disease and the Demography of the Atlantic Peoples.” *Journal of World History*, Vol. 2, No. 2 (Fall 1991).

［26］ Crosby, Alfred W. “Virgin Soil Epidemics as a Factor in the Aboriginal Depopulation in America.” *The William and Mary Quarterly*, Third Series, Vol. 33, No. 2 (April 1976).

［27］ Curtin, Philip D. “Epidemiology and the Slave Trade.” *Political Science Quarterly*, Vol. 83, No. 2 (June 1968).

［28］ Daniels, John D. “The Indian Population of North America in 1492.” *The William and Mary Quarterly*, Vol. 49, No. 2 (April 1992).

［29］ Denevan, William M. “The Pristine Myth: The Landscape of the Americas in 1492.” *Annals of the Association of American Geographers*, Vol. 82, No. 3, The Americas before and after 1492: Current Geographical Research (September 1992).

［30］ Dixon, Benjamin Y. “Furthering their Own Demise: How Kansa Indian Death Customs Accelerated Their Depopulation.” *Ethnohistory*, Vol. 54, No. 3 (Summer 2007).

［31］ Dobson, Andrew P., and E. Robin Carper. “Infectious Diseases and Human Population History.” *BioScience*, Vol. 46, No. 2, Disease Ecology (February 1996).

［32］ Dobyns, Henry F. “Brief Perspective on a Scholarly Transformation:

Widowing the 'Virgin' Land." *Ethnohistory*, Vol. 23, No. 2 (Spring 1976).

[33] Dobyns, Henry F. "Disease Transfer at Contact." *Annual Review of Anthropology*, Vol. 22 (1993).

[34] Dobyns, Henry F. "Estimating Aboriginal American Population: An Appraisal of Techniques with a New Hemispheric Estimate." *Current Anthropology*, Vol. 7, No. 4 (September 1966).

[35] Dollar, Clyde D. "The High Plain Smallpox Epidemic of 1837-38." *The Western Historical Quarterly*, Vol. 8, No. 1 (January 1977).

[36] Duffy, John. "Smallpox and the Indians in the American Colonies." *Bulletin of the History of Medicine* 25 (January 1951).

[37] Ewers, John C. "The Influence of Epidemics on the Indian Populations and Cultures of Texas." *Plain Anthropologist*, Vol. 18, No. 60 (May 1973).

[38] Fenn, Elizabeth A. "Biological Warfare in Eighteenth-Century North America: Beyond Jeffery Amherst." *The Journal of American History*, Vol. 86, No. 4 (March 2000).

[39] Ghere, David L. "Myths and Methods in Abenaki Demography: Abenaki Population Recovery, 1725-1750." *Ethnohistory*, Vol. 44, No. 3 (Summer 1997).

[40] Guerra, Francisco. "The Earliest American Epidemic: The Influenza of 1493." *Social Science History*, Vol. 12, No. 3 (Autumn 1988).

[41] Guilmet George M., Robert T. Boyd, David L. Whited, and Nile Thompson. "The Legacy of Unintroduced Disease: The Southern Coast Salish." *American Indian Culture and Research Journal*, Vol. 15, No. 4 (1991).

[42] Harris, Cole. "Voices of Disaster: Smallpox around the Strait of Georgia in `1782." *Ethnohistory*, Vol. 41, No. 4(Fall 1994).

[43] Harstad, Peter T. "Disease and Sickness on the Wisconsin Frontier: Smallpox and Other Diseases." *The Wisconsin Magazine of History*, Vol. 43, No. 4 (Summer 1960).

[44] Harstad, Peter T. "Disease and Sickness on the Wisconsin Frontier: Cholera." *The Wisconsin Magazine of History*, Vol. 43, No. 3 (Spring 1960).

[45] Harstad, Peter T. "Sickness and Disease on the Wisconsin Frontier:

Malaria, 1820-1850." *The Wisconsin Magazine of History*, Vol. 43, No. 2 (Winter 1959-1960).

[46] Heaton, C. E. "Medicine in New York During the English Colonial Period." *Bulletin of History of Medicine* 17 (1945).

[47] Helm, June. "Female Infanticide, European Diseases, and Population Levels among the Mackenzie Dene." *American Ethnologist*, Vol. 7, No. 2 (May 1980).

[48] Henige, David. "Primary Source by Primary Source? On the Role of Epidemics in New World Depopulation." *Ethnohistory*, Vol. 33, No. 3 (Summer 1986).

[49] Herbert, Eugenia W. "Smallpox Inoculation in Africa." *Journal of African History* 16 (1975).

[50] Hickerson, Daniel A. "Historical Processes, Epidemic Disease, and the Formation of the Hasinai Confederacy." *Ethnohistory*, Vol. 44, No. 1 (Winter 1997).

[51] Hurtado, Albert L. "California Indian Demography, Sherburne Cook, and the Revision of Amerrcan History." *Pacific Historical Review*, Vol. 58, No. 3 (August 1989).

[52] Jackson, Robert H. "The Dynamic of Indian Demographic Collapse in the San Francisco Bay Missions, Alta California, 1776-1840," *American Indian Quarterly*, Vol. 16, No. 2 (Spring 1992).

[53] Jacobs, Wilbur R. "The Tip of an Iceberg: Pre-Columbian Indian Demography and Some Implications for Revisionism." *The William and Mary Quarterly*, Vol. 31, No. 1 (Jan., 1974).

[54] Jarcho, Saul, "Some Observations on Disease in Prehistoric North America." *Bulletin of the History of Medicine*, Vol. 38, No. 1 (January 1964).

[55] Johansson, Ryan. "The Demographic History of the Native Peoples of North America." *Yearbook of Physical Anthropology*, Vol. 25 (1982).

[56] Jones, David S. "Virgin Soil Revisited." *The William and Mary Quarterly*, Vol. 60, No. 4 (October 2003).

[57] Kelton, Paul. "Avoiding Smallpox Spirits: Colonial Epidemics and Southeastern Indian Survival." *Ethnohistory*, Vol. 51, No. 1 (Winter 2004).

［58］ Krebsbach, Suzanne. “The Great Charlestown Smallpox Epidemic of 1760.” *The South Carolina Historical Magazine*, Vol. 97, No. 1 (January 1996).

［59］ Krech, Shepard III.“The Influence of Disease and the Fur Trade on Arctic Drainage Lowlands Dene, 1800-1850.” *Journal of Anthropological Research*, Vol. 39, No. 2, New World Ethnohistory (Summer 1983).

［60］ Lesser, Alexander. “Cultural Significance of the Ghost Dance.” *American Anthropologist* 35 (1933).

［61］ Livi-Bacci, Massimo. “The Depopulation of Hispanic America after the Conquest.” *Population and Development Review*, Vol. 32, No. 2 (June 2006).

［62］ Lovell, W. George. “‘Heavy Shadows and Black Night’: Disease and Depopulation in Colonial Spanish America.” *Annals of the Association of American Geographers*, Vol. 82, No. 3 (September 1992).

［63］ MacLeod, D. Peter. “Microbes and Muskets: Smallpox and the Participation of the Amerindian Allies of New France in the Seven Year's War.” *Ethnohistory*, Vol. 39, No. 1 (Winter 1992).

［64］ Martin, Calvin. “The European Impact on the Culture of a Northeastern Algonquian Tribe: An Ecological Interpretation.” *The William and Mary Quarterly*, Vol. 31, No. 1 (1974).

［65］ Martin, Calvin. “Wild Diseases as a Factor in the Depopulation of the North American Indian.” *The Western Historical Quarterly*, Vol. 7, No. 1(Jan., 1976).

［66］ Mayor, Adrienne. “The Nessus Shirt in the New World: Smallpox Blankets in History and Legend.” *The Journal of American Folklore*, Vol. 108, No. 427 (Winter 1995).

［67］ McCaa, Robert. “Spanish and Nahuatl Views on Smallpox and Demographic Catastrophe in Mexico.” *Journal of Interdisciplinary History*, Vol. 25, No. 3 (Winter 1995).

［68］ Meister, Cary W. “Demographic Consequences of Euro-American Contact on Selected American Indian Populations and Their Relationship to the Demographic Transition.” *Ethnohistory*, Vol. 23, No. 2 (Spring 1976).

［69］ Merrell, James H. “The Indians’ New World: The Catawba Experience.” *The William and Mary Quarterly*, Vol. 41, No. 4 (October 1984).

［70］ Merrens, Roy H. and George D. Terry. "Dying in Paradise: Malaria, Mortality, and the Perceptual Environment in Colonial South Carolina." *Journal of Southern History*, Vol. 50, No. 4 (November 1984).

［71］ Meyer, K. F. "A Disinfected Letter from Baltimore." *Bulletin of the History of Medicine*, Vol. 37 (January 1963).

［72］ Minardi, Margot. "The Boston Inoculation Controversy of 1721-1722: An Incident in the History of Race." *The William and Mary Quarterly*, Vol. 61, No. 1 (January 2004).

［73］ Mooney, James. "The Powhatan Confederacy, Past and Present." *American Anthropologist* 9 (1907).

［74］ Neumann, George K. "Review: The Effect of Smallpox on the Destiny of the Amerindian." *Science*, Vol. 104, No.2701 (October 4 1946).

［75］ Noymer, Andrew. "Population Decline in Post-Conquest America: The Role of Disease." *Population and Development Review*, Vol. 37, No. 1 (March 2011).

［76］ Nunn, Nathan, and Nancy Qian. "The Columbian Exchange: A History of Disease, Food, and Ideas." *The Journal of Economic Perspectives*, Vol. 24, No. 2 (Spring 2010).

［77］ Overholt, Thomas M. "The Ghost Dance of 1890 and the Nature of the Prophetic Process." *Ethnohistory*, Vol. 21, No. 1 (Winter 1974).

［78］ Paulsen, H. Jay. "Tuberculosis in the Native American: Indigenous or Introduced?" *Reviews of Infectious Diseases*, Vol. 9, No. 6 (Nov. - Dec., 1987).

［79］ Pearson, J. Diane. "Lewis Cass and the Politics of Disease: The Indian Vaccination Act of 1832." *Wicazo Sa Review*, Vol. 18, No. 2, The Politics of Sovereignty (Autumn 2003).

［80］ Pearson, J. Diane. "Medical Diplomacy and the American Indian: Thomas Jefferson, the Lewis and Clark Expedition, and the Subsequent Effects on American Indian Health and Public Policy," *Wicazo Sa Review*, Vol. 19, No. 1, American Indian Encounters with Lewis and Clark (Spring 2004).

［81］ Powers, Ramon, and James N. Leiker. "Cholera among the Plains Indians: Perceptions, Causes, and Consequences." *The Western Historical Quarterly*, Vol. 29, No. 3 (Autumn 1998).

［82］ Prins, Gwyn. “But What was the Disease? The Present State of Health and Healing in African Studies.” *Past & Present*, No. 124 (August 1989).

［83］ Ramenofsky, Ann F. “The Problem of Introduced Infectious Diseases in New Mexico 1540-1680.” *Journal of Anthropological Research*, Vol. 52, No. 2 (Summer 1996).

［84］ Ramenofsky, Ann F., Alicia K. Wilbur, Anne C. Stone. “Native American Disease History: Past, Present and Future Directions.” *World Archaeology*, Vol. 35, No. 2, Archaeology of Epidemic and Infectious Disease (October 2003).

［85］ Reff, Daniel T. “The Introduction of Smallpox in the Greater Southwest.” *American Anthropologist*, New Series, Vol. 89, No. 3 (Sep., 1987).

［86］ Rothschild,B. M., K. R. Turner, and M. A. Deluca. “Symmetircal Erosive Peripheral Polyarthritis in the Late Archaic Period of Albama.” *Science* 241 (1988).

［87］ Rutman, Darrett B. and Anita H. Rutman, “Of Agues and Fevers: Malaria in the Early Chesapeake.” *The William and Mary Quarterly*, Vol. 33, No. 1 (Jan., 1976).

［88］ Schlesier, Carl H. “Epidemics and Indian Middlemen: Rethinking the Wars of the Iroquois, 1609-1653.” *Ethnohistory*, Vol. 23, No. 2 (Spring 1976).

［89］ Scott, Leslie M. “Indian Diseases as Aids to Pacific Northwest Settlement.” *The Oregon Historical Quarterly* 29 (1928).

［90］ Shryock, Richard H. “Medical sources and the Social Historian.”*The American Historical Review*, Vol. 41, No. 3 (Spring 1936).

［91］ Simmons, Marc. “New Mexico's Smallpox Epidemic of 1780-1781.” *New Mexico Historical Review*, Vol. 41, No. 4 (October 1966).

［92］ Snow, Dean R. and William A. Starna. “Sixteenth-Century Depopulation: A View from the Mohawk Valley.” *American Anthropologist*, New Series, Vol. 91, No. 1 (March 1989).

［93］ Snow, Dean R., Kim M. Lanphear. “European Contact and Indian Depopulation in the Northeast: The Timing of the First Epidemics.” *Ethnohistory*, Vol. 35, No. 1 (Winter 1988).

［94］ Stannard, David E. “Disease and Infertility: A New Look at the

Demographic Collapse of Native Populations in the Wake of Western Contact." *Journal of American Studies*, Vol. 24, No. 3 (December 1990).

[95] Starna, William A. "The Biological Encounter Disease and the Ideological Domain." *The American Indian Quarterly*, Vol. 16, No. 4 (Autumn 1992).

[96] Stearn E. W., and A. E. Stearn. "Smallpox Immunization of the Amerindian." *Bulletin of the History of Medicine* 13 (1943).

[97] Sugrue, Thomas J. "The Peopling and Depeopling of Early Pennsylvania: Indians and Colonists, 1680 -1720." *The Pennsylvania Magazine of History & Biography*, Vol. 116, No. 1 (January 1992).

[98] Sundstrom, Linea. "Smallpox Used them up: References to Epidemic Disease in Northern Plains Winter Counts, 1714-1920." *Ethnohistory*, Vol. 44, No. 2 (Spring 1997).

[99] Sunstorm, Linea. "Smallpox Used them Up: Reference to Epidemic Disease in Northern Plains Winter Counts, 1714-1920." *Ethnohistory*, Vol. 44, No. 2 (Spring 1997).

[100] Taylor, Herbert, and Lester Hoaglin. "The 'Intermittent Fever' Epidemic of the 1830's on the Lower Columbia River." *Ethnohistory*, Vol. 9, No. 2 (Spring 1962).

[101] Thornton, Russell, Tim Miller, Jonathan Warren. "American Indian Population Recovery Following Smallpox Epidemics." *American Anthropologist*, New Series, Vol. 93, No. 1 (March 1991).

[102] Thornton, Russell. "Aboriginal North American Population and Rates of Decline, A. D. 1500-1900." *Current Anthropology*, Vol. 38, No. 2 (April 1997).

[103] Thornton, Russell. "Cherokee Population Losses during the 'Trail of Tears': A New Perspective and A New Estimate." *Ethnohistory*, Vol. 31, No. 4 (Autumn 1984).

[104] Townsend, Jas. G. "Disease and the Indian." *The Scientific Monthly*, Vol. 47, No. 6 (December 1938).

[105] Upham, Snow. "Smallpox and Climate in the American Southwest." *American Anthropologist*, Vol. 88, No. 1 (March 1986).

［106］ Upham, Steadman. "Understanding the Disease History of the Southwest: A Reply to Reff." *American Anthropologist*, New Series, Vol. 89, No. 3 (September 1987).

［107］ Vibert, Elizabeth. "The Natives Were Strong to Live": Reinterpreting Early-Nineteenth-Century Prophetic Movements in the Columbia Plateau." *Ethnohistory*, Vol. 42, No. 2 (Spring 1995).

［108］ Warrick, Gary. "European Infectious Disease and Depopulation of the Wendat-Tionontate (Huron-Petun)." *World Archaeology*, Vol. 35, No. 2 Archaeology of Epidemic and Infectious Disease (Oct, 2003).

［109］ White, Richard. "The Winning of the West: The Expansion of the Western Sioux in the Eighteenth and Nineteenth Centuries." *Journal of American History*, Vol. 65, No. 2 (September 1978).

［110］ Wilder, A. H. "The Restoration of Dried Tissues, with Special Reference to Human Remains." *American Anthropologist* 6 (1904).

五、中文论著（含译著）

［1］艾尔弗雷德·W. 克罗斯比：《哥伦布大交换——1492 年以后的生物影响和文化冲击》，郑明萱，译. 中国环境科学出版社，2010.

［2］陈志强、武鹏：《现代拜占廷史学家的“失忆”现象——以“查士丁尼瘟疫”研究为例》，《历史研究》2010 年第 3 期.

［3］陈志强：《“查士丁尼瘟疫”考辩》，《世界历史》2006 年第 1 期.

［4］陈志强：《“查士丁尼瘟疫”影响初探》，《世界历史》2008 年第 2 期.

［5］陈志强：《地中海世界首次鼠疫研究》，《历史研究》2008 年第 1 期.

［6］洪玲艳：《欧洲流行病入侵与北美印第安人社会变迁》，《史学月刊》2015 年第 3 期.

［7］肯尼斯·F. 基普尔主编《剑桥世界人类疾病史》，张大庆 主译，上海科技教育出版社，2007.

［8］李化成：《黑死病期间的英国社会初揭（1348—1350 年）》，《中国社会科学》2007 年第 3 期.

［9］李化成：《黑死病期间西欧的鞭笞者运动（1348—1349）》，《历史研

究》2013 年第 1 期.

［10］李化成：《论 14 世纪英国的聚落环境与黑死病传播》，《世界历史》2011 年第 4 期.

［11］李化成：《论黑死病对英国人口发展之影响》，《史学月刊》2006 年第 9 期.

［12］李剑鸣：《美国的奠基时代，1585—1775》，人民出版社，2005.

［13］李剑鸣：《文化的边疆：美国印白文化关系史论》，天津人民出版社，1994.

［14］毛利霞：《疾病、社会与水污染——在环境史视角下对 19 世纪英国霍乱的再探讨》，《学习与探索》2007 年第 6 期.

［15］潘芳：《拉丁美洲疫病影响初探——对西属殖民地早期的考察》，《南开学报》（哲学社会科学版），2013 年第 3 期.

［16］王小军：《中国史学界疾病史研究的回顾与反思》，《史学月刊》2011 年第 8 期。

［17］威廉·克罗农：《土地的变迁——新英格兰的印第安人、殖民者和生态》，鲁奇、赵欣华译. 中国环境科学出版社，2012.

［18］威廉·麦克尼尔：《瘟疫与人》，余新忠、毕会成译，中国环境科学出版社，2010.

［19］张箭：《哥伦布第二次远航与旧大陆生物初传美洲》，《历史研究》2005 年第 3 期.

［20］张箭：《论美洲粮食作物的传播》，《中国农史》2001 年第 3 期.

［21］张绪山：《14 世纪欧洲的黑死病及其对社会的影响》，《东北师大学报》（哲学社会科学版）1992 年第 2 期.

［22］邹翔：《近代早期伦敦的疫病隔离与宗教界的反应》，《齐鲁学刊》2010 年第 3 期.

［23］邹翔：《近代早期伦敦医疗界对鼠疫的应对》，《史学月刊》2010 年第 6 期.